PALMER KIPPOLA

AUTOIMMUN-ERKRANKUNGEN HEILEN

Für meine Eltern, Ed und Beverly Beyer Rabey,
die mich lieben und bedingungslos immer an mich geglaubt haben.

Für Tom, meinen Seelenverwandten,
strategischen Berater und größten Unterstützer.

Für alle, bei denen eine „unheilbare"
Autoimmunerkrankung diagnostiziert wurde und die gehört haben,
dass man nichts dagegen tun könne, außer „Medikamente zu nehmen".
Ihnen widme ich dieses Buch.

PALMER KIPPOLA

AUTOIMMUN-ERKRANKUNGEN HEILEN

WIE SIE MIT 6 WERKZEUGEN WIEDER GESUND WERDEN

Unimedica

IMPRESSUM

Palmer Kippola
AUTOIMMUNERKRANKUNGEN HEILEN
Wie Sie mit 6 Werkzeugen wieder gesund werden
1. deutsche Auflage 2020
2. deutsche Auflage 2021
3. deutsche Auflage.2021
4. deutsche Auflage 2023
ISBN: 978-3-96257-140-5

Titel der Originalausgabe:
BEAT AUTOIMMUNE
The 6 Keys to Reverse Your Condition and Reclaim Your Health

Published by Arrangement with KENSINGTON PUBLISHING CORP., NEW YORK, NY 10018 USA

Übersetzung aus dem Englischen: Sabine Rickert
Satz: Narayana Verlag GmbH
Cover: Anette Ahrendt
Coverabbildung: © shutterstock, Mila Muzyka

Herausgeber:
Unimedica im Narayana Verlag GmbH,
Blumenplatz 2, D-79400 Kandern
Tel.: +49 7626 974 970–0
E-Mail: info@unimedica.de
www.unimedica.de

INHALTSVERZEICHNIS

VORWORT

Der Schlüssel zur Gesundheit liegt in Ihren Händen

von Dr. Mark Hyman

Jeder fünfte Amerikaner, also etwa zehn Prozent der Weltbevölkerung, leidet an einer der über 100 bekannten Autoimmunerkrankungen. Um das Problem genauer zu betrachten: Autoimmunerkrankungen kommen häufiger vor als Krebs, Herz-Kreislauf-Erkrankungen und Diabetes zusammen und verursachen höhere Kosten. Sie zählen zu den zehn häufigsten Todesursachen bei Frauen unter 64 Jahren.

Die Liste der Autoimmunerkrankungen ist lang und wächst ständig. Dazu gehören Hashimoto-Thyreoiditis (mit Verlauf zur Hypothyreose), Morbus Basedow (Hyperthyreose), Typ-1-Diabetes, entzündliche Darmerkrankungen (Reizdarm), Morbus Crohn, Multiple Sklerose (MS), Zöliakie, rheumatoide Arthritis (RA), Sklerodermie, Sjögren-Syndrom, Lupus, Ekzeme, Psoriasis und Vitiligo. Sogar chronische Borreliose und manche Herzerkrankungen sind kürzlich als autoimmun eingestuft worden. Die Symptome reichen von ‚nur frustrierend' bis ‚äußert kräftezehrend' und können bereits Jahre vor der eigentlichen Diagnose auftreten. Extreme Müdigkeit, Schlafstörungen, Brain Fog, Muskel- und Gelenkschmerzen, Taubheitsgefühl und Kribbeln, Haarausfall, Schwellungen und hartnäckiges Übergewicht gehören zu den häufigsten Beschwerden.

Angesichts der vielen Umweltgifte, einer zucker- und kohlenhydratlastigen Ernährung, dem übermäßigen Einsatz von Antibiotika und mangelndem Stressabbau ist es kein Wunder, dass wir vor einer Autoimmunepidemie stehen. Heutzutage sind zehnjährige Kinder mit Schilddrüsenunterfunktion oder rheumatoider Arthritis in meiner Praxis keine Seltenheit mehr. Während die Schulmedizin in den westlichen Ländern bei der Versorgung von Akutfällen wie Herzinfarkt, Traumata und gebrochenen Knochen hervorragende Dienste leistet, ist sie zur Behandlung von chronischen und autoimmunen Krankheitszuständen nicht gut geeignet. Glukokortikoide, Immunsuppressiva und starke Schmerzmittel können für vorübergehende Linderung der Symptome sorgen, haben aber langfristig betrachtet verheerende Auswirkungen auf den Körper und können sogar selbst Autoimmunkrankheiten auslösen und Krebs begünstigen!

Vielleicht haben auch Sie es mit mysteriösen Symptomen zu tun oder es wurden eine oder mehrere Autoimmunerkrankungen bei Ihnen diagnostiziert. Ihnen hat die schulmedizinische Behandlung nicht geholfen? Oder man sagte Ihnen, dass Sie nichts tun könnten, um wieder gesund zu werden? In diesem Fall sind Sie vielleicht bereit, einem wirklich funktionierenden natürlichen Ansatz zu folgen.

Zum Glück gibt es diese alternativen Wege. Seit zwei Jahrzehnten gehöre ich zu den Vorreitern einer relativ neuen medizinischen Ausrichtung, die für die Behandlung von Autoimmunkrankheiten wie geschaffen ist. Sie heißt *Funktionelle Medizin* (FM) und folgt einem ganzheitlichen wissenschaftlichen Ansatz. Dieser zielt darauf ab, die Krankheitsursache unter Einbeziehung des ganzen Menschen ausfindig zu machen und zu heilen.

Wir haben die Wissenschaft, die Informationen und die Methoden, um Autoimmunerkrankungen rückgängig zu machen und zu verhindern. Im Gegensatz zu der bislang gängigen Annahme führen Autoimmunkrankheiten nicht automatisch in eine Einbahnstraße. Dank bahnbrechender Forschung in den letzten zehn Jahren verfügen wir heute über ein Erfolgsrezept zur Behandlung und Prävention von Autoimmunerkrankungen: Finden Sie heraus, warum sich Ihr Darm entzündet, eliminieren Sie die Ursache und heilen Sie Ihren Darm.

Während es zahlreiche unterschiedliche Autoimmunerkrankungen zu geben scheint, handelt es sich im Grunde genommen um unzählige Variationen einer einzigen Krankheit, die aufgrund einer genetischen Schwachstelle entsteht. Jede Autoimmunerkrankung ist eine Herausforderung für das Immunsystem und sie wird durch chronische Entzündungen angefacht. Meine persönlich größte Entzündungsquelle war eine Quecksilbervergiftung; sie war es, die den Weg für meine lähmende chronische Müdigkeit bereitete. Ich wurde wieder gesund, sobald ich die Ursache erkannt hatte, das Quecksilber ausleiten ließ und meinen Darm wieder ins Gleichgewicht brachte. Diese bewährten Prinzipien haben Hunderte von Patienten in meiner

Klinik geheilt, darunter auch viele Ärzte und ganzheitliche Therapeuten, die selbst wieder gesund wurden und nun ihre eigenen Klienten auf deren Weg zu Gesundheit anleiten und führen können.

Als bei Palmer im Alter von 19 Jahren MS diagnostiziert wurde, gab sie sich zum Glück nicht mit der Antwort zufrieden, dass „es nichts gibt, was Sie dagegen tun können." Sie blieb hartnäckig und entschlossen, die Antwort auf ihre Krankheit zu finden. Sie wollte wissen, warum sie überhaupt an MS erkrankt war, fand die entsprechende Ursache und packte das Übel an der Wurzel.

Das ist es, was die Funktionelle Medizin uns lehrt. Indem wir uns den Ursachen zuwenden und die Ursache(n) unserer Entzündung suchen, finden wir auch den Schlüssel zu unserer Genesung. Bei mir war es das Quecksilber, bei Palmer Gluten und chronischer Stress. Bei Ihnen kann es ganz anders sein, aber die Chancen stehen gut, dass Ihre Ursachen in eine der sechs Kategorien fallen, die Palmer „F. I. G.H. T. S." nennt – Food (Ernährung), Infections (Infektionen), Gut Health (Darmgesundheit), Hormone Balance (Hormonhaushalt), Toxins (Gifte) und Stress (Stress).

Wenn Sie die Reise zur Heilung antreten wollen, ist Palmer die perfekte Reiseleiterin, nicht zuletzt, weil sie einmal genau da war, wo auch Sie jetzt stehen. Sie war auf der Suche nach Antworten und hätte sich sehnlichst das Buch gewünscht, das Sie gerade in Ihren Händen halten. Sie hat es geschafft, ihre MS-Erkrankung aufzulösen, hat zu den Ursachen und Behandlungsstrategien geforscht und sich als Therapeutin für Funktionelle Medizin ausbilden lassen. Nun hat sie es sich zur Lebensaufgabe gemacht, all jenen zu helfen, die immer noch leiden. Und sie möchte den Weg zu Gesundheit und Wohlbefinden so schmerzfrei wie möglich gestalten. In *Autoimmunerkrankungen heilen* fasst Palmer die wissenschaftlichen Erkenntnisse leicht verständlich zusammen und bietet damit den Rahmen für einen Heilungsprozess, von dem ich immer und immer wieder beobachten konnte, dass er funktioniert.

Sie können die Waagschale der Gesundheit zu Ihren Gunsten beeinflussen, wenn Sie entzündungsfördernde Faktoren in Ihrem Leben reduzieren und Dinge, die Sie nähren, hinzufügen. Wenn Sie das Übel an der Wurzel packen wollen, sind proaktive Entscheidungen gefordert. Palmer teilt diese in einzelne, leicht umzusetzende Schritte auf, denen jeder folgen kann. Ein Beispiel: Sie wollen alles, was schlecht für Sie ist, loswerden. Palmer empfiehlt, Ihre toxische Belastung zu verringern, indem Sie verarbeitete Lebensmittel meiden, auf Chemikalien in Haushalts- und Kosmetikprodukten verzichten und toxischen Stress auf ein Minimum reduzieren. Dafür bringen Sie positive Dinge in Ihr Leben: Essen Sie echte und unbehandelte Lebensmittel, achten

Sie auf ausreichend Schlaf und machen Sie täglich einfache, aber effektive Entspannungsübungen. Mit anderen Worten: Geben Sie Ihrem Körper, was er braucht und er wird alles reparieren, wiederherstellen und zu neuem Leben erwachen. Dabei ist es nicht wichtig, ob Sie tatsächlich an einer Autoimmunerkrankung leiden oder einfach nur gesund bleiben wollen.

Der Schlüssel liegt in Ihrer Hand. Nur Sie können Ihre Beschwerden rückgängig machen und Ihre Gesundheit wiederherstellen. Es liegt an Ihnen, für diesen Schlüssel das passende Schloss zu finden. Nur so können Sie wirklich gesund sein.

EINLEITUNG

Meine Geschichte

Nicht alles lässt sich ändern, aber nichts ändert sich von selbst.

—James Baldwin, amerikanischer Schriftsteller und Bürgerrechtler

Im Juli 1984 war ich eine lebensfrohe, fleißige 19-jährige College-Studentin, die sich in den Sommerferien zu Hause in Los Angeles mit Kellnern etwas Geld dazuverdienen wollte. Mein Studienabschluss in ein paar Jahren war noch in weiter Ferne und ich hatte keine großen Pläne. Ich wusste nur, dass die Zukunft vielversprechend sein würde. Dachte ich zumindest.

Eines Morgens war ich auf dem Weg zur Arbeit, als ich an den Fußsohlen ein Kribbeln spürte. Kennen Sie das Gefühl, wenn Sie zu lange auf einem Bein gesessen haben, es „eingeschlafen" ist und es kribbelt, sobald das Bein wieder durchblutet wird? Nun, an diesem Morgen kam das Blut nicht wieder ins Fließen. Ich konnte meine Beine so fest ausschütteln wie ich wollte, das Kribbeln blieb.

Innerhalb weniger Stunden hatte sich das Kribbeln über beide Beine ausgebreitet. Ich rief meine Eltern an, als es an den Knien angekommen war. Noch am selben Tag saßen wir im Wartezimmer einer Neurologin. Zu diesem Zeitpunkt hatte sich das Kribbeln schon fest um meinen Unterleib geschlungen. Die Neurologin prüfte meine Reflexe, bat mich, im Fersen-Zehen-Gang durch das Behandlungszimmer zu gehen und schaute mir zu, wie ich mit geschlossenen Augen meinen Zeigefinger an die Nasenspitze führte. Nach wenigen Minuten stand die Diagnose fest. „Ich bin mir zu 99 % sicher, dass Sie Multiple Sklerose haben."

Multiple was?

Wir waren schockiert und verwirrt. „Wir werden eine NMR (Kernspinresonanztomografie – ein furchterregender Begriff für den Vorgänger der MRT) machen, um die Diagnose zu bestätigen. Aber wenn ich recht behalte, gibt es nicht viel, was Sie dagegen tun können." Wir verabschiedeten uns mit sehr wenigen Informationen und einer schlechten Prognose in der Hand.

Am selben Abend wurden meine Füße taub. Ich lag im Bett und die unheimliche Empfindungslosigkeit kroch an mir hoch und umgab mich wie Nebelschwaden. Als ich endlich einschlief, war mein ganzer Körper in Gefühllosigkeit gehüllt. Für die nächsten sechs Wochen war er vom Hals an komplett taub.

Es war eine schreckliche und furchterregende Zeit, aber meine Eltern ließen mich nie spüren, dass auch sie Angst hatten. Im Gegenteil, mein Vater machte mir Mut und feuerte mich an mit dem Spruch „Wir werden dieses Ding besiegen." Die meiste Zeit glaubte ich ihm, aber manchmal kamen mir beim Gedanken an die Zukunft die Tränen. Glücklicherweise hatte ich meine Mutter, die mich tröstete und umsorgte. Sie unterstützte mich bei meinen Recherchen und plante mit mir zusammen eine ganz andere Zukunft als die, die wir uns vorgestellt hatten. Gemeinsam malten wir uns aus, wie ich im Rollstuhl an der örtlichen Universität studieren würde.

Ich war so dankbar für die guten Freunde, die sich durch diese mysteriöse Krankheit nicht abschrecken ließen und mich täglich besuchten oder anriefen. Manche waren einfach da und schauten Filme mit mir und andere brachten Bücher vorbei. Eine Freundin machte mir ein ganz besonderes Geschenk, was sich damals aber nicht wie ein Geschenk anfühlte. Sie stellte mir eine Frage: „Weißt du denn, warum du an MS erkrankt bist?"

Das saß. In dieser einen Frage steckten so viele Sinnfragen. Gab es da etwa eine Lektion, die ich zu lernen hatte? Hatte ich vielleicht etwas getan, das diese MS *ausgelöst* hatte? Wie konnte sie mir nur unterstellen, dass ich dafür verantwortlich war! Aber was, wenn sie recht hatte? Wenn ich unbewusst etwas getan hatte, um die Krankheit auszulösen, dann gäbe es vielleicht etwas, was ich tun könnte, um sie wieder loszuwerden. Sie und ich konnten damals nicht wissen, dass ich mich in den nächsten 30 Jahren an dieser Frage orientieren würde. Sie war mein persönlicher Leitstern.

Eine Frage und vier Experimente

Eine Woche später lag ich auf der Wohnzimmercouch und dachte gerade über diese eine Frage nach, als mir blitzartig die Antwort dazu einfiel. Ich war als Baby von meinen Eltern adoptiert worden. Sie waren sehr liebevoll, aber mein Dad war Kampfpilot gewesen, musste immer „recht haben" und wusste alles besser. Deswegen gerieten wir ziemlich oft aneinander. Er war sehr von seiner eigenen Meinung überzeugt, kritiksüchtig und wurde oft laut. Meine Mum war eine sanftmütige Frau, die sehr mit ihrem Gewicht zu kämpfen hatte. Mein Vater war wohl der Ansicht, dass sie umso schneller würde abnehmen können, je mehr er herumschrie.

Bezeichnend sind meine ersten Erinnerungen: Mein Vater schreit meine Mutter an und sie versteckt sich weinend hinter der Schlafzimmertür. Ich muss damals vier oder fünf Jahre alt gewesen sein. Ich stand mit geballten Fäustchen im Flur und drohte meinem Vater. An die genauen Worte kann ich mich nicht mehr erinnern, aber die Botschaft, die ich ihm an den Kopf schleuderte, war klar: „Wenn du jetzt nicht sofort von selbst den Mund hältst, werde ich dafür sorgen, dass du es tust!"

Ich war ein sehr verteidigendes Kind, immer bereit, meine Mutter zu beschützen. Als ich auf der Couch lag und über die möglichen Ursachen meiner MS nachdachte, wurde mir klar, dass auch mein Immunsystem übertrieben ‚verteidigend' geworden sein musste. Es schien mir, dass die Soldaten meiner Immunabwehr auf Alarmstufe Rot standen und durch jede Kleinigkeit getriggert wurden. Wenn es gerade keine tatsächliche Schlacht gab, die es zu gewinnen galt, erschufen sie sich einen Schauplatz. Auch dann, wenn sie dafür die eigene Truppe – meinen Körper – unter Beschuss nehmen mussten. Es ist tatsächlich so, dass ein hochtouriges und außer Kontrolle geratenes Immunsystem zu Autoimmunerkrankungen wie MS führen kann. Dabei wird körpereigenes Gewebe angegriffen. Im Fall der Multiplen Sklerose greift das Immunsystem die Myelinscheide an. Die Myelinscheide hat die Aufgabe, sich schützend und isolierend um die einzelnen Nervenfasern zu legen.

Meine erste Hypothese im Jahr 1984 – damals auf der Couch liegend – besagte, dass die Ursache meiner MS in chronischem Stress zu finden sein würde. Diese Annahme kann ich auch heute noch bestätigen, obwohl ich mittlerweile weiß, dass das nur eine Seite der Medaille ist.

Ich hatte eine Form der MS, die man als ‚schubförmig remittierend' bezeichnet und bedeutet, dass die Symptome kommen und gehen, was auf viele Autoimmunerkrankungen zutrifft (obgleich viele mit der Zeit fortschreiten und sich langsam verschlimmern). So also erwachte mein Körper sechs

Wochen nach jenem verhängnisvollen Tag wieder zum Leben. Die Taubheit ließ oben vom Nacken bis unten zu den Füßen nach und allmählich verschwand die Gefühllosigkeit ***endlich*** ganz. Es sollte über zwei Jahre dauern. In der Zwischenzeit begann ich mein zweites Jahr an der Universität und war zuversichtlich, dass ich wieder ein normales Leben führen konnte. So kam es dann auch tatsächlich, wobei es viel länger dauerte, als ich es mir hätte träumen lassen.

In den folgenden 26 Jahren sollte ich sechs Neurologen konsultieren, die mich alle wissen ließen, dass ich nichts gegen meine Krankheit tun könne, außer natürlich Medikamente zu nehmen. Aber mein Dad hatte mir eingebläut, dass ich die MS besiegen würde, ich musste nur herausfinden wie. Mit der Zeit begann ich verschiedene Dinge auszuprobieren und führte insgesamt 12 Experimente durch. Vier davon möchte ich Ihnen hier vorstellen.

Experiment Nr. 1: Stressabbau

Nach meiner Eingebung auf der Couch direkt nach der Diagnose lag das erste Experiment auf der Hand: Stressabbau. Zurück an der Uni merkte ich sofort, dass sich meine Symptome mit zunehmendem Stress wieder zuspitzten. Jedes Mal, wenn ich Prüfungen hatte oder sehr viel lernen musste, waren die Symptome in weniger als einer Woche wieder da. Manchmal handelte es sich um gestörte Sinneswahrnehmungen wie Taubheit oder Kribbeln, manchmal hatte ich das Gefühl als seien 100 Gummibänder um meinen Rumpf gespannt. Oder ich war einfach nur unglaublich müde. Ich hatte auch ein sehr beunruhigendes Symptom mit dem Namen *Lhermitte-Zeichen*, d.h. jedes Mal, wenn ich meinen Kopf nach vorne beugte, schoss wie ein elektrischer Schlag meine Wirbelsäule entlang.

Später, als ich einen sehr stressigen Job bei AT&T Network Systems in New Jersey hatte, verbrachte ich einmal einen sehr entspannten Urlaub in der Karibik. In dem Moment, in dem ich das Firmengebäude mit seinen hellen Neonleuchten wieder betrat, erblindete ich auf dem linken Auge. Zwei lange Wochen litt ich unter extremen Schmerzen und es brauchte zwei Besuche in der Notaufnahme und einen Termin bei einem MS-Spezialisten am John Hopkins Hospital in Baltimore bis eine optische Neuritis, das Leitsymptom der Multiplen Sklerose, diagnostiziert wurde.

Nach den vielen Jahren mit rezidivierenden MS-Symptomen wurde mir schmerzlich klar, dass durch Stress immer wieder neue Symptome ausgelöst wurden und so suchte ich nach Wegen, wie ich mich aktiv entspannen konnte. Ich probierte verschiedene Methoden aus und die, die halfen, behielt ich bei. Meine erste Yogastunde nahm ich 1987 und fand die Stimme meiner Yogalehrerin unglaublich beruhigend, als sie mich ermutigte, einfach „loooszulassen". Später kam ich über eine Freundin zur Meditation. Damals schloss ich mich einer Meditationsgruppe an, weil ich merkte, dass mir das Meditieren leichter fiel, wenn andere Menschen um mich herum waren. Ich suchte einen Psychologen auf, der mir half, mit meiner Wut und der darunter liegenden Traurigkeit umzugehen. Von ihm lernte ich, auf meine Gedanken zu achten. Ich lernte auch, die Gedanken, die negative Gefühle in mir auslösten, in Frage zu stellen und sie durch passendere und letztendlich weniger stressige zu ersetzen.

Aber selbst nachdem Yoga, Meditation und Achtsamkeit zur zweiten Haut geworden waren, verschwanden die MS-Symptome nie ganz.

Experiment Nr. 2: Die fettreduzierte, vegetarische Ernährung

Als Kind aß ich jeden Morgen große Mengen Cerealien mit fettarmer Milch, mittags Erdnussbutter und Marmeladensandwiches aus Vollkornmehl und abends irgendetwas mit Fleisch und Kartoffeln. Wir ernährten uns nach der Lebensmittelpyramide: viel Vollkorn als Basis und nur ganz wenig Fett oben an der Spitze.

Ich dachte immer, es sei normal, nach dem Essen ein leichtes Unwohlsein zu verspüren und ignorierte die Signale meines Magens. So ernährte ich mich nach der – unserer Meinung nach gesunden – amerikanischen Standarddiät.

Schon sehr früh wusste ich intuitiv, dass mir eine gesunde Ernährung helfen könnte, die MS zu überwinden und so begann ich, in der Bibliothek nach Büchern zu recherchieren. Ich fand Phyllis Balchs *Prescription for Nutritional Healing* und *Multiple Sclerosis Diet Book* von Roy Laver Swank. Beide Autoren sind Verfechter einer fettarmen, vegetarischen Ernährung und ich beschloss, diese Empfehlungen auszuprobieren. Ich ersetzte tierisches Protein durch Tofu, Tempeh, Reis und Bohnen. Ich experimentierte mit makrobiotischer Diät und aß tellerweise braunen Reis oder Quinoa, dazu Gemüse und Algen. Ich las *The China Study*, die einen Zusammenhang herstellt zwischen tierischen Eiweißen und Krebs und ernährte mich eine Zeit lang vegan.

Meine Symptome wurden dadurch nicht besser, sondern das Gegenteil trat ein. Meine Verdauungsstörungen nach den Mahlzeiten wurden schlimmer und ich litt unter Verstopfung. Man sagte mir, die Verstopfung

„sei ein Symptom der MS" und dass ich „lernen müsse, damit zu leben und bei Bedarf Abführmittel zu nehmen". Mehrere Jahre vergingen, bis ich endlich herausfand, was wirklich die Ursache meiner Verdauungsstörungen war.

Experiment Nr. 3: Medikamente

Jahrelang war ich in neurologischer Behandlung und immer bekam ich zu hören, dass mich nur eine medikamentöse Behandlung vor einer unheilvollen Zukunft mit MS bewahren würde. Ich hatte eine Abneigung gegen Medikamente und Spritzen und schob die Sache so lange vor mir, her wie ich nur konnte. Schließlich geriet ich an einen besonders hartnäckigen Neurologen in Stanford, der darauf bestand, mir eines der besten drei Medikamente für MS zu verschreiben, die umgangssprachlich auch als „ABC-Drugs" (im Englischen, Anm. d. Ü.) bekannt sind. Er stellte mich vor die Wahl und ich entschied mich für das Medikament mit den wenigsten Nebenwirkungen und spritzte es mir vier Jahre lang jeden Abend.

Ich konnte keine Veränderung meiner Symptome feststellen, wahrscheinlich auch, weil ich zu diesem Zeitpunkt die MS mithilfe meiner Entspannungsübungen gut in den Griff bekommen hatte. Nur kamen drei *neue* Symptome *hinzu*, die ich die „drei Streiche" nannte.

Der erste Streich war die Lipoatrophie – wortwörtlich das Verschwinden von Fett. An jeder Einstichstelle im Fettgewebe meines Körpers erholte sich das Gewebe nicht mehr. Die Injektionen hinterließen tiefe Dellen an Oberschenkeln, Hüfte und Bauch – nicht sehr schön, aber man kann das als Nebenwirkung einer sogenannten lebensverlängernden medikamentösen Behandlung in Kauf nehmen. Der zweite Streich jedoch war deutlich besorgniserregender. Eines Abends begann mein Herz 15 Minuten nach der Injektion unkontrollierbar zu rasen. Ich hatte Schmerzen und Engegefühl in der Brust. Mir wurde kalt und klamm und ich dachte, ich hätte einen Herzinfarkt. Meine zuständige Krankenschwester hatte mich gewarnt, dass der Herzinfarkt eine nicht seltene Nebenwirkung dieses Medikaments sei, aber diese Information war während der Attacke selbst nicht wirklich tröstlich. Der dritte und letzte Streich war eine Infektion an einer Einstichstelle an der Hüfte. Es dauerte sechs Monate und genauso viele Termine in der Wundambulanz plus weitere Monate, die ich mit Wundpflege verbrachte, bis sie endlich vollständig geheilt war. Ich habe immer noch eine Narbe, die mich an diese unangenehme Erfahrung erinnert.

Da ich meine MS mit Stressabbau und Entspannungstechniken so gut im Griff hatte, beschloss ich, auch im Hinblick auf die Nebenwirkungen der Injektionen, das Medikament abzusetzen. Zu diesem Zeitpunkt wusste ich, dass ich, wenn ich diese Krankheit wirklich besiegen wollte, eine Lösung außerhalb der modernen Schulmedizin finden musste. Glücklicherweise wartete schon das nächste Experiment auf mich.

Experiment Nr. 4: Den Darm heilen

Das vierte und letzte Experiment war, was ich „den Darm heilen" nenne. Damals wusste ich nicht, dass mit der Heilung meines Darms auch die MS geheilt werden würde, aber so kam es dann. Im Herbst 2010 waren meine MS-Symptome trotz Entspannungsübungen sehr präsent. Jeden Morgen fühlten sich meine Beine nach dem Erwachen schwer wie Blei an. Selbst der Gang vom Bett in das Badezimmer fühlte sich an, als würde ich durch knietiefes Wasser waten. Und an den meisten Tagen hatte ich das Gefühl, als wäre mein Rumpf mit engen Gummibändern festgezurrt.

Zu diesem Zeitpunkt hatte ich mich schon intensiv mit Ernährung auseinandergesetzt und ich wusste, dass bestimmte Nahrungsmittel – und dazu können auch sogenannte „gesunde" Lebensmittel gehören – meine Verdauungsstörungen auslösen können. Ich entschied mich, eine Beraterin für funktionelle Ernährung aufzusuchen. Eine Reihe von Untersuchungen ergab, dass ich sensibel auf Gluten, das ist das Klebereiweiß im Weizen, und auf viele weitere Getreidearten sowie auf Sojasauce reagiere. Meine Ernährungsberaterin klärte mich über die Gefahren des Glutens auf und wie eine durchlässige Darmschleimhaut autoimmune Reaktionen erzeugen kann. Einen Monat lang begleitete sie mich durch eine Ausschlussdiät. Hiermit einher ging die Anfertigung eines Protokolls zur Darmgesundheit. Ab diesem Tag vollzog ich eine radikale Entziehungskur für Gluten und innerhalb einer Woche hatte ich keine Verdauungsbeschwerden mehr.

Nach vier Wochen glutenfreier Ernährung waren auch alle MS-Symptome verschwunden. Meine schweren Beine wurden wieder leicht und mein Rumpf von den Gummibändern befreit. Ich nenne diese Erfahrung mein „Heureka"-Experiment.

Zuerst war ich nur vorsichtig optimistisch. Wie konnte eine einfache Umstellung der Ernährung und eine Darmsanierung eine „unheilbare" Krankheit aufhalten, wenn ein halbes Dutzend Neurologen mir immer und immer wieder versicherten, ich könne absolut nichts dagegen tun? Ich wurde sehr nachdenklich und kam wieder zu der ursprünglichen Frage zurück, die am Anfang dieser fast 30-jährigen Reise stand: *Weißt du denn, warum du an MS erkrankt bist?*

Je mehr ich lerne, desto komplexer, aber auch klarer wird die Antwort auf diese Frage. Es war nicht *nur* das Resultat meiner schwierigen Kindheit, wie ich all die Jahre zuvor dachte. Auch war das Gluten nicht allein verantwortlich für meinen Zustand. Heute glaube ich, dass die MS viele verschiedene Ursachen hat, die – alle zusammengenommen – mein Mikrobiom aus dem Gleichgewicht brachten, meine Darmschleimhaut beschädigten und eine autoimmune Reaktion auslösten, die erst dann aufhörte, als ich die entzündungsauslösenden Faktoren beseitigte.

Haben Sie von dem Begriff „toxische Belastung" gehört? Damit ist die Summe aller Giftstoffe gemeint, die sich in unserem Körper ansammeln. Stellen Sie sich vor, jeder von uns trüge ein Fass mit sich herum, in dem sich Giftstoffe schneller ansammeln, als sie entsorgt werden können. Entzündungsfördernde Faktoren wie industriell verarbeitete Lebensmittel, Infektionen, Metalle, Plastik und chronischer Stress füllen das Fass so lange, bis es irgendwann einmal überläuft. In diesem Moment sind die Ausscheidungsorgane unseres Körpers überfordert, unser Immunsystem wird gestört und unsere Darmschleimhaut wird durchlässig. Diese pathologische Störung ist auch unter *Leaky-Gut-Syndrom* oder ‚pathologisch durchlässige Darmwand' bekannt. Wenn große Proteine und andere Moleküle die natürliche Barriere durchbrechen, reagiert das kranke Immunsystem mit dem Angreifen der Nahrungsbestandteile und anderer Eindringlinge. Dieser Vorgang geht stets zuungunsten unseres körpereigenen Gewebes aus. Das ist jetzt eine vereinfachte Erklärung der autoimmunen Kaskade. Meine Gene machen mich empfänglich für MS und genau das zeigte sich, als mein persönliches Fass überfloss.

Was war in meinem toxischen Fass? Neben den Klassikern Stress und Gluten waren eine ordentliche Portion Quecksilber und ein Candida-Befall des Darmes die Übeltäter. Das hatte ich meiner Vorliebe für Süßigkeiten, extra Impfungen auf Auslandsreisen, einer hormonellen Störung (zu viel Cortisol), einem Vitamin-D-Mangel und einer Insulinresistenz zu verdanken.

Wie wurde ich wieder heil? Indem ich mein Giftfass leerte und meine Darmschleimhaut heilte. Ich fand heraus, auf welche Dinge ich mit Entzündungen reagiere und bemühte mich, so gut es ging, diese zu meiden. So konnte ich die selbstgewählte Ausdrucksweise meiner Gene ändern und den autoimmunen Schüben Einhalt gebieten.

Vorher und Nachher

Zwischen 1984 und 2010 hatte ich ein halbes Dutzend MRTs, die mehrere Läsionen der weißen Substanz meines Gehirns zeigten, einschließlich scharf umgrenzter Läsionen, den sogenannten *Dawson Fingern*. Ich hatte eine ganze Reihe an unterschiedlichen Symptomen, einschließlich Taubheit und Gefühllosigkeit am ganzen Körper, das Lhermitte-Zeichen, optische Neuritis und Sensibilitätsstörungen an Rumpf und Gliedmaßen. Meine Symptome kamen und gingen, besonders starke Schübe traten nach stressigen Ereignissen auf. Während meine Symptome zunahmen und wieder zurückgingen, fühlte ich mich durchgehend, als sei ich an eine Steckdose angeschlossen, die verheerende Stromschläge durch meinen Körper jagt.

Seit 2010 habe ich keine Symptome mehr und fühle mich nicht mehr ständig wie unter Strom. Moderne Untersuchungsmethoden haben meine Intoleranz für Gluten und meine durchlässige Darmwand bestätigt. Heutzutage kann man sich auf Antikörper testen lassen, um zu sehen, ob das Immunsystem körpereigenes Gewebe angreift oder nicht. Im Fall der Multiplen Sklerose richten sich die Angriffe gegen die Myelinscheide, die schützende Hülle der Nervenfasern. Ein 2014 durchgeführter Bluttest bestätigte, dass meine Antikörper gegen die Myelinscheide im „normalen" Bereich lagen, d. h. mein Immunsystem wandte sich nicht mehr länger gegen die Myelinscheide meiner Nerven. 2017 bestätigte ein MRT meines Gehirns, dass nicht nur keine neuen Läsionen dazugekommen waren, sondern alte sich zurückgezogen hatten und kleiner geworden waren. Heute bin ich kerngesund. Wie mein Neurologe sagte: „Die Geschichte könnte besser nicht sein."

Wie endet meine Geschichte? Es stellte sich heraus, dass die Umkehrung meiner MS erst der Anfang war. 2012 gab ich meinen Beruf auf, weil ich wissen wollte, wie eine unheilbare Krankheit geheilt werden kann. Seitdem habe ich herausgefunden, dass es wissenschaftliche Studien und zahlreiche Erfolgsgeschichten gibt, die belegen, dass Autoimmunerkrankungen reversibel sein können. Ich startete die Onlineplattform www.Beatautoimmune.com (jetzt: www.palmerkippola.com; Anm. d. Verlags), um meine Herzensangelegenheit, Erfahrungsberichte und wissenschaftliche Erkenntnisse zur natürlichen Behandlung autoimmuner Erkrankungen zu teilen. Inzwischen bin ich zertifizierte Therapeutin für funktionelle Gesundheitsberatung und arbeite mit derselben Ernährungsberaterin zusammen, die mich 2010 auf meinem Weg zur Heilung begleitete. Gemeinsam unterstützen wir Klienten, die aktiv an ihrem Heilungsprozess von autoimmunen Beschwerden arbeiten möchten.

Dieses Buch ist eine Zusammenfassung all dessen, was ich auf meiner eigenen Reise gelernt habe und in der Arbeit mit meinen Klienten umsetzen kann. Anders gesagt geht es um all das, was ich im Alter von 19 Jahren gern gewusst hätte. Ich hoffe, dass dieses Buch auch Ihnen auf dem Weg zur Heilung helfen wird und dass sie schneller Ihr Ziel erreichen als ich es tun konnte.

Überblick

Eine Krankheit passiert nicht einfach so; für jede Krankheit gibt es eine Ursache, die es herauszufinden gilt, wenn man sie heilen möchte.

—W. Lee Cowden, ganzheitlicher Arzt, Kardiologe und Gesundheitsberater

Sobald meine Symptome verschwunden waren und auch die Laborbefunde bestätigten, dass meine Krankheit geheilt war, machte ich mich daran, so viel wie möglich über MS und andere Autoimmunerkrankungen herauszufinden. Ich verbrachte meine Tage damit, alle möglichen biomedizinischen Studien zu durchforsten und vertiefte mich besonders in PubMed.gov (textbasierte Meta-Datenbank referierend auf medizinische Artikel; Anm. d. Verlags), dessen Wissensfundus fast endlos erscheint. Ich wälzte dicke wissenschaftliche Publikationen wie z. B. das *Journal of Autoimmunity.* Ich las Donna Jackson Nakazawas wichtiges Buch *Autoimmune Epidemic*, eine faszinierende Lektüre über die Bedeutung von Umweltgiften als mögliche Hauptursache für den massiven Anstieg dieser Krankheiten. Ich verschlang Dr. David Perlmutters *Dumm wie Brot: Wie Weizen schleichend Ihr Gehirn zerstört* und lernte, wie Getreide unser Gehirn und unseren Körper kaputt machen kann. Und ich erfuhr aus Dr. Bruce Liptons bahnbrechendem Werk *Intelligente Zellen* etwas über die erste von drei äußerst aufregenden wissenschaftlichen Entdeckungen, nämlich der Epigenetik.

Gute Nachricht Nr. 1: Epigenetik überholt Genetik

Zwei Jahrzehnte lang brachte der Professor und Zellbiologe Dr. Bruce Lipton an der medizinischen Fakultät der Universität Wisconsin seinen Studenten bei, was er als das „zentrale Dogma" bezeichnete – dass unser Schicksal von unseren Genen bestimmt wird. In anderen Worten: Der Glaube, dass alles, was unsere Eltern hatten, auch uns befallen wird. Im Jahr 1985, während er Gastdozent an einer medizinischen Hochschule in der Karibik war, hatte Dr. Lipton eine grundlegende Einsicht: Während er Forschungsergebnisse zu Zellstudien überarbeitete, kam ihm der Gedanke, dass das Leben einer Zelle nicht von Genen, sondern dem physischen und energetischen Umfeld bestimmt wird.

Während diese Perspektive von all jenen misstrauisch beäugt werden würde, die den neuen biologischen Erkenntnissen skeptisch gegenüberstanden, sollten Dr. Liptons eigene Forschungen an der Universität von Stanford diese Hypothese einige Jahre später bestätigen. Dr. Lipton legte drei identische Stammzellen in drei getrennten Petrischalen und mit unterschiedlichen Nährmedien an, es war die einzige Variable in seinem Experiment. Diejenigen, die an der herkömmlichen Theorie der genetischen Lehre festhalten würden, hätten davon ausgehen müssen, dass sich in den drei Petrischalen identische Zellen entwickeln würden. Die Resultate aber waren verblüffend: in jeder Petrischale hatten sich *unterschiedliche* Zellen entwickelt. In der ersten wuchsen Knochenzellen heran, in der zweiten Fettzellen und in der dritten Muskelzellen. Es stellte sich heraus, dass nicht der Zellkern (also das „Gehirn" der Zelle, in dem die genetische Information angelegt ist) das Schicksal dieser Zellen bestimmte, sondern es kam auf das Medium – also die *Umgebung* – an.

Der neue Wissenschaftszweig, der dieses Phänomen der Umwelteinflüsse zu erklären versucht, wird *Epigenetik* genannt. Der Begriff *Epigenetik* bedeutet wörtlich „zusätzlich zu den Genen". Stellen Sie sich Ihr Genom (die Summe all Ihrer Gene) als Computerhardware vor, dann ist das Epigenom das Softwareprogramm, das die Funktionen des Computers steuert.

Im Jahr 2014 trat ich dem *Institute for Functional Medicine* (IFM) bei, welches ich über die Ernährungsberaterin kennengelernt hatte, die meinen Weg zur Heilung begleitete. Wir nahmen beide an der Jahreshauptversammlung des Verbandes teil, an der der Biologe Dr. Randy Jirtle den Linus Pauling-Preis für seine Verdienste als „Vater der umweltbedingten Epigenomik" entgegennahm.

In einer der faszinierendsten Demonstrationen von Epigenetik in Aktion, dem Agouti-Mäuse-Experiment, zeigten Dr. Jirtle und sein wissenschaftlicher Mitarbeiter Dr. Robert Waterland, dass sich die Ernährung bei genetisch identischen, trächtigen Mäusen auf den Körperbau und die Anfälligkeit für Krankheiten des neugeborenen Nachwuchses auswirkt. *Agouti* ist auch der Name eines Gens, das Mäuse fett, gelb und anfällig für chronische Krankheiten machen kann. In ihrem Versuch fütterten Jirtle und Waterland die trächtigen Mäuse mit Vitaminen, einschließlich Vitamin B12,

Cholin und SAMe. Die Kontrollgruppe der Mäuse, denen keine Vitamine gefüttert wurden, gebaren übergewichtige und diabetische Jungmäuse, die aufgrund des Agouti-Gens anfällig waren für andere Krankheiten. Der Nachwuchs der mit Vitaminen gefütterten Mäuse dagegen waren schlank, braun und weniger anfällig für Übergewicht und Krankheiten. Es stellte sich heraus, dass die Nährstoffe das schädliche Agouti-Gen in der Nachwuchsgeneration abgeschaltet hatten, und zwar *lebenslang*!

Das ist die Macht der Epigenetik. Es bedeutet, dass *wir* selbst durch unseren Lebensstil beeinflussen können, welche Gene aktiviert werden oder nicht. Dazu gehören die Entscheidungen, die wir tagtäglich in Bezug auf unsere Ernährung treffen – wir werden es im nächsten Kapitel ausführlich besprechen.

Meine Begegnung mit der Funktionellen Medizin

Als ich erst einmal auf den Geschmack der Funktionellen Medizin gekommen war, wollte ich unbedingt mehr darüber erfahren. Ich meldete mich für einen Lehrgang über Immun-Entgleisungen am IFM an (wie mir das als Laie gelang, ist mir heute noch nicht klar). Als der Dozent wissen wollte, wieviel Ärzte, ganzheitliche Therapeuten, Osteopathen, Pflegepersonal, Chiropraktiker und Ernährungsberater anwesend seien, schossen die Hände der mehreren hundert Teilnehmer reihenweise hoch. Nur ich saß still wie eine Kirchenmaus in der hintersten Reihe und rührte mich nicht. Der Ärztin zu meiner Linken wollte wissen, wer ich denn sei und ich antwortete ihr, dass ich meine MS überwunden hatte und nun so viel wie möglich darüber erfahren wolle. Sie lachte und stellte mich einer ganzen Reihe von Menschen vor, die mir ihre Ressourcen zur Verfügung stellten und mein Projekt unterstützten. Ich hatte zwar keinen Doktortitel, wurde aber sehr herzlich in der Szene willkommen geheißen. Auf diesem IFM-Lehrgang lernte ich die zweite aufregende wissenschaftliche Entdeckung kennen.

Gute Nachricht Nr. 2: Unsere Umgebung zählt mehr als unser Genom

Zu Beginn erklärte Dr. Mark Hymann uns, was Funktionelle Medizin überhaupt ist – die Wissenschaft, durch eine gesunde Lebensweise Gesundheit soweit herzustellen, dass die Krankheit quasi als Nebenwirkung verschwindet. Er beschrieb Gesundheit als einen Zustand der Ausgeglichenheit, der im einfachsten Fall hergestellt werden kann, indem man die Ursache des Ungleichgewichts entfernt und zudem etwas hinzufügt, was das Gleichgewicht wiederherstellen kann. Er zeigte anhand einer PowerPoint, dass *90 % aller chronischen Krankheiten* nicht auf das Genom, sondern auf das *Exposom* unserer Umwelt zurückzuführen sind, also die Summe aller krankmachenden Faktoren in unserer Umgebung. Ha! Innerlich jubelte ich, weil meine Annahme, dass wir unsere Gesundheit in unseren Händen halten, bestätigt wurde und das mehr als wir es uns je vorstellen konnten.

In meinen fünf Jahren am IFM habe ich zusätzliche Beweise gesehen, die die These: *90 % Umwelt und 10 % Gene* bestätigen, einschließlich einer überarbeiteten Studie zur Krebsforschung namens *Cancer Is a Preventable Disease That Requires Major Lifestyle Changes*, laut der nur 5 bis 10 % des Krebsrisikos auf defekte Gene und 90 bis 95 % auf Umweltfaktoren und Lebensstil zurückgeführt werden können.[1] Selbst die CDC (= *Centers for Disease Control and Prevention* sind eine US-Bundesbehörde des amerikanischen Gesundheitsministeriums; Anm. d. Verlags) erkennt die Bedeutung der Umweltfaktoren an: „Leider mussten wir feststellen, dass Genetik nur etwa für 10 % aller Krankheiten verantwortlich ist. Die verbleibenden Ursachen sind aller Wahrscheinlichkeit nach in der Umwelt zu finden. Um diese Ursachen und letztendlich die Prävention von Krankheiten verstehen zu können, müssen wir auch Umweltfaktoren untersuchen.“[2]

Stellt sich die Frage, welche Umweltfaktoren dazu führen, dass immer mehr Menschen an Autoimmunerkrankungen leiden. Diese Frage motivierte mich, noch tiefer zu gehen und „Gute Nachricht Nr. 3“ zu erforschen: Die Autoimmun-Gleichung.

Gute Nachricht Nr. 3: In der Autoimmun-Gleichung liegt die Antwort, die wir brauchen, um Autoimmunerkrankungen umzukehren

Bis zu den 2000er Jahren galten Gene und Umweltfaktoren als die entscheidenden Ursachen für Autoimmunerkrankungen. Die Frage aber, die niemand beantworten konnte, war: Wie treffen diese zwei Welten aufeinander, um autoimmune Reaktionen zu entfesseln? 2008 veröffentlichte Dr. Alessio Fasano, ein renommierter Gastroenterologe und Forscher am *Massachusetts General Hospital for Children*, eine Studie, die eine dritte Komponente in der Autoimmun-Gleichung nachweisen konnte: eine pathologische Durchlässigkeit der Darmwand, auch *Leaky-Gut-Syndrom* genannt.

Schon die Zusammenfassung der Studie räumt mit existierenden Mythen auf und bringt gute Neuigkeiten: „Dieses neue Paradigma zerschlägt tradierte Theorien zur Entstehung von Autoimmunität … und geht davon aus, dass *das autoimmune Geschehen angehalten werden kann, wenn das Zusammenspiel von Genen und umweltbedingten Triggern durch die Wiederherstellung einer kompetenten Darmschleimhaut untergraben werden kann.*“[3]

Dr. Fasanos Erkenntnisse bringen Hoffnung und Anhaltspunkte für alle, die ihre autoimmune Krankheit mithilfe einer einfachen Gleichung heilen wollen:

Gene + umweltbedingte Trigger + durchlässige Darmwand = Autoimmunerkrankung(en)
Erkenne und beseitige umweltbedingte Trigger + heile die Darmwand = von autoimmunen Prozessen befreit!

Von diesen aufregenden wissenschaftlichen Erkenntnissen beflügelt, verbrachte ich meine Tage damit, nach den auslösenden Umweltfaktoren zu fahnden. Ich dachte, wenn es einen einfachen Weg gäbe, den Menschen zu erklären, was ihre Darmwand kaputt macht und autoimmune Vorgänge auslöst, dann könnten sie besser verstehen, worum es geht und schneller und einfacher den Weg der Heilung gehen. Ich arbeitete eine Tabelle der schädlichen Umwelteinflüsse aus und stellte jedem Faktor eine passende, ernährungsorientierte Lösung gegenüber. Mit meiner Ursachen-Umkehrungs-Checkliste für Autoimmunerkrankungen gewappnet, bat ich zahlreiche Autoimmunexperten, darunter Ärzte für Funktionelle Medizin, Therapeuten und Wissenschaftler, um ein Feedback. Sie stellten mir großzügig ihre Zeit zur Verfügung und unterstützten meine Mission.

Damit die zahlreichen umweltbedingten Trigger besser im Gedächtnis hängen bleiben, dachte ich mir eine Eselbrücke aus, damit keines der sechs Hauptgebiete vergessen wird, die für eine vollständige Heilung ins Gleichgewicht gebracht werden müssen: Food (Ernährung), Infections (Infektionen), Gut Health (Darmgesundheit), Hormone Balance (Hormonhaushalt), Toxins (Gifte) und Stress (Stress) – F. I. G.H.T.S ™. Ich wünschte, es würde PEACE heißen, aber das Universum schickte mir ein Wort, das mit der „Ich schaffe das“-Einstellung in Resonanz ging. Diese hatte mein Vater in mir geweckt, als er mir sagte, ich könne „die MS besiegen“.

Ich führte Gespräche mit und sammelte Erfahrungsberichte von mehr als einem Dutzend Autoimmunexperten – Ärzten, Autoren und Therapeuten für Funktionelle Medizin – die selbst von als nicht reversibel bezeichneten Autoimmunkrankheiten und entzündlichen Vorgängen betroffen waren: Zöliakie, Morbus Crohn, Morbus Basedow, Hashimoto-Thyreoiditis, Lupus, Lyme-Borelliose, Chronisches Erschöpfungssyndrom, Fibromyalgie und progrediente MS. Jeder meiner Gesprächspartner konnte von medizinischen Fehlinformationen berichten. Dazu gehörten:

„Es gibt nichts, was Sie dagegen tun können."
„Es ist alles nur in Ihrem *Kopf*."
„Sie werden lebenslang Medikamente einnehmen müssen."
„Sie sind einfach nur depressiv."
„*Ernährung* hat damit überhaupt nichts zu tun."
„Ich möchte Sie gern an einen Psychiater überweisen."

Glücklicherweise gelang es jedem Einzelnen, sich aus der Kurzsichtigkeit der modernen Medizin zu befreien und sie wurden mithilfe verschiedener naturheilkundlicher Ansätze geheilt. Obwohl die individuellen Umstände variierten, gelang es den Betroffenen, sich selbst zu heilen, indem sie die Ursachen direkt angingen, entzündungsfördernde Faktoren beseitigten und auf die richtige Ernährung achteten.

Alle hatten auch eine Darmsanierung gemacht. Warum? Weil die Einbeziehung der Darmwand im Kampf um die Gesundheit und gegen Krankheit an vorderster Front steht – die verletzliche Membran, die den Körper vor der Außenwelt schützt. Es hat sich herausgestellt, dass entzündungsauslösende Faktoren wie toxische Nahrungsmittel, Chemikalien, Medikamente und selbst Stress die Darmschleimhaut schädigen, sie durchlässig werden lassen und die autoimmunen Reaktionen auf die Überholspur katapultieren. Mit der Zeit bleiben die entzündlichen Vorgänge nicht mehr lokal begrenzt, sondern werden für den ganzen Organismus zum Problem und überlasten das Immunsystem – genau das System, das eigentlich für die Heilung des Körpers verantwortlich ist.

Welcher entzündungsauslösende Faktor richtet an der Darmwand den größten Schaden an? Das, was wir immer, ständig und jeden Tag mehrmals zu uns nehmen – die industriell verarbeiteten und mit Chemikalien belasteten Lebensmittel. Jeder der von mir befragten Experten antwortete auf meine Frage nach der wichtigsten Veränderung, die bei einem autoimmunen Geschehen notwendig sei, mit *„Fangen Sie bei der Ernährung an"*. Ganz spezifisch betonten alle die Bedeutung, *Zucker, Gluten und Milchprodukte* vom Speiseplan zu streichen. Das wird auch unser Ausgangspunkt sein, aber zuerst möchte ich noch ein paar Hinweise geben.

Wie Sie das Beste aus diesem Buch herausholen

- Ihnen ist vielleicht aufgefallen, dass die Kapitel 1–6 nicht der Buchstabenfolge in F. I. G. H. T. S. entsprechen. Der Grund dafür ist, dass das Kapitel „Heilen Sie Ihren Darm" natürlich an das Kapitel „Fangen Sie bei der Ernährung an" anschließen muss. Auch das Kapitel „Der gesunde Hormonhaushalt" steht an letzter Stelle, weil die Hormone in Bezug auf alle anderen Themen ganz zum Schluss aufgeführt werden müssen. Während jedes Kapitel auch einzeln für sich gelesen und bearbeitet werden kann, empfehle ich Ihnen trotzdem, die Reihenfolge der Kapitel einzuhalten.

- Dieses Buch ist als Handlungsleitfaden gedacht. Nehmen Sie einen Stift zur Hand und machen Sie sich Notizen. Sie dürfen Randbemerkungen, Eselsohren und Textmarker überall dort ansetzen, wo Sie sich von Konzepten oder Beschreibungen angesprochen fühlen. Führen Sie Tagebuch und notieren Sie das, was Sie in den Erfahrungsberichten, den wissenschaftlichen Beiträgen oder der praktischen Umsetzung besonders interessant finden. Schreiben Sie auf, was Sie umgesetzt haben und welche Ergebnisse Sie damit erzielen konnten.

- Vielleicht lesen Sie das Buch in einem Stück und lesen dann einzelne Kapitel noch einmal nach und nach. Vielleicht treten Sie auch sofort in Aktion und setzen das Gelesene gleich um. Alles ist erlaubt!

- Ich habe besondere Toolkits ausgearbeitet, die Ihnen „Werkzeuge" für die praktische Umsetzung an die Hand geben sollen. Sie sollen Ihnen als Orientierung dienen und Ihnen verschiedene Handlungsoptionen aufzeigen. Wenn Ihnen bestimmte Vorschläge besonders gut gefallen, versuchen Sie es einfach. Das Ausprobieren ist hier wichtig. Sie sind auf der Suche nach *Ihren* persönlichen Ursachen und Triggern.

- Während Sie viel für sich selbst tun können, werde ich immer wieder darauf hinweisen, dass es wichtig ist, mit einem funktionellen/ganzheitlichen/naturheilkundlichen Therapeuten zusammenzuarbeiten. Natürlich wäre es von Vorteil, die Kosten für eine Behandlung von den Krankenversicherungen übernehmen zu lassen. Leider passt eine kompetente und fachkundige Begleitung auf diesem Gebiet nicht in das Paradigma der modernen Medizin mit ihren 10 bis 15-minütigen Beratungszeitfenstern. Ganzheitlich arbeitende Experten nehmen sich für eine Beratung 1 bis 1,5 Stunde Zeit und können dies oft nicht mit den Krankenkassen abrechnen. Sie werden einen Eigenanteil leisten müssen. Machen Sie so viel wie möglich selbst, gönnen Sie sich aber genauso viel professionelle Unterstützung.

- Manche Empfehlungen in diesem Buch überlappen sich, z. B. bestimmte Nahrungsergänzungsmittel, die Empfehlung, viele Ballaststoffe zu essen und die Hinweise auf Entspannungstechniken. Das ist absichtlich so gedacht, heißt aber nicht, dass diese Dinge zusätzlich geleistet werden sollen. Ein Beispiel: In dem Kapitel über Ernährung empfehle ich eine tägliche Dosis von 4000 mg Omega-3-Fettsäuren als reguläre Einnahme bei einer Autoimmunerkrankung. Omega-3-Fettsäuren werden auch unter „Heilen Sie Ihren Darm" und „Fangen Sie mit Ernährung an" erörtert. Behandeln Sie die zusätzlichen Empfehlungen als Variante einer schon bekannten Idee und nicht als Hinweis, zusätzlich 8000 mg an Omega-3-Fettsäuren einzunehmen.

- Vielleicht überlegen Sie, wie lange es wohl dauern wird, bis Sie wieder gesund sind. Die beste Einschätzung, die ich geben kann, ist, wenn Sie sich an die Empfehlungen in den Kapiteln über Ernährung und Darmgesundheit halten, sich in den ersten drei Monaten eine leichte Besserung und vielleicht sogar eine deutliche Besserung einstellen wird. Es gibt Menschen, die sich innerhalb von wenigen Wochen nachdem Sie aufhören, Zucker zu essen, deutlicher besser und *leichter* fühlen. Wie Sie wahrscheinlich wissen, treten Autoimmunkrankheiten nicht über Nacht auf. Es kann fünf oder zehn Jahre, manchmal auch Jahrzehnte dauern, bis sich schädliche Umweltfaktoren so weit aufgebaut haben, dass die Autoimmunität zum Ausdruck kommt. Tatsächlich entwickeln sich autoimmune Krankheiten entlang eines Spektrums: von der stillen Autoimmunität (hier steigt der Antikörperspiegel, es sind aber keine Symptome vorhanden), über den autoimmunen Ausdruck (hier beginnen Sie, Symptome zu spüren), bis hin zur eigentlichen Autoimmunerkrankung (die Symptome spitzen sich zu, es kann zu Gewebsschädigungen kommen). Wie lange es letztendlich dauert, bis Sie geheilt sind, hängt von mehreren Variablen ab. Es stellt sich die Frage, an welcher Stelle des Autoimmunspektrums Sie sich befinden, wie viel Gewebe – wenn überhaupt – bereits geschädigt ist, und auch Ihre eigene Einstellung zu dem Geschehen sowie vor allem Ihre Entschlossenheit, gesund zu werden und sich wieder wohlzufühlen, zählt. Mein Mentor in Sachen Biochemie, Steve Fowkes, hat die Faustregel erstellt, dass ein autoimmunes Geschehen in etwa einem Zehntel der Zeit wieder rückgängig gemacht werden kann, in der es entstanden ist. Wenn sich zum Beispiel über zehn Jahre hinweg etwas zusammengebraut hat, dann wird es circa ein Jahr dauern, bis Sie geheilt sind.

- Wenn Sie bereits mit den Toolkits für Ernährung und Darmgesundheit arbeiten und es Ihnen immer noch nicht besser geht, dann schlage ich vor, dass Sie sich auf Infektionen und Schwermetalle untersuchen lassen. Diese toxische Last zu reduzieren braucht Zeit. Entgiftungsexperten sind der Ansicht, dass es bis zu mehreren Jahren dauern kann, bis Blei und Quecksilber vollständig ausgeschieden sind. Wenn Sie alle F. I. G.H. T. S.-Punkte durchgearbeitet haben und selbst *dann* keine Besserung spüren, lesen Sie bitte im Anhang unter „Weiterführende Betrachtungen" nach.

Wenn Sie schon seit geraumer Zeit mit gesundheitlichen Problemen zu kämpfen haben, dann ist es normal, skeptisch zu sein oder sich entmutigt zu fühlen. Aber bevor wir beginnen, möchte ich Sie bitten, die Möglichkeit der Hoffnung wieder in Ihr Leben zu lassen. Wenn Sie glauben, dass es eine Heilung geben kann, dann öffnen Sie die Tür nicht nur für Wellness und Wohlbefinden, sondern für ein anderes und oftmals besseres Leben. Es mag kitschig klingen, aber auf meine Frage, ob es in Ihrer Krankheit einen Hoffnungsschimmer gäbe, sprachen fast alle Interviewpartner davon, wieder „aufgewacht" zu sein. Für jede/n war der Weg zurück in die Gesundheit eine Einladung, ganzheitlich zu denken und das wahre Selbst zu entdecken. Das ist das Geschenk.

Stress kann einen positiven Effekt haben, wenn man glaubt, dass man dadurch stärker werden kann. Ihre Einstellung ist vielleicht der wichtigste Einfluss auf Ihre Heilungschancen. Wenn Sie davon überzeugt sind, dass Sie es schaffen können, dann sind die Chancen sehr hoch, dass Ihnen das auch gelingen wird!

Mehr als jemals zuvor haben wir die Möglichkeit, die bislang als „unheilbar" geltenden Autoimmungeschehen zu verhindern und zu heilen. Den Begriff *Krankheit* ersetze ich öfter durch das Wort *Geschehen.* Das ist Absicht, weil ich damit betonen will, dass diese Störungen nicht unabwendbar sind und viel mit unserem Lebensstil zu tun haben – mit unserem ganz persönlichen *Umfeld*. Wir haben die Wissenschaft, die Inspiration, die Laborbefunde und eine wachsende Anzahl an funktionellen/ganzheitlichen/naturheilkundlichen Therapeuten zu unserer Verfügung, die uns auf unserem Weg zurück zur Gesundheit begleiten können. Wir haben die Möglichkeit, unsere Gesundheit auf schnellstem Wege wiederherzustellen. Die Vorkämpfer, die ich in diesem Buch vorstellen werde, mussten viele Jahre und viel Geld in ihre Heilung investieren, insgesamt mehr als eine halbe Million Dollar. Dieser Weg bleibt Ihnen zum großen Teil erspart.

Großartig! Aber wie soll das funktionieren?

Fangen wir mit Ihrer nächsten Mahlzeit an.

KAPITEL 1

Auf die Ernährung kommt es an

Unsere Nahrung kann uns furchtbar krank machen – oder uns zu großer Gesundheit verhelfen.

— Dr. Terry Wahls

Die Bedeutung, die Nahrungsmittel für die Entstehung von Autoimmunerkrankungen haben, kann nicht oft genug betont werden und ist dennoch für die meisten Menschen schwer zu verstehen. Wie kann es sein, dass etwas so Gewöhnliches, Allgegenwärtiges, etwas so Einfaches und Grundlegendes solch drastische und kräftezehrenden Beschwerden auslösen oder gar heilen kann? Wenn Sie darin keinen Sinn erkennen können, dann sind Sie nicht allein. Ich hatte keine Ahnung, dass meine „ziemlich gesunde" Ernährung – fettarm und reich an Vollkornprodukten – ein wichtiger Faktor in der Entstehung meiner MS gewesen sein könnte. Aber es ist genau dieses „tägliche Brot", das ein destruktives autoimmunes Geschehen verursachen und im Umkehrschluss auch heilen kann. Glücklicherweise fand ich heraus, dass ich eine Nicht-Zöliakie-Gluten-Sensitivität habe. Was ich aber nicht so leicht verstehen konnte, war die Tatsache, dass ich die 26 Jahre mit schubförmig remittierender Multipler Sklerose in eine andere Richtung lenken konnte und das nur, weil ich einen einzigen Übeltäter aus meinem Speiseplan verbannte und mich anders ernährte.

Kann es so einfach sein? Diese komplexen, chronischen und oftmals lähmenden autoimmunen Beschwerden können rückgängig gemacht oder gar weitgehend geheilt werden, indem man auf ein paar Lebensmittel verzichtet? Die kurze Antwort lautet „ja“, auf viele Menschen trifft das zu. Von Dutzenden Therapeuten und durch die Beobachtungen meiner eigenen Klienten habe ich gelernt, dass bei Menschen mit Autoimmungeschehen eine 60- bis 100 %ige Heilung allein durch Ernährungsumstellung erreicht werden kann. Manche – und ich gehöre dazu – können so zu 100 % gesund werden.

Vielleicht hält Sie der Gedanke, auf die eine oder andere Lieblingsspeise verzichten zu müssen, davon ab, es einfach mal zu versuchen. Aber jede Reise ist machbar, wenn man Schritt für Schritt vorgeht, und so wird man mit der Zeit jede noch so steile Hürde nehmen können. Hier kommen meine heilenden Toolkits zum Einsatz. Meine Schritt-für-Schritt-Anleitung wird Ihnen helfen, den Weg in für Sie überschaubare Abschnitte aufzuteilen. Muss ich Sie noch mehr überreden? Schauen wir uns einmal an, welche Rolle die Ernährung für unsere Gesundheit spielt.

Was stimmt mit unserem Essen nicht?

Die Antwort auf diese scheinbar einfache Frage erfordert einen kurzen Überblick über die Evolution des Menschen und das Aufkommen chronischer Krankheiten. Für die meiste Zeit, die wir Menschen auf dem Planeten Erde verbracht haben, waren wir Jäger und Sammler. Wir verzehrten frische, vollwertige Lebensmittel, die in der Natur gesammelt oder gejagt wurden. Es gab nur wenig Getreide, keine Pestizide, keine Unkrautvernichtungsmittel und keine gentechnisch veränderte Nahrung. Im Mutterboden wimmelte es von Nützlingen, die Pflanzen wuchsen in ihrem natürlichen Tempo und in jeder Saison wurden dem Boden natürliche Spurenelemente in Vorbereitung für die nächste Jahreszeit zugeführt. Pflanzen und Tiere lieferten nahrhafte, nährstoffreiche und vollwertige Lebensmittel. Chronische Krankheiten gab es praktisch nicht.

Unsere Vorfahren lebten zwar nicht lange (dafür sorgten Infektionskrankheiten und Traumata), hatten aber auch so gut wie keine entzündlichen und degenerativen Krankheiten. Dieses Phänomen wurde von Anthropologen wie dem kanadischen Zahnarzt Weston A. Price dokumentiert, der herausfinden wollte, warum es in traditionellen Kulturen kaum Zahnkaries oder chronische Erkrankungen gab. Es stellte sich heraus, dass Menschen aus traditionellen Kulturen, die sich von regionalen Nahrungsmitteln ernährten, von Natur aus gesund und fit waren. Wären sie nicht an Tuberkulose erkrankt oder den Naturgewalten zum Opfer gefallen, hätten sie gut 70 Jahre oder älter werden können.

Moderne Ernährung und die Biologie des Menschen: eine evolutionstechnische Fehlpaarung

Lassen Sie uns bis zur industriellen Revolution vorspulen. Um die wachsende Bevölkerung Amerikas nach dem Zweiten Weltkrieg zu ernähren, führte man industrielle Landwirtschaft und Maschinen für die Massenproduktion ein. Riesige Mengen Getreide wie Weizen, Mais, Reis und Soja wurden verarbeitet und waren eine kostengünstige und einfache Energiequelle. Schließlich ist es einfacher und effizienter, tiefgekühlte und fertig verpackte Lebensmittel zu besorgen als umständlich nach Essbarem zu suchen.

Aber diese Bequemlichkeit hat ihren Preis.

Unsere Massenproduktion von Getreide, Öl und Tieren hat uns krank gemacht. Fast die Hälfte aller Erwachsenen ist heute von chronischen Krankheiten betroffen. In den Vereinigten Staaten sind diese Krankheiten für den Großteil der Todesfälle und Behinderungen verantwortlich und treiben die Gesundheitskosten in die Höhe. Einer der tragischsten Aspekte dabei ist, dass diese Krankheiten – die früher eher selten waren und wenn überhaupt, dann im hohen Lebensalter auftraten – heute Kinder und insbesondere junge Frauen betreffen. Nahrungsmittelintoleranzen, mysteriöse und oftmals lähmende Symptome, Insulinresistenz, Übergewicht und chronische Krankheiten werden zur Norm.

Es stellt sich heraus, dass unser moderner Lebensstil die Ursache des autoimmunen Geschehens ist und moderne Lebensmittel gehören zu den größten Übeltätern überhaupt. Mit der Umstellung von einer abwechslungsreichen, selbst gesammelten Ernährung zu nur einigen wenigen Grundnahrungsmitteln hin, nehmen auch Lebenserwartung und Gesundheit ab. Wir haben uns auch von einer entbehrungsvollen zu einer ständigen Nahrungsmittelverfügbarkeit bewegt (verpackte und konservierte Lebensmittel) und essen nun nicht mehr saisonale, sondern ganzjährig erhältliche Lebensmittel (importiert oder in Gewächshäusern angebaut). Die Abkürzungen, die uns diese billigen und schnell erhältlichen Nahrungsmittel bieten, passen aber nicht zur Biologie des Menschen. Unser Körper rebelliert gegen diese unnatürlichen Lebensmittel mit modernen und chronischen Krankheiten, die vor dem Zeitalter der intensiven Landwirtschaft extrem selten waren oder überhaupt nicht existierten. Manche bezeichnen diese modernen, chronischen Erkrankungen auch als „Mismatch-Erkrankungen“. In anderen Worten ausgedrückt: Die mit Zucker und chemisch hergestellten Produkten belastete amerikanische Standarddiät (SAD) – synonym „westliche Diät“ – führt uns auf direktem Wege zu Insulinresistenz, Übergewicht, Krebs und Autoimmunität.

Zurück zur Gesundheit

Die gute Nachricht ist, dass wir wieder gesund und vital werden können, wenn wir uns einer traditionelleren Ernährungsweise zuwenden. Oft geschieht das in relativ kurzer Zeit.

Wir wissen, dass Menschen, die aus traditionellen Kulturen stammen und westliche Ernährungsgewohnheiten übernehmen, unter den gleichen gesundheitlichen Problemen leiden, wie Menschen, die von Anfang an mit dieser Form der Ernährung aufgewachsen sind. Eine SAD kann selbst vorübergehend zu Diabetes, Übergewicht und Herz-Kreislauf-Erkrankungen führen, den größten Risikofaktoren für autoimmune Beschwerden. Die Ernährungsforscherin Kerin O'Dea stellte Untersuchungen mit australischen Aborigines an, die ihre Heimat im australischen Busch verlassen hatten und in die westlich geprägte Stadt Derby gezogen waren. Da sie nun Zugang zu raffinierten Kohlenhydraten hatten und sich dem bewegungsarmen Lebensstil anpassten, dauerte es nicht lange, bis sie übergewichtig wurden und Diabetes entwickelten. O'Dea führte eine siebenwöchige Studie durch, um zu sehen, was passiert, wenn diese Aborigines in ihre alte Umgebung im australischen Busch zurückkehrten und sich wieder von Fisch, Meeresfrüchten, Geflügel, Känguru, Knollengemüse und Buschhonig ernährten. Tatsächlich wurden die Aborigines mit ihren alten Ernährungsgewohnheiten nicht nur schlanker, sondern bemerkenswert gesünder. Entzündungswerte und Blutzucker besserten sich oder gingen vollständig zurück – *in nur sieben Wochen!*

Soll das womöglich heißen, wir alle sollten unsere Speere wetzen und auf der Suche nach Nahrung die Wildnis durchstreifen? Metaphorisch gesprochen würde das in die richtige Richtung gehen. Praktisch betrachtet genügt es, wenn wir zu versierten und modernen „Jägern und Sammlern“ werden, die sich auf die Suche nach den Nahrungsmitteln machen, die zu ihnen passen. Sobald Sie sich für Nahrungsmittel entscheiden, die ihrem biologischen Rhythmus entsprechen, passieren erstaunliche Dinge: Die Symptome chronischer Krankheiten verblassen und werden durch die ersten vitalen Triebe blühender Gesundheit ersetzt. Je weiter Sie auf Ihrem Weg zur Heilung voranschreiten, desto leichter wird es Ihnen fallen, die richtigen Entscheidungen zu treffen, bis es wie eine zweite Haut sitzt.

Ernährung und die drei mächtigen Kräfte, die in Ihnen schlummern

Um die Bedeutung der Ernährung besser zu verstehen, hilft es zu wissen, was in Ihrem Körper vor sich geht. An Ihren alltäglichen Entscheidungen – was Sie essen, trinken, denken und tun – macht sich der Unterschied bemerkbar, ob Sie sich auf dem Weg zu Gesundheit oder Krankheit befinden. Drei der wichtigsten Faktoren in Sachen Gesundheit oder Krankheit finden in jedem von uns auf mikroskopischer Ebene statt und werden viele Male am Tag aktiv. Diese drei unsichtbaren und dennoch mächtigen Kräfte heißen *Epigenetik, Mikrobiom* und *Mitochondrien.* Jede dieser Kräfte reagiert in Echtzeit auf die Nahrungsmittel, die Sie täglich zu sich nehmen. Sich bewusst zu machen, was sie für uns bedeuten, ist ein erster, wichtiger Schritt. Schauen wir uns jede „Kraft" einmal einzeln an, bevor wir das größere Bild betrachten.

Sie kennen sicherlich das Klischee „Du bist, was du isst". Die moderne Wissenschaft hat bewiesen, dass diese Redewendung absolut der Wahrheit entspricht. Die Nahrungsmittel, die wir zu uns nehmen, sind nicht nur die Bausteine neuer Zellen, sondern bestimmen Biss für Biss unsere persönliche Gesundheitsgeschichte. Um den *epigenetischen* Aspekt der Ernährung besser zu verstehen, stellen Sie sich bitte vor, Sie würden zu Mittag einen Burger mit einer Hand essen. Stellen Sie sich nun vor, Ihre andere Hand ruht auf einem Lichtschalter. Wenn der Burger aus konventionell genetisch verändertem und mit Antibiotika belastetem Fleisch hergestellt, dann unter großer Hitze in raffiniertem Öl gebraten und in ein industriell gebackenes Burger-Brötchen geklemmt wurde, schalten Sie das Licht ein. Sie haben gerade Ihre krankmachenden Gene aktiviert. Und wenn Sie stattdessen einen Burger essen, der aus 100 % unbelastetem Fleisch besteht, in Ghee (geklärte Butter) bei mittlerer Hitze gebraten und in ein schönes, knackiges Salatblatt aus biologischem Anbau gewickelt wurde? Dann bleibt das Licht aus. Herzlichen Glückwunsch – Sie haben gerade Ihren gesundheitsfördernden Genen auf die Sprünge geholfen.

Das, was Sie essen, hat direkte Auswirkungen auf die Zusammensetzung und Funktion Ihres *Mikrobioms.* Zucker und industriell verarbeitete Lebensmittel füttern schädliche Fungi (Pilze), die Mykotoxine (Pilzgifte) produzieren und Hefebesiedelungen *(Candida)* begünstigen. Probiotische Lebensmittel wie zum Beispiel fermentiertes Gemüse fördern dagegen gute Bakterien, die unsere Darmflora gesund und im Gleichgewicht halten. Mit jeder Entscheidung, die Sie in Bezug auf Ihre Mahlzeiten treffen, geben Sie direkte Befehle an Ihre Gene („Zerstöre oder Heile") und entscheiden, welchen Bakterien Sie Treibstoff liefern – denen, die Sie krank machen oder denen, die Ihnen zu Gesundheit verhelfen.

Sie wissen ja, dass unsere Nahrung gewissermaßen unser Treibstoff ist und ich möchte Ihnen erklären, wie es funktioniert: Die sogenannten *Mitochondrien* sind die winzigen, aber gleichzeitig mächtigen Kraftwerke unserer Zellen. Sie verwandeln das, was wir essen, in Energie. Man kann sie als wahre Kraftpakete bezeichnen, denn sie produzieren ganze 90 % davon! Die Anzahl und Effizienz Ihrer Mitochondrien sind wie ein Mikrokosmos, der Ihre Gesundheit und Ihr Wohlbefinden widerspiegelt. Wenn es Ihren Mitochondrien gut geht, dann fühlen auch Sie sich wohl und strotzen nur so vor Energie. Aber auch das Gegenteil trifft zu: Wenn die Mitochondrien durch Stress, Infekte, Giftstoffe und ungesunde Lebensmittel geschädigt werden, stellen sie die Energieproduktion ein.

Laut Mitochondrien-Experte und Neurologe Dr. Bruce H. Cohen ist einer der wichtigsten Gründe für die zunehmend schlechte Verfassung unserer Mitochondrien, dass wir zu viele minderwertige Lebensmittel essen und nicht genügend gesunde. Er warnt davor, dass unser Körper nur mit den wichtigen Bausteinen des Lebens und der Gesundheit versorgt werden kann, wenn wir ausreichend Phytonährstoffe, Antioxidantien, gesunde Fette, Proteine und Ballaststoffe essen.

SCHLÜSSELKONZEPT: ***Mit jeder Mahlzeit entscheiden SIE, ob Ihre gesunden oder Ihre krankmachenden Gene unterstützt werden.***

Jetzt, wo Sie wissen, welche unsichtbaren Kräfte in Ihnen schlummern, werden Sie verstehen können, welche Folgen Ihre Entscheidungen in Bezug auf die Ernährung haben. Sie essen buchstäblich für Billionen von *Mikroben!* Für einige von Ihnen wird die Aussicht, die eigene Gesundheit in diesem Maße beeinflussen zu können, große Erleichterung bringen. Für andere wiederum wird der Druck der alltäglichen Entscheidung als Belastung empfunden werden. Wenn Sie zu den Letzteren gehören, dürfen Sie nicht vergessen, dass Sie nicht bei null anfangen oder den ganzen Weg allein gehen müssen. Die Nahrungsmittel aus meinem Toolkit *Nahrung, die heilt* werden Ihnen als Wegweiser dienen und Sie Schritt für Schritt auf den Pfad zu Wohlbefinden führen. Was jetzt in diesem Moment am meisten zählt, ist Ihre Bereitschaft, Ihre Ernährungsgewohnheiten unter die Lupe zu nehmen und bei Bedarf zu optimieren.

Nahrung, die heilt – eine Gebrauchsanweisung

Wo fängt man am besten an? Wie finden Sie heraus, welche Nahrungsmittel Sie meiden sollten und welche Sie benötigen, um die eigene Gesundheit zu optimieren? Ich hatte das große Glück, auf meinem Weg zur Gesundheit von einer Ernährungsberaterin für Funktionelle Medizin unterstützt zu werden. Sie klärte mich über toxische Lebensmittel auf, half mir herauszufinden, welche Lebensmittel ich nicht vertrage und erstellte mit mir zusammen ein Protokoll zur Darmgesundheit. Innerhalb von 30 Tagen hatte ich nicht nur meine persönlichen Trigger-Nahrungsmittel identifiziert und aus meinem Speiseplan entfernt, sondern hatte auch keine Verdauungsstörungen oder Autoimmunsymptome mehr.

Den Behandlungsablauf, der mir nach vielen Jahren autoimmuner Symptome wieder zu strahlender Gesundheit verhalf, wende ich in der Arbeit mit meinen Klienten an. Es ist dieser Ablauf, den ich Ihnen in diesem Buch Schritt für Schritt nahebringen möchte. Zuerst möchte ich Ihnen helfen, den Zusammenhang zwischen Ernährung und autoimmunem Geschehen zu verstehen. Wir werden spezifische Beispiele untersuchen, wie bestimmte Lebensmittel ein autoimmunes Geschehen auslösen und über Jahre oder gar Jahrzehnte hinweg aufrechterhalten können. Wir werden auch sehen, wie die Nahrung ein großer Heiler sein kann, auch wenn es sich nicht um einen primären Auslöser handelt. (In den folgenden Kapiteln werden wir auch andere, weit verbreitete Trigger unter die Lupe nehmen.) Viele Menschen können allein durch eine Ernährungsumstellung geheilt werden. Wenn ich es kann, können Sie es auch.

Bevor wir uns mit den Lösungen beschäftigen, sollten wir uns anschauen, wie Lebensmittel autoimmune Geschehen in Gang setzen können. Wenn Sie diese Zusammenhänge verstanden haben, werden Sie hochmotiviert sein, die Übeltäter aus Ihrem Speiseplan zu verbannen, die Ihnen so viel Schaden zufügen können.

Wie Lebensmittel uns schaden können

Wie ich bereits erwähnte, spielt die amerikanische Standarddiät (SAD) – oder „westliche" Ernährungsweise – in der Entstehung der aktuellen autoimmunen Epidemie eine wesentliche Rolle. Industriell verarbeitete Lebensmittel, raffinierter Zucker, Gluten, Getreide, tierische Produkte aus Massenhaltung und ungesunde Fette (z. B. gehärtete, also chemisch veränderte Fette) und dazu die Mehrzahl der Pflanzenöle sind die Hauptübeltäter, was die Entstehung und Verfestigung autoimmuner Krankheiten betrifft. Ich will Ihnen erklären, wieso:

Ungefähr 75 % Ihres Immunsystems ist in Ihrem Darm – um genau zu sein: in der Schleimhaut Ihres Dünndarms – angesiedelt. Bei der Autoimmunität handelt es sich um eine Störung des Immunsystems. Auf die Hintergründe und Bedeutung entzündlicher Veränderungen im Darm werde ich in dem Kapitel über Darmgesundheit näher eingehen. An dieser Stelle ist es nur wichtig zu wissen, dass alles, was Entzündungen im Darm verursacht oder den Darm beschädigt, automatisch auch dem Immunsystem Schaden zufügt. Entzündungsfördernde SAD-Nahrungsmittel bringen die Darmflora aus dem Gleichgewicht (auch Mikrobiom-Dysbiose oder kurz: Dysbiose genannt), führen zu ernährungsbedingten Mangelzuständen und lassen die Darmwand porös werden (Leaky-Gut-Syndrom). Der Autoimmunität wird so Tür und Tor geöffnet.

Nahrungsmittelintoleranz und durchlässige Darmwand

Eine poröse Darmwand – buchstäblich große Risse in der Darmschleimhaut (denken Sie an ein Fischernetz mit Rissen) – lässt große, unverdaute Nahrungspartikel passieren, die anschließend in den Blutkreislauf wandern. Dort werden große Eiweißmoleküle wie Gluten, Casein (Milcheiweiß) oder Hühnereiweiß vom Immunsystem als gefährliche Eindringlinge markiert und angegriffen. Das Immunsystem produziert Antikörper (ähnlich wie kleine Geschosse), die diese „gefährlichen" Nahrungspartikel angreifen sollen. Ist ein Nahrungspartikel einmal als Eindringling markiert worden, wird dieses Nahrungsmittel jedes Mal von Neuem angegriffen, sobald Sie es verzehren und Ihre Darmwand durchlässig ist. So entstehen Nahrungsmittelintoleranzen oder Schlimmeres. Bei empfindlichen Menschen kann es so weit gehen, dass das Immunsystem körpereigenes Gewebe angreift, das den Eiweißmolekülen ähnlich ist.

Forschungen haben gezeigt, dass es viele Ursachen für eine durchlässige Darmwand gibt: Nahrungsmittel wie glutenhaltige Lebensmittel, Milchprodukte und Zucker; Candidose, Lyme-Borreliose und begleitende Infekte; Toxine (einschließlich Pestizide und Medikamente wie Antibiotika) und anhaltender oder traumatisch bedingter Stress. Lassen Sie uns das Gluten einmal näher untersuchen. Auf Zellebene betrachtet sieht das Gluten-Molekül dem der Schilddrüse sehr ähnlich. Wenn Sie regelmäßig Gluten zu sich nehmen und eine entsprechende Anfälligkeit haben, kann es sein, dass Sie eine Hashimoto-Thyreoiditis entwickeln. Die autoimmune Kaskade verläuft wie folgt: Umweltfaktoren wie Nahrungsmittel, Infektionen, Toxine und Stress machen die Darmwand durchlässig. Das Immunsystem reagiert mit Nahrungsmittelunverträglichkeiten und autoimmunen Vorgängen, bis es schließlich zu einer spezifischen Autoimmunerkrankung kommt.

Es kann sein, dass Sie immer wieder unter verzögerten allergischen Reaktionen auf Lebensmittel leiden, ohne es zu wissen. Wenn Sie davon ausgehen – wie ich es tat und viele andere auch –, dass diese Symptome zum Leben dazugehören, werden Sie nicht verstehen, dass es zwischen dem, was Sie essen und dem Unwohlsein, das Sie verspüren, eine Verbindung gibt. Wenn Sie Ursache und Wirkung nicht zusammenbringen können, also nicht verstehen, welche Nahrungsmittel verantwortlich sind für Ihre körperlichen Schmerzen oder Ihren Brain Fog, dann kann es Jahre dauern, bis Sie dem Ganzen auf die Spur kommen. Wenn Sie immer wieder Nahrungsmittel zu sich nehmen, die Ihren Darm entzünden und Ihr Immunsystem überreizen, wird Ihr Körper versuchen, mit immer schlimmeren Symptomen auf die Schieflage aufmerksam zu machen.

Autoimmunkrankheiten entstehen nicht von heute auf morgen. Meist ist es ein langsamer, schleichender Prozess, der sich über fünf, zehn oder noch mehr Jahre aufbaut. Oft köchelt alles eher unbewusst vor sich hin, bis die bis dahin leichten und verschwommenen Symptome unmissverständlich als Autoimmunerkrankung zum Ausdruck kommen.

Was Sie nicht wissen, *kann* Ihnen schaden

Mit unscheinbaren, aber an sich schädlichen Lebensmittelgiften und ihren Folgen für die Gesundheit kenne ich mich aus. Als Kind aß ich jeden Tag Müsli mit Milch zum Frühstück und Vollkornbrote mit Erdnussbutter und Marmelade zu Mittag. Ich wusste nicht, dass diese Lebensmittel im Begriff waren, meine Darmwand langsam, aber sicher zu schädigen, meine Darmflora aus dem Gleichgewicht zu bringen, meine Mitochondrien fast stillzulegen und meinen ganzen Stoffwechsel aus der Bahn zu werfen.

Wenn ich zurückblicke, überrascht es mich nicht, dass eine nicht diagnostizierte Glutenunverträglichkeit weitreichende Folgen hatte: Mein Immunsystem geriet aus dem Gleichgewicht, meine Darmwand wurde durchlässig und schließlich folgte im Alter von 19 Jahren die Diagnose MS. Bis zu meinem 45. Lebensjahr aß ich glutenhaltiges Getreide und verstärkte in meiner Unwissenheit die autoimmunen Reaktionen und damit auch die MS.

Das, was wir essen, kann autoimmune Reaktionen nicht nur auslösen, sondern sie auch rückgängig machen. In der Tat vertreten viele Experten auf diesem Gebiet die Meinung, *dass die Ernährung das größte Heilungspotenzial aller bislang bekannten Lösungsansätze besitzt.* Viele, die diese Ursache durch den Verzicht auf schädliche Nahrungsmittel wie Zucker, industrielle Lebensmittel, Gluten und Milchprodukte an der Wurzel packten und stattdessen auf nährstoffreiche Nahrungsmittel wie grünes Blattgemüse, gesunde Fette und Protein in Maßen zurückgriffen, stellten fest, dass damit zahlreiche Autoimmunsymptome für immer verschwinden.

Als ich 2010 herausfand, dass ich eine Nicht-Zöliakie-Gluten-Sensitivität (NCGS) habe, verordnete ich mir eine radikale Gluten-Entziehungskur und heilte so meinen durchlässigen Darm. Alle Verdauungsbeschwerden und MS-Symptome verschwanden für immer. Eine Blutuntersuchung bestätigte später, dass meine Antikörper-Werte gegen meine Myelinscheide – also das Gewebe, das bei mir unter autoimmunem Beschuss stand – nicht mehr erhöht waren. Eine vor Kurzem durchgeführte MRT zeigte Spuren der MS-Erkrankung, aber keine aktive MS in meinem Körper. Die MRT bestätigte nicht nur, dass keine neuen Läsionen hinzugekommen waren, sondern zeigte auch, dass die alten nicht mehr zu sehen waren.

Was auch immer die Ursache ist, fangen Sie bei der Ernährung an: Zwei Kurzgeschichten

Nahrungsmittel müssen nicht unbedingt die Hauptursache Ihrer Beschwerden darstellen, sie können aber zu Ihrer primären Lösungsstrategie werden. Ob die Ursache nun in Stress, einer Infektion oder einer toxischen Belastung zu finden ist, – wir werden in den entsprechenden Kapiteln noch darauf eingehen – mit einer Ernährungsumstellung können Sie bemerkenswerte Heilungsergebnisse erzielen. Hier möchte ich Ihnen die Geschichten zweier Menschen vorstellen, die allein durch eine Umstellung ihrer Ernährungsgewohnheiten erstaunliche Erfolge verbuchen konnten, obwohl die primären Auslöser ihrer Krankheiten Stress bzw. Toxine waren:

Michelle Corey, Therapeutin für Funktionelle Medizin, litt viele Jahre unter den Folgen eines körperlichen und seelischen Kindheitstraumas. Der Missbrauch, den sie jahrelang hatte erdulden müssen, zerstörte ihr Selbstwertgefühl und führte zu ungesunden Überlebensstrategien. Mit 30 hatte Michelle bereits zwei aktive Autoimmunstörungen: Hashimoto-Thyreoiditis und Lupus. Sie wurde von einem ganzen Arsenal an Symptomen geplagt: Haarausfall, Hautausschläge am ganzen Körper, ein aufgedunsenes Gesicht, Gelenkschmerzen und Melasma (eine für Hashimoto-Thyreoiditis typische Pigmentstörung). Michelle wurde erst dann vollständig gesund, als sie das Kindheitstrauma mithilfe von tiefgreifenden emotionalen Heilungsmethoden bewältigen konnte und nachdem sie ihre persönlichen Trigger-Nahrungsmittel gefunden und aus ihrer Ernährung gestrichen hatte: Gluten, Getreide und Nachtschattengewächse (Tomaten, Paprika, Aubergine, Kartoffeln, Goji-Beeren, Chili/Peperoni). Sobald sie nachhaltig auf diese Nahrungsmittel verzichtete, verschwanden die autoimmunen Symptome für immer. Als Extrabonus verlor sie auch ihre überschüssigen Pfunde.

Dr. Terry Wahls, bei der eine verheerende Form von fortschreitender Multiplen Sklerose diagnostiziert wurde, glaubt, dass ihre Krankheit auf die Pestizide und Herbizide zurückzuführen ist, denen sie als Kind ausgesetzt war. Ihre Familie lebte auf einem Bauernhof. Dazu kam der kumulative Stress, unter dem sie während ihres Medizinstudiums regelmäßig stand: unregelmäßiger Schlaf, nicht genug Sonnenlicht und eine anhaltende Belastung durch Formaldehyd, das zur Einbalsamierung verwendet wird. Terry ist überzeugt, dass der Schlüssel zu ihrer Genesung in ihrer Ernährungsumstellung zu finden ist. Sie stellte ihre Ernährung von einer getreidelastigen, vegetarischen Diät auf eine nährstoffreiche Paläodiät um. Diese beinhaltet Algen, viel buntes Gemüse und gezielt eingesetzte Nahrungsergänzungsmittel. Innerhalb von fünf Jahren mauserte sich die Rollstuhlfahrerin zur leidenschaftlichen Radfahrerin und zudem zur Ikone einer siegreichen Bewegung, die mit Nahrung heilt. (Mehr zu Dr. Wahls und Michelles Weg zur Heilung in den Kapiteln über Toxine und Stress.)

Sie haben vielleicht den Zusammenhang zwischen leicht mysteriösen Symptomen bzw. voll entwickelten Autoimmunerkrankungen und Ernährung bisher noch nicht vollständig herstellen können, aber vielen Leuten, einschließlich mir, ist genau das gelungen. Viele von uns haben ihre Gesundheit in die eigenen Hände genommen und Beschwerden und Krankheiten heilen können, von denen uns gesagt wurde, dass sie unheilbar, nicht behandelbar oder hoffnungslos seien. Haben Sie keine Angst! Egal wie lange oder intensiv Sie gelitten haben, Sie werden eine neue Heilungsebene beschreiten, wenn Sie auf entzündungsfördernde Nahrungsmittel verzichten und diese durch „echte Nahrung“ ersetzen. Auch Sie werden es schaffen. Auf den nächsten Seiten werden wir uns im Detail damit beschäftigen, wie Nahrung heilen kann.

Toolkit – Nahrung, die heilt

Es ist verständlich, wenn Sie vor einer Generalüberholung Ihrer Essgewohnheiten zurückschrecken. Ganz zu schweigen von dem Unterfangen, ihre Trigger-Nahrungsmittel herauszufinden, sie zu meiden und durch gesunde zu ersetzen. Lassen Sie sich bitte nicht entmutigen. Ich werde Ihnen helfen, die notwendige Ernährungsumstellung so einfach wie möglich zu gestalten, damit Sie Ihre autoimmunen Beschwerden wieder rückgängig machen können. Viele haben damit schon wunderbare Ergebnisse erzielen können und das wünsche ich mir auch für Sie. Wenn Sie einmal erlebt haben, wie es sich anfühlt, ohne Symptome zu leben, einfach, indem Sie Ihre persönlichen Trigger durch nährstoffreiche Lebensmittel und Nahrungsergänzungen ersetzen, werden Sie sich fragen, warum Sie das nicht schon früher getan haben.

Um herauszufinden, welche Nahrungsmittel für Sie am besten geeignet sind und wie Sie Nährstoffmängel identifizieren können, führen Sie bitte folgende Schritte durch:

Schritt 1: Machen Sie eine Nahrungsmittel-Selbsteinschätzung.
Schritt 2: Streichen Sie SAD-Lebensmittel aus dem Speiseplan.
Schritt 3: Identifizieren und verzichten Sie auf Nahrungsmittel, die Sie im Verdacht haben.
Schritt 4: Essen Sie nährstoffreiche Nahrungsmittel.
Schritt 5: Setzen Sie gezielt Nahrungsergänzungsmittel ein.
Schritt 6: Behalten Sie eine gesunde Ernährung für den Rest Ihres Lebens bei.

Schritt 1: Selbsteinschätzung Nahrungsmittel

Es kann schwierig sein, den Zusammenhang zwischen mysteriösen Symptomen und der Ernährung herzustellen. Es ist aber unter Umständen sehr befreiend, sobald man Ursache und Wirkung ausfindig machen konnte. Folgende Symptome gehören zu den am häufigsten zitierten, die verschwinden oder nachlassen, sobald verdächtige Nahrungsmittel gestrichen und die „westliche" Diät abgesetzt werden:

- Extreme Müdigkeit
- Verdauungsbeschwerden
- Muskel- und Gelenkschmerzen
- Schlafstörungen
- Brain Fog
- Haarausfall
- Stimmungsschwankungen (Wut, Angst oder Depression)
- Taubheitsgefühle oder Kribbeln
- Chronische Hautbeschwerden (Hautausschläge, Akne, Ekzem, Schuppenflechte)
- Gewichtsprobleme

Können Sie eines oder mehrere dieser Symptome nachvollziehen? Wenn ja, dann freue ich mich, Ihnen sagen zu können, dass Sie wahrscheinlich von einer Ernährungsumstellung profitieren werden. Wenn nichts davon auf Sie zutrifft, stehen die Chancen gut, dass Sie Ihre Ernährung bereits im Griff haben oder dass Ihr persönliches Giftfass noch nicht am Überfließen ist. Jetzt ist die Gelegenheit günstig, einen Schritt nach vorne zu machen und einer Autoimmunerkrankung zuvorzukommen. Nehmen Sie Ihre Ernährung genauer unter die Lupe!

Lesen Sie die folgenden Aussagen und bewerten Sie, inwieweit diese auf Sie zutreffen auf einer Skala von 0 bis 3: 0 = nie/trifft nicht zu/stimme nicht zu, 1 = trifft gelegentlich zu, 2 = trifft meistens zu, 3 = trifft fast immer zu

0 1 2 3 Ich esse glutenhaltiges Getreide oder Getreide, das mit Gluten verunreinigt sein könnte (Weizen, Roggen, Gerste, Reis, Mais, Hafer, Sorghumhirse, Hirse und Buchweizen).

0 1 2 3 Ich esse Pseudogetreide (Quinoa, Amaranth, Reis etc.).

0 1 2 3 Ich esse industriell verarbeitete (verpackte) Lebensmittel, frittierte/gebratene Lebensmittel und/oder Fast Food.

0 1 2 3 Ich esse herkömmliche Milchprodukte.

0 1 2 3 Ich esse Fleisch oder Fisch aus Zuchtbetrieben.
0 1 2 3 Ich esse konventionell angebautes Obst und Gemüse.
0 1 2 3 Ich verwende pflanzliche Öle, wie z. B. Rapsöl, Maisöl, Sonnenblumenöl, Färberdistelöl und Sojaöl.
0 1 2 3 Ich esse Margarine oder verwende Backfett.
0 1 2 3 Ich esse Sojaprodukte.
0 1 2 3 Ich esse Zucker (alle Sorten, einschließlich Fruktose, Rohrzucker, Honig, Agavendicksaft, Ahornsirup etc.).
0 1 2 3 Ich verwende Süßstoffe.
0 1 2 3 Ich trinke ungefiltertes Leitungswasser.
0 1 2 3 Ich esse genetisch veränderte Lebensmittel.
0 1 2 3 Ich trinke drei oder mehr alkoholische Getränke pro Woche.

Tragen Sie hier das Ergebnis ein: ______________________

AUSWERTUNG

0 Wow! Sie ernähren sich vorbildlich. Machen Sie weiter so, am besten für immer!

1-6 Wenn Sie unerwünschte Symptome oder autoimmune Beschwerden haben, sind Trigger-Nahrungsmittel *möglicherweise* ein Thema.

7-10 Wenn Sie unter autoimmunen Beschwerden leiden und/oder diesen vorbeugen möchten, sind Trigger-Nahrungsmittel *wahrscheinlich* ein Thema.

11+ *Sehr wahrscheinlich* gibt es Trigger-Nahrungsmittel, die Sie näher untersuchen sollten, wenn Sie einem autoimmunen Geschehen vorbeugen oder dieses rückgängig machen möchten.

Ganz gleich, wie Sie abgeschnitten haben: Die gute Nachricht ist, dass Ihnen bewusst wird, wie sehr unklare und unliebsame Symptome mit Ihrer Ernährung zusammenhängen können. Intellektuell zu verstehen, wie sehr Sie Ihre Essgewohnheiten beeinflussen und wie Sie sich fühlen, ist ein erster, wichtiger Schritt. Diese Verbindung tatsächlich am eigenen Leib zu erfahren, kann Sie transformieren. Es gibt zahlreiche Studien, die belegen, wie toxische Nahrungsmittel Entzündungen verursachen können. Diese stellen wiederum Vorläufer vieler Krankheiten, einschließlich autoimmuner Beschwerden, dar. Aber es gibt auch viele wissenschaftliche Belege dafür, dass Lebensmittel heilen können. Lassen Sie uns erst einmal die schlechten Nachrichten näher anschauen, bevor wir uns mit den richtig guten Dingen beschäftigen.

Schritt 2: Verzichten Sie auf die amerikanische (westliche) Standarddiät

Die Nahrungsmittel, die zu den häufigsten Triggern gehören, sind für *alle Menschen* toxisch und lösen unweigerlich entzündliche Reaktionen aus. Vor allem dann, wenn eine Anfälligkeit für Autoimmunerkrankungen besteht. Diese Nahrungsmittel begünstigen Entzündungen und Ungleichgewichte in der Darmflora (Dysbiose), zerstören die Darmschleimhaut („Leaky Gut") und die Blut-Hirn-Schranke („Leaky Brain"). Außerdem führen sie zu Nährstoffmangel, unterbrechen die reibungslose Arbeit der Mitochondrien und schaden dem Immunsystem. Wie weiter oben schon beschrieben: Alles, was unseren Darm kaputt macht, zerstört auch unser Immunsystem.

Die amerikanische Standarddiät (SAD) zeichnet sich durch Lebensmittel oder lebensmittelähnliche Substanzen aus, die chemisch verändert oder produziert wurden, um ihre Haltbarkeit zu verlängern und nicht um die Gesundheit der Menschen zu unterstützen. Die meisten abgepackten Produkte und auch Fast Food enthalten industriell verarbeitete Inhaltsstoffe wie z. B. gehärtete Fette, künstliche Süßstoffe oder Zuckerstoffe auf Maisbasis, raffiniertes Getreide, Konservierungs- und Zusatzstoffe und Tafelsalz mit Zusätzen. Industriell verarbeitete Lebensmittel sind nicht dafür da, Gesundheit zu erhalten und zu fördern. Sie dienen ausschließlich der Bequemlichkeit und dem Profit. Leider unterstützen sie auch entzündliche Vorgänge, begünstigen Diabetes, Insulinresistenz und Übergewicht und ebnen den Weg für Krebs und Autoimmunität.

Diese toxischen „Nahrungsmittel" und lebensmittelähnlichen Substanzen haben in einer gesunden Ernährung nichts zu suchen. Ich hoffe, dass Sie, wenn Sie einmal verstanden haben, wie sich toxische Nahrungsmittel auf ihren Körper auswirken, diese rundheraus ablehnen werden. Wenn Sie sich strahlender Gesundheit erfreuen wollen, müssen Sie sich von diesen „Giften" verabschieden und sich den nährenden Lebensmitteln zuwenden, die Ihnen zu Kraft und Vitalität verhelfen werden. Wenn Sie erst einmal angefangen haben, werden Sie sehr schnell feststellen, dass eine wirklich gesunde Ernährung nichts mit einer restriktiven Diät zu tun hat, sondern Fülle und Wohlbefinden über Entbehrung stellt: Sie werden die kurze, aber schädliche Liste aller SAD-Nahrungsmittel durch viele gesunde, nahrhafte und vitale Lebensmittel ersetzen können. Sie werden mais- und glutenhaltige, minderwertige Nahrung gegen neue und gesunde Optionen eintauschen, an die Sie vorher nicht dachten. Und Sie werden Ihren wöchentlichen Speiseplan so umkrempeln können, dass Sie mehr nährstoffreiche und schmackhafte

Lebensmittel essen als je zuvor. Hört sich das nicht gut an? Lassen Sie uns die größten Übeltäter einmal näher anschauen.

DIE SCHÄDLICHSTEN SAD-NAHRUNGSMITTEL

Gluten. Gluten (Klebereiweiß) ist Autoimmun-Trigger Nummer Eins und wurde in einem Artikel des *New England Journal of Medicine*[1] mit mindestens 55 verschiedenen Krankheiten in Verbindung gebracht. Forschungsergebnisse haben gezeigt, dass es bei *jedem*, der es verzehrt, zu einer durchlässigen Darmwand führt. Dabei gibt es nicht nur das eine Protein „Klebereiweiß", sondern *23 000* unterschiedliche Speicherproteine (bei Berücksichtigung *aller* Getreidesorten). Während sich die Forschung hauptsächlich und so lange mit einem einzigen Klebereiweiß beschäftigt – dem Alpha-Gliadin – bis es bessere Testmethoden gibt, kann es sich für Menschen mit einer Anfälligkeit für autoimmunes Geschehen lohnen, ganz auf Getreide zu verzichten. Gluten kann so schwer verdaulich sein wie menschliches Haar und ist deswegen hochgradig entzündungsfördernd. Wegen seiner Klebeeigenschaften wird es allerdings auch als Zutat in Backwaren geschätzt. Der amerikanische Superweizen, hochgezüchtet gerade wegen seiner hervorragenden Klebeeigenschaft, ist wahrscheinlich das am wenigsten verdauliche Gluten.

Empfehlung: Jeder, der eine autoimmune Krankheit heilen oder ihr vorbeugen möchte, sollte zu 100 % auf Gluten verzichten.

Vorsicht: Meine Empfehlung ist kein Freifahrtschein für sogenannte „glutenfreie" Produkte. Diese enthalten oft Zucker, Konservierungsmittel, Zusätze und andere Chemikalien. Zusätzlich bestehen sie überwiegend aus Kohlenhydraten, die den Blutzucker negativ beeinflussen, Insulinresistenzen und Übergewicht fördern und so die Entstehung und den Verlauf autoimmuner Krankheiten wesentlich beeinflussen.

Gehärtete Fette und Öle. Bei den meisten pflanzlichen Ölen handelt es sich um stark verarbeitete, entzündungsfördernde Fette, die unter Verwendung von toxischen Stoffen wie Hexan und Bleichmittel hergestellt werden. Sie enthalten einen hohen Anteil an entzündlichen Omega-6-Fettsäuren und wenig Omega-3-Fettsäuren, werden schnell ranzig und produzieren beim Erhitzen toxische Nebenprodukte. Dadurch entstehen freie Radikale, die mit Herzerkrankungen, Krebs, Fettleibigkeit und Autoimmunerkrankungen in Verbindung gebracht werden. Folgende Öle und Produkte, die diese Fettsäuren enthalten, spielen bei vielen Krankheitsprozessen eine Rolle: Raps, Mais, Baumwollsamen, Erdnüsse, Sonnenblumen, Färberdistel und Soja sowie teilweise (chemisch) gehärtete Pflanzenfette wie Margarine und Backfett.

Empfehlung: Meiden Sie konsequent alle verarbeiteten Pflanzenöle (außer Olivenöl), verzichten Sie auf Margarine und Backfett und essen Sie kein Fast Food (enthält fast immer gehärtete Fette). Verwenden Sie kaltgepresstes Olivenöl, Kokosöl und Ghee (geklärtes Butterschmalz, das meist auch von Menschen mit einer Laktoseintoleranz vertragen wird). Auch Butter von Kühen aus Weidehaltung ist zu empfehlen (wenn Sie Milchprodukte vertragen).

Zucker und Süßstoffe. Zuviel Zucker *jeglicher* Herkunft – Glukose, Saccharose und Fruktose – schadet dem Immunsystem und fördert Entzündungen, macht die Darmwand durchlässig und bereitet den Weg für Fettleibigkeit, Krebs und Autoimmunität. Dazu gehören alle Nahrungsmittel, die Glukose-Fruktose-Sirup (HFCS) enthalten, des Weiteren auch Agavendicksaft, Rohrzucker, Ahornsirup und Honig. Selbst Früchte mit einem hohen glykämischen Index (treiben den Blutzuckerwert nach oben) wie Bananen und Wassermelonen begünstigen die Besiedelung durch Hefepilze, Dysbiose, Fettleibigkeit, Diabetes und autoimmune Beschwerden. Bei der Wahl von Obst und Gemüse sollten Sie Säfte vermeiden. Die in Obst und Gemüse enthaltenen Ballaststoffe sorgen dafür, dass der Zucker langsam verdaut wird und die Insulinwerte stabil bleiben. Die Ballaststoffe sind in den Säften nicht mehr enthalten, die so den Blutzucker ansteigen lassen.

Forschungsergebnisse deuten darauf hin, dass Süßstoffe wie Aspartam, Saccharin und Sucralose für uns Menschen giftig sein könnten. Sucralose wird unter der Verwendung von Chlor hergestellt. Es reduziert nachweislich die gesunde Darmflora und verändert die menschlichen Insulinwerte. Aspartam enthält Formaldehyd und erhöht wahrscheinlich das Krebsrisiko. Alle diese Süßstoffe erhöhen das Risiko für Typ-2-Diabetes, Übergewicht und Herz-Kreislauf-Erkrankungen.

Empfehlung: Meiden Sie raffinierten Zucker und künstliche Süßstoffe konsequent. Wenn Sie hohe Blutzuckerwerte haben, übergewichtig sind oder an Diabetes oder Insulinresistenz leiden, sollten Sie Ihren Obstkonsum einschränken. Ersetzen Sie Zucker durch biologisch angebautes Stevia; alternativ kommen auch Luo Han (Mönchsfrucht) oder Xylitol (ein Zuckeralkohol der aus Birkenholz und nicht aus Mais gewonnen wird) in Frage.

Vorsicht: Zuckeralkohol kann unter Umständen zu Verdauungsbeschwerden führen.

Milchprodukte. Viele Menschen mit Zöliakie oder Glutenunverträglichkeit reagieren auch empfindlich auf Milchprodukte, insbesondere auf das schwer verdauliche Milcheiweiß *Casein.* Bei vielen Menschen wirkt es entzündungsfördernd, macht die Darmwand durchlässig und triggert eine überschießende Immunreaktion, die zu autoimmunen Beschwerden wie Diabetes-Typ- 1, Lupus, MS und rheumatoider Arthritis (RA) führen kann. Das Milcheiweiß des Typs A1 Beta-Casein ist besonders entzündungsfördernd. Die Milch von Kühen der Rasse Holstein enthält einen sehr hohen Anteil an A1 Beta-Casein.

Abgesehen vom Casein gibt es eine ganze Reihe anderer Probleme mit konventionellen Kuhmilchprodukten: Die meisten nicht biologisch gehaltenen Milchkühe werden mit gentechnisch verändertem Getreide gefüttert, das meist mit Glyphosat (Roundup) belastet ist, bekommen Antibiotika verabreicht und werden mit dem genetisch modifizierten Wachstumshormon rGBH behandelt. Anschließend wird die Milch pasteurisiert – was nützliche Enzyme und Probiotika zerstört – und homogenisiert, wobei schädliche freie Radikale entstehen.

Empfehlung: Verzichten Sie für immer auf *konventionell produzierte* Milchprodukte. Nach einer 30-tägigen Abstinenzphase können Sie bei Bedarf wieder Rohmilch mit A2 Beta-Casein (z. B. vom Jersey-Rind) einführen. Versuchen Sie es auch mit Schaf- oder Ziegenmilch – idealerweise fermentiert als Kefir oder Joghurt – die besser verträglich und leicht verdaulich sind.

Lebensmittelzusätze und Chemikalien. Viele chemische Zusätze, die Geschmack, Farbe und Konsistenz verändern und Lebensmittel länger haltbar machen sollen, werden mit Krebs und Autoimmunkrankheiten in Verbindung gebracht. Dazu gehören alle Konservierungsstoffe, künstliche Geschmacksverstärker, Farbstoffe und Chemikalien, einschließlich MNG (Mononatriumglutamat) und künstliche Süßstoffe. Konventionell angebautes Obst und Gemüse ist oft mit Pestiziden belastet, was das Risiko für Autoimmunerkrankungen erhöht. Ungefiltertes Leistungswasser enthält oftmals Rückstände von giftigen Chemikalien wie Fluorid, Chlor, Chloramin, Blei, Medikamenten und anderen Substanzen, die die Immunfunktion beeinträchtigen, den Hormonhaushalt stören und das Risiko für Krebs und Übergewicht erhöhen können.

Empfehlung: Meiden Sie, soweit es geht, Giftstoffe im Essen und im Wasser. Wenn biologisch angebaute Produkte für Sie zu teuer sind, können Sie sich bei Umweltverbänden, z. B. www.ewg.org über die zwölf am stärksten belasteten Obst- und Gemüsesorten informieren. Dazu gibt es auch eine Liste mit fünfzehn Lebensmitteln, die in der Regel nicht oder kaum belastet sind. Beim Wasser sollten Sie zumindest darauf achten, dass das Trink- und Badewasser weder Fluorid noch Chlor enthält.

Tierische Produkte aus konventioneller Haltung. Sie sind nicht nur das, was *Sie* essen, sondern auch das, *was die Lebewesen,* die Sie zu sich nehmen, *gegessen haben.* Tiere aus konventioneller Landwirtschaft stammen meist aus Massen- und Masttierhaltung, wo konzentrierte Futtermittel – damit die Tiere möglichst schnell viel Masse ansetzen – in Kombination mit Antibiotika und Wachstumshormonen gefüttert werden. Als wäre das allein noch nicht genug, kommt genetisch modifiziertes Getreide hinzu, meist mit Pestiziden und Herbiziden (Glyphosat) belastet und durch Schimmelpilze verseucht.

SCHLÜSSELKONZEPT: *Sie sind, was Sie essen und das, was die Lebewesen, die Sie zu sich nehmen, gegessen haben. Viele Tiere – und insbesondere Geflügel und Fische – werden mit Mais und Soja gefüttert.*

Ja, Sie haben richtig gelesen: verschimmeltes Getreide macht nicht nur die Tiere fetter, sondern lässt auch das Fleisch schön saftig und zart werden, was amerikanische Konsumenten sehr schätzen. Diese giftigen Schimmelpilze bleiben im Fleisch enthalten. Menschen mit autoimmunen Beschwerden müssen hier besonders aufpassen, weil sie gegen die Schimmelpilze, Glyphosat und gentechnisch veränderten Proteine im Fleisch sensibilisiert sein könnten.

Zudem leiden die Tiere auch unter den katastrophalen Bedingungen der Massentierhaltung. Aber was auch immer Ihre Einstellung zu Tierquälerei sein mag, Fakt ist, dass Fleisch aus konventioneller Tierhaltung weniger Nährstoffe enthält als Fleisch aus biologischer Weidehaltung. Konventionelles Fleisch mag zwar billiger und überall erhältlich sein, aber die Kosten für die Tiere, die Umwelt und unsere Gesundheit sind hoch.

Empfehlung: Meiden Sie Fleisch, Geflügel, Milchprodukte, Eier und *Zuchtfische* aus *konventioneller Tierhaltung*, die meist mit Mais und Soja gemästet werden. Greifen Sie lieber auf Produkte aus „100 %iger Weidehaltung“, aus „Freilandhaltung“ oder „Wildfang“ zurück.

Mais. Dieses Getreide enthält ein Klebereiweiß, das dem Weizengluten sehr ähnlich ist und bei Menschen mit Glutenunverträglichkeit zu einer Kreuzreaktion führen kann. Das heißt der Körper erkennt das Maisgluten irrtümlich als Weizengluten und reagiert mit einer ähnlich überschießenden Immunreaktion, die zu Autoimmunität führen kann. Außerdem ist Mais nicht selten mit schädlichen Schimmelpilzgiften verseucht. Heutzutage wird auch überwiegend genetisch veränderter Mais angebaut, der gegen das Unkrautvernichtungsmittel Glyphosat (Roundup) resistent ist. Maisfelder werden vor der Ernte meist mit Roundup behandelt. Studien haben gezeigt, dass Glyphosat die Darmwand durchlässig macht und das Risiko für viele Krankheiten erhöht, nicht zuletzt Parkinson, Krebs und rheumatoide Arthritis.[2]

Empfehlung: Meiden Sie konventionell angebauten Mais für immer. Wenn Sie nach der 30-tägigen Abstinenzperiode feststellen, dass Sie Mais vertragen, sollten Sie ausschließlich biologisch angebauten Mais und davon nur in Maßen essen. Das gilt besonders, wenn Sie Probleme mit Ihren Blutzuckerwerten haben, an Diabetes oder Übergewicht leiden oder insulinresistent sind.

Soja. Während ich später noch auf Hülsenfrüchte als problematische Nahrungsmittel getrennt eingehen werde, kommen bei Soja zahlreiche zusätzliche Probleme hinzu, die dafür sorgen, dass es von vielen Menschen nicht vertragen wird. Soja enthält eine ganze Reihe von natürlichen Giftstoffen, die die Pflanze vor Fressfeinden schützen, aber auch für den Mensch schädlich sein können. Lektine können Entzündungen auslösen und das Immunsystem reizen, was sensibilisierte Menschen auf den Weg zur Autoimmunität schicken kann. Phytinsäure bindet Minerale – vor allem Kalzium, Magnesium, Eisen und Zink – und sorgt dafür, dass diese von den Zellen nicht mehr so gut verwertet werden können. Saponine, Soja-Toxine, Trypsinhemmer und Oxalate können Enzyme stören, die für die Verdauung von Proteinen wichtig sind. Außerdem enthält Soja

Phytoöstrogene (pflanzliche Östrogene), die den Hormonhaushalt und die Schilddrüsenfunktion stören und hormonabhängige Krebserkrankungen fördern können. Es ist auch gut zu wissen, dass über 90 % der in den USA angebauten Sojabohnen auf Glyphosat zugeschnitten, d. h. genetisch verändert sind.

Empfehlung: Verzichten Sie langfristig auf Soja aus konventionellem Anbau. Wenn Sie nach der 30-tägigen Abstinenzperiode feststellen, dass Sie Soja vertragen, sollten Sie ausschließlich biologisch angebaute und – wann immer möglich – *fermentierte* Sojaprodukte kaufen. Tofu, Tempeh und Miso sind leichter verdaulich als andere Sojaprodukte.

Raffiniertes Tafelsalz: Ein hoher Verzehr von raffiniertem Speisesalz steht im Verdacht, autoimmune Reaktionen zu begünstigen. Raffiniertes Tafelsalz wird chemisch behandelt, d. h. Magnesium und Spurenelemente werden entzogen und Konservierungsstoffe und Rieselhilfen zugesetzt. Bei Mäusen, die mit einer stark salzhaltigen Diät gefüttert wurden, konnte ein drastischer Anstieg an pathogenen Th17-Zellen festgestellt werden, die als immunentzündliche Auslöser gelten.[3]

Empfehlung: Meiden Sie raffiniertes Tafelsalz und ersetzen Sie dieses durch naturbelassenes oder gereinigtes Meersalz.

Schritt 3: Finden Sie *Ihre* persönlichen Unverträglichkeiten und handeln Sie

Es gibt die Redewendung „*Dem einen ist's Speise, dem anderen Gift*". Wenn es um Autoimmunkrankheiten und Nahrungsmittelunverträglichkeiten geht, trifft dieser Spruch den Nagel auf den Kopf. Nahrungsmittel, die sich im Graubereich bewegen – ich bezeichne sie als „verdächtige" Nahrungsmittel – können von dem einen gut vertragen werden, dem anderen aber große Probleme bereiten. Diese Nahrungsmittel können auch ohne augenscheinliche Symptome großen Schaden anrichten, was sie zu besonders perfiden Triggern macht.

ALLERGIEN ODER SENSIBILITÄT?

Die meisten von Ihnen wissen, was eine Nahrungsmittel*allergie* ist: die unmittelbare und potenziell lebensbedrohliche Reaktion auf Lebensmittel wie Erdnüsse oder Meeresfrüchte. Es können klar erkennbare Symptome wie Hautausschläge, Schwellungen oder gar ein möglicherweise tödlich verlaufender anaphylaktischer Schock ausgelöst werden. Nahrungsmittelallergien können im Labor durch erhöhte IgE-Werte (Immunglobulin E) als Antikörper nachgewiesen werden. Ich nehme mir gern eine Eselsbrücke zu Hilfe und denke „E" wie „eilt".

Viel häufiger anzutreffen sind aber die Nahrungsmittel*sensibilitäten,* die in den Labortests als erhöhte IgG-Werte (Immunglobulin G), als Antikörper auftauchen. Ich merke mir „gG" als „ach du großer Gott". Während bei Nahrungsmittel*allergien* die Reaktion sofort und unmittelbar stattfindet, ist die Reaktion bei Nahrungsmittel*sensibilitäten* meist verzögert, manchmal sogar um Stunden oder Tage! Weil Ursache und Wirkung nicht gleichzeitig auftreten und somit nicht eindeutig zuzuordnen sind, bleiben die auslösenden Nahrungsmittel häufig unerkannt. Sie werden weiter verzehrt und wirken im Stillen als Dauertrigger und kontinuierliche Verstärker der autoimmunen Reaktion.

Wie kann man diesen Zusammenhang überhaupt herstellen, wenn stunden- oder tagelang keine Symptome auftreten? Das ist natürlich sehr schwierig, außer man verzichtet eine Zeit lang auf diese verdächtigen Nahrungsmittel. Wenn Sie diese Nahrungsmittel lange genug aus dem Speiseplan streichen, hat das Immunsystem die Chance, sich zu beruhigen, die Symptome klingen ab und im Idealfall ist die Gesundheit wiederhergestellt. Wenn Sie nach dieser Pause die betreffenden Nahrungsmittel wieder einführen, kommt es meist zu einer deutlich stärkeren Reaktion als zuvor.

Manchmal liegen einer Nahrungsmittelsensibilität Lebensmittel zugrunde, die wir am liebsten essen und ein gewisses Verlangen danach haben. Oft sind es Lebensmittel, die in der Regel nicht als unverträglich gelten, wie Eier, Tomaten, Schokolade, Kaffee oder Nüsse. Hier werden Sie Mut, Entschlossenheit und Durchsetzungsvermögen zeigen müssen, um sich für Ihre eigene Gesundheit einzusetzen. Es kann sein, dass Ihre morgendliche Tasse Kaffee oder das kleine Stückchen Schokolade zu Ihren Triggern gehören. Sie müssen aber nicht verzweifeln: Das Wohlbefinden, das sie verspüren werden, wenn Sie die entsprechenden Nahrungsmittel aus Ihrer Ernährung ausklammern, ist nachhaltiger als der Kick, den Ihnen Kaffee oder Zucker geben können. Außerdem kann es ein, dass diese verdächtigen Nahrungsmittel nur vorübergehend als Trigger fungieren. Sobald Sie mehrere Monate pausiert haben und Ihr Darm wieder geheilt ist, stehen die Chancen nicht schlecht, dass Sie Ihre Lieblingsspeise wieder genießen können.

Nahrungsmittelsensibilitäten kommt man üblicherweise mit einer *Ausschlussdiät* auf die Spur. Für Therapeuten der Funktionellen Medizin ist dieses Ausschlussverfahren der Goldstandard, um die individuellen Trigger der Klienten zu finden. Das Verfahren selbst ist so wohltuend, dass ich der Meinung bin, es hätte einen besseren und positiveren Namen verdient. Wer möchte schon freiwillig auf etwas verzichten? Deshalb nenne ich diese 30-tägige Abstinenzphase „Urlaub für den Darm". „Urlaub" hört sich einladend an, man darf experimentieren und ausprobieren so viel man möchte. Dafür ist Urlaub schließlich da – man ruht sich aus, erholt sich und erforscht Neues.

Dieser Urlaub ist genau das Gegenteil von Verzicht oder Deprivation. Ein 30-tägiger Urlaub für den Darm macht Sie offen für Lebensmittel, die Sie vorher vielleicht gar nicht kannten. Haben Sie schon einmal nachgezählt, wie viele verschiedene Lebensmittel Sie pro Woche essen? Wenn Sie sich nach der durchschnittlichen amerikanischen Standarddiät ernähren, kommen Sie gerade mal auf eines: Mais.

Denken Sie einmal über Ihren Speiseplan nach. Wie oft probieren Sie neues Gemüse, Fleisch oder Fisch aus? Wann haben Sie zuletzt einen saftigen Bison-Burger mit Salat gegessen oder einen knackigen Grünkohlsalat mit Knoblauch genossen? Wie halten Sie es mit Zucchini-Pasta an grüner Harissa-Sauce oder buntem Regenbogen-Gemüse? Wären Sie bereit, einmal Leberpastete oder einen ketogenen Kardamom-Pudding zu kosten? (Die Rezepte und vieles mehr finden Sie in Anhang A). Sobald Sie toxische SAD und verdächtige Nahrungsmittel streichen, wartet eine Fülle von nahrhaften Lebensmitteln auf Sie. Das verspreche ich Ihnen.

SIE HABEN URLAUB! AUF DIESE VERDÄCHTIGEN NAHRUNGSMITTEL SOLLTEN SIE JETZT VERZICHTEN

Lebensmittel, die Kreuzreaktionen auslösen können. Glutensensitive Menschen sollten während dieser Zeit auf alle Lebensmittel verzichten, die das Immunsystem fälschlicherweise als Gluten identifizieren könnte. Dazu gehören Milchprodukte, Milchschokolade, Hirse, Hafer, Reis, Molke und Hefe.[4]

Empfehlung: Verzichten Sie während Ihrer 30-tägigen Erholungsphase auf alle Lebensmittel, die Kreuzreaktionen auslösen könnten.

Getreide. *Alle* Getreide- und Gräserarten – Weizen, Gerste, Roggen, Mais, Hirse, Hafer, Sorghumhirse, Dinkel, Teff, Reis und Wildreis – einschließlich Pseudogetreide – Quinoa, Buchweizen und Amaranth – enthalten unterschiedliche Klebereiweiße, auf die Menschen mit einer Unverträglichkeit gegen Weizen sensibel reagieren können. Getreide/Gräser sind Kohlenhydrate mit einem hohen glykämischen Index, die den Blutzucker nach oben treiben können und so die Vorarbeit leisten für Insulin- und Leptinresistenzen, Diabetes und Übergewicht, die alle zu den Risikofaktoren für Autoimmunerkrankungen gehören. Getreide enthält außerdem toxische Anti-Nährstoffe, also natürliche Verbindungen, die die Aufnahme von Nährstoffen verhindern. Sie begünstigen chronische Entzündungen und Autoimmunkrankheiten, indem sie die Durchlässigkeit der Darmschleimhaut erhöhen und eine entzündliche Immunreaktion hervorrufen.[5]

Empfehlung: Verzichten Sie während Ihrer 30-tägigen Abstinenzperiode komplett auf *alle* Getreidesorten. Überlegen Sie, ob Sie nicht auch permanent auf Getreide verzichten könnten, um Ihrer Gesundheit etwas Gutes zu tun. Wenn Sie glutenfreies Getreide vertragen und weiter verzehren möchten, versuchen Sie, das Getreide vor dem Verzehr einzuweichen und sprießen zu lassen. So wird es bekömmlicher und der Anteil an toxischen Anti-Nährstoffen wird verringert.

Hühnereiweiß. Hühnereiweiß enthält Lysosomen, die sich wie ein Trojanisches Pferd verhalten können. Sie durchdringen die Darmwand und bereiten so den Weg für andere große Proteinmoleküle und Bakterien wie zum Beispiel *E. coli*. Diese können so in den Blutstrom gelangen und lösen möglicherweise eine immunentzündliche Reaktion aus. Zusätzlich kann der Verzehr von Hühnereiweiß die gleiche Autoimmunproblematik auslösen, die wir auch von den in Weizen, Hülsenfrüchten und Getreide enthaltenen Lektinen kennen. Diese werden vom Immunsystem fälschlicherweise als etwas erkannt, was sie eigentlich nicht sind.[6]

Empfehlung: Verzichten Sie während der 30-tägigen Abstinenzphase komplett auf Ei. Sollte sich am Ende herausstellen, dass Sie auf Hühnereiweiß allergisch reagieren, kann es immer noch sein, dass Sie Eigelb vertragen. Eigelb ist sehr nahrhaft. Es gibt auch Hühnerei-Allergiker, die Enteneier gut vertragen.

Nachtschattengewächse (Solanaceae). Viele Menschen, die unter Arthritis (Osteoarthritis, rheumatoide Arthritis und Schuppenflechte) oder einer anderen Erkrankung aus dem rheumatischen Formenkreis (z. B. Lupus) leiden, haben festgestellt, dass der Verzehr von Nachtschattengewächsen ihre Beschwerden schlimmer macht. Zu der Familie der Solanaceae gehören Tomaten, Kartoffeln (außer Süßkartoffeln und Yamswurzeln), Auberginen, Paprikaschoten, Chili und Peperoni, alle Chili-Saucen und -würzmischungen, Ashwagandha (Schlafbeere) und Goji-Beeren. Diese Pflanzen enthalten alle Lektine, Saponine und/oder Capsaicin, die unter dem Verdacht stehen, die Darmwand durchlässig zu machen.

Empfehlung: Verzichten Sie während Ihrer 30-tägigen Abstinenzphase auf Nachtschattengewächse.

Nüsse und Samen. Nüsse, einschließlich Mandeln, Paranüsse, Cashewnüsse, Haselnüsse, Macadamianüsse, Pekannüsse, Pistazien und Walnüsse, gehören zu den stärksten Allergenen überhaupt und lösen auch bei Menschen mit Nahrungsmittelsensibilitäten häufig Symptome aus. Bei Menschen mit Autoimmunerkrankungen ist die Wahrscheinlichkeit einer Nussallergie oder -unverträglichkeit deutlich erhöht.[7]

Empfehlung: Verzichten Sie während der 30-tägigen Abstinenzperiode auf alle Nüsse und Samen. Sollte sich eine Verträglichkeit bestätigen, empfehle ich Ihnen Nüsse und Samen vor dem Verzehr einzuweichen, um sie bekömmlicher zu machen.

Hülsenfrüchte (Leguminosen). Sojabohnen, Linsen, Erbsen, Kichererbsen und alle Bohnen und Erdnüsse enthalten einen hohen Anteil an Lektinen, einem in Pflanzen natürlich vorkommendem Toxin. Lektine schützen die Pflanzen vor Fressfeinden, können aber auch für den Menschen schädlich sein. Lektine triggern Entzündungsreaktionen und fördern eine überschießende Immunabwehr, was bei empfänglichen Menschen zu Autoimmunität führen kann.

Empfehlung: Nehmen Sie während der 30-tägigen Ruheperiode alle Hülsenfrüchte aus dem Speiseplan. Auf Erdnüsse, die sehr oft mit Schimmelpilzen belastet sind, sollten Sie dauerhaft verzichten. Falls Sie Hülsenfrüchte insgesamt gut vertragen und Sie generell nicht darauf verzichten möchten, sollten Sie diese vor dem Verzehr einweichen und sprießen lassen. Auch Fermentieren ist eine gute Lösung, es macht Leguminosen besser verdaulich.

Schweinefleisch und verarbeitetes Fleisch. Schweine gehören zu den Allesfressern und verzehren so gut wie alles, was ihnen unter den Rüssel kommt. Schweine lagern besonders viele Giftstoffe ein, einschließlich antibiotikaresistenter Bakterien und anderen unappetitlichen Schadstoffen. Verarbeitetes Fleisch wird durch Räuchern, Pökeln und Salzen haltbar gemacht und ist oft mit Bindemitteln, Konservierungsstoffen und *Nitraten* belastet. Nitrate werden im Körper zu

Nitrosaminen umgebaut und werden mit einem erhöhten Risiko für Diabetes und bestimmte Krebserkrankungen in Verbindung gebracht.

Empfehlung: Verzichten Sie während der 30-tägigen Abstinenzphase auf alle Schweinefleischprodukte. Möchten Sie anschließend Schweinefleisch wieder einführen, rate ich Ihnen zu möglichst naturbelassenen Produkten aus biologischer Haltung, ohne Nitrate und nicht gepökelt.

Obst. Fruktose ist der in Obst enthaltene einfache Zucker, der Entzündungen, Insulinresistenzen, Bauchfett und oxidativen Stress fördern und Triglycerid-Werte in die Höhe treiben kann. Wenn Sie übergewichtig sind, eine Hefepilzinfektion haben oder an einer Insulinresistenz oder Diabetes leiden, sollten Sie Obst nur eingeschränkt verzehren.

Empfehlung: Verzichten Sie während der 30-tägigen Abstinenzphase komplett auf Obst (einschließlich Fruchtsäfte, mit der Ausnahme von sehr kleinen Mengen Cranberry-Saft), die Ausnahme bilden Himbeeren, Blau- und Heidelbeeren, Brombeeren, Kokosnuss, Avocado und Zitrone aus biologischem Anbau. Im Anschluss an diese Zeit sollten Sie Ihren Obstkonsum so lange minimieren bis sich eventuelle Blutzuckerschwankungen, Insulinresistenzen, Diabetes oder Übergewicht normalisiert haben. Möchten Sie Ihr Trinkwasser etwas aufpeppen, können Sie es mit einem Spritzer Cranberry-Saft und/oder Zitrone anreichern. Bei Bedarf können Sie auch einige Tropfen Stevia dazugeben.

Kaffee und koffeinhaltige Speisen und Getränke. Kaffee an sich ist gesund und die eine oder andere Tasse Kaffee bringt viele gesundheitliche Vorteile. Der Verzehr von Kaffee ist aber leider nicht ganz unproblematisch:

1. Es gibt Menschen, die sehr empfindlich auf Kaffee reagieren. Ein bestimmtes Gen mit dem Namen CYP1A2 legt fest, wie schnell der Körper Koffein abbaut. Manche Menschen können Koffein sehr schnell verstoffwechseln, das heißt, die gesunden Inhaltsstoffe der Kaffeebohne – Antioxidantien, Polyphenole und andere Verbindungen – können ganz ohne die unangenehmen Nebeneffekte des Kaffeekonsums wirken. Menschen mit einem etwas langsameren Stoffwechsel brauchen unter Umständen zweimal so lange, um das Koffein abzubauen. Sie reagieren dann mit Zittern, Übelkeit, Angstzuständen und Schlafstörungen.

Mehr als zwei Tassen Kaffee am Tag erhöhen bei Menschen mit einem langsamen Stoffwechsel das Risiko einer Herz-Kreislauf-Erkrankung.

2. Kaffeebohnen und gerösteter Kaffee – insbesondere *entkoffeinierter* Kaffee – können die schädlichen Schimmelpilzgifte Aflatoxin B1 und Ochratoxin A enthalten, die mit einer unterdrückten Immunfunktion und Krebs in Verbindung gebracht werden.
3. Das Protein der Kaffeebohne kann Kreuzreaktionen mit Gluten auslösen, d. h. Menschen, die empfindlich auf Gluten reagieren, tun das auch auf Kaffee.

Empfehlung: Verzichten Sie während der 30-tägigen Abstinenzperiode komplett auf Kaffee (entkoffeiniert und regulär) und alle koffeinhaltigen Tees und Getränke. Geröstete Löwenzahnwurzel aus biologischem Anbau ist ein gesunder Kaffee-Ersatz. Wenn Sie Kaffee vertragen, sollten Sie darauf achten, nur hochwertigen Kaffee aus kontrolliert biologischem Anbau zu kaufen. Entkoffeinierter Kaffee sollte mit der Wasser-Methode behandelt worden sein, um das Risiko einer Schimmelbelastung zu minimieren.

Schokolade. Die Hauptzutat der Schokolade, die rohe Kakaobohne, ist gesundheitsfördernd und stärkt Immun- und Nervensysteme, Herz und Kreislauf und wirkt vorbeugend gegen Alterungsprozesse und Krebs. Aber unabhängig von den zahlreichen gesundheitlichen Vorteilen reagiert ein kleiner Prozentsatz der Menschen auf Schokolade; bei manchen ist der Milchanteil verantwortlich, bei anderen ist es der Kakao selbst oder die kleinen Mengen Koffein, die darin enthalten sind. Für Menschen, die empfindlich auf Koffein reagieren, kann auch Schokolade problematisch sein, weil schon 25 g dunkle Schokolade ungefähr genauso viel Koffein enthalten wie eine Tasse grüner Tee.[8]

Empfehlung: Verzichten Sie während der 30-tägigen Ruheperiode komplett auf Schokolade und Kakao. Milchschokolade sollten sie *dauerhaft* vom Speiseplan streichen. Wenn Sie nicht auf Schokolade reagieren, können Sie anschließend wieder dunkle Bitterschokolade einführen. Um den Zuckeranteil so niedrig wie möglich zu halten, sollten Sie Schokolade mit einem Kakaoanteil von mindestens 70 % wählen. Oder Sie stellen das Schokoladenkonfekt gleich selbst her. Mit Kokosöl, Kokosbutter, rohem Kakao und einer Prise Meersalz und Stevia lassen sich wunderbare „Schokoladen-Fettbomben“ herstellen. Es gibt auch handelsübliche und mit Stevia gesüßte Schokoriegel, die keinen genetisch veränderten Kakao enthalten.

Alkohol. Während man in Studien nachgewiesen hat, dass kleine Mengen Alkohol vor Herz-Kreislauf-Erkrankungen und Typ-2-Diabetes schützen können, gibt es Studien zu den negativen Folgen des Alkoholkonsums. Dazu gehören ein erhöhtes Krebsrisiko (Brust, Darm und Leber), die Unterdrückung der Immunreaktion und eine durchlässige Darmwand (Leaky-Gut-Syndrom). Eine einzige Flasche Bier kann mehr als 10 Allergene enthalten, wie zum Beispiel Konservierungsstoffe, Histamin, Pestizide, Weizen, Gluten, Hefe und Mais – der eventuell genetisch manipuliert wurde.

Empfehlung: Trinken Sie während der 30-tägigen Abstinenzperiode überhaupt keinen Alkohol und überlegen Sie, ob Sie nicht auch dauerhaft auf Alkohol verzichten oder den Konsum drastisch einschränken könnten. Es schützt nicht nur Ihren Darm, sondern auch Ihr Gehirn und das ganze Immunsystem.

Hefe. Manche Menschen reagieren sensibel auf Bierhefe, einem einzelligen Fungus, auch *Saccharomyces cerevisiae* genannt, der in vielen Probiotika, Sojasauce, Essig, Wein und Bier enthalten ist. Andere Menschen wiederum reagieren auf Backhefe (die als Backtriebmittel verwendet wird), Hefeextrakte (in Salatdressings, Gewürzmischungen und Brühwürfeln) oder fermentierte Produkte wie z. B. Essig oder reifen Käse. Das Protein in Bier- und Backhefen gilt als Kreuzallergen zu Gluten und können für Gluten-sensitive Menschen schädlichsein. Fermentierte Produkte enthalten bekannterweise viel Histamin und können dementsprechend empfindliche Menschen belasten. Andererseits sind Hefeflocken sehr nahrhaft und ein köstlicher Ersatz für Parmesankäse.

Empfehlung: Verzichten Sie während der 30-tägigen Abstinenzperiode auf Bier- und Backhefe. Sollten Sie unter einer Histaminintoleranz leiden, müssen Sie sich an eine histaminarme Diät halten und bei Bedarf auf das Nahrungsergänzungsmittel Diamin-Oxidase (DAO) zurückgreifen. DOA unterstützt den Abbau von Histamin im Körper. Seien Sie mutig und probieren Sie es aus. Sie können gebackenes Gemüse oder gedünstetes grünes Gemüse mit nahrhaften Hefeflocken verfeinern oder dem saftigen Bison-Burger (Rezept auf Seite 321) das gewisse Etwas verleihen.

Meeresfrüchte. Bei den Meeresfrüchten wurde Tropomyosin als Hauptallergen identifiziert und zeichnet sich verantwortlich für den Großteil der allergischen Reaktionen und verzögerten Unverträglichkeitsmechanismen.

Empfehlung: Verzichten Sie während der 30-tägigen Abstinenzperiode komplett auf Meeresfrüchte.

Der beste Weg herauszufinden, ob die SAD mit ihren verdächtigen Nahrungsmitteln für Sie zum Problem geworden ist, besteht darin, sie für mindestens 30 Tage ruhen zu lassen. Die zweitbeste Methode, individuelle Unverträglichkeiten zu entdecken, sind Laboruntersuchungen. Während die erhältlichen Testmethoden für Nahrungsmittelunverträglichkeiten nicht zu 100 % verlässlich sind, können sie sich für Menschen als sinnvoll erweisen, die bereits eine Ausschlussdiät hinter sich haben, aber immer noch nicht wissen, ob und welche Lebensmittel für ihre Symptome verantwortlich sind. Mehr zum Thema Laboruntersuchungen finden Sie auf den Seiten 54-55.

30 Tage Urlaub für den Darm – ein Überblick

Wenn Sie unter autoimmunen Beschwerden leiden oder Symptome wie Verdauungsstörungen, Brain Fog, Kopfschmerzen, Müdigkeit und Muskel- und Gelenkschmerzen Ihnen Kummer bereiten, wird der 30-tägige Urlaub für den Darm vielleicht zu dem tiefgreifendsten Experiment Ihres Lebens. Für mich war es das. Und für die Ernährungsexpertin Linda Clarke auch.

Wenn Nahrung heilt: Linda Clarkes Geschichte

Lange bevor sie zu einer Autorität auf dem Gebiet der ganzheitlichen Ernährungsberatung wurde, war Linda eine frustrierte Patientin, die vergeblich versuchte, ihre vielen und verstörenden Symptome zu deuten: körperliche Empfindungen, die anfangs unbedeutend zu sein schienen, sich aber mit der Zeit zu bedrohlichen Ereignissen entwickelten. Sie litt zunehmend unter Gedächtnisschwund, Brain Fog, Schwindel, Taubheitsgefühlen, Schmerzen am ganzen Körper und Muskelkrämpfen.

Linda wuchs in einem chaotischen Raucherhaushalt auf und hatte schon früh eine große Portion Stress zu tragen. Nicht von ungefähr also kamen später die Diagnosen: Multiple Chemikalienunverträglichkeit (MCS), Fibromyalgie (FM), Chronisches Erschöpfungssyndrom (CFS), Hashimoto-Thyreoiditis und Zöliakie. Mit Ende vierzig ging es mit Lindas Gesundheit stetig bergab. Durch das belastende schulmedizinische Behandlungsprotokoll völlig erschöpft, suchte Linda nach ganzheitlichen Ansätzen und wandte sich natürlichen Heilmethoden zu.

Auf ihrer Suche nach Heilung stieß Linda auf die Ausschlussdiät, mit der sie Trigger-Nahrungsmittel finden und eliminieren konnte. Der Gedanke daran, ihre liebgewonnen Essgewohnheiten umstellen zu müssen, fiel ihr alles andere als leicht. Sie aß liebend gerne und fast täglich Getreideprodukte, Käse und Joghurt. Seit vielen Jahren lebte sie vegetarisch und konnte sich nicht vorstellen, jemals wieder Fleisch zu essen. Aber 30 Tage waren schließlich keine Ewigkeit und Linda gab sich einen Ruck. Es kam, wie es kommen musste und nach 30 Tagen hatten sich Lindas Symptome zwar deutlich reduziert, Linda aber nahm danach ihre alten Essgewohnheiten sofort wieder auf. Daraufhin wurde sie von ihren alten Symptomen geradezu wieder überrollt. Letztendlich konnte sich Linda aber doch durchringen und beschloss, ihre Ernährung dauerhaft umzustellen: nie mehr Getreide, Milchprodukte und Zucker, dafür aber wieder Fleisch. Auf ihrem Weg zu einer nahrhaften Paläo-Ernährung mit viel Gemüse, gesunden Fetten und Proteinen, verschwanden Brain Fog und Muskelschmerzen sofort, Lindas Energie wurde besser und ihr Gedächtnis wieder top.

Aus eigener Erfahrung wusste Linda nun, dass Gesundheit eine Frage der persönlichen Entscheidung ist. Mittlerweile unterrichtet sie selbst in Sachen Ernährung und ganzheitlicher, heilender Lebensführung. In ihrer florierenden Praxis in Sacramento, Kalifornien, begleitet sie ihre Klienten liebevoll, aber konsequent: „Sie müssen lernen, dass Sie sich nur heilen können, wenn Sie Ihr Leben verändern. Für mich persönlich gehört auch die Bereitschaft dazu, neugierig zu sein, lernen zu wollen und das zu tun, was es braucht, um gesund zu werden. Das erwarte ich von allen meinen Klienten. Sie werden vielleicht nie mehr das Leben führen, das Sie zuvor hatten, aber Sie werden ein neues, vitales und lebendiges Dasein haben. Ein Leben, in dem Sie sich jeden Tag von Neuem für Gesundheit entscheiden und nicht mehr an einer Krankheit leiden müssen."

Viele Experten haben die Erfahrung gemacht, dass die meisten, wenn nicht sogar alle Symptome ihrer Klienten verschwinden, wenn diese nur lange genug auf ihre Trigger-Nahrungsmittel verzichten. Wie lange genau kann variieren. Manche sagen, drei Wochen seien ausreichend, weil sich nach dieser Zeit die Antikörper aufgelöst haben. Vielleicht beschließen Sie auch für sich, dass Sie Ihrem Darm so lange eine Ruhepause gönnen bis alle Symptome verschwunden sind, was 90 Tage oder länger dauern kann. Einige meiner Klienten fühlen sich nach 30 Tagen so wohl, dass sie von selbst entscheiden, die verdächtigen Nahrungsmittel für immer aus dem Speiseplan zu streichen. Wenn Sie Ihrem Körper mindestens 30 Tage lang eine Karenzzeit gönnen, kann Ihr Körper die autoimmune Reaktion zurückfahren, die Darmwand heilen, die Entzündung sich beruhigen und das beschädigte Gewebe wieder repariert werden.

Als Extrabonus werden Sie nicht nur herausfinden, welche Nahrungsmittel für Sie schädlich sind, sondern auch Ihre Ausscheidungsorgane können in Ruhe ihre Arbeit verrichten und den Körper von seiner toxischen Last befreien. Es ist eine unglaublich befreiende Erfahrung. Also ziehen Sie sich den weißen Kittel über und wagen Sie das Experiment!

30 TAGE URLAUB FÜR DEN DARM – ERSTE SCHRITTE

1. **Wählen Sie 30 Tage aus,** von denen Sie wissen, dass Sie auf alle Trigger-Nahrungsmittel verzichten können. Schulferien oder Reisezeit sind vielleicht nicht ideal, um das Experiment zu beginnen.
2. **Kaufen Sie im Voraus ein** und legen Sie sich einen Vorrat mit köstlichen Lebensmitteln aus biologischem Anbau für die nächsten 30 Tage an:
   - ✓ **Protein:** Fisch aus Wildfang, Fleisch aus Weidehaltung – Pute, Huhn, Ente, Rindfleisch, Lamm und Wild (einschließlich Bison, Elch, Strauß), im Idealfall ganz ohne Zufütterung von Mais und Soja.
   - ✓ **Proteinpulver:** Kollagenpeptide aus Weidehaltung oder Knochenbrühe-Konzentrat.

- ✓ **Gemüse:** *alle* Gemüsesorten (außer Nachtschattengewächse), einschließlich Algen.
- ✓ **Fette:** kaltgepresstes Olivenöl, Kokosöl, mittelkettige Triglyceride (MCT), Avocado-Öl, Leinsamen-Öl und Ghee (geklärte Butter).
- ✓ **Zusätzliche Fette:** Avocados und Oliven.
- ✓ **Fermentierte Lebensmittel:** Gemüse (außer Nachtschattengewächse), Sauerkraut, Kimchi, Natur-Kokosjoghurt und Kefir auf Kokosbasis.
- ✓ **Lebensmittel mit niedrigem glykämischen Index:** Zitronen, Limetten, Beerenobst und Kokosnüsse aus biologischem Anbau.
- ✓ **Kräuter und Gewürze:** Außer Chilipulver und Cayennepfeffer alle. Diese aber aus biologischem Anbau.
- ✓ **Haltbare Lebensmittel:** Bio-Apfelessig, Fleisch- und Knochenbrühe, Kokosflocken, Kokoscreme, Stevia und/oder Luo Han und Hefeflocken.
- ✓ **Milchersatzprodukte:** Kokosmilchkonserven aus biologischem Anbau – für Speisekammer und Kühlschrank. Sie können Kokosmilch auch selbst herstellen (Rezept s. Seite 336).
- ✓ **Tee:** Entkoffeinierter schwarzer, grüner, weißer und Kräutertee aus biologischem Anbau.
- ✓ **Cranberry-Wasser:** Geben Sie einen Spritzer ungesüßten Cranberrysaft oder Zitrone in Ihr Trinkwasser, nach Bedarf auch Stevia.
- ✓ **Süßungsmittel:** Stevia, Luo Han (Mönchsfrucht) oder Xylitol (aus Birkenholz gewonnen, nicht aus Mais).

3. **Planen Sie im Voraus:** Erstellen Sie einen Speiseplan (siehe 30 Tage Urlaub für den Darm – Rezepte in Anhang A). Weitere Rezepte ohne Milch, Eier, Zucker, Getreide, Schokolade, Kaffee, Nüsse und Nachtschattengewächse finden Sie unter „Autoimmune Paläodiät (AIP)“.
4. **Räumen Sie Ihre Küche/Haus/Büro/Auto auf** und entfernen Sie alle Lebensmittel, die Sie während der Abstinenzperiode nicht essen werden. So kommen Sie gar nicht erst in Versuchung. Schauen Sie bitte auch in Ihren geheimen Vorratsecken nach.
5. **Machen Sie Urlaub** von allen SAD-Produkten und verdächtigen Nahrungsmitteln, einen ganzen Monat lang. Und *keine* Ausnahmen bitte, weil die Ergebnisse sonst verfälscht werden und Sie noch einmal von vorne anfangen müssen. Autsch!

6. Achten Sie darauf, wie es Ihnen in dieser Zeit geht und führen Sie Tagebuch über Ihre Symptome (s. Beispiele in Anhang B). Beobachten Sie Ihre Verdauung, Ihren Stuhlgang, Ihren Energiepegel und Ihren Schlaf. Wenn Sie sich in dieser Zeit besser fühlen als sonst (d.h. Sie haben mehr Energie, schlafen besser, haben weniger Symptome usw.), heißt das, dass Sie sonst regelmäßig etwas essen, das Ihnen nicht guttut.
7. **Führen Sie nach 30 Tagen Ihre gewohnten Lebensmittel wieder ein:** *nach und nach* und immer in *kleinen Mengen.* Nehmen Sie sich mindestes zwei Tage (48 Stunden) pro Nahrungsmittel Zeit. Halten Sie Ihr Symptom-Tagebuch (Anhang B) für die Einführungsphase bereit.
8. **Die Reihenfolge** bleibt Ihnen selbst überlassen. Wenn Sie zum Beispiel mit Kaffee anfangen wollen, dürfen Sie am Morgen des 31. Tages nur eine *kleine Tasse* davon trinken – ungefähr eine viertel oder halbe Tasse schwarzen Kaffee aus biologischem Anbau (ohne Milch, eine Prise Stevia ist erlaubt). Beobachten Sie sich bitte ganz genau. Wie geht es Ihnen? Schreiben Sie alles auf. Wenn Sie keine negativen Reaktionen feststellen können, dürfen Sie bis zur Mittagszeit noch eine kleine Tasse trinken und dann an diesem Tag nichts mehr. Beobachten Sie weiterhin Ihre Reaktion und dokumentieren Sie alle unangenehmen Symptome. Wenn Sie sich gut fühlen, können Sie es an Tag 32 genauso machen. Alle Lebensmittel, die in der Wiedereinführungsphase keine Probleme bereiten, dürfen Sie in Ihren Ernährungsplan wieder aufnehmen. Am 33. Tag können Sie ein weiteres Nahrungsmittel über zwei Tage hinweg einführen. Der gesamte Prozess wird ca. einen Monat dauern, also haben Sie etwas Geduld. Bald werden Sie klar erkennen können, welche Nahrungsmittel Sie essen dürfen und welche Sie besser meiden sollten – zumindest vorübergehend.
9. **Wenn Sie negative Reaktionen feststellen,** sollten Sie das entsprechende Nahrungsmittel sofort wieder absetzen. Sie können es am darauffolgenden Tag noch einmal versuchen, wenn Sie die Reaktion bestätigen möchten. Sollte sich noch einmal eine Reaktion zeigen, ist das ein klares Signal Ihres Körpers, dass dieses Nahrungsmittel für Ihre unbestimmten oder autoimmunen Symptome verantwortlich ist. Zu diesem Zeitpunkt sollten Sie dieses Lebensmittel für mindestens drei Monate aus Ihrem

Ernährungsplan verbannen und erst nach dieser Zeit wieder einführen. Folgende Symptome sind ein Hinweis, dass der Körper auf dieses Nahrungsmittel negativ reagiert:

- Ungewöhnliche Müdigkeit
- Verdauungssymptome: Durchfall oder Verstopfung, Blähungen, ein aufgetriebener Bauch, Bauchschmerzen, Sodbrennen oder Übelkeit.
- Kopfschmerzen oder Brain Fog
- Schwindel
- Muskel- oder Gelenkschmerzen
- Hautreizungen: Hitzewallungen, Hautausschläge, Juckreiz
- Ein- und Durchschlafstörungen
- Schnupfen oder verstopfte Nebenhöhlen
- Stimmungsschwankungen, einschließlich Angstzuständen, Depressionen oder einfach Niedergeschlagenheit

10. **Gut gemacht!** Wenn Sie alle Schritte geschafft haben, dürfen Sie sich selbst gratulieren, auch wenn nicht alles hundertprozentig gelaufen ist. Hoffentlich ist es Ihnen gelungen, Trigger-Nahrungsmittel zu identifizieren und Ihre ungewünschten Symptome teilweise loszuwerden. Im Idealfall fühlen Sie sich jetzt in der Lage, Ihre Ernährung selbst in die Hand zu nehmen und sind motiviert,

Könnte Ihnen eine Laboruntersuchung helfen?

Manchmal rutschen die Übeltäter während der Abstinenzperiode auch durch das Raster. Unter Umständen kann eine Laboruntersuchung auch der effizienteste Weg zum Ergebnis sein. Bevor Sie aber viel Geld für eine teure Laboruntersuchung ausgeben, müssen Sie eines wissen: Viele Menschen mit Autoimmunerkrankungen sind oft nicht in der Lage, ausreichend Antikörper zu produzieren (Immunglobuline IgA, IgG und IgM), d. h. das Immunsystem könnte wegen einer zu hohen Belastung (Toxine, chronischer Stress, Infektionen etc.) nicht oder nur eingeschränkt funktionsfähig sein. Zu wenige Immunglobuline erhöhen das Risiko einer Infektion, während zu viele Immunglobuline ein Hinweis auf eine überschießende Immunreaktion sind.

In manchen Fällen lohnt es sich, erst die Gesamt-IgG-Konzentration zu bestimmen, bevor man sich auf Nahrungsmittelunverträglichkeiten testen lässt. Damit kann man falsche und frustrierende positive oder negative Ergebnisse vermeiden. *Finden Sie zuerst heraus, ob Ihr Immunsystem genügend Antikörper produzieren kann, bevor Sie einen Test für Nahrungsmittelunverträglichkeiten durchführen lassen.* Der Bluttest wird als Untersuchung zum kompletten Immunstatus oder Basis-Immun-Check (IgA, IgG, IgM) angeboten, die Blutabnahme erfolgt in der die Nahrungsmittel zu meiden, die Sie krank machen. Sie sind auf dem Weg zu strahlender Gesundheit!

DIE ZEIT DANACH

Jetzt ist es Zeit, den Darm zu heilen. Wenn Sie empfindlich auf bestimmte Nahrungsmittel reagieren und/oder autoimmune Symptome haben, können Sie fast sicher sein, dass Ihre Darmwand durchlässig und Ihre Darmflora aus dem Gleichgewicht geraten ist. Wenn Sie ganz gesund werden wollen, müssen Sie auch Ihren Darm heilen und buchstäblich „Löcher stopfen". Sobald Sie Ihrem Darm eine 4-wöchige Ruhepause gegönnt haben, wird Ihnen das Kapitel *So heilen Sie Ihren Darm* helfen, Ihre Darmflora zu hegen und zu pflegen.

Essen Sie abwechslungsreich. Leider reagieren wir meist auf genau die Dinge, die wir am liebsten essen und für die wir ein großes Verlangen haben. Wenn wir uns aber angewöhnen, regelmäßig auf unsere Standardlebensmittel – auch die, die gut für uns sind – zu verzichten, entlasten wir nicht nur unser Immunsystem, sondern erweitern unsere Nährstoffaufnahme. Eine abwechslungsreiche Ernährung hilft uns,

Regel durch den (Haus-)Arzt. Die Kosten werden von den Krankenkassen meist nicht übernommen.

Es gibt viele Labore, die diese Untersuchungen durchführen. Mit drei Laboren habe ich selbst schon gearbeitet:

- ELISA/ACT Biotechnologies (EAB). Das Labor stellt eine Reihe von Tests zur Verfügung. Ein umfassender Test zu 315 Nahrungsmitteln, Chemikalien, Schimmelpilzen, Nahrungsmittelzusätzen und anderen Toxin kostet um die 550 €. Ein großer Vorteil des ELISA/ACT besteht darin, dass es direkt auf Lymphozyten untersucht und nicht nur auf Antikörperreaktionen (IgG).
- Cyrex Laboratories. Wenn Sie es sich leisten können – die Kosten liegen bei ca. 1100 € – empfehle ich Cyrexs 10C; ein umfassendes Testverfahren, das neben Gluten noch 24 kreuzreaktive Nahrungsmittel und 180 Lebensmittel in Rohform oder gekochtem Zustand untersucht. Selbstverständlich sind auch die gängigsten Zusatzstoffe dabei.
- Meridian Valley La. bietet für 140 € einen recht preisgünstigen Test an und umfasst 94 IgG-Befunde plus einen Candida-Status.

schlechte Angewohnheiten und ungesunde Teufelskreise zu durchbrechen, deretwegen wir unsere Nahrungsmittelunverträglichkeiten überhaupt erst haben. Wenn Sie etwas essen, auf das Sie empfindlich reagieren, dauert es zwei Wochen, bis die Produktion von Antikörpern wieder zurückgefahren wird. Deshalb sollten Sie Ihre Lebensmittel alle vierzehn Tage rotieren. Während das auf den ersten Blick unpraktisch erscheint, können Sie mit ein paar Tricks und cleveren Strategien Ihrem Immunsystem auf die Sprünge helfen:

- Essen Sie saisonal und kaufen Sie Lebensmittel in Einklang mit den Jahreszeiten. Gönnen Sie sich ab und zu ein Stück Obst, aber lassen Sie es nicht zur Gewohnheit werden.
- Essen Sie abwechslungsreich. Probieren Sie bewusst immer wieder Neues aus und essen Sie eine bunte Palette an Gemüse.
- Planen Sie Mahlzeiten und Snacks. Bestücken Sie Kühlschrank, Gefriertruhe und Vorratskammer mit einer Auswahl an Fleisch und Geflügel aus Weidehaltung, Gemüse, Avocados, Kokosprodukten und tiefgefrorenen Beeren. Wenn es bei Ihnen vor Ort keine Möglichkeit gibt, Bio-Produkte einzukaufen, finden Sie in Anhang F eine Auswahl an Online-Shops.

Wie ist das mit Rückfällen? Wir sind alle nur Menschen und manchmal kommen auch unsere besten Vorsätze nicht gegen unsere schlechten Gewohnheiten an. Nehmen wir mal an, dass Sie – wie Linda auch – die Ausschlussdiät und die Wiedereinführungsphase durchgehalten haben. Sie fühlen sich sehr viel besser und können sich nicht vorstellen, dass ein kleiner Ausrutscher schaden könnte. Sie essen ausnahmsweise Ihr Lieblings-Trigger-Nahrungsmittel. Bevor sie sich versehen, stecken Sie wieder in alten Gewohnheiten fest und haben unangenehme Symptome.

Dieses Szenario passiert uns allen, auch die Diszipliniertesten unter uns sind nicht dagegen gefeit. Wenn es denn einmal passieren sollte – gehen Sie bitte nicht zu hart mit sich selbst ins Gericht. Schließlich können Schuldgefühle und ein schlechtes Gewissen uns genauso unglücklich machen wie die Trigger-Nahrungsmittel selbst. Stattdessen sollten Sie lieber auf Ihren Körper hören. Wenn die Symptome wiederkommen, heißt das, dass Ihr Körper Ihnen etwas mitteilen möchte. Wenn Sie diese subtilen Botschaften ignorieren, ist die Wahrscheinlichkeit groß, dass die Symptome so lange lauter werden, bis Sie schließlich freiwillig auf Ihre Trigger verzichten.

Nehmen Sie in dieser Zeit Ihre Vorstellungskraft zu Hilfe. Stellen Sie sich eine Zukunft ohne Schmerzen und Krankheit vor. Was tun Sie? Wer ist bei Ihnen? Wer und wie wären Sie ohne die Begrenzung, die Sie durch Ihre zermürbenden Symptome erfahren? Brennen Sie diese Vorstellung buchstäblich in Ihrem Gehirn ein und setzen Sie dieses Bild als positiv besetztes Ziel ein, wann immer Sie Ihrer Lieblings-Trigger-Speise gegenüberstehen. Lassen Sie sich davon überzeugen. Auch wenn Sie vierzig oder fünfzig Mal Anlauf nehmen müssen – das ist in Ordnung. Solange Sie sich selbst Gutes tun und auf sich achten, sind Sie auf dem richtigen Weg.

Sobald Sie Ihrem Darm 30 Tage Ruhe gegönnt und/oder Ihre Trigger-Nahrungsmittel gefunden haben, raten die meisten Experten dazu, diese Nahrungsmittel drei bis sechs Monate lang zu meiden, je nach Schwere der vorliegenden Symptome. Bei Nahrungsmittelunverträglichkeiten liegt der Schlüssel zum Erfolg in der Heilung des Darms. Darauf werden wir im nächsten Kapitel näher eingehen. Möglicherweise müssen Sie sich von manchen Lebensmitteln für immer verabschieden.

Niemand kennt Ihren Körper so gut wie Sie selbst, deshalb sollten Sie auf Ihren Körper hören und ausprobieren, was zu Ihnen passt und was nicht. Ich persönlich werde dauerhaft auf Gluten und Milchprodukte (außer Bio-Ghee, denn es enthält kein Casein) verzichten. Nach neun Jahren Abstinenz vermisse ich sie nicht – weiß aber meine Vitalität und strahlende Gesundheit zu schätzen!

Schritt 4: Essen Sie wirklich nährende Lebensmittel

Nach jahrelanger Forschungsarbeit und vielen Gesprächen mit Experten in Kombination mit meiner eigenen Erfahrung halte ich zur Umkehrung oder Prävention von Autoimmunerkrankungen eine Ernährungsform für am geeignetsten, die wahlweise als „Jäger-Sammler-Diät“, „Steinzeitdiät“ oder „Paläodiät“ bezeichnet wird.

Über einen Großteil der menschlichen Evolution hinweg, d.h. bis zur Industriellen Revolution und der Etablierung der modernen Landwirtschaft, haben sich die Menschen hauptsächlich nach der Paläodiät ernährt. Diese bestand überwiegend aus naturbelassenen, nicht verarbeiteten Lebensmitteln, reichlich gesunden Fetten, gemäßigten Mengen tierischer Proteine und relativ kleinen Mengen an Kohlenhydraten – quasi eine auf den Kopf gestellte Ernährungspyramide! Die Paläodiät klammert moderne, entzündungsfördernde

Nahrungsmittel wie Konserven, Zucker, Getreide und Milchprodukte nahezu vollständig aus.

Prof. Dr. Loren Cordain, Autorin des Buches *Die Paläo-Ernährung* und weltweit führende Expertin auf diesem Gebiet schreibt: „Sobald wir diese [modernen und verarbeiteten] Nahrungsmittel stark reduzieren oder gar ganz auf sie verzichten und durch eine gesunde, vollwertige Ernährung ersetzen, die eher dem entspricht, was unsere Vorfahren aßen, können wir unsere eigene Gesundheit verbessern und das Risiko chronischer Krankheiten verringern."

Gluten und Milchprodukte zu verbannen war mein erster großer Schritt auf dem Weg in die Gesundheit. Bald danach und je mehr ich über die Vorteile einer Paläo-Ernährung herausfand, entschied ich mich, auch ganz auf Getreide und Zucker zu verzichten. Die stärkehaltigen Lebensmittel vermisste ich nicht und meine Vorliebe für Süßes nahm deutlich ab. Ich vermisste nichts und aß doppelt so viel Gemüse und abwechslungsreicher als je zuvor. Ich lernte, wie man aus Nuss- und Kokosmehl und einem Schuss Stevia köstliche Desserts zaubert. Die Laborwerte bestätigten, dass meine Blutzuckerwerte und Entzündungsmarker im gesunden Bereich lagen. Kurz gesagt: Ich habe mein persönliches Risiko, an einer chronischen Krankheit zu leiden, dadurch deutlich verringert, dass ich mich wie eine Höhlenbewohnerin ernähre.

Wie die Paläo-Ernährung den Blutzucker regulieren kann

Alle Kohlenhydrate – egal ob Kekse, Cantaloupe-Melone oder Grünkohl – werden im Blutkreislauf in Zucker umgewandelt. Die Bauchspeicheldrüse sorgt dafür, dass der Zucker (Glukose) aus dem Blutkreislauf in die Körperzellen verlagert und als Energielieferant genutzt wird. Wenn Sie zu viel stärkehaltige und/oder süße Kohlenhydrate (z. B. Kohlenhydrate mit hohem glykämischen Index) verzehren, werden diese Kohlenhydrate als Extrafett – meist um die Taille herum – eingelagert. Mit der Zeit werden Ihre Zellen gegen diesen konstanten Insulinansturm resistent, was langfristig zur Vorstufe von Diabetes und/oder Diabetes selbst führen kann. Außerdem erhöht sich das Risiko für Metabolisches Syndrom, Herz-Kreislauf-Erkrankungen, Autoimmunität, Demenz, Krebs und verkürzt die Lebensdauer. Indem Sie auf Getreide, Zucker und verarbeitete Lebensmittel ganz verzichten und den Konsum von Obst reduzieren und auf eine Paläodiät mit Gemüse, Fisch, Fleisch, Nüssen, Samen und das gelegentliche Stück Obst umsteigen, reduzieren Sie das Risiko für autoimmune und andere degenerative Krankheiten. So kann Ihr persönliches Genom optimal zum Ausdruck gebracht werden.

Ich weiß, das ist lediglich eine nette, kleine Anekdote. Aber was sagen denn die großen Studien dazu? Die Forschungsergebnisse verkünden ähnlich gute Neuigkeiten. Studien an Menschen und Tieren zeigen, dass eine Paläo-Ernährung klare gesundheitliche Vorteile mit sich bringt im Vergleich zu der modernen, getreidelastigen Ernährungsweise.

Eine Langzeitstudie mit übergewichtigen Frauen jenseits der Wechseljahre ergab, dass die Paläodiät eine deutlich positive Wirkung auf die Gesundheitsmarker hat, einschließlich eines niedrigeren systolischen Blutdrucks und LDL-Cholesterins, die beide – wenn erhöht – als Risikofaktoren für Stoffwechselkrankheiten wie Typ-2-Diabetes, Krebs und Autoimmunerkrankungen gelten.[9]

SCHLÜSSELKONZEPT: *Mit der Paläodiät können Sie innerhalb weniger Tage Ihre Gesundheitsmarker verbessern.*

In einer Tierstudie wurden die gesundheitlichen Auswirkungen einer Paläodiät auf Schweine untersucht. Nach der Entwöhnung wurden die Ferkel nach dem Zufallsprinzip entweder mit Schweinefutter auf Getreidebasis gefüttert oder mit einer Paläodiät aus Fleisch, Gemüse, Obst und Knollen. Nach 15 Monaten wurden die Ferkel vermessen. Die *Paläo-Schweine* hatten ein besseres Gesundheitsprofil mit deutlich niedrigeren Entzündungsmarkern als die mit Getreide gefütterten Schweine, einschließlich C-reaktivem Protein (CPR), eine höhere Insulinsensitivität und niedrigeren Blutdruck. Selbst den Schweinen, so scheint es, bekommt die moderne getreidelastige Ernährung nicht.[10]

Eine kleine Studie, die in der Fachzeitschrift *Diabetologica* veröffentlicht wurde, zeigte, dass eine Paläodiät bei Menschen mit Herzerkrankungen, Diabetes oder einer Vorstufe des Diabetes, über einen Zeitraum von 12 Wochen die Glukosetoleranz deutlich verbesserte im Vergleich zu der sogenannten mediterranen Diät, in der Getreide, Hülsenfrüchte, Zucker und fettarme Milchprodukte erlaubt sind.[11]

Eine weitere kleine Studie untersuchte die kurzfristigen Auswirkungen der Paläodiät. Neun nicht übergewichtige Freiwillige stellten ihre Ernährung zehn Tage lang von einer typisch westlichen Ernährung auf eine Paläodiät um. Sie verzichteten auf Getreide, Milchprodukte und Hülsenfrüchte und aßen ausschließlich Fleisch, Gemüse, Obst und Nüsse. Bei allen neun Freiwilligen verbesserten sich die Gesundheitswerte in Hinblick auf Blutdruck, Blutzucker, LDL-Cholesterinspiegel und Insulinsensitivität. Die Ergebnisse zeigen, dass selbst eine kurzfristige Umstellung auf eine Paläodiät deutliche gesundheitliche Vorteile mit sich bringt.[12]

Zusammengefasst bedeutet das, dass eine Paläo-Ernährung das Risiko chronisch degenerativer Erkrankungen, einschließlich Herz- und Kreislauf-Erkrankungen, Diabetes, Krebs und Autoimmunerkrankungen reduziert. Besonders deutliche Verbesserungen wurden bei folgenden Gesundheitsmarkern gemessen:

- Reduzierte Entzündungswerte
- Bessere Blutzuckerwerte und niedrigerer Insulinspiegel
- Blutdruckregulierung
- Bessere Zusammensetzung des Fettgewebes
- Anhaltender und nachhaltiger Abbau von Fettgewebe[18]

Menschen, die sich nach den Vorgaben der Paläodiät ernähren, berichten häufig über folgende Anzeichen einer gesunden Vitalität:

- Bessere Immunfunktion
- Reduzierung von entzündungsbedingten Schmerzen
- Mehr und stabilere Energie
- Weniger Tagesmüdigkeit
- Besserer Schlaf
- Klare Denkfunktion
- Bessere Stimmung und positive Einstellung
- Weniger Blähungen oder Verdauungsbeschwerden
- Weniger Nahrungsmittelunverträglichkeiten

Während der Paläo-Ansatz insgesamt viele gesundheitliche Vorteile bringt, wird in der Szene derzeit darüber diskutiert, welche Nahrungsmittel genau in das Paläo-Modell passen. Schließlich kann man nie zu 100 % sicher sein, wie sich unsere Vorfahren überhaupt ernährten. Manche Paläo-Fürsprecher vertreten vehement die Ansicht, dass Milchprodukte, Honig, Alkohol, Salz und Getreide nichts in diesem Ernährungsmodell verloren haben. Andere sind großzügiger mit den Lebensmitteln, die für sie dazugehören.

Ich glaube, dass *Sie* am allerbesten entscheiden können, was für *Sie* gut ist. Deswegen empfehle ich Ihnen, die Paläo-Ernährung als *Vorlage* zu nehmen – ein Rahmenkonzept, das die Ernährungsgewohnheiten unserer Vorfahren als Vorbild nimmt, ohne dogmatisch zu sein. Eine Paläo-Vorlage bietet einen flexibleren und individuelleren Ansatz, ohne die wichtigen Gesundheitsparameter aus den Augen zu verlieren. Ich möchte Sie ermutigen,

Experimente zu wagen und selbst herauszufinden, was für Sie am besten funktioniert – und nicht blind irgendwelchen Vorgaben zu folgen.

Michael Pollan hat dafür ein einfaches, aber kraftvolles Ernährungs-Mantra gefunden: „Essen Sie echte Lebensmittel, hauptsächlich auf pflanzlicher Basis. Und essen Sie nicht zu viel." Ich persönlich möchte noch das Wort *biologisch* hinzufügen, um hervorzuheben, wie wichtig es ist, schädliche Pestizide und andere ungewünschte Chemikalien zu meiden. Die biologisch-organische Paläo-Vorlage passt hier ins Bild. Es geht darum, unsere Ernährung *einfacher* zu gestalten und uns wieder auf natürliche und biologisch wertvolle Zutaten und Inhaltsstoffe zu besinnen. Im Folgenden finden Sie eine Liste mit echten Lebensmitteln aus biologischem Anbau oder Wildsammlung, die ganz auf Ihre eigenen Paläo-Bedürfnisse zugeschnitten werden kann. Achten Sie darauf, die Ergebnisse der 30-Tage-Fastenzeit einzubeziehen.

OPTIMALE NAHRUNGSMITTEL

Das optimale Protein. Tierische Produkte aus Weidehaltung oder Wildfang haben ein besseres Fettsäureprofil und enthalten mehr Vitamine und andere Mikronährstoffe als herkömmliche. Bei Fisch aus Wildfang, Kaltwasser-Fischen und kleinen Fischsorten ist die Quecksilberbelastung meist deutlich geringer.

FLEISCH

✓ Rind
✓ Lamm
✓ Innereien (z. B. Herz, Leber und Bries)
✓ Wild (z. B. Bison, Reh, Wildschwein, Elch, Strauß)

FISCH UND MEERESFRÜCHTE

✓ Sardellen
✓ Barsch
✓ Wels
✓ Muscheln
✓ Kabeljau
✓ Schwarzer Zackenbarsch
✓ Heilbutt
✓ Hering
✓ Miesmuscheln

- ✓ Austern
- ✓ Pollack
- ✓ Wildlachs
- ✓ Sardinen aus dem Pazifik
- ✓ Garnelen aus Wildfang

GEFLÜGEL UND EIER (AUSSCHLIESSLICH AUS WEIDEHALTUNG)

Wenn Sie auf Getreide, Mais und/oder Soja empfindlich reagieren, müssen Sie wahrscheinlich etwas genauer recherchieren, bis Sie Geflügel und Eier finden, hinter denen ausschließlich „vegetarische Fütterung“ und nicht eine Futterergänzung aus Getreide, Mais und/oder Soja steckt.

- ✓ Hühnchen
- ✓ Junghühner
- ✓ Ente
- ✓ Pute
- ✓ Eier aus Freilandhaltung

OPTIMALES GEMÜSE

Grünes Blattgemüse ist besonders nährstoffreich, enthält nicht so viel Stärke wie Wurzelgemüse und wirkt sich positiv auf den Blutzucker aus.

- ✓ Rucola
- ✓ Spargel
- ✓ Rote Beete (Blätter)
- ✓ Pak Choi
- ✓ Ackerbohne
- ✓ Brokkoli
- ✓ Spargelbrokkoli
- ✓ Rosenkohl
- ✓ Palmenherzen
- ✓ Yam-Bohne
- ✓ Grünkohl
- ✓ Kohlrabi
- ✓ Blattsalat
- ✓ Pilze
- ✓ Endiviensalat
- ✓ Glatter Endiviensalat
- ✓ Fenchel
- ✓ Knoblauch
- ✓ Ingwerwurzel
- ✓ Frühlingszwiebel
- ✓ Weiß- und Rotkohl
- ✓ Maniok
- ✓ Blumenkohl
- ✓ Sellerie
- ✓ Koriander (Vietnamesisch)
- ✓ Zichorie
- ✓ Schnittlauch
- ✓ Blattkohl

- ✓ Sareptasenf
- ✓ Zwiebeln
- ✓ Petersilie
- ✓ Paprikaschoten
- ✓ Portulak
- ✓ Tomaten
- ✓ Rübengrün
- ✓ Brunnenkresse
- ✓ Steckrüben
- ✓ Schalotten
- ✓ Sommerkürbis
- ✓ Gurken
- ✓ Löwenzahnblätter
- ✓ Radicchio
- ✓ Rettich
- ✓ Spinat
- ✓ Sprossen (Alfalfa, Bohnen, Brokkoli, Klee, Sonnenblumen etc.)
- ✓ Algen
- ✓ Grüne Bohnen
- ✓ Mangold
- ✓ Zucchini
- ✓ Kaiserschoten

OPTIMALE ÖLE UND FETTE

Der Verzehr von gesunden Ölen und Fetten kann Entzündungen reduzieren, kräftigt die Knochen und verbessert die Funktionen von Lunge, Leber und Gehirn. Außerdem reduzieren sie das Risiko von Herz-Kreislauf-Erkrankungen, greifen regulierend in die Nervenfunktion ein und stärken das Immunsystem.

Hinweis: Öle werden sehr schnell ranzig! Informieren Sie sich über den Ernte- und Verarbeitungszeitpunkt des Öls und lagern Sie es nicht zu lange.

ÖLE

Obwohl das Anbraten bei hohen Temperaturen entzündungsfördernd ist und in der Küche auf ein Minimum beschränkt werden sollte, gibt es Öle, die man hoch erhitzen sollte und andere, die man am besten ganz meidet.

Produkte aus biologischem Anbau haben einen höheren Nährwert

Produkte aus biologischem Anbau enthalten bis zu 60 % mehr Antioxidantien – die vor Autoimmunerkrankungen und Krebs schützen – und bis zu 100 % weniger Pestizidrückstände als Produkte aus konventionellem Anbau.[14] Tiere aus Weidehaltung (100 % und ohne Zufütterung) können sich artgerecht in ihrer natürlichen Umgebung bewegen. Das Fleisch ist hochwertiger und gesünder als das aus konventioneller Tierhaltung. Es enthält weniger Gesamtfett, dafür aber mehr gesunde Fette – Omega-3 Fettsäuren und konjugierte Linolsäure (CLA) – und mehr Antioxidantien wie Vitamin E und Betacarotin. Wenn Sie einen Wochenmarkt oder einen Bauernhof in der Nähe haben, sollten Sie Obst, Gemüse, Eier und Fleisch dort einkaufen. Obst und Gemüse können Sie auch im eigenen Garten anbauen, das sorgt für Frische und noch mehr Nährstoffe. Selbst das kleinste Fensterbrett bietet genügend Platz für einen kleinen, aber feinen Kräutergarten.

In der Regel sind gesättigte Fette wie Ghee, Avocado- und Kokosöl höher erhitzbar (sie haben einen höheren Rauchpunkt) und richten weniger Schaden an, wenn sie sehr heiß werden. Mehrfach ungesättigte Öle wie Oliven-, Leinsamen- und Walnussöl dürfen nicht hoch erhitzt werden und sollten am Ende des Kochvorgangs zugegeben werden. Dann können sie auch ihren Geschmack besser entfalten. Hier ein gesunder Tipp: kaufen Sie ausschließlich Öl in Glasflaschen. Die Zusatzstoffe in Plastik können das Öl verderben.

Die besten hoch erhitzbaren Öle: (der Rauchpunkt wird in Grad Celsius angegeben):

- ✓ Ghee von Kühen aus Weidehaltung (geklärte Butter, auch für Menschen mit Laktoseunverträglichkeit) (232 °C)
- ✓ Butter von Kühen aus Weidehaltung (wenn Sie Kuhmilchprodukte vertragen) (176 °C)
- ✓ Schmalz oder Talg von Tieren aus Weidehaltung (187 °C)
- ✓ Kokosöl (176 °C) aus biologischem Anbau, kaltgepresst und nicht raffiniert
- ✓ Avocado-Öl, (271 °C) zentrifugiert und raffiniert
- ✓ Macadamia-Öl (198 °C)
- ✓ Haselnuss-Öl (221 °C)

Mehrfach ungesättigte Öle werden *nach dem Kochen* hinzugegeben:

- ✓ Olivenöl – nativ, kaltgepresst und ungefiltert; idealerweise in Kalifornien oder den USA abgefüllt. Bei Olivenöl aus Europa sollten

Sie beachten, dass die Hersteller auch Olivenöl verkaufen dürfen, das nur zu 51 % aus Olivenöl besteht.

- ✓ Walnuss-Öl
- ✓ Sesam-Öl
- ✓ Rotes Palmöl – nativ und nicht raffiniert (*nicht mit Palmkern-Öl zu verwechseln). Hinweis:* Rotes Palmöl sollte wegen des hohen Betacarotin-Gehalts nur gelegentlich verzehrt werden. Zu viel davon begünstigt freie Radikale.
- ✓ Kürbis-, Leinsamen- und Hanfsamen-Öl
- ✓ MCT-Öl (aus mittelkettigen Triglyceriden) – idealerweise vom Typ C8. MCT-Öl ist das ideale Öl zur Fettverbrennung und bietet das beste Preis-Leistungsverhältnis. *Hinweis:* Viele befürworten die Verwendung von MCT-Ölen zum Kochen (160° C). Es ist aber nicht ganz billig und ich verwende es lieber roh und gebe es in meinen Kaffee, Tee, Kokosjoghurt und Smoothies.

FETTE

- ✓ Fleisch aus Weidehaltung (Schmalz aus 100 %iger Weidehaltung kann zum Kochen verwendet werden)
- ✓ Omega-3-Fette aus Krill-Öl und kleinen, fettigen Fischen wie Sardellen und Sardinen
- ✓ Frisches Eigelb von Hühnern aus biologischer Freilandhaltung; roh oder leicht gekocht. *Hinweis*: Hartgekochte Eier wirken entzündungsfördernd; Eier sollten nicht über längere Zeit im Kühlschrank aufbewahrt werden. Die schwärzliche Verfärbung auf hartgekochten Eiern, die schon etwas älter sind, entsteht durch oxidierte Fette.
- ✓ Kokosmus (auch Kokosbutter) ist köstlich und sättigt. Darf löffelweise verzehrt werden!

Nüsse und Samen (idealerweise aus biologischem Anbau, eingeweicht, getrocknet oder als Sprossen)

Zu Überlebenszwecken enthalten Nüsse und Samen schützende Substanzen, wie z. B. Phytate und Enzymhemmer, die in Rohform für die menschliche Verdauung schädlich sind. Nüsse und Samen sollten Sie zusammen mit zwei Esslöffeln Salz acht Stunden lang in gefiltertem Wasser einweichen. Anschließend abspülen und gründlich trocknen (12 – 24 Stunden lang). Am besten verteilen Sie die Nüsse und Samen gleichmäßig (sie dürfen nicht übereinander liegen) auf einem Backblech. Bei knapp 50° C im Ofen oder in einem Dörrautomaten trocknen, bis sie knusprig sind.

- ✓ Nüsse: Pekannüsse, Mandeln, Walnüsse, Macadamia und Paranüsse. (Die letzten beiden müssen nicht eingeweicht werden.)
- ✓ Samen: Chia, Leinsamen, Hanf, Sesam, Sonnenblumen und Kürbis. (Halten Sie Ausschau nach der Sprossen-Variante, die leichter verdaulich ist; eingeweichte Chia- und Leinsamen eignen sich hervorragend als Ei-Ersatz, weil sie beim Einweichen in Wasser Schleim bilden.)

HEILENDE NAHRUNGSMITTEL FÜR DEN DARM

Der regelmäßige Verzehr von Lebendkulturen reichert die Darmflora mit Mikroben an und fördert so die Verdauung und Entgiftung, stärkt das Immunsystem und versorgt den Körper mit Enzymen, Vitaminen und Mineralien. Kombucha, Bier und Wein werden zwar auch fermentiert, enthalten aber Hefepilze anstelle von Bakterien und können dem Mikrobiom schaden. Außerdem enthalten Kombucha und Wein häufig zu viel Zucker und es lohnt sich, diese mit Vorsicht zu genießen.

- ✓ Fermentiertes Gemüse: Sauerkraut (fermentierter Weißkohl), Kimchi (fermentiertes rohes Gemüse nach koranischer Art; enthält üblicherweise Chinakohl)
- ✓ Fermentierte Milchprodukte: ungesüßter Kefir oder Joghurt auf Kokos- oder Ziegenmilchbasis
- ✓ Nahrhafte tierische Produkte: Kollagen, Gelatine, Fleischsuppe (muss mehrere Stunden köcheln), Brühe (4-6 Stunden köcheln) oder Knochenbrühe (8-24 Stunden oder mehr köcheln lassen)

OPTIMALE FRÜCHTE

Am besten ist Obst mit einem niedrigen glykämischen Index.

- ✓ Avocado
- ✓ Oliven
- ✓ Beerenobst: alle Sorten aus biologischem Anbau, um die Pestizidbelastung niedrig zu halten
- ✓ Zitrusfrüchte: Zitronen und Limetten
- ✓ Kokosnüsse: Raspeln, Öl, Chips und Mus (Kokosbutter)

OPTIMALE MILCH

Es gibt zahlreiche vegane Alternativen zu Kuhmilch. Meiden Sie Soja- und Reismilch (Reis kann mit Arsen belastet sein) und verwenden Sie stattdessen Kokosmilch, Nussmilch oder vegane Drinks aus Samen. Die Milchalternative sollte so wenige Zusatzstoffe wie möglich enthalten und *nicht* gesüßt sein.

- ✓ Kokosmilch: ungesüßt, nicht entfettet und aus biologischem Anbau (s. Rezept Seite 336)
- ✓ Nussmilch: z. B. ungesüßte Mandel-, Haselnuss-, Macadamia- oder Cashewmilch. (Am besten selbstgemacht, um Zusatzstoffe wie Carrageen zu vermeiden.)
- ✓ Milch aus Samen oder Kernen: ungesüßte Hanf-, Kürbis- oder Leinsamenmilch
- ✓ Tierische Milchprodukte: Wenn Sie Milch verdauen können, nehmen Sie rohe Vollmilch aus biologischer Tierhaltung (A2-Milch von Jersey- oder Guernsey-Kühen). Auch Schafs- oder Ziegenmilch ist geeignet.

OPTIMALE KRÄUTER, GEWÜRZE UND SALZ

Jedes Gramm Kräuter oder Gewürz hat wertvolle entzündungshemmende Eigenschaften. Verwenden Sie so oft es geht frische Kräuter und seien Sie großzügig:

- ✓ Piment
- ✓ Bratapfelgewürz
- ✓ Cayennepfeffer (wenn Sie Nachtschattengewächse vertragen)
- ✓ Basilikum
- ✓ Zimt
- ✓ Gewürznelken
- ✓ Koriander
- ✓ Kreuzkümmel
- ✓ Curry
- ✓ Knoblauch
- ✓ Ingwer
- ✓ Italienische Gewürzmischung
- ✓ Majoran
- ✓ Minze
- ✓ Muskat
- ✓ Oregano

- ✓ Petersilie
- ✓ Kürbis Gewürzmischung
- ✓ Rosmarin
- ✓ Safran
- ✓ Salbei
- ✓ Estragon
- ✓ Thymian
- ✓ Kurkuma
- ✓ Vanille

SALZ:

Unraffiniertes, natürliches Meersalz enthält viele Mineralien und Spurenelemente, die im Tafelsalz fehlen. Allerdings kann es auch mit natürlich vorkommenden Metallen wie Blei, Uran, Thorium, Plutonium und Quecksilber belastet sein. Zu den besten unraffinierten Salzen gehören:

- ✓ Keltisches Meersalz
- ✓ Rosa Himalaya Salz
- ✓ Originalsalz aus dem Großen Salzsee in Utah

Wenn Sie auf der Suche nach einem besonders reinen Salz ohne Spurenelemente und Metalle sind, eignet sich *raffiniertes* (weißes) Meersalz. In diesem Salz ist das im Meerwasser natürlich enthaltene Magnesium noch vorhanden.

OPTIMALE SÜSSUNGSMITTEL

Verwenden Sie nur Süßungsmittel, die Blutzucker und Insulin nicht in die Höhe treiben.

- ✓ Stevia aus biologischem Anbau. (Eventuell müssen Sie ein wenig experimentieren, bis Sie ein Produkt gefunden haben, das Ihnen schmeckt.)
- ✓ Luo Han Guo (auch bekannt als Luo Han Kuo oder Lo Han), wird aus der Mönchsfrucht gewonnen.
- ✓ Xylit (aus Birkenholz gewonnener Zuckeralkohol). Meiden Sie Zuckeralkohole auf Maisbasis. Vorsicht: manche Menschen reagieren auf Zuckeralkohole mit Blähungen oder Durchfall.

OPTIMALE GETRÄNKE

- ✓ Ungesüßte, mit Antioxidantien angereicherte Getränke sind am besten. Wenn Sie gerne Wasser mit Geschmack trinken, können

Sie einen Spritzer Zitronen-, Gurken- oder ungesüßten Cranberrysaft zugeben.
- ✓ Wasser: Mineralwasser oder gefiltertes Leitungswasser.
- ✓ Gemüsesäfte: aus grünem Gemüse und *ohne Obst*
- ✓ Tee: grüner, weißer, schwarzer und Kräutertee aus biologischem Anbau
- ✓ Kaffee: nur bio. Hinweis: verwenden Sie europäische Kaffeesorten oder Kaffee, der auf Schimmel und Giftstoffe getestet wurde, um eine Schimmelpilzbelastung zu vermeiden.

OPTIMALE DESSERTS

Schokolade ist für die meisten von uns gesund – solange sie mindestens zu 70 % aus Kakao besteht. Wenn Sie während der Wiedereinführungsphase nicht auf Schokolade reagiert haben, können Sie sich Bitterschokolade oder Kakao pur gönnen. Auf Milchschokolade sollten Sie verzichten.
- ✓ Kaufen Sie nur Bitterschokolade mit mindestens 70 % Kakaoanteil.
- ✓ In vielen Bioläden und Supermärkten gibt es genetisch nicht manipulierte und mit Stevia gesüßte Bitterschokolade.

NAHRUNGSMITTEL ZUM GELEGENTLICHEN VERZEHR

Lebensmittel, die sehr viele Kohlenhydrate enthalten, lassen den Blutzuckerspiegel ansteigen, machen dick (Bauchfett) und erhöhen das Risiko für Diabetes, Demenz, Autoimmunerkrankungen und Krebs. Verzichten Sie ganz auf diese Lebensmittel oder schränken Sie den Verzehr stark ein.

PROTEINE *FÜR DEN GELEGENTLICHEN VERZEHR*

Schweinefleisch: Kaufen Sie nur Schweinefleisch aus artgerechter oder biologischer Haltung. Am besten sind traditionell hergestellte Produkte (z. B. mariniertes Fleisch, nicht geräuchert und nicht gepökelt) wie Schinken, Kochschinken, Prosciutto und Würste.

GEMÜSE FÜR DEN GELEGENTLICHEN VERZEHR

Die folgenden Gemüsesorten enthalten viele Kohlenhydrate. Essen Sie weniger davon, zum Beispiel als Beilage zu grünem Gemüse und hochwertigen Fetten:
- ✓ Artischocken
- ✓ Rote und Gelbe Beete
- ✓ Möhren

- ✓ Aubergine
- ✓ Okra
- ✓ Pastinaken
- ✓ Kochbananen
- ✓ Kartoffeln
- ✓ Süßkartoffeln
- ✓ Wasserbrotwurzel
- ✓ Steckrüben
- ✓ Kürbis (Butternut, Hokkaido, Spaghetti)
- ✓ Yams-Wurzel
- ✓ Yucca

OBST FÜR DEN GELEGENTLICHEN VERZEHR

Selbst Obst mit einem mittleren glykämischen Index kann den Blutzucker ansteigen lassen und bei empfindlichen Menschen die Einlagerung von Fett begünstigen und das Risiko eine Diabeteserkrankung erhöhen.

- ✓ Äpfel
- ✓ Aprikosen
- ✓ Kirschen
- ✓ Grapefruit
- ✓ Kiwi
- ✓ Melone
- ✓ Nektarinen
- ✓ Orangen
- ✓ Pfirsiche
- ✓ Birnen
- ✓ Pflaumen
- ✓ Satsumas

OBST MIT HÖHEREM GLYKÄMISCHEN INDEX

Nur geeignet, wenn Sie weder übergewichtig sind noch hohe Blutzuckerwerte oder eine Insulinresistenz haben.

- ✓ Bananen
- ✓ Datteln
- ✓ Feigen
- ✓ Trauben
- ✓ Mango
- ✓ Papaya
- ✓ Wassermelone

Schritt 5: Setzen Sie gezielt Nahrungsergänzungsmittel ein

> *Wir sind endgültig im Zeitalter der Nahrungsergänzungsmittel zur Gesunderhaltung und Krankheitsprophylaxe angekommen … Es gibt überwältigende Beweise dafür, dass ein solches Eingreifen das Immunsystem stärkt.*
>
> —Journal of the American Medical Association (JAMA), 1997

Im Idealfall gäbe es überhaupt keinen Nährstoffmangel. Unsere Nahrungsmittel würden uns mit allen wichtigen Nährstoffen versorgen. Leider leben wir in einer modernen Welt, wo Umweltgifte, Ernährungsdefizite, ausgelaugte Böden, chronischer Stress und eine erhöhte Belastung durch Gifte dafür sorgen, dass wir nicht mehr genügend Vitamine und Mineralien aufnehmen können. Eine kürzlich mit 16 000 Amerikanern durchgeführte Studie des *National Center für Health Statistics* ergab, dass 94 % der Amerikaner an einem Vitamin-D-Mangel leiden, 88 % nicht genügend Vitamin E zu sich nehmen und 52 % zu wenig Magnesium im Körper haben – alles wichtige Nährstoffe, um gesund zu bleiben und Krankheiten vorzubeugen.[15]

Man geht allgemein davon aus, dass chronische Krankheiten auf eine Kombination von zu hoher Giftstoffbelastung mit gleichzeitigem Nährstoffmangel zurückzuführen sind. Wollen Sie eine Autoimmunerkrankung heilen oder verhindern, müssen Sie beide Faktoren angehen: *die Belastung durch Giftstoffe verringern und Nährstoffmangel beheben.* Um das Gleichgewicht wiederherzustellen, sind eine gesunde, nährstoffreiche Ernährung *und* die Ergänzung mit hochwertigen Nahrungsergänzungsmitteln unerlässlich. Nur dann kann die Heilung ein Erfolg werden.

Die Funktionelle Medizin verlässt sich hier ganz auf solide Testverfahren und handfeste Werte. Wenn es um Nahrungsergänzung geht, lohnt es sich, die Daten zu kennen. Ein integrativer oder ganzheitlicher Therapeut weiß, welche Laborwerte nötig sind, um einen Nährstoffmangel ausfindig zu machen und beheben zu können. Viele Therapeuten bieten diese Tests für Selbstzahler an und sind versiert in deren Auswertung. Alternativ können Sie diese Tests auch online bestellen. Der Nachteil: Die Tests sind für Sie als Privatperson meist deutlich teurer, da viele Therapeuten bei den Labors Sonderkonditionen haben. Auch die Auswertung der Tests kann für Ungeübte problematisch sein. Lassen Sie sich von einem erfahrenen Therapeuten beraten, es lohnt sich. Zwei Profile sind besonders erwähnenswert:

ION Profil von Genova Diagnostics: Anhand von Urin- und Blutproben werden über 125 wichtige Nährstoffbiomarker gemessen und ausgewertet. So können Nährstoffdefizite als mögliche Ursache komplexer chronischer Beschwerden identifiziert werden. Zum ION Profil gehören: organische Säuren, fettlösliche Vitamine, Coenzym Q10, Homocystein, Marker für oxidativen Stress, Nährstoffstatus und Belastung durch Giftstoffe, Fettsäure-Profil und Aminosäuren.
NutrEval von Genova Diagnostics: NutrEval ist Genovas umfassendste Nährstoffanalyse. Maßgeschneidert für Sie, um Nährstoffstatus und Zustand der Darmgesundheit so breit wie möglich erfassen zu können. Die Analyse umfasst ein umfangreiches Stoffwechselprofil und münzt komplexe biochemische Vorgänge in anwenderfreundliche Handlungsoptionen um. Folgende Werte werden erfasst: Antioxidantien, essenzielle Fettsäuren, B-Vitamine, Mineralien, Darmstatus und ausgewählte genetische Marker.

Hier sollte man gründlich vorgehen, aber das Augenmerk liegt immer noch auf einer hochwertigen Ernährung. Minderwertige Nahrungsergänzungsmittel sind im besten Fall nur unwirksam, können im schlimmsten Fall aber auch Schaden anrichten. Manche Menschen reagieren empfindlich auf Konservierungs-, Zusatz- und Farbstoffe. Auch Zusatzstoffe wie Magnesiumstearat, Titandioxid, Siliziumdioxid, Maisstärke oder Soja werden häufig nicht vertragen. Für hochwertige Nahrungsergänzungsmittel müssen Sie zwar tiefer in die Tasche greifen, aber langfristig lohnt es sich, in die eigene Gesundheit zu investieren.

NAHRUNGSERGÄNZUNGSMITTEL ZUR PROPHYLAXE UND BEHANDLUNG VON AUTOIMMUN-BESCHWERDEN

Bei Menschen mit Autoimmunerkrankungen können die Mangelerscheinungen in Bezug auf wichtige Mikronährstoffe noch größer sein. Speziell auf Autoimmunerkrankungen abgestimmte Nahrungsergänzungsmittel stärken das Immunsystem, reduzieren Entzündungen, sorgen für ein ausgeglichenes Mikrobiom und kurbeln eine gesunde Entgiftung und Energieproduktion an. Ich weiß, dass man für Nahrungsergänzungsmittel sehr schnell sehr viel Geld ausgeben kann. Wenn Sie Ihre Ausgaben auf ein Minimum beschränken wollen, empfehle ich Ihnen ein gutes Multivitaminpräparat, Vitamin D3 (mit K2) und Magnesiumtabletten. Fermentierte Lebensmittel wie

Sauerkraut und Kimchi versorgen Sie mit Probiotika und Präbiotika nehmen Sie über viele Gemüsesorten auf. Für mich haben sich zwei Strategien bewährt: einmal das „Pulsieren“ und dann das „Rotieren“. „Pulsieren“ bedeutet in diesem Fall, dass man etwas über einen gewissen Zeitraum hinweg einnimmt und dann pausiert – zum Beispiel fünf Tage lang einnehmen, zwei Tage Pause oder eine Woche pro Monat pausieren. Das „Rotieren“ ist eher auf bestimmte Marken zugeschnitten. Wechseln Sie ab und zu den Hersteller und probieren Sie unterschiedliche Marken aus. Es geht darum, den Körper in seiner natürlichen Funktion zu unterstützen, und nicht darum, auf Krücken zu gehen.

Bevor Sie Nahrungsergänzungsmittel einnehmen, sollte Sie mit Ihrem Arzt oder Therapeuten darüber sprechen, das gilt besonders für Schwangere und Menschen, die verschreibungspflichtige Medikamente einnehmen müssen.

✓ **Hypoallergene Multivitamine (mit Coenzym B-Komplex, Vitaminen und Mineralien)** sind die Lebensversicherung der Nahrungsergänzung. Sie enthalten wichtige Vitamine und Mineralien, die die Lücken im persönlichen Bedarf stopfen können. Ein Multivitamin-Präparat ist ein guter Ausgangspunkt, aber bei vielen – von ein paar Ausnahmen abgesehen – sind die Nährstoffe nicht hoch genug dosiert und sollten ergänzt werden (siehe Liste unten). Kaufen Sie Produkte ohne Füllstoffe und Folsäure (oxidierte synthetische Verbindung).

Dosierung: Achten Sie auf die angegebene Tagesdosis, die Präparate werden meist zweimal täglich mit etwas Wasser eingenommen.

Vorsicht: Meiden Sie Multivitamine, die Soja, Mais, Gluten, Füllstoffe oder Folsäure enthalten.

✓ **Probiotika** (gesunde Bakterien) sorgen für ein gesundes Mikrobiom, indem sie schädliche Darmkeime eindämmen, die Aufnahme von Nährstoffen fördern und so das Immunsystem und die Widerstandskraft stärken. Darauf werden wir in dem Kapitel über Darmgesundheit noch näher eingehen. In der Zwischenzeit empfehle ich Ihnen, ein gutes Breitband-Probiotikum mit unterschiedlichen Bakterienstämmen von *Lactobacillus* und *Bifidobakterien* einschließlich *lactis*, *longum* und *bifidum* einzunehmen. Zusätzlich auch *Lactobacillus acidophilus* (*L. acidophilus*), einschließlich der

Stämme *plantarum* und DDS-1. Hochwertige Produkte kosten mehr (mit ca. 50 € für eine Monatspackung sollten Sie rechnen), dafür erwerben Sie ein qualitativ hochwertiges Produkt ohne Füllstoffe und Allergene. Ausgezeichnete Ergänzungen zu den Breitbandprodukten bieten Organismen wie das im Erdreich vorkommende, Sporen bildende Bacillus subtilis und Hefepilze (z. B. *Saccharomyces boulardii* or *S. boulardii)*. Diese können auch in Rotation mit den Breitband-Probiotika eingenommen werden.

Dosierung: ein bis zwei Kapseln 50B CFU (koloniebildende Einheit) täglich. Bitte beachten Sie die Dosierungsanleitungen des Herstellers.

Empfehlung: Es braucht vielleicht ein wenig Zeit, bis Sie das richtige Probiotikum gefunden haben. Mit etwas Geduld und Experimentierfreude wird es Ihnen gelingen. Es spricht auch nichts dagegen, mehrere Probiotika zu rotieren (alle paar Monate) oder gleichzeitig einzunehmen, zum Beispiel ein Breitband-Probiotikum in Kombination mit Hefepilzen oder *Bacillus subtilis*.

SCHLÜSSELKONZEPT: *Probiotika leben von Präbiotika. In anderen Worten: Präbiotika dienen den Probiotika als Nahrungsquelle.*

Viele moderne Probiotika sind lagerfähig, d. h. sie müssen nicht im Kühlschrank aufbewahrt werden. Mein Mentor in Sachen Biochemie, Steve Fowkes, betont, dass es probiotische Stämme gibt, die von der Magensäure abgetötet werden und dadurch an Wirksamkeit verlieren. Sie können versuchen, Ihr Lieblings-Probiotikum zu aktivieren, indem Sie einen Teelöffel davon über mehrere Stunden in einem lauwarmen (Körpertemperatur) Nährmedium wie z. B. Kokosmilch oder Knochenbrühe einweichen. Anschließend schlucken Sie die Flüssigkeit auf nüchternen Magen und trinken gleich darauf ein großes Glas (350 – 600 ml) lauwarmes Wasser. Die starke Verdünnung sorgt dafür, dass die „Protein-Spür-Systeme" des Magens getäuscht werden und das Probiotikum schnell in den Dünndarm befördern. Im Darm können sich dann deutlich größere Mengen dieser probiotischen Kulturen ansiedeln als sonst üblich.

Vorsicht: In seltenen Fällen können Probiotika für Menschen mit einer Immunschwäche, wie z. B. bei AIDS-Kranken oder Krebspatienten während der Chemotherapie ein Risiko darstellen. Menschen, die Hefepilze nicht tolerieren können, sollten zumindest vorübergehend auf *S. boulardii* verzichten.

✓ **Präbiotika** (Ballaststoffe, von denen sich Probiotika gerne ernähren) füttern die nützlichen Bakterien in Ihrem Darm. Zu den gesunden Präbiotika gehören Inulin (aus der Zichorienwurzel), Akazienfasern, Arabinogalaktane aus sibirischen Lärchen und Fructo-Oligosaccharide (FOS) – Oligosaccharide, die in der Natur z. B. in Zwiebeln, Zichorie, Knoblauch, Spargel, Bananen, Artischocken und in löslichen Ballaststoffen zu finden sind. Halten Sie Ausschau nach Produkten aus biologischem Anbau und rotieren Sie diese.

Dosierung: Bitte beachten Sie die Dosierungsanleitungen des Herstellers.

Empfehlung: Führen Sie die Präbiotika schrittweise ein und reduzieren die Menge, falls Sie Verdauungsbeschwerden wie Magenschmerzen oder Blähungen bekommen.

✓ **Vitamin D3** (25-Hydroxy-Vitamin D3) – das "Sonnenscheinvitamin" – ist streng genommen eine Hormonvorstufe, die einen großen Einfluss auf das Immunsystem hat. Viele Menschen mit autoimmunen Beschwerden haben einen Vitamin-D-Mangel. Außerdem gilt ein Vitamin-D-Mangel als Hinweis auf eine mögliche spätere Immunerkrankung wie MS, RA und Typ-1-Diabetes (mehr darüber in dem Kapitel über Hormone). Ein einfacher Bluttest gibt Auskunft über den Vitamin-D-Status. Man geht davon aus, dass die optimalen Vitamin-D-Werte zur Vorbeugung und Umkehrung chronischer Krankheiten zwischen 70 – 100 ng/ml liegen, während die Werte zum Erhalt eines gesunden Vitamin-D-Spiegels bei 50 – 80 ng/ml liegen. Idealerweise sollten wir unser Vitamin D über die Sonne aufnehmen, zwanzig Minuten täglich an der frischen Luft würden ausreichen. Dennoch erhalten die meisten von uns nicht annähernd genug Sonnenlicht, weil die Sonne vielleicht nicht oft genug scheint oder Sonnenschutzcreme aufgetragen wird. In diesem Fall sollte Vitamin D eingenommen werden. Vitamin D erhöht Ihren Bedarf an Vitamin K2, die beiden sollten aber getrennt zu unterschiedlichen Tageszeiten eingenommen werden, um die besten Ergebnisse zu erzielen.

Dosierung: Zur Berechnung des Vitamin-D-Bedarfs gibt es eine einfache Formel: Wenn Ihr aktueller Wert bei 30 ng/ml liegt und Sie auf 80 ng/ml aufstocken möchten, ziehen Sie den aktuellen Wert einfach von dem gewünschten ab: 80 – 30 = 50. Multiplizieren Sie die Differenz mit 100 um den Tagesbedarf zu berechnen. In diesem Fall wäre das 50 × 100 = 5 000 IU Vitamin D3 täglich. Nehmen Sie Vitamin D3 morgens zum Frühstück ein und abends Vitamin K2, ebenfalls mit einer Mahlzeit. Unter Umständen kann es zwischen sechs Monaten und einem Jahr dauern, bis Sie Ihr gewünschtes Ziel erreicht haben. Denken Sie daran, sich regelmäßig testen zu lassen, um die Entwicklungskurve zu beobachten.

✓ **Vitamin K2** (als MK7) wirkt im Zusammenspiel mit Vitamin D3 und hilft, Entzündungen im Körper vorzubeugen und zu beheben. Es transportiert Kalzium in die Knochen. K2 und D3 können am gleichen Tag eingenommen werden, Sie sollten es aber nicht gleichzeitig tun.

Dosierung: 100 – 200 µg pro Tag mit einer Mahlzeit zusammen (entspricht 5 000 oder 10 000 IU Vitamin D3).

✓ **Omega-3 essenzielle Fettsäuren (EFAs)** wirken entzündungshemmend, unterstützen die gesunde kognitive Funktion des Gehirns und schützen gegen Krebs, Herz-Kreislauf-Erkrankungen und Alzheimer. Sie können Omega-3-Fettsäuren als Nahrungsergänzung nehmen und Lachs aus Wildfang, Sardellen und Sardinen essen, die viel Omega 3 enthalten. Kaufen Sie nur gekühltes Fischöl aus Lachs, Sardellen oder Krill, das nachweislich nicht mit Schwermetallen belastet ist.

Dosierung: 1000 – 2000 mg EPA und DHA zweimal täglich zu den Mahlzeiten; zusätzlich 200 mg Vitamin E (Tocopherol), falls das Fischöl oder Multivitaminprodukt keine 200 mg Vitamin E enthält.

Empfehlung: Um auf 2000 – 4000 mg EPA und DHA pro Tag zu kommen, müssen Sie unter Umständen mehr als die auf der Packung angegebene Tagesdosis einnehmen.

Vorsicht: Alle Öle oxidieren und werden sehr schnell ranzig. Kaufen Sie nur hochwertige Nahrungsergänzungsmittel und bewahren Sie diese dunkel, kühl und trocken auf. Idealerweise sollten Sie Fischöle in einem dunklen Glasbehälter im Kühlschrank aufbewahren. Entsorgen Sie das Öl, sobald es nach Fisch zu schmecken oder riechen beginnt. Omega-3-Fettsäuren können die Wirkung von blutverdünnenden Medikamenten verstärken.

Steve Fowkes deutet darauf hin, dass Fischöle zwar stark entzündungshemmend sind und große Vorteile bringen, sie aber auch das Abwehrsystem gegen Antioxidantien belasten. Besonders Menschen mit Autoimmunerkrankungen reagieren hier empfindlich. Reduzieren Sie bei Bedarf die empfohlene Tagesdosis.

✓ **Glutathion (GSH)** ist das wichtigste Antioxidans des Körpers. Es stärk Leber- und Immunfunktion, neutralisiert freie Radikale und entgiftet die Körperzellen. Leider nimmt die Produktion von Glutathion mit steigendem Alter ab, denn ab 40 wird die Stoffwechselrate heruntergefahren. Bei Menschen mit Autoimmunerkrankungen sind die Defizite sehr wahrscheinlich noch größer. Hinzu kommt, dass ungefähr die Hälfte der Bevölkerung genetisch nicht dazu in der Lage ist, genügend Glutathion herzustellen. Diese beiden Gruppierungen profitieren von einer direkten Nahrungsergänzung mit Glutathion. Wenn Sie generell gesund sind, können Sie Ihre eigene Glutathionproduktion steigern, indem Sie den Vorläufer des Glutathions, N-Acetylcystein (NAC), einnehmen. Wenn Sie unter gesundheitlichen Beschwerden und/ oder chronischem Stress leiden, haben Sie wahrscheinlich nicht genügend Glutathion im Körper und könnten von der Einnahme von *liposomalem Glutathion* profitieren. Diese (flüssige) Form hat eine bessere Bioverfügbarkeit als Kapseln. Ich persönlich nehme regelmäßig NAC und liposomales Glutathion für meine Gesundheit.

Dosierung NAC: 200 – 600 mg zweimal täglich auf nüchternen Magen.

Empfehlung: Wenn Sie unter Verdauungsbeschwerden leiden, sollten Sie die Tagesdosis reduzieren.

Vorsicht: Wenn Sie ein Magengeschwür haben oder eine Organtransplantation hatten, sollten Sie kein NAC einnehmen. Konsultieren Sie Ihren Arzt, wenn Sie mit Antibiotika behandelt oder wegen einer Krebserkrankung therapiert werden.

Dosierung liposomales Glutathion: 100 mg reduziertes Glutathion, entspricht 1 Teelöffel zweimal täglich auf nüchternen Magen.

Spülen Sie vor dem Schlucken 30 Sekunden lang den Mund mit der Flüssigkeit aus, damit sie bereits von den Kapillaren unter der Zunge aufgenommen werden kann. Kaufen Sie nur hochwertige Produkte in Braunglas.

Empfehlung: Für eine bessere Haltbarkeit sollte liposomales Glutathion, neben Vitamin C und E, im Kühlschrank aufbewahrt werden.

✓ **Bei dem Vitamin-B-Komplex** handelt es sich um eine Gruppe von acht Vitaminen: Vitamin B1 (Thiamin), Vitamin B2 (Riboflavin), Vitamin B3 (Niacin), Vitamin B5 (Pantothensäure), Vitamin B6 (Pyroxin), Vitamin B7 (Biotin), Vitamin B9 (Folsäure) und Vitamin B12 (Cobalamin). Die B-Vitamine sind für die Energiegewinnung, den Erhalt eines gesunden Nervensystems, zur Entgiftung und für gesunde Nebennieren unerlässlich. Ein Vitamin-B-Mangel verursacht Müdigkeit, Muskelschwäche, Anämie, Herzbeschwerden, Störungen in der Immunfunktion, Schlafstörungen, Reizbarkeit, kognitive Störungen und sogar angeborene Fehlbildungen.

SCHLÜSSELKONZEPT: *Auf dem Weg zur Heilung spielt die Nahrungsergänzung mit hochwertigen und hoch dosierten Nahrungsergänzungsmitteln eine wichtige Rolle.*

Viele Menschen – insbesondere die mit Autoimmunerkrankungen – haben auch Probleme mit der Methylierung (ein ausgeklügelter und wichtiger Prozess, der für den genetischen Selbstausdruck eine wichtige Rolle spielt). Hier können methylierte B-Vitamine Abhilfe schaffen. Mithilfe einfacher Gentests können Sie herausfinden, ob das für Sie ein Problem darstellt.

Die wichtigste Quelle für Vitamin B12 ist tierisches Eiweiß; Vegetarier und Veganer können also besonders von einem Mangel betroffen sein.

Dosierung: In der Regel ein bis zwei Kapseln eines Komplexmittels mit enzymatisch aktivierten B-Vitaminen, am besten vormittags zu den Mahlzeiten einnehmen.

Empfehlung: B-Vitamine können leichte Verdauungsstörungen oder Hitzewallungen (Niacin) verursachen; beides ist vorübergehend und verschwindet, sobald sich der Körper angepasst hat.

Vorsicht: Wenn Sie an Diabetes, Lebererkrankungen oder Sichelzellenanämie (Vitamin-B12-Mangel) leiden, sollten Sie vor der Einnahme eines Vitamin-Komplexes mit Ihrem Arzt sprechen.

✓ **Das Mineral Magnesium** spielt in mehr als 300 unterschiedlichen biochemischen Reaktionen im Körper eine wichtige Rolle. Dazu gehören Energiegewinnung, Herzfunktion, ein gesundes Nervensystem und Blutzuckerregulierung. Man schätzt, dass ungefähr bis zu 70 % der amerikanischen Bevölkerung einen Magnesiummangel hat. Man hat festgestellt, dass ein Magnesiummangel entzündliche Vorgänge begünstigt, die wiederum als Risikofaktoren für Autoimmunerkrankungen gelten.[16,17]

Dosierung: Beginnen Sie mit ca. 400 mg Magnesium zwischen oder zu den Mahlzeiten. Idealerweise sollte Magnesium zur Schlafenszeit eingenommen werden, vorzugsweise als Magnesiummalat, -glycinat, -ascorbat oder -threonat.

Empfehlung: Magnesium in jeder Form wirkt abführend und kann für Menschen mit Verstopfung wohltuend sein. Beginnen Sie mit einer niedrigen Dosierung (1 Kapsel zu 400 mg) und steigern Sie die Dosierung bis Sie merken, dass Ihr Stuhlgang weicher wird. Reduzieren Sie wieder um 1 Kapsel pro Tag und Sie haben Ihre ideale Dosierung gefunden.

Vorsicht: Meiden Sie Magnesiumglutamat und -aspartat, weil diese das Risiko einer Exzitotoxizität (Reizüberflutung) erhöhen. Menschen mit eingeschränkter Nierenfunktion oder einem Hyperparathyreoidismus sollten vor der Einnahme von Magnesium Ihren Arzt um Rat fragen. Auch Patienten, die Antibiotika oder Medikamente gegen Diabetes einnhmen, müssen mit ihrem Arzt darüber sprechen. Magnesiumcitrat kann die Aufnahme von bestimmten Antibiotika behindern und sich bei gleichzeitiger Einnahme von Schilddrüsenhormonen negativ auswirken.

✓ **Polyphenole** gehören zu den natürlichen sekundären Pflanzenstoffen, die als farbenfrohe Antioxidantien z. B. in Tee, Kaffee, Trauben und anderen Früchten (vor allem in der Schale), Kakao, Nüssen, Samen und Saaten zu finden sind. Auch Blätter, Stängel und Rinde vieler Pflanzen enthalten diese Stoffe. Polyphenole neutralisieren gewebsschädigende freie Radikale und schützen vor oxidativen Schäden (denken Sie einfach an rostige Zellen), die der Alterungsprozess, chronische Krankheiten und Giftstoffe mit sich bringen. Eine bewährte Strategie ist die Rotation supereffizienter Polyphenole wie Grüntee-Extrakt (ECGC), Resveratrol (bei blauen Trauben in der Schale zu finden), Pycnogenol (Seekiefer-Rindenextrakt), Quercetin (in der Zwiebel und vielen anderen Pflanzen enthalten), Curcumin (Kurkumawurzel) und Traubenkernextrakt bei gleichzeitiger Einnahme von Vitamin C (L-Ascorbinsäure oder gepuffert).

Dosierung: Am besten ist ein niedrig dosiertes Komplexmittel mit verschiedenen Polyphenolen (aus biologischem Anbau oder Wildsammlung). Alternativ können Sie hoch dosierte Einzel-Polyphenole rotieren. Bitte beachten Sie die Packungsbeilage und nehmen Sie die Polyphenole zusammen mit einer Mahlzeit ein, damit sie gut absorbiert werden können.

✓ **Unterstützung für die Mitochondrien.** Erinnern Sie sich an diese kleinen Kraftwerke, die in jeder Zelle sitzen? Menschen mit auto-

Denken Sie über Ketose nach … aber mit Vorsicht

Wenn Sie über die neuesten Gesundheits- und Ernährungstrends informiert sind, stehen die Chancen gut, dass Sie von der ketogenen (oder einfach „Keto") Ernährung gehört haben. Auch wenn es wie ein neuer Modetrend aussieht – so haben unsere Vorfahren sich 200 000 Jahre lang ernährt – mit Ausnahme der letzten 100 Jahre, nämlich seitdem die moderne Landwirtschaft eingeführt wurde. Biologisch sind wir Menschen auf natürliche Zyklen eingestellt, in denen sich Hungerperioden mit Zeiten der Fülle abwechseln. Wir sind nicht geschaffen für Dauerschlemmen und Zwischenmahlzeiten. Bis in die jüngste Vergangenheit haben wir das gegessen, was gerade verfügbar war. Jeden Überschuss haben wir im Fettgewebe gelagert, um längere Hungerperioden zu überstehen.

Nun hat sich herausgestellt, dass die Keto-Ernährung mit ihren regelmäßigen Fastenzeiten diese Zyklen imitiert. Indem wir überwiegend gesunde Fette essen, die Proteinaufnahme reduzieren und nur sehr wenige Kohlenhydrate zu uns nehmen (ungefähr 70 % Fett, 25 % Proteine und 5 % Kohlenhydrate), nimmt das Hungergefühl deutlich ab. Wir konsumieren weniger Kalorien, haben mehr Energie, das Gehirn funktioniert besser, Entzündungen gehen zurück und eine Insulinresistenz kann sogar wieder rückgängig gemacht werden.

immunen Beschwerden sind oft sehr müde, eben weil die Mitochondrien nicht richtig funktionieren. Überlegen Sie, ob Ihnen ein Nahrungsergänzungsmittel helfen kann, die Müdigkeit zu reduzieren und die Mitochondrien wieder auf Vordermann zu bringen. Dafür geeignet sind: Acetyl-l-Carnitin (ALCAR), Alpha-Liponsäure (ALA), PQQ (Polyquinolinchinon), CoQ10 (Coenzym Q10) und D-Ribose. Es schadet nicht, alle diese Substanzen auf einmal einzunehmen, und tatsächlich gibt es oft einen noch nützlicheren, synergistischeren Effekt – wie ALCAR plus ALA und PQQ plus CoQ10. Wenn Sie allgemein empfindlich reagieren, können Sie die einzelnen Präparate nach und nach einführen, um ihre Reaktion messen zu können. Diese Nahrungsergänzungsmittel brauchen bis zu zwölf Wochen, um ihre volle Wirkung entfalten zu können.

DOSIERUNG:

- **Alpha-Liponsäure (ALA):** 200 – 600 mg täglich auf nüchternen Magen. R-Liponsäure hat eine besonders hohe Bioverfügbarkeit.

Untersuchungen zeigen, dass eine ketogene Ernährung besonders vorteilhaft für Menschen mit neurologischen Erkrankungen wie Epilepsie oder anderen Anfallsleiden sein kann. Auch MS, Parkinson und Alzheimer werden zurückgedrängt. Auch Menschen mit Typ-2-Diabetes, Insulinresistenz, Übergewicht oder sogar Adipositas können profitieren. Natürlich gibt es auch hier Vorbehalte. So ist es mit allem, das sich zu gut anhört, um wahr zu sein. Mein Dank geht hier an Dr. Sarah Ballantyne, die Paläo Mum, die mich darauf aufmerksam gemacht hat: eine ketogene Diät kann sich negativ auf Leber-, Nieren- und Schilddrüsenfunktion auswirken. Außerdem kann sie das Mikrobiom und den Hormonhaushalt durcheinanderbringen, das Risiko für Herz-Kreislauf-Erkrankungen erhöhen und Osteoporose fördern.

Das Fazit: Bevor Sie sich in eine fettreiche, ketogene Diät stürzen, die Kohlenhydrate fast völlig ausklammert, sollten Sie zusammen mit Ihrem Therapeuten herausfinden, ob es eine für Sie geeignete Ernährung ist. Sie sollten Ihre Blutwerte engmaschig kontrollieren lassen, damit Sie sicher gehen können, dass Blutzucker, Nieren, Leber, Schilddrüse und Entzündungsmarker im grünen Bereich bleiben. Für manche Menschen ist eine „Teilzeit"-Ketose die beste Variante: also eine ketogene Ernährung für mehrere Tage pro Woche oder auch mehrere Wochen pro Jahr. So kann man die Vorteile genießen und die größten Fallstricke vermeiden. Mehr über die ketogene Ernährung in Anhang F.

Hinweis: In Ausnahmefällen wurden als Nebenwirkung Hautausschläge und Verdauungsbeschwerden beobachtet.

Vorsicht: ALA kann den Spiegel des Schilddrüsenhormons T3 senken und den TSH-Spiegel erhöhen. Außerdem kann es den Blutzuckerspiegel senken, insulinpflichtige Diabetiker sollten vor der Einnahme mit ihrem Arzt sprechen.

- **Acetyl-l-Carnitin (ALCAR):** Nehmen Sie sechs Wochen lang 500 mg zweimal täglich ein, dann 500 mg einmal täglich, sechs Wochen lang. (In vielen Fällen kann ALCAR nach den ersten sechs Wochen direkt abgesetzt werden.)

Empfehlung: Wenn Sie mehr als 2000 mg täglich einnehmen, kann es in seltenen Fällen zu Verdauungsstörungen und Übelkeit kommen.

Vorsicht: ALCAR kann die Wirkung von Schilddrüsenhormonen beeinträchtigen.

- **PQQ:** 20 – 40 mg täglich, mit oder ohne Mahlzeiten.

Empfehlung: Bislang wurden keine Nebenwirkungen beobachtet, weitere Studien dazu sind notwendig.

- **Coenzym Q10 (CoQ10):** Nehmen Sie sechs Wochen lang 400 mg in Form von Ubiquinol ein, anschließend sechs Wochen lang 200 mg täglich.

Empfehlung: Selten treten leichte Nebenwirkungen wie z. B. Kopfschmerzen, Hautausschläge und Verdauungsbeschwerden auf.

Vorsicht: CoQ10 kann die Wirkung von Blutverdünnern beeinträchtigen.

- **D-Ribose:** 6 Wochen lang 5 g 3-mal täglich, anschließend 6 Wochen lang 5 g 2-mal täglich.

Empfehlung: Da D-Ribose für gewöhnlich aus Mais gewonnen wird, sollten Sie darauf achten, dass das Produkt alternativ aus etwas anderem hergestellt ist. In Fällen von Dysbiose kann D-Ribose Blähungen verursachen, die Tagesdosis sollte dementsprechend reduziert oder das Präparat ganz abgesetzt werden.

Vorsicht: D-Ribose kann den Blutzuckerspiegel senken. Insulinpflichtige Diabetiker sollten vor der Einnahme mit ihrem Arzt sprechen.

Schritt 6: Gesund essen – ein Leben lang

Hoffentlich haben Sie inzwischen ein besseres Verständnis dafür, welche Lebensmittel Ihnen schaden und welche Sie wirklich nähren. Nach der Paläo-Vorlage minus Ihrer persönlichen verdächtigen Nahrungsmittel können Sie sich für den aktuellen Stand optimal ernähren. Sobald Sie Ihre verdächtigen Lebensmittel für mindestens drei Monate aus dem Speiseplan gestrichen haben, wird Ihr Immunsystem wieder zur Ruhe kommen. Dann haben Sie genügend Zeit, Ihren Darm zu heilen und buchstäblich wieder zu flicken. Ihr optimaler Ernährungsplan ist keine „Diät", sondern eine Lebensweise. Um die neuen Essgewohnheiten nachhaltig integrieren zu können, helfen folgende Faustregeln:

1. **Verabschieden Sie sich dauerhaft von SAD-Lebensmitteln und Getränken.**
2. **Setzen Sie zur Vorratshaltung auf Glas und Edelstahl.** Lebensmittel und Wasser halten sich so am besten – zu Hause und auf Reisen.
3. **Planen Sie Lebensmittel aus biologischem Anbau ein.** So investieren Sie langfristig in Ihre Gesundheit.
4. **Kaufen Sie frische Produkte.** Dazu brauchen Sie nicht unbedingt einen Supermarkt. Fisch, Fleisch und Gemüse gibt es auch in kleinen Läden.
5. **Kochen Sie zu Hause** und bitten Sie Ihren Partner und Ihre Kinder, Ihnen zu helfen.
6. **Halten Sie Ihren Blutzucker im Gleichgewicht.** Die Speisen auf Ihrem Teller sollten zu zwei Dritteln aus Gemüse bestehen, das über der Erde wächst, ein Drittel aus gesunden Proteinen und reichlich gesunden Fetten.
7. **Kaufen Sie auf dem Wochenmarkt ein.** Vielleicht können Sie auch einer solidarischen Landwirtschaft beitreten oder lassen sich eine Öko-Kiste mit regionalem Gemüse, Fleisch, Eiern und rohen Milchprodukten nach Hause liefern.
8. **Essen Sie bunt.** Kochen Sie mit einem ganzen Regenbogen an saisonalen und regionalen Produkten.
9. **Legen Sie einen Küchengarten an.** Selbst auf der kleinsten Fensterbank ist genügend Platz für einen Kräutertopf.
10. **Essen Sie langsam und kauen Sie gründlich.** So optimieren Sie auch Ihre Verdauung.

11. **Ersetzen Sie Tafelsalz** durch Meer- oder Steinsalz mit hohem Mineralgehalt.
12. **Rotieren Sie Lebensmittel und probieren Sie öfter Neues aus.** Haben Sie schon Innereien, Wild oder Knochenbrühe gekostet?

Es ist nie zu spät für eine Ernährungsumstellung, unabhängig vom eigenen Immunstatus. Sie können jederzeit Ihre Zellen rehabilitieren und optimale Gesundheit erlangen. Vitalität und strahlende Gesundheit stehen Ihnen schließlich zu. Ich weiß, dass die Aussicht einer kompletten Ernährungsumstellung abschreckend sein kann, aber wenn Sie die Vorteile erst einmal am eigenen Leib erfahren haben, wird es Ihnen leichtfallen.

Es gibt zwar keine Garantie, dass die Ernährungsumstellung allein eine Autoimmunerkrankung verhindern oder rückgängig machen kann. Aber ich wette, dass Sie insgesamt gesünder sein werden: Sie werden mehr Energie haben und mit der Energie kommt die Bereitschaft, noch mehr Veränderungen im Leben einzuführen. So dreht sich die Positivspirale immer weiter nach oben. Der erste Schritt ist immer der schwierigste, aber den haben Sie schon gemacht, denn Sie halten dieses Buch in den Händen. Wenn Sie so weit sind, können Sie den nächsten Schritt wagen. Die Toolkits der heilenden Lebensmittel stehen für Sie bereit.

Zusammenfassung: Die Top 5 der Ernährungsumstellung

1. Streichen Sie alle SAD-Lebensmittel aus Ihrer Ernährung: verarbeitete Lebensmittel, Zucker, Getreide und Milchprodukte.
2. Identifizieren und verzichten Sie auf Ihre verdächtigen Nahrungsmittel; machen Sie 30 Tage Urlaub für den Darm und/oder lassen Sie sich testen.
3. Essen Sie wirklich nahrhafte Lebensmittel, am besten in Anlehnung an die Paläodiät.
4. Nehmen Sie gezielt Nahrungsergänzungsmittel ein.
5. Kochen Sie zu Hause, damit Sie wissen, was auf Ihrem Teller landet.

KAPITEL 2

Heilen Sie Ihren Darm

Der Darm ist die Wiege der Gesundheit.
—Vincent Pedre, ganzheitlicher Arzt und Autor von *Happy Gut*

Schon vor mehr als 2500 Jahren beobachtete Hippokrates – der Vater der modernen Medizin –, dass „jede Krankheit im Darm beginnt". Erst jetzt beginnen wir zu verstehen, warum der Darm eine so zentrale Rolle für Krankheit und Gesundheit spielt. Dieses Verständnis kommt keinen Moment zu früh, denn die vergangenen hundert Jahre haben unseren Darm ziemlich aus dem Gleichgewicht gebracht. Auf den folgenden Seiten werden wir uns anschauen, wie sehr die geballte Wirkung unserer modernen Ernährung, der großzügige Einsatz von Antibiotika und unser Verlangen nach klinisch reiner Sauberkeit die Entstehung von Autoimmunerkrankungen begünstigt. Mit diesem Wissen können wir die Zügel wieder selbst in die Hand nehmen und unsere Gesundheit vorantreiben, indem wir unseren Darm heilen.

Seit Louis Pasteur im späten 19. Jahrhundert die „Keimtheorie" als Ursache vieler Krankheiten bekannt machte, hält die Schulmedizin an dem Gedanken fest, Mikroben seien zum größten Teil daran schuld, wenn wir krank werden. Der Keimtheorie zufolge sind Mikroben krankmachende Übeltäter, die ahnungslose Menschen überfallen. Lange nachdem Pasteur auf seinem Sterbebett diese Theorie widerrief – und stattdessen der Aussage des Physiologen Claude Bernard „die Mikrobe ist nichts, das Terrain ist alles" zustimmte – wird an Pasteurs ursprünglicher Theorie von offizieller Seite festgehalten und alles desinfiziert, was zu desinfizieren geht. Auch bei den ersten Anzeichen einer Erkältung werden sofort Antibiotika geschluckt.

Antibiotika haben unsere Gesellschaft zum Positiven verändert. Sie haben maßgeblich zur Bekämpfung ansteckender (*übertragbarer*) Krankheiten wie Malaria, rheumatische Fieber und Tuberkulose beigetragen. Aber erst in jüngster Zeit beginnen wir zu verstehen, dass die Kollateralschäden durch den übermäßigen Einsatz von Antibiotika eine der größten Gefahren für unsere Gesundheit darstellen könnte. Jetzt, wo wir die Plage der ansteckenden Krankheiten endlich unter Kontrolle zu haben scheinen, sehen wir uns mit einem starken Anstieg an Autoimmunerkrankungen konfrontiert.

Könnte es ein, dass unser großzügiger Einsatz von Antibiotika zur Autoimmun-Epidemie beiträgt? In den letzten zehn Jahren hat die Wissenschaft riesige Fortschritte gemacht in ihrem Verständnis von der Bedeutung des Darms für die Gesundheit. Die aktuelle Forschung zeigt, dass das Mikrobiom – das riesige bakterielle Ökosystem in unserem Darm – ein starker Verbündeter und vielleicht sogar unsere größte ‚Waffe' gegen Autoimmunerkrankungen ist.

Wissenschaftler haben auch entdeckt, dass der Einsatz von Antibiotika oft negative Auswirkungen auf das Mikrobiom hat und sowohl schädliche als auch nützliche Bakterien angreift. Noch schlimmer wird es, wenn das beschädigte Mikrobiom dann unsere Darmschleimhaut von einer natürlichen Schutzbarriere in einen völlig ramponierten Lückenzaun verwandelt, der autoimmunen Beschwerden Tür und Tor öffnet. Oft dauert es Jahrzehnte, bis Forscher ihre Erkenntnisse in die Praxis umsetzen können. Deshalb ist es wichtig, dass Sie die Zusammenhänge zwischen Darmgesundheit und Krankheit verstehen und wissen, was Sie *heute schon* tun können, um Ihren Darm in bester Gesundheit zu halten.

Was genau ist der „Darm"?

Sie fragen sich vielleicht, was dieser „Darm" überhaupt ist. Wenn Menschen über den „Darm" oder „Darmbeschwerden" sprechen, meinen sie meist den ganzen Darm, also Dünndarm und Dickdarm zusammen.

Das Wissenschaftler- und Ärzteteam Justin und Erica Sonnenburg geben in ihrem Buch *Der gute Darm: Was er wirklich braucht, um uns gesund zu erhalten* eine lebhafte Darstellung eines Dünndarms und beschreiben ihn als „flexible Röhre, etwa sechs bis sieben Meter lang, ungefähr zweieinhalb Zentimeter im Durchmesser und in der Mitte unseres Körpers in Lagen gestapelt wie ein Spaghetti-Turm". Ja, Sie haben richtig gelesen. Mit sieben Metern

Länge ist der Dünndarm alles andere als klein. Auseinandergezogen würde das stark gefaltete Organ fast die doppelte Fläche eines Tennisplatzes abdecken! Das ist natürlich so, weil er sehr viel zu tun hat. In den vielen Falten des Dünndarms versteckt, befinden sich winzige, fingerähnliche Vorsprünge, die sogenannten Darmzotten (auch Mikrovilli genannt). Die Darmzotten vergrößern die Oberfläche des Dünndarms, damit Nährstoffe besser aufgenommen werden können. Und hier befindet sich auch die Hauptzentrale des Immunsystems, das uns gegen unerwünschte Eindringlinge schützt. Zu diesen Eindringlingen gehören hauptsächlich Dinge, die wir essen und die den Verdauungstrakt durchlaufen.

Es gilt der Grundsatz: Die Innenwand (Schleimhaut) des Dünndarms ist die wohl wichtigste Barriere zwischen uns und der Außenwelt. Sie werden bald sehen, wie wichtig dieser Schutz für Ihre Gesundheit ist.

Ihr Dickdarm dagegen kommt gerade mal auf ungefähr dreißig Zentimeter. Der Dickdarm verdankt seinen Namen der Tatsache, dass er mit zehn Zentimetern einen recht großen Umfang hat. Auch er spielt für die Gesundheit eine entscheidende Rolle, weil er das Mikrobiom beherbergt, ein riesiges mikrobielles Ökosystem, das hauptsächlich aus nützlichen Bakterien, Pilzen, Parasiten und Bakteriophagen besteht. Bakteriophagen sind Viren, die Bakterien befallen, für den Menschen aber harmlos sind.

Aber mit meiner Verdauung ist doch alles in Ordnung!

Einen Moment mal bitte, wenden Sie jetzt vielleicht ein. Sie haben weder ein Reizdarmsyndrom noch eine Colitis oder einen Morbus Crohn. Sie haben noch nicht einmal Verdauungsbeschwerden. Also warum sollten Sie Ihren Darm heilen müssen? Um es kurz zu fassen: Wenn Sie irgendwo im Körper mysteriöse oder unerwünschte Symptome haben, haben Sie auch ein Problem mit Ihrem Darm. Dabei spielt es keine Rolle, ob Sie spürbare Verdauungsbeschwerden haben oder nicht. Hippokrates hatte recht: Wir ziehen Spezialisten zu Rate für Beschwerden, deren Ursache eigentlich im Darm liegen. Wenn Sie autoimmune Beschwerden haben oder unter einem/mehreren der unten aufgeführten Symptome leiden, ist die Wahrscheinlichkeit sehr hoch, dass die Verdauung bei Ihnen Thema sein wird:

- Allergien
- Alzheimer
- Angststörungen

- Arthritis
- Asthma
- Aufmerksamkeitsdefizite (ADS/ADHS)
- Autismus
- Brain Fog (Konzentrationsstörungen)
- Krebs
- Zöliakie
- Chronische Schmerzen
- Chronische Müdigkeit
- Demenz
- Depression
- Heißhungerattacken (insbesondere auf Zucker und Kohlenhydrate)
- Nahrungsmittelunverträglichkeiten
- Pilzinfektionen
- Verdauungsbeschwerden (Blähungen, Völlegefühl, Verstopfung, Durchfall, Sodbrennen und Reflux etc.)
- Kopfschmerzen oder Migräne
- Schlafstörungen
- Entzündliche Darmerkrankungen, Reizdarmsyndrom (RDS), Colitis ulcerosa oder Morbus Crohn
- Gelenkschmerzen
- Immunschwäche (chronische Erkältungen, Grippe oder andere Infekte)
- Gedächtnisstörungen
- Stimmungsschwankungen
- Aphthen
- Sensorische Wahrnehmungsstörungen (Taubheit, Kribbeln, Spannungsgefühl etc.)
- Beschwerden der Nebenhöhlen/Sinusitis
- Hauterkrankungen (Akne, Ekzem, Nesselsucht, Pilzinfektionen, Schuppenflechte, Akne rosacea, diffuse Hautausschläge etc.)
- Schizophrenie
- Hartnäckiges Übergewicht

Unser Darm kann jahrelang durch Umweltgifte unter Beschuss stehen, bis das System endgültig zusammenbricht. Aber mit der Zeit leidet unsere Gesundheit in der Regel dort am meisten, wo unsere genetischen Schwächen liegen. Bei mir war es die Multiple Sklerose, für andere könnte es eine Hashimoto-Thyreoiditis, ein Lupus, eine Herzerkrankung, rheumatoide Arthritis, Krebs oder sogar Alzheimer sein.

Warum erzählt mir mein Arzt das nicht?

Die traurige Wahrheit ist, dass Ihr Arzt vielleicht gar nicht weiß, welch wichtige Rolle der Darm für die Gesundheit spielt. Wissenschaftliche Erkenntnisse, die den Darm mit einem breiten Spektrum an chronischen Krankheiten in Verbindung bringen, sind noch relativ jung und entwickeln sich stetig weiter. Viele medizinische Lehrbücher (und in vielen Fällen auch die Ausbildungen) hinken der Zeit hinterher und sind nicht auf dem neuesten Stand. Wenn Ihr Arzt ein klassisches Medizinstudium durchlaufen hat, dann lernte er oder sie, wie man an bestimmten Körperteilen eine Diagnose stellt und dann ein Medikament verschreibt, um dieses spezielle Problem kurzfristig zu beheben. Auch die moderne Gesundheitsversorgung teilt den Körper in einzelne Abschnitte auf. Bei Gelenkschmerzen gehen Sie zu einem Rheumatologen, bei Gehirn- und Nervenerkrankungen zu einem Neurologen und wenn etwas mit Ihren Hormonen nicht in Ordnung ist, suchen Sie einen Endokrinologen auf. Bei Verdauungsbeschwerden überweist Ihr Hausarzt Sie zu einem Gastroenterologen.

Dieser isolierte und nicht kommunikative Ansatz hat einen großen Nachteil: Er entspricht nicht uns und unserer Realität als komplexe Lebewesen mit Organsystemen, die miteinander verbunden und voneinander abhängig sind. Der Darm ist eingebettet in alle anderen Organsysteme, vergleichbar mit einer Schaltzentrale, die unsere Gesundheit und unser Wohlbefinden regelt. Um nur ein Beispiel zu nennen: Ungefähr 75 % unseres Immunsystems ist im Darm angesiedelt. Und Autoimmunerkrankungen betreffen nun mal das ganze Immunsystem und nicht nur einzelne Körperteile.

Jetzt denken Sie vielleicht an alle „Essens-Sünden“, die Sie im Laufe der Jahre begangen haben oder an den Stress, der Ihr Leben bestimmt. Lassen Sie den Kopf nicht hängen! Es ist ganz egal, ob Sie jahrzehntelang nur Fast Food gegessen haben, über alle Maßen gestresst sind oder mehr als einmal im Leben Antibiotika einnehmen mussten – Sie haben die Macht, Ihre Darmflora zu verändern und Ihren Darm wieder ins Gleichgewicht zu bringen. Das wiederum wird Ihrer Gesundheit zu einem Wendepunkt verhelfen und Sie auf den Weg der Genesung und der Gesundheit schicken.

SCHLÜSSELKONZEPT: *Wenn Sie irgendwo im Körper mysteriöse oder unerwünschte Symptome haben, haben Sie höchstwahrscheinlich auch ein Problem mit Ihrem Darm.*

In diesem Kapitel werden wir die vielen Wege erkunden, auf denen wir unserem Darm schaden und wie das zu autoimmunen Beschwerden führen kann. Und wir werden sehen, wie wir uns eine Scheibe von unseren Vorfahren abschneiden können, die Autoimmunkrankheiten noch gar nicht kannten. Zur Inspiration und Motivation stelle ich Ihnen die Geschichte einer Ärztin für Funktionelle Medizin vor, die nach einer Brustkrebsbehandlung und Autoimmundiagnose nicht nur ihren Darm, sondern auch sich selbst heilte. Mit dem Toolkit für die Darmgesundheit werde ich Sie durch die einzelnen und bewährten Phasen führen, damit Sie eine gesunde Darmflora wiederherstellen und Ihren Darm wieder heilen können.

Einige wichtige Fakten über Ihren Darm

- Dünn- und Dickdarm bilden zusammen einen neun Meter langen Schlauch, der mitten im Körper liegt. Er bewegt sich nur, wenn er Nährstoffe verarbeitet und in den Blutkreislauf aufnimmt und abgibt.
- Die Darmschleimhaut, auch *Darmepithel* genannt, besteht aus einer nur einzelligen Schicht und ist viel dünner zum Beispiel als Ihr Augenlid – und um vieles verletzlicher.
- Der Darm – auch bekannt als *enterisches Nervensystem* (ENS) – wird auch als *zweites Gehirn* bezeichnet, weil er ungefähr 100 Millionen Neuronen enthält, die oft unabhängig von den Nervenzellen im Gehirn agieren.
- Ungefähr 90–95 % des Wohlfühl- und Botenstoffs Serotonin werden im Darm hergestellt – und nur 5–10 % im Gehirn.
- Etwa 75 % Ihrer Immunzellen befinden sich im Darm, so dass in Wirklichkeit der Darm das Zentrum des Immunsystems darstellt.
- Auseinandergezogen ist die Oberfläche eines gesunden Darms ungefähr so groß wie zwei Tennisplätze – ca. 3000 m^2!
- Ihr Darm beherbergt Ihr größtes Mikrobiom, ein Ökosystem, in dem geschätzt 100 Billionen Mikroben leben. Es gibt gute, schlechte und neutrale. Normalerweise siedeln dort bis zu tausend unterschiedliche Arten mit einem Gesamtgewicht von bis zu über zwei Kilogramm.
- Das menschliche Genom besteht aus lediglich 23 000 Genen, während das Mikrobiom ca. 8 Millionen zählen kann. Die mikrobiellen Gene schließen nicht selten Lücken in der eigenen DNA.
- Es gibt etwa zehnmal so viele mikroskopische Organismen in Ihrem Verdauungstrakt wie in Ihrem gesamten Körper. Rein rechnerisch betrachtet sind Sie mehr Bakterie als Mensch!
- 99 % Ihrer DNA sind mikrobiellen Ursprungs und somit veränderlich.

Woher kommen Ihre Darmprobleme?

Die moderne Forschung erkennt zunehmend, dass die Zusammenhänge zwischen gestörter Darmflora und chronischen Erkrankungen größer ist als gedacht. Sie beziehen sich nicht nur auf Krankheiten des Verdauungstraktes und des Gehirns. Eine gestörte Darmflora und eine durchlässige Darmwand haben weitreichende Folgen und sind an praktisch allen Autoimmunerkrankungen plus Asthma, Autismus, Angststörungen, Krebs, Depressionen, Diabetes, Herz-Kreislauf-Erkrankungen, HIV, Übergewicht und Nicht-Alkoholbedingter-Fettleber beteiligt.

Für Ärzte, die sich mit dieser Forschung auseinandergesetzt haben, waren die Ergebnisse erstaunlich – und sie haben sie gleichzeitig angespornt, das Wissen über diese Zusammenhänge zu vertiefen, in der Hoffnung, die Ursachen angehen zu können. David Perlmutter, weltbekannter Neurologe und *New York Times*-Bestsellerautor betont, wie wichtig dieses Umdenken ist:

> Ich muss ehrlich sagen, dass wir Neurologen ursprünglich gelernt haben, uns ganz auf das Gehirn zu konzentrieren. Wir dachten, dass sich dort alles abspielt. In Wirklichkeit wird aber das Gehirn hochgradig vom Darm beeinflusst. Und das ist für jede neurodegenerative Erkrankung relevant. Wir kennen jetzt den Mechanismus, der zu Alzheimer führt, zu Amyotropher Lateralsklerose, Multipler Sklerose, Parkinson, Autismus, ADHS usw. Kurz gesagt: Bei all diesen Krankheiten handelt es sich um entzündliche Prozesse, die ihren Ursprung im Darm haben. Ich kann offen sagen, dass alle sogenannten Behandlungsstrategien, die mir beigebracht wurden und die ein Großteil der Neurologen immer noch praktiziert, sich nicht auf den Brandherd konzentrieren. Sie beschäftigen sich lediglich mit dem Rauch. Das soll heißen, sie behandeln nur die Symptome, die irgendwo im Körper entstehen, weil die Entzündung schon so weit fortgeschritten ist.

Es ist, wie Dr. Perlmutter betont: Der unsichtbare Feind von im Grunde genommen fast jeder Krankheit ist die *Entzündung*. Dieses Konzept hört sich sehr mysteriös an, aber eigentlich handelt es sich hier um einen ganz normalen Vorgang, der immer losgetreten wird, wenn im Körper eine Verletzung entsteht. Wenn Sie sich zum Beispiel in den Finger schneiden, das Schienbein aufschrammen, von einem Insekt gestochen werden oder sich einen Knochen brechen.

Bei einem gesunden Menschen reagiert das Immunsystem umgehend (akut) mit einer Entzündung, um die betroffene Stelle notfallmäßig zu versorgen. Sie haben diese körpereigene Erste Hilfe bestimmt schon selbst beobachten können, wenn Sie sich z. B. mit dem Hammer auf den Daumen geschlagen haben oder sich ein Mückenstich entzündet hat: Die betroffene Stelle wird heiß, gerötet und schwillt an. Gibt es zusätzliche eine Infektion, produzieren die zur Stelle geeilten weißen Blutkörperchen Eiter. Das alles sind sichere Anzeichen für eine Entzündung, das Immunsystem macht sozusagen Überstunden, um den entstandenen Schaden zu beheben. Hält die Entzündung aber länger an und wird chronisch, dann kann sie sich zu einem ernsten Problem für den ganzen Körper entwickeln.

Normalerweise läuft bei einer akuten Verletzung ganz automatisch die „Rettungskette" ab und die Entzündung wird ohne viel Aufhebens behoben. Die Entzündung geht wieder zurück und Heilung setzt ein. Bei wiederholten oder lange bestehenden Verletzungen – durch entzündungsfördernde Ernährung (z. B. Zucker, Gluten oder mit Pestiziden belastete Lebensmittel), durch langfristige Einnahme von Schmerzmitteln, Antibiose, chronischen Stress, Schlafdefizite und/oder Bewegungsmangel – ist das anders. Das Immunsystem wird überfordert und fährt diese Reparaturprozesse zurück oder stellt sie ganz ab. An diesem Punkt ist die Entzündung nicht mehr nur kurzfristig und lokal vorhanden, sondern entwickelt sich zu einem langfristigen Problem für den ganzen Körper. Und anders als bei dem lädierten Daumen bleibt diese Entzündung so lange unerkannt, bis Symptome an die Oberfläche kommen. Selbst dann ist es nicht einfach zu erkennen, dass das schmerzende Knie, die Konzentrationsstörungen oder die vielen Extrapfunde etwas mit Entzündung zu tun haben, ganz zu schweigen mit Darmgesundheit.

SCHLÜSSELKONZEPT: *Chronische Entzündung zögert den Heilungsprozess hinaus. In anderen Worten: Mit einer Entzündung können Sie nicht gesund werden.*

Eine Entzündung wird chronisch, wenn Entzündungsherde kontinuierlich oder sehr häufig vorhanden sind. Und Sie dürfen jetzt dreimal raten, an welcher Körperstelle das Eingangstor für diese Herde am größten ist. Sie haben natürlich völlig recht: *Es ist der Darm!*

Wie entstehen Entzündungen?

Die Art der Entzündung, die in Ihrem Darm großen Schaden anrichten kann, ist nicht ausschließlich auf eine schlechte Ernährung zurückzuführen, sondern auch auf eine Vielzahl an Umweltfaktoren. Es kommt natürlich vor, dass entzündliche Vorgänge von einem einzelnen Faktor getriggert werden können, aber meistens entsteht die Entzündung als Resultat vieler verschiedener Faktoren. Für mich war es die Kombination aus SAD-Ernährung mit viel Gluten und Zucker, erhöhten Quecksilberwerten und chronischem Stress. Für andere Menschen kann es eine Laktoseintoleranz, eine schwere Mononukleose (Pfeiffersches Drüsenfieber) und/oder ein mit schwarzem Schimmel verseuchtes Haus sein. Selbst ein Kindheitstrauma kann entzündungsfördernd wirken und den Weg bereiten für autoimmune Beschwerden, die sich vielleicht erst Jahrzehnte später zeigen. Auch die schulmedizinischen Medikamente wie Antibiotika für Infekte oder Quecksilber in Amalgamfüllungen dürfen wir nicht vernachlässigen. Hier eine lange, aber trotzdem unvollständige Liste möglicher Ursachen:

- Akuter oder chronischer Stress
- Antibiotika, Säureblocker und andere verschreibungspflichtige Medikamente
- Orale, hormonelle Verhütungsmittel
- Chemotherapie und Bestrahlung
- Gehirnerschütterung
- Übermäßiger Alkohol- oder Koffeinkonsum
- Starke elektromagnetische Strahlung
- Genetisch veränderte Lebensmittel
- Schwermetalle
- Infektionen
- Oxidativer Stress (unzureichende oxidative Abwehr, wenig Zellenergie, beschädigte Zellen)
- Schmerzmittel
- Schlafstörungen
- Rauchen
- Erfrischungsgetränke (alle, auch die mit Zuckerersatzstoffen)
- SAD-Lebensmittel: Zucker, Süßungsmittel, Zuckeraustauschstoffe, Gluten, Milchprodukte, Getreide, verarbeitete Öle und Fette
- Toxine: Pestizide, Herbizide (Glyphosat), Zerfallsprodukte von Bakterien (Endotoxine), Pilzgifte (Mykotoxine)
- Nicht aufgearbeitetes, emotionales Trauma

Um verstehen zu können, wie sehr diese entzündungsfördernden Faktoren dem Darm schaden können, müssen wir uns die zwei Elemente näher anschauen, die eine führende Rolle spielen und eng miteinander verknüpft sind. Sie entscheiden, ob Sie krank oder gesund sind: das Mikrobiom und die Darmschleimhaut (Mukosa).

Das mächtige Mikrobiom

Seit über 3,5 Milliarden Jahren wird unsere Erde von Mikroben bevölkert, der Mensch ist seit ungefähr 200 000 Jahren da. Und Sie haben buchstäblich mehr Mikroben auf Ihrer Hand als es Menschen auf diesem Planeten gibt! Aber selbst, wenn diese kleinen Kerle für das menschliche Auge unsichtbar sind, handelt es sich um hochentwickelte Organismen. Die Wissenschaft steht noch ganz am Anfang ihrer Forschungen über das Leben der Mikroben und welche vielseitigen und essenziell wichtigen Rollen diese spielen.

Der Mensch beherbergt mindestens acht unterschiedliche Mikrobiome. Kleinere Mikrobiome gibt es auf der Haut und an dunklen, feuchten Orten wie Mund, Ohren, Nase, Lunge, Nabel und Genitalien. Unser größtes Mikrobiom ist im Dickdarm angesiedelt und wir werden uns hauptsächlich mit diesem beschäftigen. Das Mikrobiom wird während der Geburt und beim Stillen von der Mutter auf das Baby übertragen. Auch die Umwelt spielt eine Rolle, wenn das Kind sich zum Beispiel beim Spielen schmutzig macht, es hat für uns eine wichtige biologische Bedeutung. Bei einem gesunden Menschen ist das Mikrobiom bunt gemischt und besteht aus ungefähr eintausend verschiedenen Bakterienarten, die wiederum mehrere Stämme haben können.

Der renommierte Gastroenterologe und Forscher Dr. Alessio Fasano, vergleicht das gesunde Mikrobiom mit einer großen und vielfältigen Nachbarschaft, in der Menschen mit unterschiedlicher Herkunft und Nationalität friedlich miteinander leben oder zumindest koexistieren. Der Ärger beginnt dann, wenn eine Bevölkerungsgruppe oder Nationalität dominiert und zum Nachteil aller anderen die Herrschaft an sich reißt. Dann gibt es Bewohner, die marginalisiert oder ganz aus der Nachbarschaft verdrängt werden.

Wir werden später noch näher darauf eingehen, was passiert, wenn das Mikrobiom in Schieflage gerät. Zuerst möchte ich Ihnen zeigen, wie ein gut funktionierendes Mikrobiom aussieht. Wenn Sie in Harmonie mit Ihrem mikrobiellen Ökosystem leben, bringt das für Sie beide große Vorteile, das heißt, Sie leben in einer Symbiose. Sie beherbergen und füttern die Mikroben, die dann im Gegenzug eine lange Liste wichtiger Funktionen erfüllen, die Sie allein nicht bewältigen könnten:

- Sie beeinflussen die Immunantwort und helfen, Freund und Feind zu unterscheiden.
- Regulieren entzündliche Prozesse und helfen bei der Reparatur der Darmwand.
- Unterstützen die Verdauung und helfen bei der Aufnahme von Nährstoffen.
- Produzieren Neurotransmitter (Botenstoffe) und Vitamine.
- Regulieren den Hormonhaushalt.
- Unterstützen die Entgiftung.
- Wirken regulierend auf den Appetit und den Stoffwechsel.
- Wirken ausgleichend auf die Stimmungslage.
- Regulieren den genetischen Ausdruck.

Es hat sich herausgestellt, dass unsere winzigen Begleiter noch eine weitere enorm wichtige Rolle spielen: *Sie sorgen dafür, dass die Darmschleimhaut intakt bleibt.* Und das entscheidet, ob Sie gesund bleiben oder sich schon auf dem Weg in die Autoimmunität befinden.

An vorderster Front: Gesundheit oder Autoimmunität?

Wir wissen bereits, dass sich etwa 75 % unseres Immunsystems im Darm befinden. Genauer gesagt, die Mehrheit der Immunzellen lebt in und auf der Darmschleimhaut und das aus gutem Grund. Der Darm als langer, hohler Schlauch liegt zwar mitten im Körper, ist aber auch klugerweise zum Körper hin größtenteils versiegelt. Er bildet eine Schutzbarriere und sorgt dafür, dass unerwünschte Krankheitserreger – schädliche Bakterien, Giftstoffe und Abfallprodukte – nicht in den Blutkreislauf gelangen können. Die Immunzellen im Darm sind dort sehr klug platziert – nämlich an vorderster Front, so dass sie alle Moleküle die in den Darm eintreten, genauestens überwachen können. Sie entscheiden an Ort und Stelle, welche von ihnen eine Bedrohung darstellen und sofort zerstört werden müssen, und wer zu den „Guten“ gehört, also Nahrungspartikel von verdauten Speisen, die aufgenommen werden dürfen, weil sie unserer Gesundheit zuträglich sind.

In einem Interview sprach Dr. Fasano über die Bedeutung dieser Immunreaktion vor Ort: „Es scheint, dass die Evolution genau wusste, warum sie den Kampf zwischen Gesundheit und Krankheit beim Menschen genau hier an dieser Stelle stattfinden lässt, warum unser Immunsystem hier an vorderster Front kämpft.“

Was ich persönlich verrückt finde, ist, dass diese Kampfzone zwischen Gesundheit und Krankheit nur eine Zelle dick ist! Um es zu verdeutlichen, möchte ich Sie bitten, sich diese einzellige Barriere einmal als Backsteinmauer vorzustellen, in der jeder Backstein symbolisch für eine Zelle steht. Dort, wo sich die Zellen berühren, gibt es eine sogenannte „Tight Junction“, also eine undurchlässige Verbindung, vergleichbar mit dem Mörtel unserer Backsteinmauer. Nur sind diese undurchlässigen Verbindungen nicht so starr und unbeweglich wie Mörtel oder Fugenmasse. Sie sind dynamische Torwächter, die sich an den Reaktionen der benachbarten Zellen orientieren und sich je nach Lage öffnen oder schließen. Das Ganze hängt davon ab, was sich Zutritt zu den Zellen verschaffen möchte. Nahrung, Medikamente oder doch Giftstoffe oder gar Stressabbauprodukte. Wenn diese undurchlässigen Verbindungen gut und reibungslos funktionieren, sind sie hocheffektive Sicherheitskontrollen: die Guten dürfen rein und die Bösen bleiben draußen. Die Homöostase oder das natürliche Gleichgewicht bleibt erhalten, solange die Verbindungen zwischen den Zellen intakt sind.

Aber was passiert, wenn sich die Tore öffnen und nicht mehr richtig schließen? Das ist die milliardenschwere Frage, denn genau an dieser Stelle setzen Autoimmunerkrankungen an. Wir haben in dem Kapitel über Ernährung bereits gelernt, was es bedeutet, eine durchlässige Darmwand zu haben. Aber lassen Sie uns das aus der Nähe betrachten und diese Fragestellung in Bezug auf entzündliche Prozesse untersuchen. Wenn die Tore beschädigt sind und wie kleine „Sesam-öffne-dich“ weit offenstehen, wird die Darmwand porös und durchlässig. Dann können sich auch unverdaute Nahrungspartikel, Mikroben, Giftstoffe und Stoffwechselabbauprodukte an den Wächtern vorbeischleichen und sich frei im Körper bewegen, auch an Stellen, an denen sie eigentlich überhaupt nicht sein dürften. Im Fachjargon heißt dieser Zustand *intestinale Hyperpermeabilität*. Die meisten Menschen sprechen von durchlässiger Darmwand oder auch Leaky-Gut-Syndrom.

SCHLÜSSELKONZEPT: *Moderne Lebensmittel, Nahrungsmittelunverträglichkeiten, chronischer Stress, Infektionen und Giftstoffe wirken entzündungsfördernd. Sie können die Darmflora empfindlich stören und die Darmwand durchlässig machen.*

Wenn Dinge, die dort eigentlich nichts zu suchen haben, die Darmwand passieren, wird das Immunsystem aktiv. Die erste Abwehrlinie des Immunsystems ist die Entzündung. Diese konzentriert sich in diesem Fall zuerst auf den Angreifer und die Reparatur der Darmwand tritt an die zweite Stelle. Diese Strategie zahlt sich aus, wenn es sich bei dem Eindringling um eine Bakterie handelt, ist aber nicht sehr zielführend, wenn gerade ein Gluten-Protein aus dem Pausensnack im Begriff ist, sich durch die Darmwand zu mogeln. Die darauffolgende Entzündung der Darmschleimhaut verzögert den natürlichen Heilungsprozess der Darmwand, die zunehmend durchlässiger wird, was wiederum die Entzündung fördert – ein nicht enden wollender Teufelskreis.

Wenn diese Dauerentzündung über Monate oder Jahre hinweg besteht, baut die Darmschleimhaut so weit ab, bis das Immunsystem aus dem Ruder gerät: es kommt zu Über-, Fehl- und Kreuzreaktionen.

Je mehr die Darmschleimhaut zerfällt, desto mehr geraten auch die Mikroben im Darm aus dem Gleichgewicht, jene Organismen, die im Verdauungstrakt leben. Die Zusammensetzung dieser Bakterien kann sich nun verändern – von einer überwiegend symbiotischen (also für beide Seiten vorteilhaften) und gesundheitsfördernden Zusammensetzung hin zu einer destruktiven Melange aus ungesunden Bakterien, Hefen und sogar Parasiten, die den Darm schädigen und das Immunsystem kontinuierlich schwächen können. Diese aus dem Ruder geratene bakterielle Zusammensetzung nennt man *Dysbiose*. Der Begriff stammt aus dem Altgriechischen und bedeutet so viel wie „schlechte Lebensweise", was natürlich das Gegenteil einer *Symbiose*, also einem „friedlichen Zusammenleben", ist.

Der Zusammenhang zwischen schlechter Darmgesundheit und Autoimmunität

Sobald die Nahrungspartikel oder Giftstoffe einmal in die Blutbahn gelangt sind, mobilisiert sich das Immunsystem und bildet reaktive Antikörper (ähnlich wie kleine Geschosse). Diese Antikörper machen sich bereit, diese potenziell schädlichen Eindringlinge (Antigene) abzutöten. In einer gesunden Reaktion erledigen die Antikörper ihre Arbeit, neutralisieren die Bedrohung und das Immunsystem kann sich wieder entspannen. In Hinblick auf die Tatsache, dass sich die Zellen der Darmschleimhaut unter optimalen Bedingungen alle drei Tage erneuern, wird die Darmbarriere recht schnell wiederhergestellt. Aber wenn das Immunsystem durch entzündungsfördernde Elemente (z. B. ungesunde Ernährung oder chronischer Stress) unter Dauerbeschuss steht, kann sich diese Reparatur verzögern. Die Sicherheitsmaßnahmen sind überfordert, verlieren den Boden unter den Füßen und werden ineffizient.

Bei Menschen, die anfällig sind für Autoimmunerkrankungen werden die Eindringlinge zwar vernichtet, aber das Immunsystem bleibt weiterhin auf Hochtouren und die Antikörper patrouillieren das System wie Soldaten auf der Suche nach dem Feind. Dann folgt ein Dominoeffekt, die Probleme etablieren sich an anderen Körperstellen, es kommt zu Nahrungsmittelunverträglichkeiten und mit der Zeit werden die entzündlichen Prozesse so eklatant, dass eine Autoimmunität entsteht.

SCHLÜSSELKONZEPT: *Auf molekularer Ebene sieht Gluten unserem körpereigenen Gewebe zum Verwechseln ähnlich.*

Wir haben uns bereits angeschaut, wie sehr sich die Strukturen unserer Schilddrüsenzellen und der zirkulierenden Glutenmoleküle ähneln. Das sorgt im Immunsystem für Verwirrung und kann – je nach genetischer Veranlagung – zum Beispiel eine Hashimoto-Thyreoiditis begünstigen. Wenn Sie eine genetische Veranlagung für MS haben, werden sich die Antikörper gegen die Myelinscheide richten. Sind Sie anfällig für rheumatoide Arthritis (RA), werden Ihre Gelenke im Fokus des autoimmunen Geschehens stehen. Diese Verwechslung auf molekularer Ebene nennt man *molekulare Mimikry* und ist der Hauptmechanismus, mit dem das Immunsystem den autoimmunen Angriff initiiert und aufrechterhält.

Die moderne Wissenschaft hat überzeugende Beweise für den Zusammenhang zwischen schlechter Darmgesundheit – Dysbiose und/oder durchlässiger Darmwand – und dem Aufkommen autoimmuner Erkrankungen gefunden:

- Eine gesteigerte Darmdurchlässigkeit wurde bei Patienten mit Typ-1-Diabetes festgestellt.[1]
- Frauen mit Lupus (eine Autoimmunkrankheit, die Frauen neunmal so häufig trifft wie Männer) haben tendenziell höhere Populationen von *Lachnospiraceae* (eine Bakterie, die zu der Ordnung der *Clostridien* gehört und Krankheiten fördert), aber dafür weniger gesunde *Laktobazillen* als der gesunde Durchschnitt.[2]
- Forscher haben herausgefunden, dass MS-Patienten eine Dysbiose und weniger Artenvielfalt im Darm haben. Im Vergleich zu gesun-

den Menschen haben sie deutlich weniger entzündungshemmende *Bacteroidetes* und *Clostridien*.[3]

- Im Vergleich zu einer gesunden Kontrollgruppe wurden bei Alzheimer-Patienten deutlich mehr bakterielle Abfallprodukte gefunden – Lipopolysaccharide (LPS) und ein E. coli-Eiweiß – was als Hinweis für eine durchlässige Darmwand gesehen werden kann.[4]

Bevor wir uns den Lösungen aus meinem Toolkit für einen gesunden Darm zuwenden, kann ein kurzer Überblick über den Zusammenhang zwischen autoimmunen Beschwerden und unserem modernen Lebensstil nicht schaden.

Was in aller Welt läuft hier schief?

Auf der Makroebene wissen wir, dass die Autoimmunkrankheiten mit einer beispiellosen Geschwindigkeit eskalieren und das insbesondere in den „zivilisierten" westlichen Nationen. Die Wissenschaft versucht herauszufinden, warum das so ist. Eine der stärksten Hypothesen hierzu lautet, dass sich unsere Mikrobiome in der Neuzeit – seit dem Zweiten Weltkrieg um genau zu sein – mit dem Aufkommen verarbeiteter Lebensmittel und dem massiven Einsatz von Antibiotika auf dramatische und oft verheerende Weise verändert haben.

Die Schattenseite ballaststoffarmer Ernährungsweisen

- Traditionelle Jäger-Sammler-Kulturen essen täglich ungefähr 100 bis 150 Gramm Ballaststoffe.
- Die US-Behörden empfehlen den US-Amerikanern eine tägliche Ballaststoffzufuhr von 35 Gramm.
- Ein durchschnittlicher US-Amerikaner nimmt pro Tag nur etwa 10 bis 15 Gramm Ballaststoffe auf.

Was passiert eigentlich, wenn Sie nicht genug Ballaststoffe essen? Ihre Darmbakterien fangen an, Sie zu essen! Genauer gesagt beginnen sie damit, die Schleimschicht Ihrer Darmschleimhaut zu zersetzen. Und weil sie sich durch diese Schleimschicht fressen, antwortet Ihr Immunsystem mit einer Entzündungsreaktion, weil es bemerkt, dass Ihre Darmschleimhaut angegriffen wird.

Das Ärzteehepaar Sonnenburg, Autoren von *Der gute Darm*, untersucht die langfristigen Veränderungen des Mikrobioms, um den Zusammenhang zwischen Darmgesundheit und chronischen Krankheiten besser zu verstehen.

Ihre Ergebnisse sind schockierend: Das Gesamtvolumen und die Zusammensetzung eines modernen Mikrobioms hat im Vergleich zu dem Mikrobiom eines „Jäger-und-Sammlers" drastisch abgenommen und droht in nachfolgenden Generationen sogar auszusterben. Das Mikrobiom unserer Vorfahren kann man mit einem üppigen Regenwald vergleichen, prall gefüllt mit einer Vielzahl von Pflanzen, Tieren, Insekten und Mikroorganismen. Stellen Sie sich nun unser typisch westliches Mikrobiom als brachliegende Fläche vor, besiedelt von ein paar Grashalmen und einer Handvoll Tiere.

Der Hauptgrund für diesen mikrobiotischen Kahlschlag scheint in unserer sehr modernen Vorliebe für Bequemlichkeit und Sauberkeit zu finden zu sein. Die SAD-Diät (oder „westliche" Ernährung) hat fast alle Ballaststoffe aus dem Speiseplan verbannt. Werden wir krank, verlangen wir in unserer Ungeduld sofort nach einem Antibiotikum und die Zunahme von Kaiserschnittgeburten (Sectio) sorgt dafür, dass immer mehr Neugeborene von den wichtigen Mikroben des Geburtskanals ferngehalten werden. Nicht zuletzt kommt auch unsere Obsession mit Sauberkeit und Reinlichkeit ins Spiel. Wir waschen und putzen unaufhörlich bis auch der letzte Rest an Bakterien verschwunden ist, obwohl von ihnen 99 % absolut harmlos und unserer Gesundheit möglicherweise sogar zuträglich sind.

Der Verlust dieser mikrobiellen Vielfalt hat katastrophale Auswirkungen auf unsere Gesundheit.

Eine beschädigte Darmschleimhaut und Morbus Crohn: Jill Carnahans Geschichte

Die folgende Geschichte soll die Verbindung zwischen den fehlenden Mikroben und der Entstehung autoimmuner Krankheiten verdeutlichen. Während der moderne Lebensstil in unserem Mikrobiom größtenteils Chaos und Verwüstung anrichtet, kann es hilfreich sein zu wissen, dass man dieser Entwicklung gegensteuern kann, indem man den Darm heilt.

Jill Carnahan ist Ärztin für Funktionelle Medizin mit einer erfolgreichen Praxis in Boulder, Colorado. Aber vor fünfzehn Jahren war ihr Leben alles andere als erfolgreich. Jill war damals 25 Jahre alt, frisch verheiratet und Medizinstudentin im siebten Semester. In dieser sehr intensiven Zeit geschah das Unfassbare: Sie entdeckte einen Knoten in ihrer Brust, der sich als besonders bösartiger Tumor entpuppte – Brustkrebs. Jill tat das, was die meisten Menschen an ihrer Stelle tun würden: Sie ließ den Tumor operativ entfernen. Danach folgten mehrere Zyklen Chemotherapie und Bestrahlung.

Der Brustkrebs galt als geheilt und Jill wollte nichts lieber als ihr altes Leben wiederhaben. Aber die Behandlung hatte sie sehr geschwächt, sie war untergewichtig, fühlte sich schwach und krank. Irgendwie fühlte sich ihr Darm einfach nicht mehr „richtig" an. Monatelang litt sie unter Durchfall, Blutungen und Schmerzen. Ein Gastroenterologe diagnostizierte schließlich Morbus Crohn, eine entzündliche Erkrankung des Darms. Der untere Teil des Dünndarms ist dabei am häufigsten betroffen. Die Diagnose des Gastroenterologen war schwerwiegend. Jill hörte, dass ihre Krankheit unheilbar sei und sie für den Rest ihres Lebens Medikamente einnehmen müsse, vor allem Glukokortikoide (Kortison) und starke Medikamente, die das Immunsystem unterdrücken.

Jill wusste ganz instinktiv, dass eine Diät ihr helfen würde. Als sie ihren Arzt aber fragte, wie sie sich ernähren solle, sagte der Arzt nur, dass „Ernährung absolut nichts damit zu tun hat". Jill beschloss noch vor Ort, von nun an ihre Gesundheit in die eigene Hand zu nehmen.

Es dauerte nicht lange und sie stolperte über ein Buch von Elaine Gottschall: *Breaking the Vicious Cycle: Intestinal Health Through Diet.* Die Biologin Gottschall war auf der Suche nach einer Heilmethode, die ihrer an Colitis ulcerosa – einer autoimmunen, entzündlichen Darmkrankheit – erkrankten Tochter helfen würde. Gottschalls Tochter war damals in Behandlung bei Dr. Sidney V. Haas, dessen spezifische Kohlenhydrate-Diät (SCD) einen Verzicht auf Getreide, Stärke, Milchprodukte und Zucker vorschreibt, also auf alle einfachen Kohlenhydrate, von denen die Darmbakterien leben. Nach Beginn der Diät war Gottschalls Tochter innerhalb von zwei Jahren symptomfrei.

Von dieser Geschichte inspiriert, ernährte sich Jill fortan nach der spezifischen Kohlenhydrate-Diät. Nach nur zwei Wochen hatten sich Bauchschmerzen und Entzündung genug beruhigt, um die Symptome ihres Morbus Crohn zu lindern. Nach weiteren fünf Jahren Diät betrachtete sich Jill als geheilt, nicht nur von ihrer Darmkrankheit, sondern auch von Brustkrebs. Es würde aber noch weitere zehn Jahre dauern, bis sie ihren Darm vollständig rehabilitiert und sich von den toxischen Nebenwirkungen der Chemotherapie erholt hatte.

Im Nachhinein ist sich Jill sicher, dass die Chemotherapie das Mikrobiom in ihrem Darm veränderte und einen Morbus Crohn begünstigte. Es gibt Studien, die belegen, dass Patienten mit M. Crohn deutlich weniger nützliche Darmbakterien haben, dafür aber umso mehr pathologische Keime. Je größer die Anzahl der pathologischen Keime, desto schwerer sind die Symptome. Studien zeigen, dass auch chemotherapeutische Medikamente wie Pestizide das gesunde Gleichgewicht des Mikrobioms stören und eine durchlässige Darmschleimhaut fördern.[5,6]

Auch wenn Ihre Situation vielleicht nicht so dramatisch wie eine Krebsdiagnose und Chemotherapie ist, kann trotzdem Stress zum Problem werden. Während es einfacher sein mag, sich den Zusammenhang zwischen giftigen Chemikalien und einem kaputten Mikrobiom vorzustellen, ist es wissenschaftlich erwiesen, dass anhaltender oder traumatisch bedingter Stress eine ähnlich toxische Wirkung auf Ihren Darm haben kann.

Ich gehe jede Wette ein, dass Sie selbst schon am eignen Leib erfahren haben, wie sehr Stress und Immunsystem zusammenhängen. Ein paar anstrengende Wochen am Arbeitsplatz oder ein krankes Kind im Haus – und schon sind Sie anfälliger für Erkältungen. Oft geht dem Beginn oder Rückfall einer Autoimmunerkrankung ein belastendes Ereignis oder Schock voraus. In diesen Fällen sind die Konsequenzen deutlich schwerwiegender für die Betroffenen. Die Wissenschaft hat erst vor Kurzem herausgefunden, welche Mechanismen dahinterstecken. Nun gibt es die Beweise: Stress, Dysbiose und durchlässige Darmwand sind eng miteinander verknüpft. Wissenschaftler haben festgestellt, dass belastende Ereignisse die Zusammensetzung, Vielfalt und Anzahl der Mikroorganismen im Darm beeinflussen können und eine Ansiedelung potenziell schädlicher Bakterien begünstigen. Eine der Studien belegt, dass psychischer Stress die Anzahl gesunder und schützender Spezies schrumpfen lässt. Andere Studien wiederum haben gezeigt, dass eine kurzfristige psychische Belastung, wie zum Beispiel die Furcht vor einem elektrischen Schock oder Nervosität vor einem öffentlichen Auftritt, die Durchlässigkeit des Dünndarms erhöht. [7,8,9]

Wo immer Sie auch sind, es gibt Hoffnung

Für Darmgesundheit ist es nie zu spät. Es spielt keine Rolle, ob bei Ihnen eben erst eine Diagnose gestellt wurde, Sie schon lange betroffen sind oder einfach nur gesund bleiben wollen – Sie können Ihren Darm heilen. Auch wenn Sie sich jahrelang ungesund ernährt haben, viel Antibiotika einnehmen mussten oder Ihr Leben lang unter Stress standen, gibt es Wege zur Gesundheit. Es ist wie Gartenarbeit: Sie kümmern sich um die mikrobielle Vielfalt in Ihrem Darm und er wird aufblühen.

Wenn Sie wie Jill unter einem völlig zerstörten Mikrobiom leiden, vielleicht eine Chemotherapie hinter sich haben oder viel Antibiotika einnehmen mussten, werden Sie besonders sorgfältig an der Wiederbesiedelung Ihrer Darmflora arbeiten müssen. Auch wenn Sie, wie ich und viele andere mit Autoimmunität, ein Leben lang mit chronischem Stress konfrontiert waren, ist es von entscheidender Bedeutung, dass Sie Ihre Darmgesundheit in den Vordergrund stellen.

Toolkit – Heilen Sie Ihren Darm

Die ganzheitlich arbeitende Gastroenterologin Dr. Robynne Chutkan und Autorin des Buchs *Das Mikrobiom – Heilung für den Darm* fasst es kurz und prägnant zusammen: „Leben Sie schmutzig, aber essen Sie sauber." Das Fazit lautet: Wir müssen auf alles verzichten, was dem Darm schadet und Dinge tun, die ihn nähren. In dem Kapitel über Lebensmittel haben wir uns damit auseinandergesetzt, welche Lebensmittel uns schaden und welche uns nähren. Auf den nächsten Seiten werde ich Ihnen zeigen, wie Sie am besten herausfinden, was Ihr Darm braucht, wie Sie ihn mit nützlichen Bakterien füttern können und wie Sie eine optimale Darmgesundheit dauerhaft halten können.

Dafür ist es wichtig, die eigenen Erwartungen nicht zu hoch zu schrauben, bleiben Sie realistisch! Darmgesundheit braucht Zeit. Es kann – je nach Ihren persönlichen Umständen – vier Wochen dauern, aber auch sechs Monate oder länger. Es gibt viele Faktoren, die diesen Weg beeinflussen: wie stark der Darm entzündet ist, wie oft Sie Antibiotika einnehmen mussten, ob Sie eine Darminfektion haben und wie diszipliniert Sie in Ihrem Verzicht auf entzündungsfördernde Faktoren sind. Beachten Sie für einen optimale Darmgesundheit folgende vier Schritte und schauen Sie, ob der „Bonus-Schritt" auf Sie zutrifft:

Schritt 1: Machen Sie eine Selbsteinschätzung zur Darmgesundheit.
Schritt 2: Holen Sie sich die Daten.
Schritt 3: Folgen Sie dem 5-Punkte-Programm zur Darmsanierung.
Schritt 4: Leben Sie schmutzig.
Bonus-Schritt: Denken Sie über die „Wunderwaffen" zur Darmheilung nach.

Schritt 1: Selbsteinschätzung zur Darmgesundheit

Lesen Sie folgende Aussagen. Wenn Sie eine Frage nicht beantworten können, überspringen Sie diese bitte einfach. Bewerten Sie Ihre Antworten mit 0 oder 1, wobei 0 für „nein" oder „nie" steht, und 1 für „ja" oder zumindest „manchmal".

0 1 Meine Mutter musste Antibiotika einnehmen, als sie mit mir schwanger war.
0 1 Ich wurde per Kaiserschnitt geboren.
0 1 Ich wurde als Baby nicht gestillt.
0 1 Ich hatte mehrere Hals-, Nasen- und Ohreninfekte, die wiederholt mit Antibiotika behandelt wurden.
0 1 Ich desinfiziere meine Hände regelmäßig.
0 1 Ich habe Nahrungsmittelallergien oder -unverträglichkeiten.
0 1 Meine Haut fängt an zu jucken, wenn ich bestimmte Dinge esse.
0 1 Ich bin übergewichtig (fünf Kilogramm oder mehr).
0 1 Mein Blutzucker schwankt: Ich bin insulinresistent oder habe Typ-2-Diabetes.
0 1 Ich habe Heißhungerattacken auf Süßigkeiten oder verarbeitete Kohlenhydrate.
0 1 Ich habe Kortison, Säurehemmer oder nichtsteroidale Entzündungshemmer für mehr als eine Woche einnehmen müssen.
0 1 Ich nehme oder habe die Pille zur hormonellen Verhütung genommen.
0 1 Ich habe dauerhaft Verdauungsbeschwerden: Verstopfung, Durchfall, Übelkeit, Bauchschmerzen, Sodbrennen oder Gastroösophageale Refluxkrankheit (*GERD*).
0 1 Ich habe eine entzündliche Darmerkrankung: Colitis ulcerosa (UC) oder Morbus Crohn.
0 1 Ich habe ein Reizdarmsyndrom (RDS).

0 1 Nach dem Essen habe ich oft Blähungen, Völlegefühl, Magenkrämpfe, Schmerzen oder spüre ein allgemeines Unwohlsein im Magen.
0 1 Bei mir ist eine Autoimmunerkrankung diagnostiziert worden.
0 1 Ich habe psychische Probleme: Angststörung oder Depression.
0 1 Ich habe Konzentrationsstörungen (Brain Fog), Kopfschmerzen, Migräne oder Gedächtnisschwierigkeiten.

Bitte notieren Sie andere wichtige Symptome:

1 ______________________________

1 ______________________________

Tragen Sie hier das Ergebnis ein: ____________

AUSWERTUNG ZUR DARMGESUNDHEIT:

0 Fantastisch! Sie gehören zu den wenigen Menschen mit einem super gesunden Darm. Machen Sie weiter so!
1–4 Nicht schlecht! Sie haben leichte Verdauungsbeschwerden oder Autoimmunsymptome. Es ist jetzt eine gute Gelegenheit, autoimmunen Beschwerden vorzubeugen und den Darm in Schuss zu halten.
5–9 Sie sollten Ihre Darmgesundheit zur Priorität werden lassen. Sie müssen wissen, dass Sie damit nicht allein sind. Viele Menschen haben sich mit einer Darmsanierung ganz oder teilweise von chronischen Krankheiten heilen können.
10 + Okay, Ihr Darm braucht besonders viel Aufmerksamkeit und liebevolle Zuwendung. Bitte lesen Sie den Bonus-Schritt auf Seite 122 und haben Sie etwas Geduld mit sich selbst.

Schritt 2: Holen Sie sich die Daten

Wenn Sie bereits eine Autoimmunerkrankung haben oder vermuten, dass Sie eine haben könnten, ist die Wahrscheinlichkeit sehr groß, dass Ihre Darmflora aus dem Gleichgewicht geraten ist (Dysbiose) und Sie eine durchlässige Darmwand haben. Unter Umständen lohnt es sich für Sie, Ihren Darmstatus zu bestimmen. So können Sie den Heilungsverlauf über einen Zeitraum hinweg besser nachvollziehen. Außerdem kann es sinnvoll sein zu wissen, welche Krankheitserreger – Hefepilze, Parasiten oder Infektionen – in Ihnen schlummern und die entsprechenden Maßnahmen zu ergreifen. Das Thema ist recht komplex und kompliziert und ich empfehle Ihnen, mit einem ganzheitlichen, naturheilkundlichen Arzt zusammenzuarbeiten. Suchen Sie sich einen Therapeuten, der sich mit der Funktionellen Medizin und der Behandlung von Autoimmunkrankheiten auskennt. Er/Sie weiß, welche Untersuchungen gemacht werden müssen, kann Ihnen bei der Interpretation der Befunde helfen und Sie auf Ihrem Weg zu Gesundheit aktiv unterstützen.

Meine drei Favoriten unter den Stuhluntersuchungen *sind Genova Diagnostics (GDX) GI Effects comprehensive stool profile, Doctor's Data's (DD) Comprehensive Stool Analysis* und der *RNA Sequencing Test* von *Viome.* (In Deutschland gibt es alternativ *IFU* in Wolfhagen mit dem Produkt GI-MAP Stuhl- und Verdauungsanalyse oder *Ganzimmun*, ein Institut in Herborn; Anm. d. Verlags) Diese umfangreichen Tests können alle lebenden Mikroorganismen in Ihrem Darm bis hin zu Spezies und Stamm bestimmen und genau berechnen, wie viele Sie davon haben. Die Preise für diese Tests liegen zwischen 289 und 653 Dollar.

Sie können auch direkt im Internet bestellen. Es gibt Labore, die Ihnen alles, was Sie zum Einsenden der Stuhlprobe benötigen, zusenden und anschließend die Ergebnisse für Sie auswerten. Zu empfehlen sind hier:

- www.mymedlab.com
- www.directlabs.com
- www.mylabsforlife.com
- www.viome.com

Auch hierzu gibt es in Deutschland Alternativen (Anm. d. Verlags), z. B.

- biomes.world
- verisana.de

Sie können sich auch auf ein Leaky-Gut-Syndrom testen lassen. Diese Tests können Sie nur über einen Therapeuten in Auftrag geben, der mit diesen Laboren zusammenarbeitet. Die Kosten werden von den Krankenkassen in der Regel nicht übernommen.

Schritt 3: Darmsanierung – so wird's gemacht

Das *Institute for Functional Medicine* hat einen 5-Punkte-Plan erarbeitet, mit dem Sie Ihren Darm von Grund auf sanieren können.

Dünndarmfehlbesiedelung (SIBO)

Wenn Sie unter Bauchschmerzen, Blähungen, Übelkeit, Völlegefühl, Durchfall oder Sodbrennen leiden oder eine gastroösophageale Refluxkrankheit haben, haben Sie möglicherweise eine Dünndarmfehlbesiedelung, auch SIBO genannt. Bei SIBO handelt es sich nicht um einen Krankheitserreger als solchen, sondern um eine bakterielle Fehlbesiedelung des Dünndarms. In diesen Fällen sind nützliche Bakterien, die normalerweise im Dickdarm leben, nach oben in den Dünndarm gewandert, wo sie aber nicht hingehören. Im Dünndarm angekommen, ernähren sich die Bakterien von den Kohlenhydraten, die Sie mit Ihrer Nahrung aufnehmen und vermehren sich fleißig. Dabei fermentieren sie und bilden Methan- und Wasserstoffgase, die wiederum Verdauungsbeschwerden verursachen. Ein ganzheitlich arbeitender und mit der Funktionellen Medizin vertrauter Therapeut kann Ihnen mit der Diagnose und Behandlung einer Dünndarmfehlbesiedelung helfen.

Unabhängig davon können Sie in jedem Fall sofort mit dem 5-Punkte-Plan der Darmsanierung beginnen.

Viele, die diesen Plan angewendet haben, erleben eine dramatische Besserung ihrer Symptome und in manchen Fällen – wie bei mir – einen vollständigen Rückgang derselben.

1. **Verzichten** Sie auf alles, was Ihrem Darm schadet. Finden Sie zuerst heraus, welche Nahrungsmittel bei Ihnen entzündungsfördernd wirken (s. Kapitel 1) und verbannen Sie diese aus Ihrem Speisplan. Reduzieren Sie die Einnahme von Medikamenten auf ein Minimum (konsultieren Sie Ihren Arzt dazu) und bauen Sie Stress ab. Auch eventuell vorliegende Darminfektionen sollten Sie behandeln. Machen Sie anhand der folgenden Liste eine Bestandsaufnahme:

   - **SAD-Lebensmittel:** Unsere „westliche“ Ernährung besteht zum großen Teil aus industriell hergestellten Lebensmitteln und künstlichen Zusätzen, die das Mikrobiom schädigen und die Darmwand durchlässig machen. Außerdem sollten Sie auf alle verdächtigen Nahrungsmittel verzichten, die im 30-Tage-Programm (Seite 43) auffällig waren.

     Gesunde Alternativen: Ernähren Sie sich in Anlehnung an die Paläodiät (Seite 58), mit viel frischem Gemüse, mäßig viel Fleisch aus biologischer Tierhaltung oder Fisch und Meeresfrüchte aus Wildfang. Dazu reichlich gesunde Fette, wie z. B.

Oliven- und Kokosöl, Oliven, Nüsse, Ölsaaten und Kerne (sofern Sie diese vertragen) und Avocado.

- **Medikamente:** Letztendlich schaden viele Medikamente – ob sie nun verschreibungspflichtig sind oder nicht – dem Darm und sind nicht selten der Auslöser für eine Autoimmunerkrankung. Der kurz- und langfristige Einsatz von nichtsteroidalen Entzündungshemmern (NSAR) wie Ibuprofen, Naproxen und Paracetamol zerstören nachweislich die Darmschleimhaut.

  Gesunde Alternativen: Curcumin, ein Extrakt aus der Kurkumawurzel, hat sich in der Behandlung entzündungsbedingter Symptome als ebenso wirksam erwiesen wie NSARs. Die empfohlene Tagesmenge für Kurkumapulver beträgt eine 400–600 mg Kapsel dreimal täglich. Auch das Harz von *Boswellia serrata* (Weihrauch) wirkt stark entzündungshemmend. Hier liegt die empfohlene Dosierung bei 300–500 mg zwei- bis dreimal täglich. Der standardisierte Extrakt sollte zwischen 30–40 % Boswelliasäuren enthalten. Laut einer Studie zeigt die Kombination von Boswellia und Curcumin eine höhere Wirksamkeit und Verträglichkeit als Diclofenac, einem nichtsteroidalen Entzündungshemmer, der zur Behandlung von Arthritis und Migräne eingesetzt wird.[11]

- **Antibiotika**: Antibiotika sollten Sie nur äußerst sparsam einnehmen, weil es zu den größten Feinden des Mikrobioms gehört. Wenn Sie doch ein Antibiotikum einnehmen müssen, sollten Sie die Darmflora mit entsprechenden Probiotika (siehe Punkt 3 weiter unten) wiederaufbauen. Je öfter Sie Antibiotika einnehmen, desto größer werden die Schäden am Mikrobiom sein und das Risiko einer Antibiotikaresistenz wird steigen. Dann kann eine lebensrettende Antibiose im Ernstfall vielleicht nicht mehr greifen.

  SCHLÜSSELKONZEPT: *Nehmen Sie Antibiotika nur für ernste oder lebensbedrohliche Erkrankungen ein.*

  Gesunde Alternativen: Es ist wissenschaftlich belegt, dass manche Pflanzen antibakterielle Inhaltsstoffe haben, die genauso effektiv wie herkömmliche Antibiotika sind, dem Darm aber nicht schaden. Hier kommen natürliche antibiotische Substanzen wie Silber, ätherisches Oregano-Öl oder das aus Kokosnüssen gewonnene Monolaurin in Betracht. (Siehe auch Seite 144 Toolkit – Infektionen bekämpfen).[12]

- **Säureblocker:** Bei längerfristiger Einnahme reduzieren Protonenpumpenhemmer, einer der am häufigsten verordneten Säureblocker, die mikrobielle Vielfalt und machen Platz für eine potenziell tödlich verlaufende *Clostridium-difficile*-Infektion.[13]

  Gesunde Alternativen: Wussten Sie schon, dass ein „übersäuerter Magen" eigentlich ein Zeichen für *zu wenig* Magensäure ist? Besprechen Sie mit Ihrem Arzt, wie Sie Ihre Säureblocker ausschleichen können. Sie können auch mit Apfelessig oder Magenbitter experimentieren, die Sie am besten vor dem Essen einnehmen. Alternativ gibt es Magensäure (HCI) in Kombination mit Pepsin, die eine reichhaltige Mahlzeit ergänzen können. (Siehe unten für mehr Informationen über HCI).

- **Darminfektionen:** Zu den Hauptursachen für großflächige Entzündungen gehören geringgradige Infektionen mit Pilzen, Bakterien oder Viren im Darm.

  Gesunde Alternativen: Lassen Sie sich von einem Arzt beraten, der mit Ihnen eine Stuhldiagnostik durchführen und Sie umfassend zu pflanzlichem Antibiotika, Antimykotika und anderen nichttoxischen Behandlungsmethoden aufklären kann.

- **Stress:** Sowohl akuter als auch chronischer Stress spielen bei der Dysbiose und dem Leaky-Gut-Syndrom eine große Rolle. Stress führt zu einer erhöhten Ausschüttung von entzündungsfördernden Stoffen wie Interleukin 6 (IL-6) und Lipopolysacchariden (LPS).[14]

  Gesunde Alternativen: Versuchen Sie, soweit es geht, Stress zu meiden. Strategien zum Stressabbau finden Sie in meinem Toolkit – Streicheleinheiten für die Seele auf Seite 225.

Was können Sie persönlich tun, um schädliche Einflüsse auf einem Minimum zu halten und durch gesunde Alternativen zu ersetzen?

2. **Bringen** Sie Schwung in die Verdauung. Im zweiten Schritt des 5-Punkte-Plans muss die Verdauung wieder auf Vordermann gebracht werden. Falsche Ernährung, Medikamente, Stress, Dysbiose und selbst der natürliche Alterungsprozess beeinträchtigen die Ver-

dauung. Sie können die Verdauungshelfer Ihres Körpers auf natürliche Art und Weise wieder aufstocken.

- ✓ **Verdauungsenzyme:** Wenn Sie unter Blähungen, Völlegefühl, leichten Bauchschmerzen, Übelkeit, Sodbrennen, einer Dünndarmfehlbesiedelung und/oder gelegentlicher Verstopfung leiden, kann es sein, dass Ihr Körper nicht genügend Verdauungsenzyme produziert. Hier kann eine zusätzliche Einnahme von Verdauungsenzymen sinnvoll sein. Sie unterstützen Ihre Verdauung, während Ihr Darm heilt. Achten Sie darauf, dass im Nahrungsergänzungsmittel alle wichtigen Enzyme enthalten sind: Protease (baut Proteine ab), Amylase (baut Kohlenhydrate ab) und Lipase (für die Fettverdauung).

  Dosierung: Nehmen Sie jeweils ein oder zwei Verdauungsenzyme zu den Mahlzeiten ein.

  Vorsicht: Wenn Sie gegen Ananas (Bromelain) oder Papaya (Papain) allergisch sind, sollten Sie Produkte mit diesen Inhaltsstoffen meiden.

- ✓ **Magensäure (HCL oder HCl):** Wenn Sie Schwierigkeiten haben, Fleisch oder Fett zu verdauen oder unter Blähungen, Völlegefühl, Verdauungsbeschwerden, Nahrungsmittelunverträglichkeiten oder Sodbrennen leiden, brauchen Sie mehr Magensäure, nicht weniger. Viele Menschen über 30 produzieren nicht genügend Magensäure. Dieser Zustand wird Hypochlorhydria genannt und betrifft schätzungsweise die Hälfte der Bevölkerung.

  Dosierung: Beginnen Sie mit einem Kombipräparat mit 650 mg HCL und Pepsin. Nehmen Sie eine Kapsel zu Beginn jeder Mahlzeit ein. Sollten Sie dabei keine Verdauungsbeschwerden wie z. B. Wärme oder Brennen verspüren, müssen Sie die Dosis wahrscheinlich erhöhen. Steigern Sie die Anzahl der Kapseln pro Mahlzeit, bis Sie etwas Unwohlsein/Wärme/Brennen verspüren und reduzieren Sie dann um eine Kapsel pro Mahlzeit. Es gibt Menschen, die bis zu 5000 mg HCL mit Pepsin pro Mahlzeit brauchen. Im Laufe der Zeit und sobald Ihr Darm geheilt ist, werden Sie wahrscheinlich selbst wieder genug Magensäure produzieren und Sie können das HCL absetzen.

  Vorsicht: Nehmen Sie kein HCL ein, wenn Sie Kortikosteroide (z. B. Prednisolon), Aspirin oder NSARs nehmen müssen. In Kombination mit HCL können diese Medikamente die

Darmschleimhaut weiter schädigen und das Risiko von Magenblutungen oder Geschwüren erhöhen.

✓ **Gallensäure:** Ihre Galle speichert die von der Leber produzierte Gallenflüssigkeit und gibt sie je nach Bedarf an den Verdauungstrakt ab. Damit werden die mit der Nahrung aufgenommenen Fette emulgiert, also verdaulich gemacht. Wenn Sie nicht genügend Gallensäure produzieren oder der Gallenfluss behindert ist, kann es zu einem Mangel an fettlöslichen Vitaminen und essenziellen Fettsäuren kommen. Das kann zu Problemen mit dem Cholesterinstoffwechsel und/oder zu Übergewicht führen. Zu den Anzeichen einer Gallenschwäche gehören: Blähungen, Aufstoßen oder Sodbrennen nach dem Essen, Magenkrämpfe nach dem Essen oder Schmerzen im rechten Oberbauch entzündliche Darmerkrankungen (Reizdarm), Gallensteine oder Entfernung der Gallenblase in der Vorgeschichte, die Einnahme cholesterinsenkender Medikamente.

Dosierung: Versuchen Sie es zuerst mit 100 – 500 mg Ochsengallenpulver vor den Mahlzeiten.

Empfehlung: Wenn Sie keine Gallenblase mehr haben, ist Gallensäure besonders wichtig für Ihre Verdauung.

3. **Stärken** Sie wieder Ihre Darmflora. Im dritten Schritt wird der Darm mit nützlichen Bakterien „geimpft", um das Mikrobiom wieder mit einer Vielfalt an Darmbakterien zu bereichern.

DIE „IMPFUNG" MIT PROBIOTIKA: LEBENSMITTEL UND NAHRUNGSERGÄNZUNG

Probiotika, also wörtlich genommen „für das Leben", dienen als Samenkorn für neue, nützliche Bakterien. Die wichtigsten Spezies sind *Bifidobacteria* und *Lactobacillus*. Probiotika aus fermentierten Lebensmitteln und Nahrungsergänzungsmitteln siedeln sich nicht dauerhaft im Mikrobiom an. Dafür stehen sie auf ihrer Passage durch den Verdauungstrakt in einem regen Austausch

SCHLÜSSELKONZEPT: *Ihr Mikrobiom ist ein Spiegelbild Ihres persönlichen Umfeldes. Also ab in die Natur!*

mit dem Mikrobiom und Immunsystem des Wirtes. Wir können uns die Probiotika als gesunde Platzhalter für nützliche Bakterien vorstellen, die verhindern, dass sich krankmachende Keime niederlassen.

✓ **Ab in die Natur!**
Laut dem Arzt und ausgewiesenen Darmexperten Zach Bush imitiert unser Mikrobiom unsere direkte Umgebung (Makroumgebung). Wir haben uns in unserem viel beschäftigten, modernen Leben so weit von der Natur entfernt, dass es für uns eine Priorität sein sollte, wieder mehr Zeit in ihr zu verbringen. Es ist ganz egal, ob Sie wandern, surfen, barfuß auf dem Rasen gehen (natürlich möglichst pestizidfrei), im Park spielen oder im Garten Unkraut jäten. Sie werden das Sie umgebende Makrobiom förmlich aufsaugen und somit auch Ihre eignen Mikrobiome auf der Haut und in der Nase wieder aufstocken. Stück für Stück wird sich das auf den restlichen Körper verteilen.

✓ **Essen Sie regelmäßig Fermentiertes.** Der beste Weg, Krankheitserreger auszuschalten, ist der regelmäßige Verzehr von fermentierten Lebensmitteln, die mit Lebendkulturen (nützliche Bakterien) hergestellt wurden. Dazu gehören Sauerkraut, eingelegtes Gemüse, Kimchi (und anderes fermentiertes Gemüse), Kefir und Joghurt. Wenn Sie keine Kuhmilchprodukte essen wollen, können Sie auf Ziegen- oder Kokosjoghurt und Kefir zurückgreifen. Achten Sie auf ungesüßte Rohkostprodukte aus biologischem Anbau, wie man sie oft auf Bauern- und Wochenmärkten findet. Nach Bedarf können diese mit etwas Stevia gesüßt werden. Laut Dr. Mercola *enthalten fermentierte Lebensmittel bis zu hundertmal mehr Probiotika als probiotische Nahrungsergänzungsmittel.*[15]
Vorsicht: Wenn Sie fermentierte Produkte essen, kann es unter Umständen zu einer Heilkrise kommen, d. h. die Übeltäter werden zu schnell verdrängt und setzen Giftstoffe frei. Fangen Sie mit einer kleinen Menge an – etwa mit einem Teelöffel Sauerkrautsaft – und steigern Sie die Menge allmählich.

✓ **Nehmen Sie täglich hochwertige Probiotika ein.** An zweiter Stelle stehen probiotische Nahrungsergänzungsmittel, vor allem, wenn Sie Antibiotika einnehmen müssen. Auf folgende Kriterien sollten Sie bei der Wahl eines Probiotikums achten:

- Das Produkt sollte Arzneimittelqualität haben und von einem unabhängigen Labor geprüft worden sein. Nur so können Sie sichergehen, dass auch drin ist, was draufsteht.
- Produkte, die eine Vielzahl an unterschiedlichen Stämmen enthalten, können Krankheitskeime nachweislich besser reduzieren als einzelne Stämme.[16]
- Je stärker das Probiotikum, desto besser. Sie sollten mindestens 50 Milliarden KBE (koloniebildende Einheit) täglich einnehmen.
- *Saccharomyces boulardii* – ein wirkungsstarkes Probiotikum auf Hefebasis, das häufig begleitend mit Antibiotika verordnet wird – hat sich auch bei der Behandlung und Prävention von Infektionen im Verdauungstrakt als wirksam erwiesen, darunter *Clostridium difficile*, *Helicobacter pylori* und den Autoimmunerkrankungen Morbus Crohn, Colitis ulcerosa und Reizdarmsyndrom.[17]
- Zu den Stämmen, die den Darm noch effektiver besiedeln, gehören *Lactobacillus plantarum*, *Lactobacillus rhamnosus GG* und *Lactobacillus reuteri DSM.*[18-19]
- Zu den neueren Probiotika, die wegen ihrer effektiven Wirkweise zunehmend an Beliebtheit gewinnen, gehören die natürlich im Boden vorkommenden bzw. Sporen bildenden Organismen.[20]

Wenn Ihre Punktzahl nach der Auswertung der Selbsteinschätzung bei 5 oder mehr liegt, empfehle ich Ihnen, regelmäßig fermentierte Lebensmittel zu essen *und* ein probiotisches Nahrungsergänzungsmittel einzunehmen.

Dosierung: 1 – 2 Kapseln á 50 Milliarden KBE, zweimal täglich. Es gibt Probiotika, die man zu einer Mahlzeit einnehmen sollte und solche, die auf nüchternen Magen eingenommen werden. Bitte beachten Sie die Dosierungsanleitung auf dem Beipackzettel.

Empfehlung: Es kann eine Weile dauern, bis Sie Ihr optimales Probiotikum gefunden haben. Haben Sie Geduld und bleiben Sie experimentierfreudig. Es gibt keine strengen Regeln, aber Sie könnten davon profitieren, alle paar Monate das Probiotikum zu wechseln.

Vorsicht: In seltenen Fällen können Probiotika für Menschen mit einer Immunschwäche, z. B. bei AIDS-Kranken oder Krebspatienten während der Chemotherapie, ein Risiko darstellen.

✓ **Füttern Sie Ihre Darmflora mit Präbiotika: Essen Sie Ballaststoffe!** Präbiotika sind letztendlich nichts anderes als Fasern, die unverdaut in Ihren Dickdarm gelangen, wo sie als Futter für nützliche Bakterien dienen. Mit anderen Worten: Probiotika ernähren sich von Präbiotika. Vielleicht ist es sogar das Beste, was Sie für Ihre Darmgesundheit tun können – die nützlichen Bakterien, die jetzt schon in Ihrem Darm leben, mit einer Vielfalt an pflanzlichen Ballaststoffen zu füttern. Vergessen Sie nicht, dass Ihre Bakterien ständig hungrig sind. Zur Not geben sie sich auch mit der schützenden Schleimhaut *Ihres* Darms zufrieden!

Die besten Präbiotika werden Sie auf dem Wochenmarkt, in Ihrem eigenen Garten und im Bioladen finden: eine bunte Palette an regionalem Gemüse der Saison. Zu den besten präbiotischen Gemüsesorten gehören Löwenzahnblätter, Spargel, Artischocken, Avocado, Kohl, Wurzelgemüse (Yamswurzel, Knoblauch, Lauch, Zwiebel), Lein-, Hanf- und Chiasamen und indischer Flohsamen. Wenn Sie so viel unterschiedliches Gemüse wie möglich essen, am besten roh oder leicht gedünstet, können sie eine ganze Armee an bunt gemischten und nützlichen Darmbakterien ernähren. Das ist die beste Versicherungspolice, die Sie und Ihr Mikrobiom haben können.

Weitere gute Präbiotika sind: Akazienfasern in Pulverform, Zichorienwurzel, rohe Topinamburknollen, Baobab-Frucht, Inulin, Arabinogalactane aus der sibirischen Lärche und Fructo-Oligosaccharide (FOS), die Sie in Smoothies, Joghurt, Kefir oder Wasser einrühren können. Kombinieren und rotieren Sie verschiedene präbiotische Pulver, damit Sie die ideale Ernährung für so viele nützliche Bakterien wie nur möglich bieten können.

Dosierung: Sie sollten 40 – 50 g Ballaststoffe aus unterschiedlichen Quellen täglich zu sich nehmen.

Vorsicht: Wenn Sie momentan eine Darmfehlbesiedelung und/oder eine Dysbiose haben, kann ein Zuviel an Ballaststoffen Ihre Darmbeschwerden vorübergehend verschlimmern.

Sobald die Dysbiose behoben ist, können Sie nach und nach wieder Ballaststoffe zuführen. Um den Darm zu schonen und Blähungen vorzubeugen, sollten Sie den Anteil der Ballaststoffe in Ihrer Ernährung nur langsam steigern.

4. **Reparieren** Sie Ihre Darmschleimhaut. Die gute Nachricht ist, dass sich Ihre Darmschleimhaut alle drei bis sechs Tage erneuert. Das bedeutet, dass sich Ihr Darm bei entsprechender Unterstützung ziemlich schnell selbst reparieren kann. Knüpfen Sie an Schritt 1 an, indem Sie entzündungsfördernde Faktoren (SAD-Lebensmittel, verdächtige Auslöser und Medikamente, Stress) strikt meiden und gezielt durch nährende Lebensmittel und Nahrungsergänzung ersetzen, die die Heilung des Darms fördern.

LEBENSMITTEL UND NAHRUNGSERGÄNZUNGEN, DIE EINE DURCHLÄSSIGE DARMWAND REPARIEREN

Es gibt eine ganze Palette an Lebensmitteln und Nährstoffen, die ein Leaky-Gut-Syndrom reparieren können. Sie müssen nicht *alle* gleichzeitig einnehmen – es wird keinen Schaden anrichten, außer vielleicht in Ihrer Geldbörse. Aber es lohnt sich, mehrere miteinander zu kombinieren:

- ✓ Aus gutem Grund haben **Fleisch- und Knochenbrühe, Kollagen und Gelatine** seit Generationen einen festen Platz in jedem Darmsanierungsprotokoll. Sie stärken die Darmschleimhaut, enthalten die Aminosäuren Prolin und Glycin – beides wichtige Bausteine der Mukosa – und treiben die Reparatur des Gewebes voran. Die Brühe sollte zu 100 % aus Fleisch aus biologischer Weidehaltung hergestellt werden. Auch bei Kollagen und Gelatine sollten Sie auf die Herkunft der Zutaten achten.

  Handeln Sie strategisch: Trinken Sie zwei- bis dreimal am Tag eine Tasse Brühe. Zusätzlich oder anstelle von Brühe können Sie 2–4 Esslöffel Kollagen, Gelatine oder Knochenpulver in Smoothies, Suppen, Eintöpfe, Curries oder Pudding einrühren. Wenn Sie Kaffee trinken (natürlich bio), können Sie etwas Kollagenpulver zugeben. Das Protein wird den Kaffee bekömmlicher machen.

  Empfehlung: Menschen mit einer Histaminintoleranz können die Knochenbrühe durch eine Fleischsuppe ersetzen, die nicht so lange köchelt (also zwischen einer und vier Stunden im Gegensatz zu acht Stunden oder länger).

✓ **Kokosöl und MCT-Öl** enthalten mittelkettige Triglyceride (MCTs), die dem Körper helfen, Entzündungen zu bekämpfen, Fett zu verbrennen und die Darmschleimhaut zu heilen. Kokosöl enthält besonders viel Laurinsäure, die stark antibakteriell wirkt und schädliche Bakterien und Hefen abtötet.

Handeln Sie strategisch: Nehmen Sie täglich 2–4 Esslöffel natives, unraffiniertes Kokosöl (oder nicht gentechnisch verändertes MCT-Öl) ein. Kokosöl ist konzentriert, schmeckt nicht nach Kokos und eignet sich hervorragend für Smoothies, Fettbomben (s. auch Rezept in Anhang A) oder als Zugabe zu Kaffee und Tee. Kochen Sie hauptsächlich mit Ghee und Kokosöl und tröpfeln Sie MCT-Öle nach dem Kochen auf Ihr Essen.

Vorsicht: MCT-Öle sollten Sie langsam einführen. Beginnen Sie mit einem halben bis ganzen Teelöffel pro Tag und steigern Sie die Menge allmählich, um Verdauungsbeschwerden zu vermeiden. Wenn Mund oder Rachen nach der Einnahme gereizt wirken, setzen Sie das Öl bitte ab und versuchen es mit Kokosöl.

✓ **Bei Ghee** handelt es sich einfach um geklärte Butter ohne Allergene wie Laktose und Casein. Es wird in der Regel auch von Menschen vertragen, die empfindlich auf Kuhmilchprodukte reagieren. Ghee enthält viel Vitamin A, D, E und K plus kurz- und mittelkettige Fettsäuren und Butyrate – also entzündungshemmende Fette, die nachweislich die Darmheilung fördern.

Handeln Sie strategisch: Verwenden Sie ausschließlich Ghee aus biologischer Weidetierhaltung. Mit ein oder zwei Esslöffel Ghee (natürlich ungesalzen) lassen sich wunderbare Kaffees und Tees zaubern. Rezepte finden Sie im Internet.

✓ **Restore**, ein Nahrungsergänzungsmittel, das aus fossiler Braunkohle gewonnen wird und viele Spurenelemente und Aminosäuren enthält. Es ist nachweislich in der Lage, die Darmschleimhaut *innerhalb von Minuten oder wenigen Stunden* wiederherzustellen. Mit herkömmlichen Nahrungsergänzungsmitteln dauert dieser Prozess mehrere Monate.[21] Restores Redox-Moleküle auf Kohlenstoffbasis wird aus fossilen Holzfasern gewonnen. Es stärkt das

Kommunikationsnetzwerk zwischen Darmbakterien, Mitochondrien und den körpereigenen Zellen.

Dosierung: ein Teelöffel dreimal täglich.

✓ **Kolostrum**, die Kolostral- oder Vormilch der Säugetiere enthält eine hohe Konzentration an Proteinen, Wachstumsfaktoren und Antikörpern, die für die Entwicklung neugeborener Babys wichtig sind. In klinischen Studien konnte nachgewiesen werden, dass Rinderkolostrum im Menschen ein Leaky-Gut-Syndrom verhindern und sogar heilen kann.[22]

Dosierung: Verwenden Sie 100 % neuseeländisches Kolostrum, denn es erfüllt die höchsten Qualitätsansprüche und stammt von Kühen aus Weidehaltung ohne Zugabe von Hormonen, Steroiden und Antibiotika. Neuseeland-Kolostrum wird nur kurz erhitzt und durchläuft strenge Qualitätskontrollen. Nehmen Sie 1 Teelöffel Pulver (oder 4 Kapseln) auf nüchternen Magen zweimal täglich ein – jeweils 30 Minuten vor dem Frühstück und vor dem Schlafengehen.

Vorsicht: Wenn Sie eine IgE-Allergie gegen Kuhmilch haben, reagieren Sie eventuell auch auf Kolostrum allergisch. Es gibt jedoch viele Menschen mit einer Laktose- oder Caseinintoleranz, die das Kolostrum gut vertragen, denn der Laktose- und Caseingehalt der Vormilch ist gering. Rinderkolostrum enthält einen insulinähnlichen Wachstumsfaktor (IGF-1), der nachweislich mit dem Risiko einer Prostata- oder Brustkrebserkrankung korreliert.

✓ **Zink** hat bekanntermaßen eine schützende Wirkung auf die Darmschleimhaut. Ein Zinkmangel kann für die Darmschleimhaut katastrophale Folgen haben, denn er macht sie durchlässig und fördert krankhafte Veränderungen.[23] Zinkmonomethonin, Carnosin und Picolinat werden vom Körper besonders gut aufgenommen.

Um Ihren Zinkbedarf zu ermitteln, können Sie einen einfachen Geschmackstest durchführen: Nehmen Sie einen Esslöffel flüssiges Zink (in einer Verdünnung von 1 g/l) oder Zinktabletten in den Mund. Halten Sie das Zink 30 Sekunden lang im Mund, ohne zu schlucken (Zink kann Übelkeit verursachen, wenn es auf nüchternen Magen eingenommen wird.). Spucken Sie es anschließend wieder aus. A) Wenn Sie nichts schmecken konnten, haben Sie wahrscheinlich einen starken Zinkmangel. B) Wenn Sie ganz leicht etwas schmecken, leiden Sie eventuell an einem mäßig starken Zinkmangel. C) Haben Sie einen ausgeprägten Geschmack im Mund, der mit der Zeit stärker wird, haben Sie einen leichten Zinkmangel. D) Wenn Sie sofort nach der Einnahme einen metallischen Geschmack im Mund haben, sind Ihre Zinkwerte wahrscheinlich in Ordnung und Sie müssen keine oder nur sehr niedrig dosierte Nahrungsergänzungsmittel einnehmen.

Dosierung: A) 90 mg Zink plus 3 mg Kupfer B) 60 mg Zink plus 2 mg Kupfer oder C) 30 mg Zink plus 1 mg Kupfer pro Tag, je nach Testergebnis. Nehmen Sie Zink zusammen mit einer Mahlzeit ein, um Übelkeit zu vermeiden. Niedrig dosiertes Zink: 5 – 10 mg mit jeder Mahlzeit eingenommen, können Lücken in den Tight Junctions meist effektiver schließen als eine einzelne 30 mg Dosis.

Empfehlung: Die Einnahme von Zink ohne Kupfer kann zu einem Kupfermangel führen, daher sollten Sie pro 30 mg Zink zusätzlich 1 mg Kupfer einnehmen. Bei Stress und/oder toxischer Belastung müssen Sie die Dosis eventuell erhöhen.

Vorsicht: Zink auf nüchternen Magen eingenommen kann Übelkeit verursachen und sollte deswegen immer mit einer Mahlzeit kombiniert werden.

✓ **Vitamin A** (Retinylalmitat oder Retinsäure) spielt für die Regulierung der Immunfunktion und für die Reparatur und Pflege von Gewebe, unter anderem auch für die Mukosa, eine wichtige Rolle. Zu den am besten verwertbaren Quellen für Vitamin A gehören öliger Fisch und Leber. Sie können Vitamin A in der Form von Lebertran-Kapseln (enthält auch Vitamin D3) plus Omega-3-Fettsäuren einnehmen.

Dosierung: Die *Weston A. Price Foundation* empfiehlt für Erwachsene und Kinder über zwölf Jahren eine Tagesdosis von 1 Teelöffel oder 10 Kapseln mit 9500 IU Vitamin A und 1950 IU Vitamin D. Alternativ können Sie 5000 - 10 000 IU pro Tag an Vitamin A als gemischte Carotinoide und Retinylpalmitat nehmen.

Vorsicht: Alle Fette können oxidieren (bei Kontakt mit Sauerstoff) und ranzig werden. Kaufen Sie nur hochwertige Nahrungsergänzungsmittel und bewahren Sie diese dunkel, kühl und trocken auf. Idealerweise sollten Sie Fischöle in einem dunklen

Glasbehälter im Kühlschrank aufbewahren. Entsorgen Sie das Öl, sobald es nach Fisch zu schmecken oder riechen beginnt.

✓ **Omega-3-Fettsäuren** (EFAs) wirken entzündungshemmend, unterstützen die Hirnfunktion und die kognitiven Fähigkeiten und schützen vor Krebs, Alzheimer und Herz-Kreislauf-Erkrankungen. Nehmen Sie Nahrungsergänzungsmittel ein und essen Sie regelmäßig öligen Fisch wie Lachs und Sardinen. Kaufen Sie nur hochwertige, gekühlte Öle aus Wildfang (Lachs, Krill) ohne Schwermetalle.

Dosierung: 2000 – 3000 mg EPA und DHA (mehrfach ungesättigte Fettsäuren) in Kombination über den Tag verteilt (z. B. eine halbe Dosis morgens zum Frühstück und eine halbe zum Abendessen). Die Fettsäuren sollten zusammen mit einer Mahlzeit und zusätzlichem Vitamin E eingenommen werden (falls das Nahrungsergänzungsmittel kein Vitamin E enthält).

Empfehlung: Um 2000 – 3000 mg kombinierte EPA plus DHA einzunehmen, müssen Sie eventuell die auf der Packung empfohlene Dosierung erhöhen.

Vorsicht: Alle Öle oxidieren und werden sehr schnell ranzig. Omega-3-Fettsäuren können die Wirkung von blutverdünnenden Medikamenten verstärken.

✓ **Vitamin E** (gemischte Tocopherole) heilt die Darmschleimhaut und hilft dort bei der Reduzierung von Narbengewebe. Achten Sie beim Kauf auf ausgewogene Vitamin-E-Präparate, die alle acht Tocopherole (gemischte Tocopherole) enthalten. Das ist besonders wichtig, wenn Ihr Multivitaminpräparat kein Vitamin E enthält.

Dosierung: 200 mg gemischte Tocopherole täglich zu den Mahlzeiten.

Vorsicht: Menschen mit Blutgerinnungsstörungen und Krebs- oder Herzerkrankungen sollten vor der Einnahme mit ihrem Therapeuten sprechen.

✓ **L-Glutamin** ist die wichtigste Aminosäure im Blut und eine bevorzugte Kraftstoffquelle für die Reparatur und Regeneration der Mukosa. Außerdem erhöht es den sekretorischen IgA-Wert (kurz sIgA) der Darmschleimhaut und ist die erste Verteidigungslinie zum Schutz der Immunfunktion des Darms.[24]

Dosierung: Nehmen Sie anfangs nicht mehr als 2,5–5 g L-Glutamin-Pulver zweimal täglich zwischen den Mahlzeiten ein und erhöhen Sie die Dosierung langsam.

Vorsicht: L-Glutamin ist ein Vorläufer von Glutamat und Aspartat, zwei Aminosäuren mit anregender Wirkung, die bei empfänglichen Menschen Ängste verstärken können. Bei Menschen mit Leber- oder Nierenproblemen sollte die Ergänzung in Form von Alpha-Ketoglutarsäure (AKG) erfolgen, die in Glutamin umgewandelt wird. So kann hohen Ammoniakwerten vorgebeugt werden.

✓ Das Bioflavonoid **Quercetin** ist in vielen Obst- und Gemüsearten enthalten, vor allem in Zwiebeln, aber nicht in Zitrusfrüchten. Es verbessert die Darmfunktion, indem es die Proteine der Tight Junctions – also jener wichtigen Wächter der Mukosa – zusammenbaut und stärkt.[25] Man geht davon aus, dass die Wirkung von Quercetin verstärkt wird, sobald es mit anderen Polyphenolen wie Vitamin C, Resveratrol oder ECGC (einer Anti-Krebs-Verbindung in grünem Tee) kombiniert wird. Sie haben also freie Wahl.

Dosierung: 2000 mg täglich über den Tag verteilt zu den Mahlzeiten einnehmen.

5. **Bleiben Sie im Gleichgewicht.** Sobald Sie die ersten vier Schritte gut auf den Weg gebracht haben, ist es an der Zeit, sich auf ein nährendes und gesundes Umfeld zu konzentrieren. Entspannung leistet einen entscheidenden Beitrag zur Darmgesundheit. Reservieren Sie mindestens 20 Minuten des Tages für Entspannungsübungen. So können Sie Stress ab- und Widerstandfähigkeit aufbauen. Anleitungen zu Entspannungsübungen finden Sie auf Seite 225 im Toolkit *Streicheleinheiten für die Seele*. Mit den folgenden Vorschlägen möchte ich Sie dabei unterstützen, ein nachhaltig positives Lebensumfeld zu schaffen, in dem sich auch Ihr Darm wohlfühlen wird.

AUF DAS UMFELD KOMMT ES AN

Nun hat sich herausgestellt, dass für eine optimale Verdauung und Gesundheit nicht nur wichtig ist, was man isst, sondern auch wo, wann, wie und mit wem man seine Mahlzeiten einnimmt. Die folgenden Vorschläge können Ihnen zu einer besseren Esskultur verhelfen.

- ✓ **Kochen** Sie überwiegend zu Hause selbst. So wissen Sie genau, was in Ihrem Essen steckt und wie es zubereitet wurde.

- ✓ **Kauen Sie gründlich!** In der Traditionellen Chinesischen Medizin gilt die Weisheit: „Trinke dein Essen und esse deine Getränke." Die Verdauung beginnt im Mund. Nur wenn man lange genug kaut, wird dem Magen signalisiert, welche Verdauungsenzyme er produzieren muss. Jeder Bissen sollte vor dem Herunterschlucken vierzig Mal gekaut werden.

- ✓ **Essen Sie in Ruhe.** Es ist wissenschaftlich belegt, dass Verdauung und Stress viel miteinander zu tun haben. Sprechen Sie beim Essen nicht über stressige Themen und schauen Sie keine gewalttätigen Filme an. Überlegen Sie, ob Sie Ihre größte Mahlzeit am Tag nicht vor 15 Uhr einnehmen können, denn dann sind Sie am aktivsten. Essen Sie mindestens drei Stunden vor dem Schlafengehen nichts mehr, damit Ihr Körper im Schlaf nicht auch noch verdauen muss, sondern die Zeit für Ruhe und Regeneration nutzen kann.

- ✓ Versuchen Sie es mit **Intervallfasten** (IF). Zwischen zwölf und 20 Stunden ohne Kalorienzufuhr gibt Ihren Verdauungsorganen eine Pause. Das wirkt entzündungshemmend, stärkt die Darmschleimhaut und hilft Ihrem Körper, Fett anstelle von Kohlenhydraten zu verbrennen. Das tut Ihrem ganzen Stoffwechsel gut. Nehmen Sie Ihre letzte Mahlzeit zwischen 18 und 19 Uhr abends ein und frühstücken Sie erst zwischen 9 und 10 Uhr morgens. So hat Ihr Körper eine 15-stündige Fastenzeit. Sobald Sie sich wohl damit fühlen, können Sie die Fastenzeit auf 18 oder gar 24 Stunden ausdehnen. Haben Sie diese Hürde einmal gemeistert, können Sie auch über eine 5-tägige Wasserfastenkur nachdenken. Fastenkuren sind für den Körper sehr heilsam. Tipps und Tricks zum Thema Fasten finden Sie in Anhang F.

Schritt 4: Leben Sie wieder schmutziger!

Schneiden Sie sich eine Scheibe von der Gastroenterologin Dr. Chutkan ab und begrüßen Sie die mikrobielle Vielfalt. Es darf durchaus wieder ein wenig schmutziger werden in unserem Leben. Es gibt zunehmend wissenschaftliche Beweise dafür, dass der Kontakt zu Mikroben, die zum Beispiel um uns herum im Boden leben, vor Autoimmunkrankheiten schützen kann. Hier ein paar Tipps für ein „schmutziges" gesundes Leben:

✓ **Verzichten Sie so oft es geht auf die Händedesinfektion** – außer an Orten, an denen eine rigorose Hygiene angebracht ist, wie zum Beispiel im Krankenhaus oder der Arztpraxis.

✓ **Legen Sie einen Garten an**, auch ein kleiner Blumenkasten auf dem Fensterbrett tut Wunder. Lassen Sie sich von innovativen Projekten wie den vertikalen Gärten inspirieren (www.playtheplanet.org/thegreatlibrary/wp-content/up-loads/sites/4/2016/03/The-4-Foot-Farm-Blueprint.pdf)

✓ **Unterstützen Sie die solidarische Landwirtschaft.** Vielleicht gibt es bei Ihnen in der Nähe ein Projekt, über das man Gemüsekisten-Abos beziehen kann.

✓ **Lassen Sie etwas Erde auf Ihrem Gemüse** – vorausgesetzt natürlich, es stammt aus biologischem Anbau.

✓ **Überlegen Sie, ob nicht ein Haustier für Sie infrage kommt** und machen Sie sich nicht allzu viele Gedanken um das Händewaschen vor dem Essen.

✓ **Verbringen Sie viel Zeit im Freien**, laufen Sie barfuß, spielen Sie in der Natur und atmen Sie Sonnenlicht ein.

✓ **Lüften Sie regelmäßig und oft.** Frische Luft im Haus tut Ihnen gut.

✓ **Verzichten Sie ab und zu auf Ihre tägliche Dusche**, Ihr Mikrobiom wird es Ihnen danken.

BONUS-SCHRITT: WUNDERWAFFEN FÜR DIE DARMGESUNDHEIT

Wenn Sie schon oft Antibiotika einnehmen mussten, eine Chemotherapie hinter sich haben oder Ihr Mikrobiom auch nach der Darmsanierung nicht auf Vordermann ist, kann folgendes Vorgehen die Dinge vielleicht wieder in die richtige Bahn lenken.

✓ **Hochdosierte Probiotika.** Wenn man bedenkt, dass in Ihrem Mikrobiom bis zu 100 *Trilliarden* Mikroben angesiedelt sind, dann sind 50 Milliarden KBE (koloniebildende Einheiten) nichts weiter als der sprichwörtliche Tropfen auf dem heißen Stein. Achten Sie beim Kauf eines Probiotikums darauf, dass keine Allergene enthalten sind: keine Maisstärke, kein Gluten, keine Milchprodukte, keine Zusatzstoffe, keine Streptokokken oder Maltodextrin. Diese schädigen das Mikrobiom.

Vielversprechende Mikrobiom-Behandlung: die Stuhltransplantation oder fäkaler Mikrobiomtransfer (FMT)

Bei der Stuhltransplantation handelt es sich um ein Verfahren, bei dem Stuhl eines gesunden Spenders in den Dickdarm einer anderen Person eingebracht wird. Während der Gedanke, den Kot eines anderen Menschen einzunehmen oder einzuführen, abstoßend sein mag, haben neue Studien gezeigt, dass die FMT eine der effektivsten Behandlungsmethoden zur Wiederherstellung des mikrobiellen Gleichgewichts sein kann. So hat sich beispielsweise gezeigt, dass die FMT bei der Behandlung von Infektionen mit *Clostridium difficile* eine Erfolgsrate von über 90 % hat. Damit ist sie der antibiotischen Behandlung mit einer Wirksamkeit von 30–40 % deutlich überlegen. Erste Forschungsergebnisse geben auch Hinweise darauf, dass die Transplantation eines optimierten Mikrobiotikums zu einer klinischen Remission bei Colitis ulcerosa führt.[26-28]

Trotz dieser vielversprechenden Ergebnisse und des wachsenden Interesses an Stuhltransplantationen zur Behandlung anderer Autoimmunerkrankungen hat die Food and Drug Administration (FDA) fäkale Mikrobiotika sowohl als „Medikament als auch biologisches Produkt" eingestuft. Das Verfahren wird heute ausschließlich bei Patienten mit immer wiederkehrenden *Clostridium-difficile*-Infektionen angewendet. Es ist offensichtlich, dass diese neue Behandlungsmethode nicht ohne Risiken ist und wir weitere Forschungen auf diesem Gebiet benötigen. Kritiker bemängeln unter anderem, dass möglicherweise nicht nur gesunde Mikroben, sondern auch eine Anfälligkeit für Fettleibigkeit, unerwünschte infektiöse Organismen und andere schädliche Umweltfaktoren übertragen werden könnten.

Weitere Informationen zu diesem Verfahren finden Sie unter www.OpenBiome.org

Jetzt, da wir wissen, dass ein gesunder Darm für die Gesundheit unerlässlich ist und unsere Mikroben eher Freund als Feind sind, sollten wir unseren Lebensstil an ihre Bedürfnisse anpassen und sie hegen und pflegen. In Bezug auf unsere Ernährung heißt das nicht, dass wir wieder als Höhlenbewohner durch die Welt gehen sollten. Aber wir müssen unseren modernen Lebensstil anpassen und uns bewusst entscheiden, was wir essen, welche Medikamente wir einnehmen (oder nicht) und wie klinisch rein unser Leben eigentlich sein soll.

Zusammenfassung: Die Top 5 der Darmsanierung

1. **Lassen Sie Ihre Darmflora untersuchen,** um eine Momentaufnahme Ihres Mikrobioms zu machen.
2. **Reduzieren Sie Ihre Medikamenteneinnahme auf ein Minimum.** Das schont Mikrobiom und Darmschleimhaut.
3. **Nehmen Sie Verdauungsenzyme ein.** So können Sie Nährstoffe besser verdauen und aufnehmen.
4. **Verbringen Sie viel Zeit an der frischen Luft,** um von dem Makrobiom Ihrer Umgebung zu profitieren.
5. **Essen Sie 40–50 g Ballaststoffe – Präbiotika – täglich.** Nur so bekommen Ihre guten Darmbakterien auch genug zu essen.

KAPITEL 3

Räumen Sie mit Infektionen auf

Es geht nicht um den Krankheitserreger, es geht um das Terrain.

—*Dr.* MARIE MATHESON, Expertin für chronische Erkrankungen und Infektionen

Viele Experten sind der Ansicht, dass Autoimmunerkrankungen *so gut wie immer* mit Infektionen einhergehen. Es häufen sich wissenschaftliche Beweise dafür, dass chronische Infektionen mit Bakterien, Viren, Parasiten oder Pilzen die Entstehung von Autoimmunerkrankungen begünstigen und verschlimmern. Ganzheitlich arbeitende Therapeuten berichten, dass einer autoimmunen Erkrankung fast immer eine Infektion – akut oder still – vorausgeht (z. B. Mononukleose, auch bekannt als Pfeiffersches Drüsenfieber – hervorgerufen durch das Epstein-Barr-Virus/EBV) oder sie tritt opportunistisch auf, sobald das Immunsystem geschwächt ist (z. B. durch eine Hefepilzbesiedelung wie *Candida albicans*). In beiden Fällen kann die Infektion eine ungünstige Situation weiter verschlimmern, das bereits überlastete Immunsystem noch mehr überfordern und den autoimmunen Prozess begünstigen und am Laufen halten.

Der Tatsache zum Trotz, dass Wissenschaftler schon vor mehr als einem Jahrhundert den Zusammenhang zwischen Infektionen und Autoimmunerkrankungen hergestellt haben, sieht die Regelversorgung autoimmun erkrankter Patienten keinerlei Tests auf Infektionen vor. Auch Behandlungsstrategien gibt es nicht. Ein schwerwiegender Fehler, denn wenn Infektionsherde gefunden und beseitigt werden – im Idealfall so früh wie möglich – ist die Wahrscheinlichkeit eines positiven Verlaufs dieser Krankheiten viel stärker gegeben. Darauf möchte ich in diesem Kapitel näher eingehen.

Was dem Ganzen die Krone aufsetzt, ist die Tatsache, dass die modernen Behandlungsstrategien für Autoimmunerkrankungen auf Medikamente ausgerichtet sind, die das Immunsystem *unterdrücken!* Das kann kurzfristig Vorteile bringen, ist aber für die langfristige Behandlung wenig geeignet. Oft entstehen so ideale Voraussetzungen für opportunistische Infekte, die die eigentliche Autoimmunerkrankung verschlimmern und die Heilungschancen beeinträchtigen können. Wenn Sie Infektionen bekämpfen wollen, dann brauchen Sie ein robustes und intelligentes Immunsystem. Eine geschwächte Immunabwehr hilft Ihnen da nicht weiter.

Es gibt zwingende Beweise, die den Zusammenhang zwischen Infektionen und autoimmunen Vorgängen belegen:

- In einer Studie zum Chronischen Erschöpfungssyndrom zeigte sich, dass 70 % der Patienten eine aktive Infektion mit dem Humanen Herpesvirus (HHV-6) hatten, im Gegensatz zu 20 % der gesunden Kontrollgruppe.
- In eine Studie mit 114 Probanden wurde bei 75 % der an rheumatoider Arthritis erkrankten Patienten das Bakterium *Prevotella copri* gefunden, verglichen mit nur 21 % der gesunden Kontrollpersonen.[1]
- Im Rahmen einer anderen Studie wurde festgestellt, dass bei Patienten mit Lupus die Viruslast durch das EBV, allgemein bekannt als Mononukleose, 40-mal so hoch war wie bei der gesunden Kontrollgruppe.[2]
- In einer Studie, in der Antikörper gegen *Yersinia entercolitica* (YE), einer lebensmittelbedingten Infektion, untersucht wurden, stellte sich heraus, dass Patienten mit einer Hashimoto-Thyreoiditis 14-mal so häufig Antikörper im Blut hatten wie die gesunde Kontrollgruppe. Antikörper sind der Nachweis dafür, dass der Körper mit einer bestimmten Substanz in Kontakt gekommen ist.
- Anhand einer Langzeitstudie stellte sich heraus, dass der stärkste uns bekannte Risikofaktor für MS eine Infektion mit dem Epstein-Barr-Virus ist. Im Vergleich zur gesunden Kontrollgruppen ist die Gefahr einer Multiplen Sklerose bei EBV-infizierten Personen im Kindesalter etwa 15-fach höher und bei EBV-infizierten Personen im Jugendalter oder später im Leben etwa 30-fach höher.[3]

Es ist nicht nur so, dass sich die Beweise für einen Zusammenhang zwischen Infektionen und Autoimmunerkrankungen häufen, sondern auch, dass Wissenschaftler mittlerweile in der Lage sind, bei Mäusen Autoimmunerkrankungen künstlich zu erzeugen, indem sie die Tiere mit infektiösen Mikroben impfen. Darüber hinaus ist es Forschern gelungen, Autoimmunerkrankungen bei Mäusen wieder rückgängig zu machen. Diese Ergebnisse lassen die Schlussfolgerung zu, dass man *das autoimmune Geschehen möglicherweise rückgängig machen kann, indem man die Infektion beseitigt.* Menschen sind natürlich keine Mäuse, aber es ist immerhin ein klarer Beweis, dass die Beseitigung von Infektionen das Kernstück unserer Strategie zur Behandlung autoimmuner Krankheiten sein sollte.

Das Infektions-Paradoxon: Freund und Feind

Im Laufe des Lebens hat unser Körper immer wieder mit Infektionen zu tun. Wir kämpfen ständig gegen eine Reihe von Bakterien, Viren, Pilzen und Parasiten an, leben mit ihnen und profitieren teilweise sogar davon.

Meistens merken wir gar nicht, wenn ein infektiöser Agent eingedrungen ist, weil unser Immunsystem ihn einfach still und leise abwehrt. Manchmal erkranken wir auch an akuten Infekten, die mehrere Tage oder Wochen anhalten – zum Beispiel ein Harnwegsinfekt, eine Halsentzündung, eine Erkältung oder die Grippe – die aber alle im Grunde genommen selbstlimitierend sind und von allein wieder verschwinden. Dann gibt es Infektionen, die definitiv unsere Aufmerksamkeit erregen, wie z. B. ein oraler (Typ 1) oder genitaler (Typ 2) Herpes, die Windpocken (Varizella-Zoster-Virus) oder das Pfeiffersche Drüsenfieber (Epstein-Barr-Virus oder Herpesvirus 4).

Während wir tendenziell alle Infekte als Übel betrachten, geben uns bestimmte ansteckende Mikroben die Gelegenheit, unser Immunsystem zu trainieren und unser Mikrobiom zu stärken. Wir wissen nicht genau, wie es funktioniert, aber Virusinfekte, an denen wir als Kinder erkranken, stärken unser Immunsystem und machen uns in späteren Jahren widerstandsfähiger gegen Infekte, Allergien und Autoimmunerkrankungen. Als es noch keinen Impfstoff gegen Windpocken gab – und das ist noch nicht allzu lange her – veranstalteten Eltern „Windpocken-Partys" für ihre Kinder, damit diese sich mit dem hochinfektiösen Varizella-Zoster-Virus anstecken konnten. Dieses Virus verursacht den typischen roten, juckenden Hautausschlag mit Bläschen. Die meisten Kinder waren mit der Krankheit bis zum Alter von 20 Jahren durch und wurden dagegen immun. Für Erwachsene sind die Windpocken meist sehr unangenehm. Studien bestätigen, dass andere Viruserkrankungen im Kindesalter, z. B. Masern, möglicherweise vor Allergien und Autoimmunerkrankungen wie Schuppenflechte und juveniler rheumatoider Arthritis (JRA) schützen.

Und hier noch etwas für all diejenigen, die den Ekelfaktor überwinden möchten: Forscher haben herausgefunden, dass parasitäre Würmer wie Haken- und Peitschenwürmer – auch Helminthen genannt – und deren Eier eine überzeugende Behandlungsstrategie gegen Autoimmunerkrankungen wie MS, Reizdarmsyndrom, Zöliakie, Morbus Crohn und Asthma sein können.

Moises Velasquez-Manoff zufolge, Autor des zum Nachdenken anregenden Buches *An Epidemic of Absence*, ist das Verschwinden von Parasiten ein wichtiger Grund für die rasante Zunahme an Autoimmunerkrankungen in den USA in den letzten 50 Jahren. Ursache hierfür sind die verbesserten sanitären Einrichtungen. Velasquez-Manoff behauptet, dass das Fehlen dieser parasitären Mikroben unser Immunsystem aus dem Gleichgewicht gebracht habe und unsere Anfälligkeit für Autoimmunerkrankungen und andere entzündliche Beschwerden erhöht. Forschungsergebnisse bestätigen seine Hypothese über die übertriebene Hygiene. Erste Studien liefern starke Hinweise dafür, dass eine Wurminfektion Autoimmunsymptome lindern und sogar eine Gluten-Empfindlichkeit zurückschrauben kann.

Fazit: Wir stehen erst am Anfang unserer Forschungen über das Zusammenspiel von Bakterien, Viren, Hefen und Parasiten und was diese für unsere Gesundheit bedeuten. Wir sollten unseren mikrobiellen Begleitern also wohlwollend gegenüberstehen.

Viele ganzheitlich arbeitende Therapeuten vertreten die Ansicht, dass sich die Suche nach versteckten Infektionen lohnt. Vor allem dann, wenn Sie Ihre persönlichen Trigger identifiziert, die Ernährung umgestellt und den Darm saniert haben. Nun sollten Sie auch an dieser Stelle handeln.

Im nächsten Kapitel werden wir die Zusammenhänge zwischen Infektionen und autoimmunen Zuständen untersuchen. Wir werden Menschen kennenlernen, die ihre Autoimmunerkrankung einer Infektion zu „verdanken“ hatten und wieder gesund wurden, als das Immunsystem gestärkt und die Infektion ausgeheilt war. Das Toolkit *Infektionen bekämpfen* gibt Ihnen Werkzeuge an die Hand, mit denen Sie Infekte erfolgreich bekämpfen können. Auch wenn Sie eine Autoimmunkrankheit haben, können Sie Ihre Gesundheit optimieren.

Infektionen und Autoimmunerkrankungen

Wir Menschen haben uns im Laufe der Zeit darauf eingestellt, mit einer Vielzahl an Mikroorganismen in Symbiose zu leben. Dazu gehören Bakterien, Viren, Hefen und Parasiten. Wenn dieses Zusammenleben aus dem Gleichgewicht gerät und Mikroorganismen, die normalerweise nicht im Körper vorkommen, die Oberhand gewinnen, sprechen wir von einer Infektion. Infektionen variieren in ihrer Intensität, ihrer Dauer und ihrem Lebenszyklus. Einige kommen und gehen, einige bleiben dauerhaft und wieder andere können sich immer wieder reaktivieren und für das Immunsystem zu einer großen Belastung werden. Wenn Sie eine Autoimmunkrankheit haben, kann jede Infektion lästig werden, aber es sind die stillen Infektionen, die am schwierigsten zu behandeln sind. Von ihnen erholt man sich meist nicht so schnell. Im Folgenden für Sie eine kurze Übersicht über die wichtigsten Infektionstypen.

- **Aktiv:** Sie haben eine Infektion, die aktuell Symptome erzeugt. Ein Beispiel hierfür ist das Herpesvirus 1, das Herpesbläschen verursacht.
- **Akut:** Diese Infektionen sind von kurzer Dauer, zwischen mehreren Tagen bis wenige Wochen. Zum Beispiel eine Erkältung oder Grippeerkrankung, die schnell kommt, sich schnell ausbreitet und dann wieder vollständig abklingt.
- **Chronisch oder hartnäckig:** Hält lange an, meist wochen- oder monatelang.
- **Versteckt/still:** Viele Mikroben und insbesondere die Bakterien entwickeln Strategien, um dem Angriff des Immunsystems zu entgehen und sich vor einer antibiotischen Therapie zu schützen. Mykoplasmen, *Chlamydia pneumoniae* und *Lyme Borrelia burgdorferi* verstecken sich tief in Zellgewebe und Organen, wo sie hinter dicken Schleimschichten sogenannte *Biofilme* produzieren.
- **Latent:** Der infektiöse Organismus bleibt verborgen, inaktiv oder still, oft ohne offensichtliche Schäden anzurichten oder klinische Anzeichen einer Reaktivierung zu verursachen. Herpesviren zum Beispiel können bei betroffenen Menschen oft über lange Strecken hinweg inaktiv bleiben. Im latenten Zustand wird das Immunsystem nicht zu einer Reaktion angeregt.
- **Opportunistisch:** Ist das Immunsystem geschwächt, können inaktive oder neue Infektionen entstehen oder wieder greifen.

- **Reaktiviert:** Ein latentes Virus kann von einem ruhenden Zustand in einen aktiven übergehen, insbesondere während oder nach stressigen Zeiten. Reaktivierte Viren wie EBV können für das Immunsystem eine große Belastung darstellen.

Folgende Infektionen werden am häufigsten mit Autoimmunerkrankungen in Verbindung gebracht:

- Alle der acht verschiedenen **Herpesviren**, einschließlich **EBV** (virale Infektion).
- **Mykoplasmen** (bakterielle Infektion).
- **Chlamydophila pneumoniae**, auch bekannt als Chlamydien (bakterielle Infektion).
- **Lyme-Borreliose**, Spirochäten und Ko-Infektionen (bakterielle Infektionen).
- **Infektionen des Magen-Darm-Trakts (GI-Infekte)**, einschließlich *Helicobacter pylori (H. pylori), Candida albicans* und Dünndarmfehlbesiedelung (SIBO).
- **Infekte der Mundschleimhaut** wie Gingivitis (Zahnfleischentzündung), Parodontitis und chronische Kieferostitis (Infektionen im Kieferknochen nach Zahnextraktion oder Wurzelkanalbehandlung).

Auf den Seiten 131 – 132 sind einige Infektionen aufgeführt, die oft mit den häufigsten Autoimmunerkrankungen in Zusammenhang stehen. Wenn bei Ihnen eine Autoimmunerkrankung diagnostiziert wurde, können Sie sich an dieser Tabelle orientieren, um proaktiver mit Ihrer Gesundheit umgehen zu können. Schulmediziner erkennen die Zusammenhänge zwischen Infektion und Autoimmunerkrankung oft nicht, so dass Sie Ihren Arzt eventuell nachdrücklich um die entsprechenden Tests bitten müssen. Oder es ist vielleicht eine gute Gelegenheit, mit einem Arzt zusammenzuarbeiten, der in diesem Bereich erfahren ist.

Sollte Ihre Autoimmunkrankheit nicht auf der Liste zu finden sein, können Sie auch selbst online recherchieren. Geben Sie Ihre Erkrankung als Suchbegriff ein und zusätzlich das Wort „Infektion“, um herauszufinden, welche spezifischen Infektionen einen Bezug zu Ihrer Autoimmunität haben.

AUTOIMMUNERKRANKUNG UND HÄUFIG DAMIT IN VERBINDUNG STEHENDE INFEKTIONEN UND ERREGER

Alopezie/Haarausfall	Lyme-Borreliose, Borrelia burgdorferi (Lyme Bb)
ALS (Amyotrophe Lateralsklerose)	Lyme *Bb*
Alzheimer	Lyme *Bb*, *Helicobacter pylori (H. Pylori), Chlamydia pneumoniae (Cpn),* Cytomegalovirus (CMV), humanes Herpesvirus (HHV-1), *Porphyromonas gingivalis (P. gingivalis*) und andere Infektionen der Mundschleimhaut
Spondylitis ankylosans (SA)	*Klebsellia pneumoniae*
Atherosklerose	*Cpn, H. pylori,* CMV und Zahnfleischentzündungen
Alopecia areata (kreisrunder Haarausfall)	EBV, auch HH4 (humanes Herpesvirus 4) genannt, *H. pylori*
Zöliakie	Adenovirus, Enterovirus, Hepatitis C Virus (HCV), Rotavirus und Reovirus
Morbus Crohn	*Yersinia enterocolitica (Yersinia), Campylobacter (C. jejuni), Escherichia coli (E. coli)*
Entzündliche Darmerkrankungen	EBV, *Klebsellia pneumoniae, Candida albicans und* Dünndarmfehlbesiedelung (SIBO)
Morbus Basedow	*H. pylori,* EBV, *Yersinia,* HHV-6 und -7, Parvovirus B19 (B19), *Enterobacter, Campylobacter jejuni (C. jejuni)*
Guillain-Barré-Syndrom	EBV, CMV, *C. jejuni*
Hashimoto-Thyreoiditis	*Yersinia,* EBV, HHV-6, *H. pylori,* B19, SIBO, HCV, Lyme *Bb*, *Blastocystis hominis* (ein parasitäres Protozoon) und *Candida albicans*
Lupus	*Ureaplasma urealyticum* (UU) und *Mycoplasma hominis (M. hominis),* EBV, CMV, B19, HCV

Alopezie/Haarausfall	Lyme-Borreliose, Borrelia burgdorferi (Lyme Bb)
Multiple Sklerose (MS)	Lyme *Bb*, EBV, HHV-6, Röteln, Influenza-Virus, humanes Papillomavirus (HPV), *Cpn* und das Masernvirus
Myalgische Enzephalomyelitis/ Chronisches	Erschöpfungssyndrom/Fibromyalgie Lyme *Bb*, Mycoplasma, HHV6, EBV, CMV
Myasthenia gravis	HCV, HHV-1
Myocarditis	CB3, CMV, *Cpn*
Polymyalgia rheumatica (PMR)	Influenza-Virus, *Cpn*
Schuppenflechte (Psoriasis)	*Streptococcus pyogenes (S. pyogenes),* latente Tuberkulose-Infektion (LTBI)
Rheumatoide Arthritis (RA)	Lyme *Bb*, EBV, HCV, *E. coli, Citrobacter, Klebsiella, Proteus,* B19, Mycoplasma Infektion
Sjögren-Syndrom	EBV
Typ-1-Diabetes (T1DM)	Coxsackie-Virus B4, CMV, Mumps- und Rötelvirus
Weißfleckenkrankheit (Vitiligo)	HCV, CMV

Während wir im Laufe unseres Lebens sehr oft an Infektionen erkranken, führen diese aber nur gelegentlich zu einer Autoimmunerkrankung. Über 90 % aller Amerikaner haben zum Beispiel einen Herpesvirus, aber nur 20 % davon werden eine Autoimmunität entwickeln.

Die *Centres für Disease Control and Prevention* (CDC) in den USA haben folgende Zahlen veröffentlicht:

- Fast 100 % aller Amerikaner infizieren sich in den ersten drei Lebensjahren mit dem Humanen Herpesvirus 6 (HHV-6).
- Über 95 % der Amerikaner infizieren sich im Laufe des Lebens mit VZV, dem Erreger der Windpocken.
- Unter der erwachsenen Bevölkerung sind 95 % Träger des EBV-Herpesvirus 4.
- Mehr als die Hälfte aller Erwachsenen in den USA sind mit dem Cytomegalovirus infiziert.
- Zwei Drittel aller Erwachsenen unter 50 haben einen Herpes Typ 1.[8]

Wenn also Infektionen weit verbreitet sind, Autoimmunerkrankungen aber weniger, so stellt sich die Frage, warum manche Menschen schwer erkranken und andere nicht.

Wenig bekannte Fakten über die Lyme-Borreliose

Nach Angaben der CDC ist die Lyme-Borreliose die am schnellsten wachsende vektorübertragene (durch Insektenstiche oder -bisse) Infektionskrankheit der USA. Laut CDC gibt es in den Vereinigten Staaten jährlich über 300 000 Neuerkrankungen – mehr als 1,5-mal so viel wie neue Brustkrebsfälle und 6-mal mehr als HIV/AIDS-Infektionen. Bei folgenden Symptomen sollten Sie sich auf Lyme-Borreliose und Ko-Infektionen testen lassen:

Schmerzen oder Schwellung in den großen Gelenken wie Knien, Ellenbogen oder Schultern; bei lähmender Müdigkeit, schlechtem Kurzzeitgedächtnis, Schwindel, einseitiger Gesichtslähmung und schießenden Schmerzen, Taubheitsgefühl oder Kribbeln – und auch bei einer bestehende Autoimmunerkrankung.

- Die Lyme-Borreliose wurde 1975 in Lyme, Connecticut, von Wilhelm Burgdorfer entdeckt.
- Weniger als 50 % der Menschen, die an Borreliose erkranken, können sich an einen Zeckenbiss erinnern. Nur 20 % der Betroffenen haben die für die Borreliose typische Wanderröte (Erythema migrans).
- Die Lyme-Borreliose wird nicht nur von Zecken übertragen. Auch Stechinsekten wie Mücken und Bremsen sind Träger. Es gibt auch Hinweise, dass die Borreliose sexuell übertragen und von der Mutter über die Plazenta an den Fötus weitergereicht werden kann.[5]
- Die Symptome einer akuten Borrelioseerkrankung ähneln denen einer Grippe. Dazu gehören Fieber, Unwohlsein, Müdigkeit und allgemeine Abgeschlagenheit.
- Man schätzt, dass bis zu 40 % aller Erkrankten, die frühzeitig diagnostiziert und behandelt werden, nach der Behandlung weiterhin krank sind. Diese Variante wird chronische oder persistierende Lyme- oder Post-Treatment-Borreliose (PTLD) genannt. Es ist eine Autoimmunerkrankung.[6]
- Die Lyme-Borreliose gilt als „der große Nachahmer", weil sie über 300 Krankheiten nachahmen kann. Dazu gehören Krankheiten des Bewegungsapparates wie Lupus, Arthrose und rheumatoide Arthritis; Herzkrankheiten wie Lyme-Karditis und Herzblock; neurogenerative Krankheiten wie ALS (Amyotrophe Lateralsklerose), Alzheimer, MS, und M. Parkinson.

Der Weg ins Desaster: wenn das Immunsystem nicht richtig funktioniert

Unser Immunsystem können wir uns als körpereigene Streitkräfte vorstellen, deren Verantwortung es ist, uns vor schädlichen Eindringlingen zu schützen. Funktionieren diese Streitkräfte gut, sind wir widerstandsfähig gegen Infekte aller Art, ganz gleich, ob es sich um eine Grippe oder eine Borreliose handelt. Wenn wir aber unser Immunsystem kontinuierlich mit entzündungsfördernden Faktoren bombardieren – man denke an einfache Kohlenhydrate, Zucker, raffiniertes Getreide, schlechte Schlafgewohnheiten, zu wenig Bewegung, viel Stress und Umweltgifte – reagiert das Immunsystem überfordert und kann nicht mehr optimal funktionieren. Kurz gesagt, unser moderner Lebensstil belastet unsere Abwehrkräfte und macht uns anfällig für Fehlfunktionen, Infektionen und autoimmune Krankheiten.

Ein gestörtes Immunsystem ist ein guter Nährboden für Infektionen. Sie haben vielleicht selbst schon festgestellt, dass Sie in stressigen Zeiten anfälliger sind für Infekte. Es sind gute Gelegenheiten für Krankheitserreger, sich in Ihrem Körper niederzulassen oder sich wieder zu aktivieren und für Verwüstung zu sorgen. Sobald Ihr Immunsystem auf eine Infektion reagiert, wird die Entzündungskaskade aktiviert, von der wir wissen, dass sie autoimmune Beschwerden auslösen oder verschlimmern kann.

SCHLÜSSELKONZEPT: *Chronische Entzündung führt dazu, dass das Immunsystem ständig aktiv sein muss.*

Wie ich bereits in meiner eigenen Geschichte beschrieben habe, trägt jede/r von uns eine toxische Last. Darauf werde ich in dem Kapitel über Gifte noch näher eingehen. Wie vielen toxischen Angriffen Sie standhalten können, hängt davon ab, wie voll oder leer Ihr persönliches „Fass“ ist. Ein Mensch mit einem halb vollen Fass und einer genetisch bedingten Stoffwechselschwäche wird eher Probleme haben als ein Mensch, dessen Fass auch nur halb voll ist, der aber Gifte gut verarbeiten und ausscheiden kann.

Ein Mensch, dessen Fass schon fast überläuft, ist vielleicht nur eine einzige Infektion von einer autoimmunen Krankheit entfernt.

Frauen sind in der Regel anfälliger für die Folgen dieser Infektionen als Männer. Der weibliche Körper reagiert auf Infektionen schneller und stärker, um eine Heilung voranzutreiben. Das heißt aber auch, dass die daraus entstehenden Entzündungen den Körper buchstäblich überfluten und das Risiko für Autoimmunkrankheiten erhöhen. Unabhängig vom Geschlecht schwächen folgende Faktoren das Immunsystem und erhöhen in sensibilisierten Menschen das Risiko für Infektionen und Autoimmunerkrankungen:

- Entzündung: Zu den Ursachen für Entzündungen gehören Umweltgifte, SAD-Nahrungsmittel, Nährstoffmangel, schlechter Schlaf, Bewegungsmangel, chronischer Stress und natürlich die Infektionen selbst.
- Insulinresistenz: Menschen, die insulinresistent sind oder einen Prädiabetes oder Diabetes haben, sind auch anfälliger für Infektionen.
- Störungen im Hormonhaushalt: Zeiten hormoneller Umstellung wie Pubertät, Schwangerschaft, Wechseljahre, Schilddrüsenfehlfunktion, Östrogendominanz und Insulinresistenz tragen zur Gesamtlast bei.
- Unterfunktion des Stoffwechsels: der natürliche Alterungsprozess, eine Schulddrüsenunterfunktion und/oder eine große toxische Belastung können den Stoffwechsel ausbremsen. Das schwächt auch Ihre Immunantwort, senkt die Kerntemperatur des Körpers und macht Sie anfälliger für Infektionen aller Art.
- Ein gestörtes Immunsystem ist für Mikroben ein gefundenes Fressen: Stille oder latente Infektionen mit Mykoplasmen, Herpesviren oder isolierten Lyme-Spirochäten entstehen oft opportunistisch, wenn sich für die Erreger eine Gelegenheit bietet, eine Immunschwäche auszunutzen. Ist das Giftfass einmal voll, kann jeder Stressfaktor oder Schock das Fass zum Überlaufen bringen und die Autoimmunkaskade auslösen.

Eine einfache Grippe als Vorläufer einer chronischen Krankheit: Dr. Jacob Teitelbaums Geschichte

Manchmal ist es auch eine banale, alltägliche Infektion wie die Grippe oder das Pfeiffersche Drüsenfieber, die das Fass zum Überlaufen bringt. Dr. Jacob Teitelbaums Geschichte soll als Warnung dienen, wie sich emotionaler Stress auf das Immunsystem auswirken und den Boden für eine Infektion mit verheerenden Folgen bereiten kann. Dr. Teitelbaum konnte nie Nein sagen und trug den daraus resultierenden Stress jahrelang als schwere

Last mit sich herum. Dieser chronische Stress wiederum schuf ein perfektes Umfeld für eine Virusinfektion, die ihn endgültig zu Boden und den Stein einer chronischen Krankheit ins Rollen brachte.

Jacobs Eltern waren im Konzentrationslager von Auschwitz interniert gewesen. Zwar überlebten sie die Schrecken dieser Zeit, aber die Familie erlitt unter Hitlers Regime unvorstellbare Grausamkeiten. Nach dem Krieg wanderten Jacobs Eltern in die USA aus und ließen sich in Cleveland, Ohio, nieder. Aber auch dort konnte Jacob dem dunklen Schatten der traumatischen Erfahrungen seiner Mutter nicht entgehen.

Obwohl er in einem liebevollen Elternhaus aufwuchs, spürte der junge Jacob schon früh, dass seine Mutter hohe Erwartungen an ihren Sohn hatte. Sie führte ihren ganz persönlichen Kampf gegen Hitler, der versucht hatte, das jüdische Volk auszurotten, indem er Millionen Juden ermordete. Jacobs Mutter wollte sich an Hitler rächen, indem sie ihren Sohn zu einem rechtschaffenen, leistungsstarken jüdischen Jungen erzog. Aber nicht immer konnte Jacob diese Erwartungen erfüllen. Jacob war ein sehr empathisches Kind und konnte den Zorn seiner Mutter, die eng verstrickt waren mit den schrecklichen Erfahrungen im Konzentrationslager, tief in seinem Innersten spüren, wann immer er ihren Wünschen nicht nachkommen konnte. Es war also nicht verwunderlich, dass Jacob seine Schulbildung selbst finanzierte und in weniger als zwei Jahren seinen Collegeabschluss machte. Direkt im Anschluss durchlief er sein Medizinstudium in Rekordzeit und wurde Arzt.

Während des Studiums ging es mit Jacobs Gesundheit bergab. Nicht etwa, weil die Anforderungen zu hoch gewesen wären, sondern weil der anhaltende familiäre Druck eine enorme Belastung darstellte. In seinem zweiten Studienjahr beschlossen gleich zwei von Jacobs Cousinen außerhalb des jüdischen Glaubens zu heiraten – für seine Mutter und seinen Onkel eine Todsünde. Beide bestanden darauf, dass ihre Enkelkinder im jüdischen Glauben erzogen werden. Es war Jacobs Aufgabe, den Familienfrieden zu wahren, indem er seine Cousinen überzeugen sollte, ihre Hochzeiten abzusagen.

Der Stress und die Verantwortung waren zu viel für ihn und er wurde krank. Er brach förmlich zusammen unter einem Infekt, der sehr wahrscheinlich eine Mononukleose war. Jacob kämpfte dagegen an, weil er unbedingt sein Studium abschließen wollte, aber die Müdigkeit und die Konzentrationsstörungen wurden so lähmend, dass er sich schließlich einem seiner Professoren anvertraute. Dieser hatte viel Verständnis und riet ihm, eine Pause einzulegen, denn alles hätte schließlich seine Zeit. Monatelang litt Jacob unter der heftigen Grippe, die eine Reihe schmerzhafter und mysteriöser Symptome auslöste, die später als Chronisches Erschöpfungssyndrom (CFS), Fibromyalgie-Syndrom (FMS) und Myofasziales Schmerzsyndrom (MPS) identifiziert wurden. Die drei Beschwerdebilder werden unter der Abkürzung CFS/FMS/MPS zusammengefasst. Jacob konnte nicht mehr arbeiten, musste das Studium abbrechen und wurde obdachlos. Während für die meisten Menschen Obdach- und Arbeitslosigkeit selbst einen Ausnahmezustand darstellen, gelang es Jacob, unter diesen widrigen Umständen seinen Stress abzubauen und sich auf den Weg zur Heilung zu begeben. In dieser Zeit fühlte Jacob sich frei genug, um eine Reihe von therapeutischen Ansätzen zu erforschen. Er beschreibt seine Erfahrungen mit den Worten, „als hätte das Universum einen Stempel auf meiner Parkbank angebracht mit der Aufschrift ‚Ganzheitliche obdachlose Schule für Medizin'". Viele Menschen mit heilenden Fähigkeiten besuchten ihn dort, um ihm all das zu vermitteln, was er für seine eigene Genesung und sein persönliches Glück brauchte.

Im Mittelpunkt seiner Reise in die Gesundheit stand die Heilung seines wichtigsten Triggers, dem ***chronischen Stress***. Jacob machte die Erfahrung, dass sein persönlicher Schlüssel zu weniger Stress darin bestand, mehr von dem zu tun, was ihm Spaß machte und weniger von den Dingen, die er nicht mochte. Je mehr er seinen persönlichen Neigungen und Vorlieben nachging, desto glücklicher und zufriedener wurde er. Als er sich dann ganz seiner Vorliebe für natürliche Heilmethoden widmete, heilten auch seine gestressten Nebennieren und das Immunsystem regulierte sich wie von selbst. Im Gegenzug verblassten seine Symptome, manche verschwanden sogar ganz. Jacob kehrte mit neuem Schwung an die Universität zurück und machte es zu seiner persönlichen Mission, den sechs Millionen Menschen zu helfen, die weltweit von CFS/FMS/MPS betroffen sind.

Wie Infektionen autoimmune Schübe auslösen können

Dr. Nikolas Hedberg, Internist und zertifizierter Chiropraktiker, der sich auf die Zusammenhänge zwischen Infektionen und Autoimmunerkrankungen spezialisiert hat, schreibt darüber, wie Infektionen unser Immunsystem dazu bringen, versehentlich unser eigenes Gewebe anzugreifen:

> Einer der häufigsten Auslöser der Hashimoto-Thyreoiditis ist eine Infektion mit *Yersinia enterocolitica*, also Bakterien, die in kontaminierten Lebensmitteln und Wasser vorkommen. Die meisten Menschen, die sich mit *Yersinia* infizieren, haben Magen-Darm-Symptome, die an eine Lebensmittelvergiftung oder Durchfallerkrankung erinnern, aber ziemlich schnell wieder von allein verschwinden. Es gibt aber auch Menschen, bei denen sich der *Yersinia*-Erreger in die Darmschleimhaut einnistet und sich dort vermehrt. Das Immunsystem tritt in Aktion, markiert die Oberflächensequenz des *Yersinia*-Proteins und beginnt, Antikörper zu bilden. Nun stellt sich heraus, dass *Yersinien* die gleiche molekulare Proteinsequenz haben wie das Schilddrüsengewebe und beide werden vom Immunsystem angegriffen.

Als molekulare Mimikry bezeichnet man den Vorgang, wenn das Immunsystem nicht nur Antikörper gegen einen Krankheitserreger bildet, sondern auch gegen körpereigenes Gewebe, das dem Erreger zum Verwechseln ähnlich sieht. Sie kann immer dann auftreten, wenn Fremdproteine, wie zum Beispiel in Infektionen, Toxinen oder Lebensmitteln, eine ähnliche oder identische Struktur wie menschliches Gewebe aufweisen. Die Molekularstruktur von Gluten beispielsweise ähnelt einem Protein in der Myelinscheide, die bei Multipler Sklerose als Zielorgan dient. Die molekulare Struktur von *Streptococcus pyogenes*, für die recht häufigen Streptokokken-Infektionen verantwortlich, sieht aus wie das Myosin des Herzgewebes und kann autoimmune Herzerkrankungen auslösen. Viele Viren, einschließlich Coxsackie-B-, Röteln- und Herpesvirus imitieren die Inselzellen der Bauchspeicheldrüse und können eine Typ-1-Diabetes begünstigen.

Unter Umständen kann eine gewöhnliche Infektion auch Jahre oder Jahrzehnte später noch an der Entstehung autoimmuner Krankheiten beteiligt sein. Der Zusammenhang zwischen schlechter Mundhygiene und -gesundheit, Gingivitis (eine bakterielle Infektion des Zahnfleisches) und dem erhöhten Risiko für Herzerkrankungen ist schon lange bekannt. Neu ist für Sie vielleicht, dass Infektionen der Mundschleimhaut auch zu Autoimmunerkrankungen wie rheumatoider Arthritis (RA) führen können.

Eine Infektion der Mundschleimhaut und rheumatoide Arthritis: die Geschichte von Aristo Vojdanis Mutter

Dr. Aristo Vojdanis Mutter litt mehr als 47 Jahre lang an rheumatoider Arthritis. Hier beschreibt der Autoimmunologe den wahrscheinlichen Auslöser und erinnert sich an die häufigen Zahnarztbesuche seiner Mutter als er ein Teenager war. Sie hatte eine Zahnfleischentzündung, die Zahnschmerzen und geschwollenes Zahnfleisch verursachten. Nach mehreren Zahnextraktionen und Prothesen begann seine Mutter an starken Gelenkbeschwerden zu leiden.

Er berichtet:

> „Meine Mutter kümmerte sich nicht wirklich gut um ihre Zähne. Schon sehr früh – sie war Mitte vierzig – mussten Zähne gezogen und Prothesen eingesetzt werden. In den zwei Jahren, in denen sie intensiv zahnärztlich behandelt wurde, hatte sie eine Zahnfleischentzündung – eine aktive bakterielle Infektion, die von Erregern wie *Porphyromonas gingivalis* oder *Streptococcus sanguinis* hervorgerufen wird. Beide Bakterienstämme setzen Toxine frei. Als die Zähne gezogen wurden, konnten die Bakteriengifte über die Wunde direkt in den Blutkreislauf gelangen. Ihr Körper begann, Antikörper gegen diese Toxine zu bilden. Weil die Bakteriengifte den Zellen ihrer Gelenke ähnlich waren, griffen Ihre Immunzellen nicht nur das Gift, sondern auch die Gelenke meiner Mutter an. Nach fünf Jahren hatte sie eine Osteoarthritis und starke Gelenkschmerzen. Innerhalb von wenigen Jahren musste sie sich ein künstliches Kniegelenk einsetzen lassen und nach zehn Jahren entwickelte sie eine vollständige rheumatoide Arthritis, die ihre Hände sehr schmerzhaft und deformiert werden ließ.“

Dr. Vojdani glaubt, dass dieser Krankheitsverlauf hätte verhindert werden können, wenn der Zahnarzt die Zahnfleischinfektion vor jeder

Operation mit Penizillin – damals das Antibiotikum der Wahl – behandelt hätte. Leider hat sich Frau Vojdani nie von der RA erholt. Die schmerzhafte Erfahrung, den gesundheitlichen Zerfall seiner Mutter beobachten zu müssen, war ein wichtiger Antrieb für Dr. Vojdani. Er studierte Immunologie und entwickelte Labortests, die eine Früherkennung von Immunstörungen möglich machen und so vielleicht helfen können, Autoimmunerkrankungen wie die seiner Mutter zu verhindern.

Ein Teufelskreis: Infektionen → Immunschwäche → mehr Infektionen

Die Beziehung zwischen Infektionen und Autoimmunerkrankungen wird oft als „facettenreich und multidirektional" beschrieben, weil eine Vielzahl komplexer Aktionen und Reaktionen im Körper daran beteiligt ist. Obwohl Infektionen eine Krankheit auslösen können, treten viele Infektionen nur wegen der Krankheit selbst in Erscheinung und werden von dieser auch aufrecht gehalten. So entsteht ein Teufelskreis aus Entzündungen, Infektionen, geschwächter Immunfunktion und weiteren Krankheiten. Dazu kommt, dass Infektionen meist opportunistisch sind und oft zusammen auftreten. Viele Menschen mit Autoimmunerkrankungen entdecken mit der Zeit, dass sie bakterielle Infektionen, Parasiten, Vireninfekte und/oder Pilzinfektionen haben. Wie zum Hohn sind Menschen, die an mehreren Infektionen gleichzeitig leiden, auch noch anfälliger für Schimmelpilzerkrankungen und das Chronische Inflammatorische Response-Syndrom (CIRS). Dieser Symptomenkomplex wird von toxischen Organismen verursacht, die in Häusern und Gebäuden nach Wasserschäden entstehen. Er wird verstärkt von einer übermäßigen Exposition gegenüber elektromagnetischen Frequenzen (EMF). Sie können über Jahre oder Jahrzehnte hinweg mit einer ganzen Palette an chronischen Infektionen wie Herpes, Candida oder Borreliose leben. Alles, was es dann vielleicht braucht, ist ein belastendes Ereignis oder eine akute Erkrankung und das Fass läuft über. Das bis jetzt verborgene Geschehen entwickelt sich zu einer Krankheit mit sichtbaren Symptomen.

Chronische Infektionen als Ursache für eine Hashimoto-Thyreoiditis – die Geschichte von Toréa Rodriguez

Toréa Rodriguez war erfolgreich und vielbeschäftigt. Sie arbeitete als Führungskraft in leitender Funktion und war in ihrer Freizeit leidenschaftliche Radrennfahrerin und Pilotin. Jahrelang hatte sie latente Infektionen, von denen sie nichts wusste, bis nach drei sehr belastenden Ereignissen die Diagnose Hashimoto-Thyreoiditis gestellt wurde.

Toréa wuchs im entspannten Colorado bei ihrer alleinerziehenden „Hippie-Mutter" auf. Sie war ein neugieriges Kind mit einem großen Interesse an den Naturwissenschaften. Toréa machte einen Bachelor in Biochemie und dann erfolgreich Karriere im Silicon Valley. Mit der Zeit aber war sie das Leben in ihrer „Bürokabine" leid und als eine Freundin aus Alaska sie einmal zum Fliegen mitnahm, war sie sofort begeistert. Sie nahm Flugunterricht und wusste, dass sie das Fliegen zum Beruf machen wollte. Es dauerte nicht lange und Toréa konnte ihren High-Tech-Job aufgeben. Fortan arbeitete sie als Pilotin und fuhr in ihrer Freizeit Rennrad – bis zu 250 km pro Woche. Sie war eine Überfliegerin – bis sie von drei sehr stressigen Ereignissen förmlich zu Boden gerissen wurde.

Toréa war 38 Jahre alt, als sie während eines Fluges plötzlich eine schnelle Notlandung machen musste. Während diese Notfallintervention natürlich zu den Routinemaßnahmen einer Pilotin gehört und auch bei Toréa erfolgreich verlief, war dieses Ereignis das erste von mehreren traumatischen Erlebnissen in diesem Jahr. Wenige Monate später verstarb Toréas Mutter ganz unerwartet und kurz darauf hatte sie selbst einen schweren Fahrradunfall. Zu den schweren Folgen dieses Unfalls gehörten eine ausgekugelte Schulter, eine gequetschte Milz und mehrere schmerzhafte Blutergüsse.

Die körperlichen Verletzungen heilten, aber Toréa fühlte sich immer noch zutiefst müde. Sie schlief jede Nacht vierzehn Stunden, fühlte sich am Morgen aber alles andere als ausgeschlafen. Außerdem litt sie unter Haarausfall, ihr war die meiste Zeit kalt und sie nahm an Gewicht zu. Es wurde eine Hashimoto-Thyreoiditis diagnostiziert und ihr Endokrinologe verordnete synthetische Schilddrüsenhormone. So richtig gelang die Einstellung mit ihrer Schilddrüsenmedikation aber nie, denn sie schwankte zwischen einer Schilddrüsenunter- und -überfunktion hin und her. Und besser ging es ihr damit auch nicht. Es war eine schwierige Zeit für Toréa, denn als Pilotin musste sie sich regelmäßigen Gesundheitsuntersuchungen unterziehen. Als sie ihren Endokrinologen um Rat fragte, was sie denn tun könne, um die Untersuchungen erfolgreich hinter sich zu bringen, riet er ihr, die Schilddrüse bestrahlen und anschließend entfernen zu lassen. Für Toréa ging das zu weit, sie war entschlossen, einen besseren Ansatz zu finden.

In ihren Recherchen stieß sie auf Chris Kresser, einen Experten für Funktionelle Medizin und Paläo-Ernährung. In Zusammenarbeit mit ihm versuchte sich Toréa an einer Paläodiät und tauschte ihre getreidelastige, vegetarische Ernährung gegen mehr Gemüse und etwas Fleisch, Fisch und Geflügel ein. Sie war erstaunt, wie viel besser sie sich nach nur vier Wochen fühlte – die Müdigkeit verschwand, der Haarausfall wurde weniger und sie nahm sogar ein paar Kilogramm ab. Nur die Befunde zeigten, dass sie noch lange nicht geheilt war.

Weitere Laboruntersuchungen ergaben, dass Toréas Nebennieren nicht richtig funktionierten – ein deutliches Zeichen für chronischen toxischen Stress. Ihre Cortisolwerte waren so niedrig, dass Toréa schon mit einer weiteren Autoimmundiagnose rechnete, nämlich mit einem Morbus Addison. Bei dieser Krankheit produzieren die Nebennieren zu wenig Cortisol. Sie unterzog sich einer Therapie und verzichtete auf alle Aktivitäten, die ihren Adrenalinspiegel in die Höhe treiben würden, allem voran das Fliegen und das Radfahren. Da sie sich auch jetzt noch immer unwohl fühlte, suchten sie und Kresser weiter nach den möglichen Ursachen.

Eine Stuhlanalyse ergab schließlich, dass Toréa drei verschiedene Darmerreger hatte – *H. pylori,* Clostridien und Giardien – die wahrscheinlich schon seit Jahren in ihrem Körper latent vorhanden waren. Mehrere antibakterielle Arzneien auf pflanzlicher Basis waren nötig – darunter die ätherischen Öle von Oregano und Berberitze, Mastixharz, Monolaurin und Biocidin – bis die Darminfektionen schließlich gänzlich abgeheilt waren. Toréas

Zustand besserte sich merklich, sie hatte aber immer wieder starke Kopfschmerzen, die sie tagelang außer Gefecht setzten.

Toréa war fest entschlossen, wieder gesund zu werden und suchte weiter. Auch jetzt wurde sie fündig. Eine chronische Nebenhöhlenentzündung und der Epstein-Barr-Virus wurden entdeckt, mit letzterem wahrscheinlich der Grund für ihre Hashimoto-Thyreoiditis. In Dr. Aviva Romms Buch ***Botanical Medicine for Women's Health*** fand Toréa die Empfehlung einer Kombination von Zitronenmelisse, Echinacea und Johanniskraut zur Behandlung von Herpesinfektionen. Ihre Sinusitis – verursacht durch antibiotikaresistente Staphylokokken (MARCoNS = Multiple Antibiotic Resistant Coagulase Negative Staphylococci), die bei Schimmelbefall, Lyme-Borreliose und Biotoxinen gedeihen – behandelte sie mit einem Nasenspray aus Biocidin-Kochsalzlösung.

Beide Behandlungsstrategien funktionierten gut, Sinusitis und Kopfschmerzen verschwanden und 2014 – fünf Jahre nachdem ihre Autoimmunerkrankung erstmalig in Erscheinung trat – drückte Toréa wieder die Schulbank und ließ sich zur Therapeutin für Funktionelle Medizin ausbilden. Heute bekommt sie ihre Adrenalinschübe beim Studieren biochemischer Zusammenhänge und unterstützt andere Menschen mit autoimmunen Beschwerden, den Weg zurück in die Gesundheit zu finden.

Um selbst gesund zu bleiben, achtet Toréa vor allem darauf, ihren Stresspegel niedrig zu halten. Außerdem nimmt sie weiterhin kleine Mengen T3- und T4-Tyroxin, um ihre Schilddrüse zu unterstützen. Mit der bewährten Kombination aus Zitronenmelisse, Echinacea und Johanniskraut hält sie das EBV in Schach.

Vielleicht geht es Ihnen ähnlich wie Toréa. Vielleicht haben auch Sie sich schon ausgiebig mit Ernährung, möglichen Triggern und der Darmsanierung auseinandergesetzt, leiden aber immer noch an Symptomen. Dann ist es wahrscheinlich an der Zeit, tiefer zu graben und versteckte Infektionen anzugehen. Manchmal braucht es viel Mut und Entschlossenheit, den Weg in die Gesundheit zu gehen. Viel Detektivarbeit und Geduld sind nötig, um die natürlichen Heilmittel wirken zu lassen. In meinem nächsten Toolkit werden wir uns näher anschauen, woher Infektionen kommen und wie man sie am besten beseitigen kann. Außerdem werde ich erläutern, wie wichtig die Zusammenarbeit mit einem erfahrenen Therapeuten ist.

Toolkit – Infektionen bekämpfen

Der Gedanke, mit der Beseitigung einer Infektion Ihre Autoimmunerkrankung bereits auflösen zu können, ist sehr verlockend. Aber leider adressiert dies nicht die Ursache der Immunschwäche, da Ihr Immunsystem von vorne herein nicht in der Lage war, die Infektion abzuwehren. Nehmen wir Dr. Teitelbaum und Toréa Rodriguez als Beispiel. Wenn die beiden lediglich ihre Infektionen behandelt hätten und nicht die Ursachen für ihre Erkrankungen, hätte auch bei ihnen keine vollständige Heilung stattgefunden. Es ist wie bei einer Krebsdiagnose: Wenn man einen Krebs mit Chemotherapie bekämpft, ohne die *eigentliche* Ursache dafür unter die Lupe zu nehmen und zu beseitigen, ist die Wahrscheinlichkeit sehr groß, dass der Krebs wiederkommen wird, und dann oft mit Wucht. Der ganzheitlich arbeitende Kardiologe und Begründer des *Cowden-Protokolls* zur Behandlung der Lyme-Borreliose, Dr. Lee Cowden ist der Meinung, *dass der Schlüssel zum Erfolg in der Widerstandsfähigkeit des Wirtes zu finden ist.* Anders gesagt: Der ganze Mensch muss gestärkt werden und dafür braucht es ein starkes Immunsystem. Dafür müssen alle F. I. G.H. T. S.-Punkte – Ernährung, Darmgesundheit, Hormonhaushalt, Belastung durch Giftstoffe, Stress und Infektionen – so natürlich und ganzheitlich wie möglich angegangen werden. Diese umfangreiche Strategie für Körper, Geist und Seele drängt nicht nur Entzündungen zurück, sondern stärkt den ganzen Stoffwechsel und optimiert die Immunfunktion. Der Körper wird für Krankheitserreger zunehmend unattraktiv und bietet stattdessen Raum für Gesundheit und Vitalität. Indem Sie Ihre Abwehrkräfte durch gesunde Lebensführung stärken, werden Sie auch Infektionen effektiver ausleiten können.

SCHLÜSSELKONZEPT: *Bei der Bekämpfung von Infekten geht es nicht darum, Keime abzutöten. Es geht darum, das Immunsystem so weit zu stärken, dass es Infekte selbst abwehren kann.*

Die folgenden Schritte müssen nicht unbedingt in dieser Reihenfolge durchgeführt werden. Wenn Sie gleich loslegen möchten, empfehle ich Ihnen mit Schritt 1 – 4 zu beginnen, während Sie nach Therapeuten suchen, der/die Sie auf Ihrem Weg begleiten kann. Um Infektionen effektiv bekämpfen zu können, sollten Sie alle fünf Schritte durchführen. Sollten Sie dann immer noch Unterstützung benötigen, können Sie Ihrem Immunsystem mit dem „Bonus-Schritt" auf die Sprünge helfen.

Schritt 1: Machen Sie eine Selbsteinschätzung für Infektionen.
Schritt 2: Holen Sie sich die Daten.
Schritt 3: Helfen Sie Ihrem Stoffwechsel auf die Sprünge.
Schritt 4: Entlasten Sie Ihr Immunsystem.
Schritt 5: Setzen Sie auf natürliche, pflanzliche Antibiotika.
Bonus-Schritt: Denken Sie an die „Wunderwaffen" gegen hartnäckige Infektionen.

Schritt 1: Selbsteinschätzung für Infektionen

Wenn Sie an einer Autoimmunerkrankung leiden, ist die Wahrscheinlichkeit sehr hoch, dass Sie auch eine oder mehrere Infektionen haben. Dabei spielt es keine Rolle, ob die Infektion(en) der Auslöser Ihrer Krankheit ist oder später hinzugekommen ist. Der Zweck dieser Selbsteinschätzung ist es, Ihr Bewusstsein für vergangene und aktuelle Infektionen zu schärfen, die Ihr Immunsystem belasten können.

Lesen Sie die folgenden Aussagen und bewerten Sie, inwiefern diese auf Sie zutrifft. Bewerten Sie Ihre Antworten mit 0 oder 1, wobei 0 für „nein" oder „nie" steht und 1 für „ja", „mindestens einmal" oder „manchmal" steht. Wenn Sie eine Frage nicht beantworten können, überspringen Sie diese einfach.

0 1 Ich wurde schon einmal von einer Zecke gebissen.
0 1 Ich hatte Mumps, Masern, Windpocken oder Pfeiffersches Drüsenfieber.
0 1 Ich habe oder hatte eine Hefepilzinfektion.
0 1 Ich habe oder hatte Entzündungen der Mundschleimhaut, z. B. Gingivitis, Parodontitis oder entzündete Zahnwurzeln/Prothesen.
0 1 Mein Zahnfleisch blutet beim Zähneputzen.
0 1 Ich habe oder hatte eine chronische Sinusitis.
0 1 Ich habe mehrmals oder über längere Zeit (vier Wochen oder länger) Antibiotika einnehmen müssen.
0 1 Ich habe eine sexuell übertragbare Krankheit, z. B. Genitalherpes.
0 1 Ich habe oder hatte Lippenherpes.
0 1 Ich hatte auf Reisen schon einmal Durchfall.
0 1 Ich habe oder hatte Magen-Darm-Infekte: z. B. Bakterien, Pilze, Parasiten.
0 1 Ich bin öfter als dreimal pro Jahr erkältet.
0 1 Meine Lymphknoten schmerzen oder sind geschwollen.
0 1 Ich habe oft Fieber.
0 1 Ich leide unter einer oder mehreren Autoimmunerkrankungen.

Bitte notieren Sie hier weitere wichtige Anzeichen einer Infektion:

1____

2____

Tragen Sie hier das Ergebnis ein:__________

AUSWERTUNG:

0 Unglaublich! Sie gehören zu den wenigen Ausnahmen und haben keine Infektionen. Bleiben Sie vorsorglich am Ball!

1 Wenn Sie eine oder mehrere Aussagen bestätigen konnten und/oder an einer Autoimmunerkrankung leiden, wenden Sie sich bitte an einen erfahrenen Therapeuten, der die notwendigen Untersuchungen veranlassen und einen Therapieplan mit Ihnen ausarbeiten kann.

Extra: Sollten Sie eine oder mehrere der folgenden Beschwerden haben, lesen Sie bitte unter „Die Wunderwaffen zur Bekämpfung hartnäckiger Infektionen“ auf Seite 156 nach: Entzündungen der Mundschleimhaut (z. B. Gingivitis), Wurzelkanalbehandlung, Zahnimplantat, gezogene Weisheitszähne, chronische Lyme-Borreliose, Asthma, autoimmune Lebererkrankung, Zöliakie, Morbus Crohn, Typ-1-Diabetes, Colitis ulcerosa und/oder andere hartnäckige Infektionen.

Schritt 2: Holen Sie sich die Daten

Infektionen sind eine komplizierte Angelegenheit, besonders wenn Sie es mit sich überschneidenden Problemen wie Schwermetallbelastung, Borreliose und Schimmelpilzerkrankungen zu tun haben. Ich lege Ihnen ans Herz, einen erfahrenen, ganzheitlich-naturheilkundlichen Arzt für Funktionelle Medizin zu suchen, der Sie unterstützt. Er/sie wird die richtigen Untersuchungen anordnen, Prioritäten setzen und einen umfassenden Behandlungsplan entwerfen können. Wenn Sie den Verdacht auf Lyme-Borreliose und andere, damit zusammenhängende Ko-Infektionen haben, können Sie unter LymeDisease.org (www.lymedisease.org/find-lyme-literate-doctors) oder der International Lyme and Associated Diseases Society (ilads.org/ilads_media/doktor-referral) einen fachkundigen Therapeuten finden (deutsche Alternative: jameda.de; Anm. d. Verlags). Das Thema Lyme-Borreliose ist leider sehr umstritten und es gibt immer noch viele Ärzte, die anzweifeln, dass eine chronische, hartnäckige Lyme-Borreliose überhaupt möglich ist. Zuverlässige und akkurate Testergebnisse für Lyme-Borreliose gibt es bei DNA Connexions, IGeneX, Fry Laboratories oder Immunosciences Lab (Alternative am deutschen Markt: IMD Berlin: www.imd-berlin.de/spezielle-kompetenzen/borreliose/ltt-borrelien.html; Anm. d. Verlags).

Viele Therapeuten bieten eine kurze kostenlose Telefonberatung an, um zu schauen, ob eine Zusammenarbeit möglich wäre. Folgende Fragen helfen Ihnen vielleicht herauszufinden, ob der Therapeut am Telefon der/die richtige für Sie ist:

- Haben Sie Erfahrung mit der Behandlung von Autoimmunerkrankungen?
- Welche Infektionen sehen Sie typischerweise in Zusammenhang mit Autoimmunerkrankungen?
- Welche Art von Labortests verwenden Sie?
- Wie behandeln Sie Infektionen in Zusammenhang mit autoimmunen Erkrankungen?
- Wie lange dauert es normalerweise, bis Ihre Patienten erfolgreich alle Infektionen und autoimmunen Beschwerden überwunden haben?

Ihre Alarmglocken sollten läuten, wenn:

- der Therapeut keine Erfahrung mit der Behandlung autoimmuner Krankheiten hat und/oder glaubt, dass man diese nicht umkehren oder rückgängig machen kann. Ich würde Ihnen von einer Zusammenarbeit abraten.
- der Therapeut keinen Zusammenhang zwischen Infektionen und autoimmuner Erkrankung sieht. Möglicherweise ist er/sie dann nicht bereit, gründlich genug zu suchen.
- der Arzt nur bereit ist, diagnostische Standardtests zu machen. Dann wird er/sie wahrscheinlich nicht die richtigen Daten erheben können. Laboruntersuchungen für Infektionen sind bei weitem nicht perfekt und es gibt viele falsche Ergebnisse, positiv und negativ.
- der Arzt gegen die Infektionen nur Antibiotika verschreibt, unabhängig davon, wie lange die Infektion schon besteht. Möglicherweise ist sein Repertoire eher beschränkt.
- der Therapeut behauptet, dass es in der Regel nicht länger als zwei Monate dauere, bis die Infektion oder die Autoimmunerkrankung geheilt sei. Das ist schlichtweg nicht realistisch.

Schritt 3: Helfen Sie Ihrem Stoffwechsel auf die Sprünge

Menschen mit einer Autoimmunerkrankung leiden typischerweise an einem trägen Stoffwechsel – einem Erschöpfungszustand, der auch *Hypometabolismus* genannt wird. Es ist, als würden die Mitochondrien als Kraftwerke des Körpers zusammen mit der Schilddrüse (eigentlich das Gaspedal des Organismus) in Streik treten. Sie sind ständig müde, Ihnen ist kalt und das Übergewicht hält sich hartnäckig. In diesem hypometabolischen Zustand verlieren Sie nicht nur an Vitalität, sondern auch die Widerstandsfähigkeit Ihres Immunsystems. Sie werden anfälliger für Infektionen. Sobald Ihre Energieproduktion wieder in Schwung kommt, wird Ihr Körper auch wieder ganz von selbst mit Infektionen fertig werden.

Sie können selbst herausfinden, ob Ihr Stoffwechsel gut funktioniert oder nicht. Messen Sie über die nächsten fünf Tage mit einem guten, alten Quecksilberthermometer täglich Ihre Körpertemperatur. Halten Sie es auf Ihrem Nachttisch bereit. Das Thermometer muss jeden Abend geschüttelt werden, damit die Quecksilbersäule wieder sinkt. Legen Sie es morgens direkt nach dem Aufwachen fünf Minuten lang unter die Zunge oder zehn Minuten lang in die Achselhöhle. Notieren Sie anschließend Ihre Temperatur. Wenn Ihre Temperatur fünfmal hintereinander bei unter 37° C liegt, könnte das ein Hinweis auf einen trägen Stoffwechsel sein. Idealerweise sollte Ihre Körpertemperatur morgens nach dem Erwachen bei um die 37° C liegen.

Diese Strategien können Ihren Stoffwechsel in Schwung bringen:

- ✓ **Atmen Sie mehrmals täglich tief, langsam und bewusst durch.** Bewusstes Atmen gehört zu den verblüffend einfachen Möglichkeiten, den Stoffwechsel anzukurbeln und sich gleichzeitig dabei zu entspannen. Versuchen Sie es ruhig einmal: Atmen Sie zehnmal in einem 1-4-2 Rhythmus ein und aus. Sie atmen zum Beispiel vier Sekunden lang ein, halten den Atmen für sechszehn Sekunden an und atmen anschließend acht Sekunden lang aus. Setzen Sie sich kleine „Lesezeichen" über den Tag verteilt, die Sie daran erinnern, bewusst durchzuatmen, zum Beispiel nach dem Aufwachen, beim Laufen oder vor dem Schlafengehen. Atmen Sie mehrmals am Tag bewusst, am besten jeweils zehn Atemzüge am Stück, dreimal hintereinander. Viele nützliche Hinweise zu diesem Thema finden Sie auch in Pam Grouts *Atme dich schlank und bring deinen Stoffwechsel auf Trab!*

✓ **Wählen Sie Rotlicht für Ihre Beleuchtung.** Künstliches Licht strahlt in der Regel ein blaues Wellenspektrum aus, das die Ausschüttung von Melatonin unterdrückt. Vor allem in den frühen Morgen- und den Abendstunden ist das problematisch. Melanin spielt für den gesunden Tag- und Nachtrhythmus eine wichtige Rolle. Wird dieser Rhythmus gestört, wirkt sich das negativ auf den Stoffwechsel aus.[7]

Probieren Sie es aus: Tauschen Sie die Glühbirne an Ihrem Nachttisch gegen ein LED-Licht im Rotspektrum aus. Im Handel gibt es passende Produkte für ca. zehn Euro. Bringen Sie ein rotes Nachtlicht im Badezimmer an. Tragen Sie abends, wenn Sie zu Hause sind, eine Brille mit Blaufilter und gehen Sie regelmäßig in der Morgensonne spazieren.

✓ **Machen Sie regelmäßig eine kurze Keto-Fastenkur.** Eine ketogene Ernährung – fettreich, aber arm an Proteinen und Kohlenhydraten (ca. 70 % Fett, 25 % Protein und 5 % Kohlenhydrate) – wirkt entzündungshemmend, baut Insulinresistenzen ab und verbessert die Gehirnfunktion. Außerdem bringt sie Kraft und Energie und unterstützt die Ausleitung von Schwermetallen. Wenn Sie den Verzehr von Kohlenhydraten deutlich reduzieren, z. B. auf 20 – 50 g Nettokohlenhydrate (Kohlenhydrate minus Ballaststoffe) pro Tag, und den Großteil Ihrer Kalorien aus gesunden Fetten gewinnen (also Kokosöl, MCT-Öl, Ghee, Avocado, Nüsse und Samen), werden Sie bald kein Verlangen nach Kohlenhydrate mehr haben. Ihre Gesundheit wird in vielerlei Hinsicht davon profitieren.

Probieren Sie es aus: Viele nützliche Informationen finden Sie auch unter *CharlieFoundation.org* und *KetoDietApp.com.* Auch Mark Sissons Buch *The Keto Reset Diet: Reboot You Metabolism in 21 Days and Burn Fat Forever* wird Ihnen den Schritt von Paläo zu Keto leichter machen. Ihren eigenen Keto-Status können Sie mit einer Urinprobe ganz einfach testen. Teststreifen sind in der Apotheke erhältlich. Ihr Wert sollte zwischen 0,5 und 0,3 mmol/l liegen. Bevor sie eine Keto-Fastenkur machen, lesen Sie bitte die Hinweise zur Ketose auf Seite 80

✓ **Nutzen Sie die Vorteile des Intervallfastens.** Studien haben bestätigt, dass der regelmäßige Verzicht auf Nahrung viele gesundheitliche Vorteile bringt. Intervallfasten wirkt sich positiv auf mögliche Insulinresistenzen, den Stoffwechsel und das Energieniveau aus. Außerdem verringert es das Risiko, an Diabetes, Herz-Kreislauf-

Erkrankungen, Krebs, Autoimmunerkrankungen und Alzheimer zu erkranken. Unter Umständen kann es diese Krankheiten sogar rückgängig machen.

Probieren Sie es aus: Um Ihnen den Einstieg zu erleichtern, können Sie mehrmals pro Woche zwischen Abendessen und Frühstück eine 15-stündige Pause einlegen (das bedeutet null Kalorien in dieser Zeit). Oder Sie lassen an manchen Wochentagen das Abendessen einfach weg und nehmen nur Frühstück und Mittagessen zu sich. Wenn Sie sich einmal an diesen Rhythmus gewöhnt haben, können Sie mit längeren Fastenzeiten experimentieren, z. B. 18, 20 oder gar 24 Stunden. Besonders wohltuend sind Wasserfastenkuren, in denen Sie fünf Tage lang nur Wasser trinken.

✓ **Bewegung.** Es gibt drei Arten von Bewegung, die sich kurz- und langfristig auf den Stoffwechsel auswirken. Einmal das Krafttraining mit schweren Gewichten, bei dem Muskelmasse aufgebaut wird. Muskelmasse ist aktiver am Stoffwechsel beteiligt als Fett und hilft Ihnen, auch im Ruhezustand mehr Kalorien zu verbrennen. Zweitens das Intervalltraining, z. B. Hoch-Intensives-Intervalltraining (HIIT) und Hoch-Intensives-Interwallwiderstandstraining (HIRT). Schnelles Zirkeltraining im Sportstudio gehört beispielsweise dazu und bringt den Stoffwechsel schnell wieder in die Gänge. Dann gibt es noch das Herz-Kreislauf-Training auf leeren Magen, also zum Beispiel gleich morgens nach dem Aufwachen. Sport auf nüchternen Magen ist nachweislich viel effektiver als jede sportliche Aktivität direkt nach dem Mittagessen.

Probieren Sie es aus: Versuchen Sie es zum Beispiel mit Dr. Izumi Tabatas super effizientem HIIT in nur vier Minuten. 20 Sekunden hoch dosierte Anstrengung (Sprint, hoher, schneller Schritt, Hampelmänner) im Wechsel mit zehn Sekunden ausruhen. Das machen Sie achtmal hintereinander und schon sind Sie fertig! Dr. Tabatas Trainingseinheiten zu jeweils vier und zwölf Minuten gibt es auf YouTube.

✓ **Duschen Sie öfter einmal kalt**! Ihr Stoffwechsel wird es Ihnen danken. Wie beim Fasten hat auch das Eintauchen in kaltes Wasser einen positiven Effekt auf den Körper. Der kurzzeitige Stressreiz zwingt den Körper, härter zu arbeiten, um wieder warm zu werden und verbraucht so mehr Kalorien. Außerdem aktiviert es das gesunde braune Fettgewebe und baut ungesundes weißes Fettgewebe ab.

Probieren Sie es aus: Stellen Sie sich 20 Sekunden lang in der Dusche unter heißes Wasser und dann 20 Sekunden lang unter kaltes. Der ganze Duschvorgang sollte mehrere Minuten dauern. Vielleicht haben Sie auch Zugang zu einem unbeheizten Pool, einem kühlen Bach oder wohnen direkt am Meer oder einem See. Dann sollten Sie öfter den Sprung in das kühle Nass wagen.

Der Biochemiker Steve Fowles ist der Ansicht, dass eine durchschnittliche Körpertemperatur (37° C) bei manchen Menschen eine eigentlich zu niedrige Körpertemperatur maskieren kann. Kurz gesagt, vielleicht sind Sie ein/e Kandidat/in für eine unterdurchschnittliche Körpertemperatur, haben aber aufgrund chronischer Entzündungen und Infektionen ein leichtes chronisches Fieber. Messen Sie deswegen regelmäßig Ihre Körpertemperatur, um Ihren Fortschritt in Sachen Entzündung und Infekte im Blick zu haben.

Schritt 4: Entlasten Sie Ihr Immunsystem

Ihr Immunsystem ist Ihre beste Wunderwaffe gegen Infektionen, vorausgesetzt, es funktioniert. Ein gut funktionierendes Immunsystem ist gemäßigt und widerstandsfähig, wehrt Infekte nach Bedarf ab und zeigt keine Überreaktionen auf Lebensmittel und andere harmlose Umweltfaktoren wie z. B. Pollen. Auch greift es den Körper nicht durch eine autoimmune Reaktion an. Ein unteraktives oder schlecht funktionierendes Immunsystem macht anfälliger für Krankheiten, wie zum Beispiel Erkältungen, Pilzinfektionen und Krebs. Ein hyperaktives Immunsystem wiederum produziert im Körper zu viele Entzündungsherde und macht anfällig für überschießende Reaktionen wie Allergien und Autoimmunerkrankungen.

Subklinische, über Jahre anhaltende chronische Entzündungen, ausgelöst durch schlechte Ernährung, chronischen Stress, Bewegungsmangel (oder einem Zuviel an Bewegung) und Belastung durch Umweltgifte, bringen das Immunsystem aus dem Gleichgewicht. Das Resultat ist entweder eine Über- oder eine Unterfunktion der Immunabwehr. Die gute Nachricht ist, dass der Körper enorme regenerative Fähigkeiten besitzt und sich das Immunsystem innerhalb weniger Tage oder Wochen wieder selbst ins Gleichgewicht bringen kann. Sie müssen lediglich die Ursache der Entzündung beseitigen und durch einen gesundheitsfördernden Lebensstil ersetzen:

- ✓ **Verzichten Sie auf industriell hergestellte Lebensmittel, Zucker, Kohlenhydrate und Speisestärke.** Mikroben lieben Zucker, Ihr Immunsystem wiederum nicht. Studien haben ergeben, dass der Verzehr von Zucker in jeglicher Form (Glukose, Fruktose und Saccharose) die Immunfunktion fünf Stunden lang unterdrückt.[8] Wenn Sie in Ihrem Körper ein mikrobenunfreundliches Umfeld schaffen und Ihr Immunsystem stärken wollen, dürfen Sie diese Mikroben nicht länger füttern. Verzichten Sie nachhaltig auf Zucker. Eine Ernährung in Anlehnung an die Paläodiät ist dafür ideal, ich habe es im Kapitel über Ernährung bereits ausführlich erläutert. So ernähren Sie sich selbst und nicht auch noch Ihre krankmachenden Mikroben mit.

✓ **Essen Sie alles, was Ihrem Immunsystem guttut.** Es gibt eine Vielzahl an Studien, die belegen, dass Knoblauch und Ingwer stark entzündungshemmende und antimikrobielle Eigenschaften haben und selbst noch gegen medikamentenresistente Erreger wirksam sind. Kokosöl wirkt nachweislich gegen den Pilzerreger *Candida albicans*. Curcumin, das gelborange Pigment aus der Kurkumawurzel moduliert das Immunsystem. Seine positive Wirkung auf Autoimmunerkrankungen ist wissenschaftlich bewiesen. Auch fermentierte Lebensmittel wie Sauerkraut und Kimchi sind immunstärkend und wirken allgemein antimikrobiell. Von diesen Lebensmitteln können Sie nie genug bekommen, wenn Sie ihr Immunsystem stärken und Infektionen bekämpfen wollen.[9] [10] [11] [12]

✓ **Nehmen Sie strategisch Nahrungsergänzungsmittel ein.** Es gibt über 148 Studien, die belegen, dass Vitamin C (auch als Ascorbinsäure bekannt) Infektionen durch Viren, Bakterien und Protozoen lindern oder verhindern kann. Nehmen Sie 2000-5000 mg Vitamin C täglich ein (idealerweise ohne Maisstärke und über den Tag verteilt). Sie können es mit den Mahlzeiten oder auf leeren Magen einnehmen. Es hat sich außerdem gezeigt, dass Vitamin D3 das Immunsystem verändern und vor Autoimmunerkrankungen schützen kann. Ein Vitamin-D-Mangel hingegen wird mit erhöhter Infektanfälligkeit und Autoimmunität in Verbindung gebracht. Lassen Sie Ihren Vitamin-D-Spiegel überprüfen. Wenn Sie autoimmune Beschwerden verhindern oder umkehren möchten, sollten Sie einen Wert von 70 – 100 ng/ml anstreben. Nehmen Sie 5 000 – 10 000 IE Vitamin D3 morgens ein. D3 wirkt am besten, wenn es am selben Tag wie Vitamin K2 eingenommen wird. Nur so wird Kalzium an die richtigen Stellen im Körper transportiert (in die Knochen) und landet nicht aus Versehen in den Arterien (mehr Information finden Sie im

Toolkit *Nahrung, die heilt* auf Seite 32). Lassen Sie Ihren Vitamin-D-Spiegel nach einem halben Jahr erneut testen. Zink ist ein wichtiges Spurenelement, das die Immunfunktion und die Widerstandfähigkeit unterstützt. Gleichen Sie einen etwaigen Mangel aus und, indem Sie 30 mg pro Tag zusammen mit anderen Lebensmitteln einnehmen, entweder auf einmal oder auf mehrere Gaben verteilt. Pro 30 mg Zink sollten Sie 2 mg Kupfer einnehmen. Auch das wird Ihnen helfen, die Symptome einer Autoimmunerkrankung oder anderen Krankheiten zu lindern. Natürlich dürfen Probiotika wie Lactobacillus, Bifidobakterien und Zuckerhefen nicht fehlen. Diese werden im Kapitel über die Darmgesundheit ausführlich besprochen.

✓ **Schlafen Sie gut und viel.** Weniger als sechs Stunden Schlaf pro Nacht unterdrücken die Immunfunktion, aktivieren entzündungsfördernde Gene und erhöhen das Risiko von Übergewicht, Typ-2-Diabetes und Herz-Kreislauf-Erkrankungen. Das Immunsystem kann nur optimal funktionieren, wenn es genug Schlaf bekommt. Jeder Mensch mit einer chronischen Krankheit kann von acht oder mehr Stunden Nachtruhe profitieren.

✓ **Bewegen Sie sich mehr.** Man sagt ja, Sitzen sei das neue Rauchen und das ist nun auch offiziell bestätigt. Bei der Auswertung von 18 Studien konnte man feststellen, dass das Risiko eines Diabetes oder einer Herzerkrankung bei Probanden, die am längsten saßen, doppelt so hoch war wie bei Probanden die weniger saßen.[13] Dem entsprechend höher war auch die Sterblichkeitsrate. Tägliche mäßige Bewegung wie zum Beispiel ein 40-minütiger Spaziergang reduziert systemische Entzündungen und die Häufigkeit von Infekten der oberen Atemwege.[14] Und weil acht Stunden am Stück Sitzen den gesundheitlichen Gewinn von 20 Minuten Bewegung wieder rückgängig machen, sollten Sie den Tag über so oft wie möglich aufstehen und sich bewegen. Apps wie *Time Out, Stand Up!* oder *Awareness* können Ihnen helfen, keine Gelegenheit zum Bewegen zu verpassen.

✓ **Reduzieren Sie Stress auf ein Minimum.** Chronischer Stress wirkt sich auf fast alle Aspekte des Immunsystems nachteilig aus. Dabei ist es egal, ob Sie unter einer chronischen Krankheit leiden, einen dementen Angehörigen pflegen oder arbeitslos geworden sind. In jedem Fall lohnt es sich, den Stresspegel so niedrig wie möglich zu halten und gesunde

Wege der Entspannung zu finden. Gönnen Sie sich ein Entspannungsbad mit Salz aus dem toten Meer, lachen Sie mal wieder oder praktizieren Sie das langsame und bewusste Atmen. Vor allem das bewusste Atmen hat sich zur Stressreduktion und im Kampf gegen Entzündungen bewährt. Weitere Entspannungstechniken finden Sie im Toolkit *Streicheleinheiten für die Seele* auf Seite 225

Schritt 5: Setzen Sie auf natürliche, pflanzliche Antibiotika

Wenn Sie wissen, an welcher Infektion Sie leiden, sind Sie auf dem Weg zur Heilung. Pflanzliche Antibiotika und Produkte auf Kokosbasis können sicher und effektiv gegen Infektionen aller Art eingesetzt und sogar begleitend zu Antibiotika eingenommen werden. Im Gegensatz zu herkömmlichen Antibiotika stören die pflanzlichen Heilmittel das empfindliche Darmmilieu nicht. Auch die Mikroben entwickeln nur äußerst selten Resistenzen gegen pflanzliche Antibiotika. Zu den natürlichen Heilmitteln mit antimikrobieller Breitbandwirkung gehören:

- **Monolaurin**. Monolaurin wird aus Kokosöl gewonnen und hat antivirale, antibakterielle, antiparasitäre und antimykotische Eigenschaften. Die Forschung zu Monolaurin hat bestätigt, dass es sich hier um eine wirksame Therapie gegen Bakterien mit Lipid(fett-)beschichtung handelt, einschließlich H. pylori, das Grippevirus, Staphylococcus aureus (S. aureus) und Streptococcus agalactiae handelt. Außerdem ist Monolaurin auch gegen Viren mit Lipidbeschichtung, darunter Herpesviren, Grippeviren, HIV und das Masernvirus aktiv.[15]

- **Oregano-Extrakt (Origanum vulgare)**. Das ätherische Öl dieses mediterranen Krautes hat entzündungshemmende, antivirale, antibakterielle, antiparasitäre und pilzhemmende Eigenschaften. Gegen die parasitären Protozoen Giardien hat es sich als wirksamer erwiesen als das Medikament Tinidazol.[16] Auch gegen Pilzinfektionen wirkt es besser als Fluconazol.[17]

- **Olivenblätter (Olea europaea)**. Der Olivenbaum-Extrakt hat sich in Tierstudien und in vitro als wirksam gegen zahlreiche Mikroorganismen erwiesen. Dazu gehören Viren, die Infekte der oberen Atemwege auslösen, Coxsackie-Viren, Grippeviren, Pilze (einschl.

Candida) und Bakterien wie *E. coli*, *C. jejuni*, *H. pylori*, *S. aureus* und der *Methiicillin-resistente Staphylococcus aureus* (MRSA).[18]

- **Wermut (Artemisia absinthum L.).** Wermut ist eine der bittersten Pflanzen überhaupt und hat starke antiparasitäre Eigenschaften. Er wird häufig in Verbindung mit Gewürznelken und Schwarznussextrakten zur Behandlung von Wurmbefall eingesetzt und ist besonders effektiv gegen Maden- und Rundwürmer. Außerdem besitzt Wermut antibakterielle und antimykotische Eigenschaften und ist gegen den Erreger der Malaria aktiv. Anhand von Studien konnte man nachweisen, dass Wermut eine Dünndarmfehlbesiedelung genauso gut oder besser beheben kann als verschreibungspflichtige Medikamente.[19]

- Berberin. Der gelbe Inhaltsstoff Berberin kommt in unterschiedlichen Pflanzen vor, darunter sind: der Kanadische Gelbwurz (Hydrastis canadensis), die Oregon-Traubenwurzel (Berberis aquifolium), die Berberitze (Berberis vulgaris) und der Goldfaden (Coptis aquifolium). Es hat antibakterielle, antivirale, antiparasitäre und antimykotische (pilzhemmende) Eigenschaften. Zu den Anwendungsgebieten gehören hauptsächlich Infektionen im Magen-Darm-Trakt bakteriellen, viralen, parasitären und mykotischen Ursprungs. Für Berberin konnte im Labor und am Menschen eine antivirale Wirkung gegen das Grippevirus nachgewiesen werden.[20]

- **Silber.** 400 v. Chr. schrieb Hippokrates erstmals über die antimikrobielle Wirkung des Silbers bei der Wundheilung. Heute wird Silber allein oder in Kombination mit Antibiotika zur Behandlung von Infektionen eingesetzt. Silber unterstützt die Wirkung von Antibiotika gegen gramnegative (und oftmals antibiotikaresistente) Bakterien.[21] Silber kommt in vielen verschiedenen Variationen vor. Dem pensionierten Arzt und Experten auf dem Gebiet der Parasitenforschung Dr. Raphael d'Angelo zufolge ist das Silber 500 am besten zur Behandlung von Parasiten, Hefen, Viren, Bakterien und Spirochäten geeignet. Es ist online erhältlich über *www.HealthMasters.com* und Results RNAs ACS 200 Extra Strength (ES) und soll „zu 99,9 % alle Borrelia burgdorferi, Bartonella henselae und die Ko-Infektions-Mikroben Powassan-Virus, MRSA und mehr abtöten, ohne eine gesunde Flora oder menschliches Gewebe zu schädigen".

Bonus-Schritt: Die Wunderwaffen zur Bekämpfung hartnäckiger Infektionen

Sie haben bereits an Ihrer Ernährung gefeilt, Ihren Darm saniert und zusammen mit Ihrem Arzt Infektionen behandelt, machen aber immer noch keine großen Fortschritte. Dann sollten Sie überlegen, ob eine der folgenden Therapien für Sie in Betracht kommt. Besprechen Sie die Behandlungen unbedingt mit Ihrem Arzt und/oder anderen qualifizierten Fachkräften, bevor Sie diese durchführen.

- **Die Helminthen-Therapie.** Wenn Sie an Asthma, autoimmunen Lebererkrankungen, Zöliakie, M. Crohn, Typ-1-Diabetes oder Colitis ulcerosa leiden, lohnt es sich, eine Helminthen-Therapie in Erwägung zu ziehen. Es ist ein vielversprechendes Therapieverfahren, in der ein verarmtes Mikrobiom mithilfe einer kontrollierten Anzahl gutartiger Darmwürmer (Helminthen) oder deren Eier (Ova) wieder vermehrt werden soll. So unattraktiv es auch klingen mag, Würmer oder Wurmeier im Darm zu haben, so bemerkenswert sind die bisherigen Forschungsergebnisse.

  Seit dem Jahr 2000 haben mehrere kleine Studien Erfolge bei der Behandlung autoimmuner Erkrankungen mittels Helminthen verzeichnen können, z. B. bei MS, Morbus Crohn, Colitis ulcerosa und Zöliakie. Der Krankheitsverlauf konnte zum Teil wieder rückgängig gemacht werden.[22] Für eine abschließende Beurteilung ist es noch zu früh, neue Forschungsergebnisse und anekdotische Beweise sind zwar begrenzt, sprechen aber für die Helminthen-Therapie. Auf folgenden Seiten können Sie mehr darüber lesen:

  helminthictherapywiki.org/wiki/index.php/Helminthic_Therapie_Wiki
  www.helminthictherapy.com

- **Nehmen Sie Ihre Mundhygiene in Angriff.** Für den Arzt und Lyme-Borreliose-Experten David Minkoff hat die Mundgesundheit bei der Bekämpfung von Infektionen oberste Priorität. Denn wenn das Immunsystem sich mit Zahnfleischerkrankungen, Wurzelkanalinfektionen oder einer chronischen Kieferostitis (eine infizierte Aushöhlung im Kieferknochen) herumschlagen muss, wird es an anderer Stelle nicht auch noch gegen Infektionen kämpfen können. Er und viele andere ganzheitlich arbeitende Ärzte vertreten die Meinung, dass ein Mensch nicht heilen kann, solange eine Infektion im Mundbereich besteht. Das trifft auch auf asymptomatische Entzündungen zu.

Suchen Sie einen ganzheitlichen Zahnarzt in Ihrer Nähe und sprechen Sie mit ihm, ob ein Dental-CT angemessen wäre. Eine Computertomographie gibt ein detailliertes, dreidimensionales Bild, in dem erfahrene Zahnärzte Entzündungen, Abszesse, Knochenschwund, Karies oder abgestorbene Zähne sehen können.

- **Denken Sie bei einer chronischen Lyme-Borreliose über eine Hyperbare Sauerstofftherapie (HBOT) nach.** Die HBOT ist ein medizinisches Verfahren, bei dem 100 %iger, medizinisch reiner Sauerstoff unter einem erhöhten Umgebungsdruck (vergleichbar mit dem Druck in 60 m Meerestiefe) bei Patienten über einen bestimmten Zeitraum hinweg (meist 60 – 90 Minuten) zur Anwendung kommt. Die Therapie ist von der *Food and Drug Administration* (FDA) für spezifische medizinische Anwendungen zugelassen. Dazu gehören die bei Tauchern auftretende Dekompressionskrankheit, Wundheilungsstörungen und Verbrennungen. Daneben gibt es noch viele andere Erkrankungen, für die HBOT zwar nicht offiziell zugelassen ist, bei denen man aber durchaus von einer Sauerstofftherapie als begleitende Behandlung profitieren kann. Die Lyme-Borreliose ist eine davon. Der Erreger dieser Krankheit, *Borrelia burgdorferi*, gehört zu den Anaerobiern, d.h. sie gedeihen unter dem Ausschluss von Sauerstoff und können in einer sauerstoffreichen Umgebung nicht überleben. Im Körper verstecken sich diese anaeroben Spirochäten oft in Biofilmen, was sie sehr widerstandsfähig gegen Antibiotika und pflanzliche Arzneimittel macht. HBOT kann in Biofilme eindringen und wirkt besonders gut in Kombination mit Nitazoxanid, einem Medikament gegen Parasiten, das oft gegen Infektionen mit Protozoen (einzelligen Organismen) verschrieben wird. Die Ergebnisse einer Studie sind besonders überzeugend: Bei 85 % der 66 Probanden mit chronischer Lyme-Borreliose konnte nach 22 einstündigen HBOT-Therapien ein teilweiser oder vollständiger Rückgang der Symptome beobachtet werden.[23]

Sobald Sie Ihren Stoffwechsel auf Vordermann bringen und gesund leben, werden Sie Ihr eigenes Terrain positiv verändern können. Dann kann auch Ihr Immunsystem hartnäckige Infektionen erfolgreich bekämpfen oder zumindest reduzieren. Indem Sie Infektionen aktiv angehen, machen Sie einen entscheidenden Schritt in der Umkehrung und Prävention autoimmuner Krankheiten.

Zusammenfassung: Die fünf wichtigsten Schritte im Kampf gegen Infektionen

1. **Verzichten Sie vollständig auf Zucker und industriell verarbeitete Kohlenhydrate** und entlasten so Ihr Immunsystem.
2. **Nehmen Sie mindestens 3 g Vitamin C (Ascorbinsäure) täglich ein.** Teilen Sie sich die Menge in mehrere Einzeldosen auf, um Ihr Immunsystem optimal zu stärken.
3. **Stellen Sie Ihren Vitamin-D-Spiegel auf 70–100 ng/ml ein.** Idealerweise sollten Sie Vitamin D über das Sonnenlicht aufnehmen. Wenn das nicht möglich ist, sollten Sie mit einem Kombipräparat Vitamin D3 und K2 aufstocken. Bitte denken Sie daran, Ihren Vitamin-D-Spiegel jährlich überprüfen zu lassen.
4. **Arbeiten Sie mit einem ganzheitlichen Therapeuten zusammen und** lassen Sie sich auf Infektionen testen.
5. **Ersetzen Sie wo immer möglich die herkömmliche Antibiose durch pflanzliche Antibiotika.** Das schont Ihren Darm.

KAPITEL 4

Reduzieren Sie Ihre toxische Belastung

Chronische Krankheiten treten dann auf, wenn wir die toxische Belastung in unserem Körper nicht mehr in Schach halten können.

—DR. DIETRICH KLINGHARDT

Unsere Gesundheit ist die Summe unserer eigenen Beziehung zur Umwelt – was wir essen, trinken, aufnehmen, denken, atmen, auf unsere Haut aufbringen und welchen Lebensstil wir führen – plus die Fähigkeit unseres Körpers; mit Giften umzugehen. Leider leben wir in einer zunehmend toxischen Welt und wir werden Jahr für Jahr stärker mit Umweltgiften belastet. Wir werden immer kränker und das immer früher. Auf den nächsten Seiten möchte ich Ihnen vermitteln, wie erdrückend die Beweislast für die zunehmende toxische Belastung unserer Umwelt ist und welch enorme negativen Auswirkungen sie auf uns hat. Darüber hinaus scheint diese toxische Last durchaus auch etwas mit dem explosionsartigen Anstieg der Autoimmunerkrankungen zu tun zu haben.

Die toxische Belastung hat sich im Laufe des letzten Jahrhunderts deutlich verschärft. Noch im Jahr 1930 gab es so gut wie keine industriellen Großbetriebe und in der Umwelt kaum künstliche Chemikalien. Experten schätzen, dass allein in den USA heute über hunderttausend synthetisch hergestellte Chemikalien im Handel sind. Geschätzt eine Million lagern in der Umwelt. Vielleicht überrascht es Sie zu lesen, dass *in den USA weniger als 5 % der Chemikalien, die in den Konsumgütern des täglichen Bedarfs stecken, auf ihre Verträglichkeit beim Menschen getestet werden, bevor sie in den*

Handel kommen. Europa hingegen ist eher vorsichtig und prüft Chemikalien sehr genau, bevor sie für den kommerziellen Gebrauch zugelassen werden. Im Gegensatz zu den Vereinigten Staaten beschränkt die Europäische Union (EU) auch die Produktion, den Import und den Verkauf der meisten gentechnisch veränderten Pflanzen und verbietet die Einfuhr von Rindfleisch und Milchprodukten, die mit Wachstumshormonen behandelt wurden.

Niemand weiß, wie sich diese lasche Regulierung auf uns auswirkt, aber es gibt starke Hinweise, dass es mit unserer Gesundheit kollektiv bergab geht. Einige Schätzungen gehen davon aus, dass der durchschnittliche Erwachsene in den USA mit rund 700 Schadstoffen belastet ist.[1] Noch erstaunlicher aber sind folgende Fakten: In zwei großen Forschungseinrichtungen wurde das Nabelschnurblut von zehn Neugeborenen auf Schadstoffe untersucht. Die Wissenschaftler fanden durchschnittlich 200 verschiedene Schadstoffe, einschließlich Flammschutzmittel, Quecksilber und Abfallprodukte, die bei der Verbrennung von Kohle, Gas und Müll anfallen.[2] Wenn das kein schlechter Start ins Leben sein soll. Wenn Sie Kinder haben, wird es Sie nicht überraschen, dass mehr als die Hälfte unserer Kinder zwischen 0 und 17 Jahren mindestens eine chronische Gesundheitsstörung hat. Zu der langen Liste der Krankheiten gehören Allergien, ADS und ADHS, Asthma, Störungen im autistischen Spektrum, Autoimmunerkrankungen, Lernschwächen, Übergewicht und mittlerweile auch Diabetes. Sie werden an Ihren Grundschulen kaum eine Klasse finden, in der es keine Nahrungsmittelunverträglichkeiten, Lernschwächen oder Aufmerksamkeitsstörungen gibt.

Lassen Sie uns einige konkrete Beispiele unter die Lupe nehmen: Was früher als Altersdiabetes bezeichnet wurde, wird heute nur noch Typ-2-Diabetes genannt, weil auch immer mehr Kinder daran erkranken. Es gibt Kinder, die bereits im Alter von fünf Jahren an rheumatoider Arthritis (RA) leiden. Die Krankheit hat sogar einen eigenen Namen: juvenile rheumatoide Arthritis (JRA), auch bekannt als juvenile idiopathische Arthritis. Idiopathisch heißt, dass man die Ursache nicht kennt.

Ebenso beunruhigend ist die zunehmende Schilddrüsenunterfunktion bei Mädchen und Jugendlichen. Der pädiatrische Endokrinologe Dr. Andrew J. Bauer, medizinischer Direktor des Schilddrüsenzentrums am Kinderkrankenhaus in Philadelphia, verfolgt diese beunruhigende Entwicklung genau: „Früher gingen wir davon aus, dass ein oder zwei von Hundert Kindern und Jugendlichen eine Schilddrüsenunterfunktion entwickeln würden. Tatsächlich aber sieht es so aus, dass zwei bis drei von Hundert erkranken.“ Das heißt die Schilddrüsenunterfunktionen haben sich in der Zeit seines Berufslebens verdoppelt.

In Bezug auf die Autismus-Spektrum-Störungen (ASS) sind die Statistiken noch verstörender. In den 1980er Jahren wurde ein Kind von 2000 diagnostiziert. Bis zum Jahr 2000 war diese Zahl auf eins von 150 geklettert. Bis 2008 verdoppelte sich diese Zahl noch einmal und man sprach von einem Kind pro 48 Kindern. Aktuell liegen die Zahlen bei eins von 45.[3] Bei einer prognostizierten jährlichen Wachstumsrate von 13 % wird bis 2033 eins von vier Kindern an einer Autismus-Spektrum-Störung erkrankt sein. Dr. Stephanie Seneff, leitende wissenschaftliche Mitarbeiterin am *Massachusetts Institute of Technology*, hält diese Schätzung für zu niedrig. Sie glaubt, dass bis 2025 jedes zweite Kind an einer Störung aus dem autistischen Spektrum leiden wird. Das haben wir im Großen und Ganzen dem Herbizid (Unkrautvernichtungsmittel) Glyphosat zu verdanken, dem meist gebrauchten Ackergift der Welt.[4-5]

Was zum Teufel ist hier los?

Diese Zahlen sind alarmierend und ich kann nachvollziehen, wenn Sie davon schockiert sind. Aber anstatt in Panik zu geraten, sollten wir uns ein paar ehrliche Fragen stellen. Denn je besser wir unsere jetzige Situation verstehen, desto einfacher wird es sein, sie zu ändern. Die Probleme werden sich nicht von allein lösen, wenn wir unsere Köpfe in den Sand stecken. Lassen Sie uns also mit der wichtigsten Frage beginnen: Warum passiert das überhaupt alles? Und was können wir dagegen tun?

Die erste Frage lässt sich am besten so beantworten: Wir haben es in unserer Welt mit vielen Giftstoffen zu tun, mehr als jemals zuvor, und unser Körper muss damit fertigwerden. Wir schmoren also in unserer eigenen giftigen Brühe mit allen Chemikalien, die wir jeden Tag unseres Lebens aufnehmen: Luftverschmutzung, Schadstoffe und Chemikalien im Wasser und in unserer Nahrung, Kosmetika, Putzmittel. Von den Kunststoffen ganz zu schweigen. All das kann das Fass eines Tages zum Überlaufen bringen und noch viel mehr.

Unser Körper ist von Natur aus gut gegen kleine Mengen Stress und natürlich vorkommende Pflanzengifte – etwa in Gemüse – gewappnet. In unserer modernen Welt werden unsere Ausscheidungsorgane aber mit Dingen konfrontiert, die sie noch nie zuvor gesehen haben. Giftstoffe (Toxine) sind ein wichtiger Auslöser für Autoimmunerkrankungen. Angesichts der massiven und immer weiterwachsenden Anzahl an Chemikalien, denen wir tagein und tagaus ausgesetzt sind, könnte die toxische Last sogar die Hauptursache dieser Erkrankungen sein. Das Risiko, unter diesen Giftstoffen zu leiden, ist besonders hoch, wenn Sie bereits eine Autoimmunerkrankung, eine genetische Vorbelastung haben oder Ihr Stoffwechsel und Ihre Ausscheidungsorgane von der Veranlagung her eher träge sind – das ist bei rund der Hälfte der Bevölkerung der Fall.

Bevor Sie jetzt verzweifeln, sollten Sie wissen, dass Sie weit mehr Einfluss auf Ihre Umwelt haben, als Sie glauben. Selbst wenn Sie eine starke Schadstoffbelastung haben, können Sie wieder gesund werden. Viele Menschen mit Autoimmunerkrankungen erfreuen sich bester Gesundheit, weil sie ihr persönliches Umfeld in Angriff genommen und aufgeräumt haben. Sie schaffen es auch! Wenn Sie erst einmal wissen, was zu tun ist, können Sie den zweiten Schritt gleich beim nächsten Einkauf umsetzen.

Fazit: Wenn Sie gesund werden oder einer Erkrankung vorbeugen wollen, müssen Sie Ihre toxische Gesamtlast reduzieren und die Entgiftungsprozesse in Ihrem Körper ankurbeln. Sie müssen lernen, welche Substanzen schädlich für Sie sind – innen und außen. Nur so können Sie diese Gifte meiden, die Schadstoffbelastung Ihres Körpers auf ein Minimum zurückfahren und Ihre Organsysteme dahingehend stärken, dass sie effektiver entgiften können und den ganzen Körper widerstandsfähiger machen. Ich werde Sie dabei unterstützen.

Ein kleines Glossar der „toxischen" Begriffe

Toxin: Wird oft als Sammelbegriff für alle schädlichen oder giftigen Stoffe verwendet. Rein technisch betrachtet werden unter diesem Begriff alle schädlichen Proteine zusammengefasst, die auf natürlichem Wege von lebenden Organismen produziert werden, wie z. B. Schlangengifte, bakterielle Stoffwechselprodukte und andere intern produzierte Giftstoffe.

Toxikum: Jede schädliche oder giftige, künstliche oder natürlich vorkommende Substanz, wie z. B. Schimmelpilze, Metalle, Chemikalien oder Strahlung.

Toxisch: Schädliche oder giftige Wirkungen erzeugend.

Neoantigen: Neues Antigen, oft in Kombination mit einem Giftstoff auftretend, der sich an menschliches Gewebe bindet (z. B. BPA bindet sich an menschliches Protein) und dort vom Immunsystem als gefährlich erkannt und in einer autoimmunen Reaktion angegriffen wird.

Exposom: Die ganze Palette an Umweltgiften, die sich auf unsere Gesundheit auswirkt.

Warum wir unser Verständnis von Giftstoffen erweitern müssen

Woran denken Sie, wenn Sie das Wort „Giftstoffe“ hören? Vielleicht an ein Rattengift oder einen Schornstein im Industriegebiet, der schwarzen Rauch ausstößt. Ich wette, dass Sie noch nie darüber nachgedacht haben, dass auch Ihr Lippenstift oder Ihr Lieblingsaftershave Giftstoffe enthält. Auch der Pappbecher, aus dem Sie morgens Ihren Kaffee trinken, kann es – toxisch betrachtet – in sich haben.

Wussten Sie, dass viele Lippenstifte Blei enthalten? Oder in den meisten Parfums Phthalate stecken? Das sind die gleichen Chemikalien, die man auch zur Herstellung von Plastik verwendet. Ist Ihnen bewusst, dass Einweg-Papierbecher mit dem Kunststoff Polyethylen ausgekleidet sind? Es stimmt natürlich, dass ein Lippenstift, ein paar Spritzer Parfum und ein paar Becher Kaffee noch lange keine Autoimmunität machen. Aber wenn Sie ständig kleinste Mengen dieser Substanzen einatmen, essen, trinken oder über die Haut aufnehmen, werden sie sich mit der Zeit im Körper ansammeln, dort Entzündungen verursachen und ein Leaky-Gut-Syndrom begünstigen. Dann fängt das Immunsystem an, verrückt zu spielen und die Autoimmunkaskade wird losgetreten.

Wenn wir Toxine neu definieren wollen, müssen wir jede Substanz miteinbeziehen, die einem lebenden Organismus Schaden zufügen oder die Produktion von Antikörpern auslösen kann. Das heißt, alles, was eine Abwehrreaktion einleitet. In der Regel gehen wir davon aus, dass Toxine irgendwo in der Umwelt herumschwirren und wenig mit uns selbst zu tun haben. Unter der neuen Definition müssen wir jede Substanz berücksichtigen, die das Potenzial hat, uns zu schädigen, einschließlich dessen, was in unserem Körper produziert wird. Autoimmune Trigger sind nicht nur „irgendwo da draußen“, sondern auch „hier drinnen“. Lassen Sie uns das einmal näher betrachten:

Die sogenannten Exotoxine (Giftstoffe, die von außen kommen) sind Substanzen, die in der Luft, im Wasser und in Lebensmitteln zu finden sind:

- **Chemikalien**, die in Industrie und Landwirtschaft, zur Wasseraufbereitung, in vielen Haushaltsreinigern und in der Kosmetik eingesetzt werden.
- **Metalle** wie z. B. Quecksilber, Blei, Aluminium, Arsen und Cadmium, die auf natürliche Weise im Wasser, in Fischen, in der Luft und im Boden vorkommen.

- **Medikamente**, dazu gehören viele verschreibungspflichtige Medikamente, Antibiotika und Impfstoffe.
- **Viele Lebensmittelzusätze**, Konservierungsmittel und Süßstoffe, wie Mononatriumglutamat (MNG) und Aspartam.
- **Viele genetisch veränderte Organismen** (GMO) enthalten künstlich eingekreuzte Insektizide und Pflanzenschutzmittel.
- **Viele Lebensmittelallergene**, darunter Gluten, Milchprodukte, Soja, usw., die für Menschen mit einer Disposition für Autoimmunerkrankungen besonders schädlich sein können.
- **Luftverschmutzung**, auch durch Passivrauchen und Abgase.
- **Schimmelpilze**, die Mykotoxine (Pilzgifte) produzieren (z. B. Aflatoxin und Ochratoxin A [OTA]).
- **Heterozyklische Amine (HCAs) und polyzyklische aromatische Kohlenwasserstoffe (PAKs).** Diese Verbindungen entstehen, wenn man Fleisch, Geflügel oder Fisch bei großer Hitze brät oder grillt.
- **Chronische oder starke Belastung durch Elektrosmog** und „schmutzige Elektrizität" – Hochspannungsleitungen/starke Stromimpulse in Kabeln – werden mit vielen chronischen Beschwerden in Verbindung gebracht, einschließlich Autismus, Unfruchtbarkeit, Herzerkrankungen und Hirntumoren.[6]

Bei den **Endotoxinen** (Gifte, die von innen kommen), auch Biotoxine genannt, handelt es sich um Abfallprodukte, die der Körper selbst und/oder die Lebewesen, die darin wohnen, produziert:

- Wenn **Bakterien, Pilze oder Hefen** in großer Anzahl vorhanden sind, können diese Giftstoffe bilden. Auch schlechte Bakterien etc. können für den Körper giftig sein.
- **Hefepilze und Candida** produzieren die giftige Substanz Acetaldehyd, die mit Formaldehyd (wird zur Einbalsamierung verwendet) verwandt ist.
- **Lipopolysaccharide (LPS)** sind Bakteriengifte, die in den Blutkreislauf eindringen und sogar die Blut-Hirn-Schranke überwinden können. Das kann massive Immunreaktionen im Körper, einschließlich des Gehirns, auslösen. LPS wurde in höheren Konzentrationen im Gehirn von Menschen mit spät einsetzender Alzheimer Krankheit nachgewiesen im Vergleich zu entsprechenden Kontrollgruppen.[7]
- **Hormone, wie z. B. Östrogen oder Xenoestrogene,** die vom Körper nicht gründlich genug abgebaut wurden, können wie-

der in den Kreislauf gelangen, sich an Östrogenrezeptorstellen binden und die normale Hormonfunktion blockieren.

- **Chronischer Stress und negative Denkmuster** stören das neuroendokrine System und bringen das Mikrobiom aus dem Gleichgewicht, indem sie nützliche Bakterien verdrängen und so die Besiedelung durch schädliche Bakterien begünstigen.
- Anhaltende, ungelöste oder unausgesprochene **negative Emotionen** wie Wut, Trauer oder Verbitterung werden in unseren Nervenzellen abgespeichert. Vielleicht sind Sie mit dem Konzept vertraut, dass negative Gefühle auf den Körper übergehen. Viele ganzheitlich arbeitende Onkologen können bestätigen, dass ungelöste emotionale Probleme bei der Entstehung von Krebserkrankungen eine große Rolle spielen.

Wie sieht es mit Ihrem persönlichen Exposom aus?

Wissen Sie, was ein Exposom ist? Mit diesem Begriff fassen Wissenschaftler die gesamte Bandbreite an Umweltbelastungen zusammen, die sich auf unsere Gesundheit auswirken. Jede/r von uns hat ihr/sein eigenes Exposom von variierender Größe, abhängig von den Chemikalien, mit denen wir jeden Tag in Berührung kommen. Wie viele waren es bei Ihnen heute? Was schätzen Sie? Hunderte, vielleicht Tausende? Sie sind überall – in der Luft, im Wasser, in unseren Körperpflegeprodukten, unseren Lebensmitteln, unserer Kleidung. Sie sind in und auf unseren Möbeln, in den Gebäuden, in denen wir uns aufhalten, im Auto, unseren Smartphones und im Computer. Manchmal können wir es nicht vermeiden, mit ihnen in Kontakt zu kommen. Aber in vielen Fällen haben wir die Wahl, wir müssen nur wissen, womit wir es zu tun haben.

Während die Regierung es mit der Prävention nicht so genau nimmt und die Regularien sehr locker gehandhabt werden, schließt die *Environmental Working Group (EWG)* eine wichtige Lücke. *EWG.org* ist eine gemeinnützige, unabhängige Organisation, die über verdeckte Umweltgifte aufklärt. Eine EWG-Studie aus dem Jahr 2004 ergab zum Beispiel, dass eine Frau jeden Tag durchschnittlich ca. zwölf verschiedene Pflegeprodukte mit 168 synthetischen Inhaltsstoffen verwendet. Die meisten Männer liegen deutlich unter dem Durchschnitt, bringen es aber immerhin noch auf 85 synthetische Stoffe. Und wir sprechen hier nur über Produkte für die Körperpflege, also Zahnpasta, Shampoo, Rasierschaum, Deodorant, Parfüm und Haarpflegeprodukte.[8] Das

Dusch- und Badewasser ist noch nicht miteingerechnet. Wenn Sie Ihr Wasser nicht filtern, enthält es wahrscheinlich Chlor, Chloramin und/oder Fluorid, die nachweislich kanzerogen sind.[9] Und wir befinden uns immer noch im Badezimmer!

Wenn Sie einen Fruchtjoghurt essen, nehmen Sie bis zu 20 g Zucker (laut unserer Definition ein Gift) zu sich. Das macht dick, anfällig für Diabetes und schwächt das Immunsystem. Entscheiden Sie sich für einen zuckerfreien Joghurt, enthält er künstlichen Süßstoff – für unser Gehirn ebenfalls reines Gift. Dann wären da noch die künstlichen Aromen, Konservierungs- und Farbstoffe sowie Verdickungsmittel. Von jeder einzelnen dieser Substanzen ist bekannt, dass sie autoimmune Reaktionen triggern können. Je mehr ich darüber nachdenke, desto besser scheint mir die einfache Variante zu sein – naturbelassener, ungesüßter Joghurt, idealerweise auf Kokosbasis und in einem Glas aufbewahrt.

Sie haben ein neues Auto? Der typische Geruch eines Neuwagens ist eigentlich ein chemischer Cocktail aus mehr als 200 Verbindungen, die noch nicht verpufft sind oder an die Umgebung abgegeben wurden. Auf Ihrem Weg zum Arbeitsplatz werden Sie auch die Abgase anderer Autos und LKW einatmen, der schlimmste Übeltäter ist dabei der Diesel. Der Lachs zum Abendbrot enthält PCBs, hartnäckige organische Schadstoffe, die Krebs und Autoimmunerkrankungen begünstigen. Und wenn Sie das Lachsfilet auf dem Grill zubereiten wollen, kommen Sie an den krebserregenden heterozyklischen Aminen (HCAs) und den polyzyklischen aromatischen Kohlenwasserstoffen (PAKs) nicht vorbei, die entstehen, wenn man Muskelfleisch bei hohen Temperaturen zubereitet.

SCHLÜSSELKONZEPT: *Seien Sie auf der Hut. Gehen Sie so lange davon aus, dass Chemikalien gefährlich sind, bis der Nachweis zum Gegenteil erbracht ist.*

Ich kann Ihren tiefen Seufzer förmlich hören. Vielleicht ist Ihnen danach, das Buch einfach in die Ecke zu feuern mit dem Gedanken, es nützt doch sowieso alles nichts! Bitte haben Sie etwas Geduld. Ich weiß, dass ich Sie mit Informationen regelrecht überflute. Fassen Sie sich ein Herz und nutzen Sie diese Informationen, um sich selbst und Ihre Familie stark zu machen.

Wir werden uns in Kürze mit dem Toolkit zur Entgiftung befassen, aber zuerst schauen wir uns doch einmal an, womit wir es hier überhaupt zu tun haben. Wir werden sehen, auf welch unterschiedliche Art und Weise eine schwere toxische Belastung unsere Gesundheit beeinflussen kann. Dazu zwei kurze Geschichten, die veranschaulichen, wie eine toxische Gesamtlast Autoimmunerkrankungen auslösten. Drei Experten werden uns erklären, wie Giftstoffe chronische Krankheiten vorantreiben und die wichtigsten Gifte in Bezug auf Autoimmunerkrankungen betrachten. Und wir wollen eine Frau zu Wort kommen lassen, die unter ihrer toxischen Belastung fast zusammengebrochen wäre und sich mit einer Entgiftung heilte.

Das Fass läuft über

Unter normalen Bedingungen kann sich unser Körper selbst entgiften, was vor allem über die Leber geschieht. Eine gesunde Leber ist in der Lage, potenziell schädliche Giftstoffe in harmlose biologische Produkte umzuwandeln, die anschließend über den Dickdarm und die Nieren ausgeschieden werden. Wird die toxische Belastung aber zu groß, kann die Leber nicht mehr Schritt halten. Dazu kommt, dass viele Menschen aufgrund eines genetischen Defekts nicht ausreichend gut entgiften können. Das verstärkt entzündliche Vorgänge und erhöht das Risiko einer Erkrankung. Nicht abgebaute Giftstoffe sammeln sich im Körper an und werden in Fettzellen und anderem Gewebe gespeichert, was ideale Voraussetzungen für Entzündungen und somit Krankheiten schafft.

Wissenschaftler sprechen von *toxischer Belastung*, wenn sie sich auf die Summe aller externen und internen Stressfaktoren beziehen. Von einer hohen toxischen Belastung kann man ausgehen, wenn die kumulative Belastung durch Giftstoffe hoch ist, die Ausscheidungsorgane unseres Körpers – aufgrund von Umweltfaktoren, genetischer Veranlagung oder beidem – aber beeinträchtigt sind.

Denken Sie an das sprichwörtliche Fass aus Kapitel 1. Im Laufe der Jahre häufen sich in diesem Fass Giftstoffe, Infektionen, emotionale Traumata und andere Stressfaktoren an, bis das Fass eines Tages überläuft. Das überlaufende Fass ist eine schöne Metapher für überlastete Ausscheidungsorgane. Sobald die Leber – das wichtigste Entgiftungsorgan des Körpers – nicht mehr Schritt halten kann mit den Giftstoffen, die den Körper bombardieren, treten Symptome auf. Es gibt vieles, was das Fass zum Überlaufen bringen kann. Toxine und Stress können sich ganz unterschiedlich auf den Körper auswirken, abhängig von der Menge, dem Zeitpunkt, der Dauer und dem Muster der Exposition.

Es versteht sich von selbst, dass das Risiko negativer Auswirkungen auf den Körper steigt, je weiter die toxische Belastung wächst. Der Körper reagiert überfordert und das Immunsystem wird geschwächt. Es kann keine schützenden Antikörper mehr bilden und auch die Produktion des Antioxidans par excellence, Glutathion, gerät ins Schleudern. Je weniger Glutathion Sie zur Verfügung haben, desto anfälliger werden Sie für die schädlichen Auswirkungen dieser Giftstoffe. So schließt sich ein Teufelskreis, der dazu führt, dass die toxische Belastung Ihres Körpers immer weiter zunimmt.

Wenn die toxische Belastung für die Ausscheidungsorgane – Haut, Lunge, Leber, Nieren und Dickdarm – zu groß wird, kann dies eine ganze Kaskade an gesundheitlichen Beschwerden auslösen, darunter chronische Entzündungen, Leaky-Gut-Syndrom, geschädigtes Erbgut, Autoimmunität, fortgeschrittene Autoimmunerkrankungen und sogar Krebs und Alzheimer.

Die Auswirkungen giftiger Chemikalien können sehr vielfältig sein und selbst durch kleinste Mengen getriggert werden:

- Sie können die Darmschleimhaut mitsamt Mikrobiom schädigen und die Darmwand durchlässig machen (Leaky-Gut-Syndrom).
- Sie können die Immunfunktion beeinträchtigen.
- Sie schaden den Mitochondrien, also den Kraftwerken für die Energiegewinnung der Körperzellen.
- Sie unterbrechen die DNA-Produktion der Körperzellen und der Zellmembran. Diese Veränderungen können an nachfolgende Generationen weitergegeben werden.
- Sie stören den Hormonhaushalt, mit negativen Auswirkungen auf die Schilddrüsenfunktion und die Östrogenwerte.
- Sie verursachen oxidativen Stress, das heißt, der Körper baut schneller ab, als repariert werden kann.
- Sie können Insulinrezeptoren blockieren und Übergewicht, Diabetes und Krebserkrankungen begünstigen.
- Sie wirken sich negativ auf Enzyme aus, die zur Entgiftung benötigt werden.
- Sie können die Produktion und Wiederverwertung von Glutathion im Körper blockieren. Glutathion ist ein Antioxidans, das der Körper zur Entgiftung braucht.
- Sie können an Körpergewebe andocken und neue, für den Körper fremde, Moleküle bilden, die sogenannten *Neoantigene.* Diese werden vom Immunsystem als Eindringlinge erfasst und in einer autoimmunen Reaktion angegriffen.

Mit der Zeit und in ausreichend großer Menge wird jedes dieser Probleme zu Symptomen führen. Wenn dann der letzte Tropfen das Fass zum Überlaufen bringt, treten die ersten schwerwiegenden Krankheitsbeschwerden zu Tage.

Viel schlimmer ist aber die genetische Vorbelastung. Es gibt Menschen wie mich, die „kleinere" Fässer mit sich herumtragen, d.h. deren Stoffwechsel von Natur aus nicht so belastbar ist und deren Fass relativ schnell überläuft. Das erklärt auch, warum ich im Alter von 19 Jahren schon sehr früh an MS erkrankte. Meine toxische Belastung setzte sich zusammen aus einer gehörigen Portion Stress, der sich schon auf mich auswirkte, als ich noch im Bauch meiner Mutter war. Meine Mutter war erst 15 als sie mit mir schwanger wurde und sehr wahrscheinlich mit der Situation überfordert. Hinzu kamen Amalgamfüllungen, Impfungen für meine Reisen ins Ausland, eine Vorliebe für Süßigkeiten und eine Gluten- und Caseinunverträglichkeit.

Toxine und Autoimmunität: zwei Kurzgeschichten

Mittlerweile wissen wir, dass die Ausscheidungsorgane unseres Körpers überlastet werden und dann nicht mehr gut funktionieren können. Und wir kennen die unterschiedlichen Wege, auf denen uns Giftstoffe schaden können. Mit den folgenden Geschichten aus der Praxis möchte ich veranschaulichen, wie eine chronische toxische Belastung zu Autoimmunerkrankungen und anderen entzündlichen Krankheiten führen kann.

Dr. Terry Wahls konnte ihre fortgeschrittene MS-Erkrankung allein durch Nahrungsumstellung heilen und hat in ihrem Buch ***Multiple Sklerose erfolgreich behandeln mit dem Paläo-Programm*** darüber berichtet. Als Ursache für ihre Erkrankung hat sie giftige Chemikalien in Verdacht.

Terry wuchs in Iowa auf dem Bauernhof ihrer Eltern auf. Um die Erträge des Hofes zu steigern, setzte Terrys Vater Insekten- und Unkrautvernichtungsmittel wie Atrazin ein. Atrazin gehört in den USA zu den meistverkauften Unkrautvernichtungsmitteln und gilt als endokriner Disruptor, d.h. er bringt den Hormonhaushalt durcheinander und das nicht nur bei Menschen. Selbst in niedrigen Dosierungen macht es auch männliche Frösche unfruchtbar. Zusätzlich kam Terry während ihres Medizinstudiums regelmäßig in Kontakt mit Formaldehyd. Im zweiten Studienjahr entwickelte sie seltsame Symptome, darunter Hörbeschwerden, Gleichgewichtsstörungen und zunehmende Schmerzen im Gesicht. Rückblickend hat Terry keine Zweifel daran, dass die langfristige Exposition gegenüber giftigen Chemikalien in ihrer Kindheit und während des Studiums verantwortlich war für eine hohe toxische Belastung und letztendlich auch für ihre Multiple Sklerose.

Manchmal kann allein die schiere Last einer toxischen Langzeitbelastung ein durchschnittlich großes Fass bis an den Rand füllen. Manchmal ist aber auch das Fass selbst relativ klein oder reagiert sehr empfindlich auf Giftstoffe. Dann braucht es nur den buchstäblichen Tropfen, der das Fass zum Überlaufen bringt und Symptome verursacht.

Dr. Mark Hyman, Pionier auf dem Gebiet der Funktionellen Medizin, erkrankte als Folge einer unterschwelligen Quecksilbervergiftung an einem Chronischen Erschöpfungssyndrom (CFS). Er vermutet, dass sich die Vergiftung mehr als 20 Jahre lang unerkannt in seinem Körper angesammelt haben könnte. Als Kind liebte Mark Sandwiches mit Thunfisch (das am meisten mit Quecksilber belastete Lebensmittel) und hatte einen ganzen Mund voller Amalgamfüllungen. Mit Mitte dreißig ging er nach China, um dort eine Klinik in Peking aufzubauen. Ein ganzes Jahr verbrachte er in einer Stadt, in der die Häuser mit Kohle beheizt wurden und der Himmel selbst an Sommertagen schwarz verrußt war. Während er in China täglich toxische Luft einatmete und viel Sushi (Thunfisch) aß, merkte er nicht, wie sich langsam aber sicher, viel Quecksilber in seinem Körper ansammelte. Damals hatte Mark auch nicht die geringste Ahnung, dass er zu den vielen Menschen gehört – und das sind immerhin fast die Hälfte der Bevölkerung – denen ein wichtiges Gen fehlt: GSTM1. Glutathion-S-Transferase M1 kontrolliert die Produktion von Enzymen, die für die Entgiftung von Quecksilber und vielen anderen Toxinen notwendig sind.

Anzeichen einer hohen toxischen Belastung

Die Symptome einer hohen toxischen Belastung sind identisch mit denen vieler Autoimmunerkrankungen. Vielleicht sind Sie sich nicht bewusst, dass Ihre autoimmunen Symptome auch Anzeichen einer hohen toxischen Belastung sind. Dazu gehören:

- Energiemangel, starke Müdigkeit bis hin zur Lethargie
- Schlafstörungen
- Verdauungsbeschwerden: Blähungen, Verstopfung, Durchfall, übelriechender Stuhlgang, Völlegefühl, Sodbrennen
- Schmerzen: Kopfschmerzen, Muskelschmerzen, Gelenkschmerzen
- Sinusitis: chronische Verschleimung der Stirn- und Nebenhöhlen
- Gemütsstörungen: Depressionen, Brain Fog, Konzentrationsprobleme
- Neurologische Beschwerden: Schwindel, Zittern
- Gewichtsprobleme: unerklärbare Gewichtszunahme oder nicht abnehmen können
- Hautbeschwerden: Hautausschläge, Ekzem, Schuppenflechte, Akne
- Hormonelle Beschwerden
- Bluthochdruck oder niedriger Blutdruck

Als Mark wieder in die USA zurückkehrte, bemerkte er eine Reihe verwirrender und scheinbar unzusammenhängender Symptome. Er fühlte sich schwach, erschöpft und hatte Schwierigkeiten zu denken. Außerdem machten ihm Muskelschmerzen und -zuckungen, Schlaflosigkeit, Verdauungsbeschwerden, Nahrungsmittelallergien, Ängste und Depressionen zu schaffen. Für einen bisher lebenslustigen, energischen und selbstbewussten Arzt wie Mark war das eine besonders frustrierende und verwirrende Zeit. Kein Arzt konnte seine Symptome richtig einordnen und diagnostizieren, geschweige denn erfolgreich behandeln. Mark beschloss, seine eigene Forschung zu betreiben und suchte nach Hinweisen, die seine Symptome erklären könnten. Schließlich wurde er beim Chronischen Erschöpfungssyndrom fündig. Von einem Kollegen erfuhr er, dass viele Patienten mit CFS eine hohe Schwermetallbelastung haben. Mark ließ seinen Urin testen und war schockiert: Normale Quecksilberwerte liegen bei unter drei Mikrogramm pro Liter (µg/l), alles über 50 µg/l gilt als Quecksilbervergiftung. Marks Werte lagen bei fast 200 µg/l!

Mark konsultierte viele Experten und entschied sich für eine langsame, aber gründliche Entgiftungskur. Dazu gehörten eine Darmsanierung, gesunde Lebensmittel und Nahrungsergänzungsmittel, die die Entgiftung fördern, intravenöses Glutathion und Vitamin C, eine Chelat-Therapie (Chelate sind chemische Verbindungen, die sich an Metalle binden und diese aus dem Körper schwemmen) und regelmäßige Saunagänge. Obwohl Mark sich schon nach wenigen Wochen besser fühlte, sollte es über ein Jahr dauern, bis das Quecksilber entgiftet und alle Mitochondrien geheilt waren. Erst dann war er wieder so vital und fit wie zuvor.

Die Verbindung zwischen Toxin und Krankheit

Die Liste der Krankheiten, die mit einer toxischen Belastung in Verbindung gebracht werden, ist lang – Arthritis, CFS, Verdauungsstörungen, Fibromyalgie, Herz-Kreislauf-Erkrankungen, Menstruationsbeschwerden, Parkinson, Typ-2-Diabetes und viele mehr. Lassen Sie uns einige konkrete Beispiele näher betrachten, bei denen ganz explizit ein Zusammenhang zwischen toxischer Belastung und chronischer Erkrankung hergestellt werden kann.

Die Ärzte Joseph Pizzorno, Walter Crinnion und Aristo Vojdani beschäftigen sich seit über 40 Jahren mit dem fast epidemischen Anstieg chronischer Krankheiten. Heute sind alle drei davon überzeugt, dass diese Krankheiten sehr viel mit den Giftstoffen in unserer Umwelt zu tun haben.

Joseph Pizzorno ist seit 50 Jahren Arzt und eine führende Stimme in der Diskussion um die Bedeutung dieser Toxine. Als er 1975 begann, Patienten zu behandeln, konnte man die Ursache der meisten chronischen Krankheiten hauptsächlich an Mangelernährung oder schlechter Lebensführung festmachen. In seinem ersten Jahr als Arzt war nur ein einziger Diabetiker unter seinen Patienten und das entsprach dem nationalen Durchschnitt. Im Laufe der Jahre konnte er beobachten, wie sich die Ursachen der chronischen Erkrankungen massiv verändert haben.

Vor sechzig Jahren litt nur etwa ein Prozent der amerikanischen Bevölkerung an einem Typ-2-Diabetes. Heute ist diese Zahl auf rund zehn Prozent angewachsen. Es gibt Prognosen, die davon ausgehen, dass bis 2050 mehr als ein Drittel der Bevölkerung an Diabetes erkranken wird – und das sind nur die Menschen, bei denen ein Diabetes auch tatsächlich diagnostiziert wird. Wenn man die nicht diagnostizierten Diabetiker und die insulinresistenten und prädiabetischen Menschen miteinbezieht, könnte gar der Großteil der Bevölkerung davon betroffen sein!

In Sorge über diese explosionsartige Vermehrung der Diabeteskranken, begann Dr. Pizzorno zu forschen. Je mehr er zu diesem Thema forschte, desto mehr verstand er, dass die meisten chronischen Krankheiten – einschließlich Diabetes – auf Umweltgifte zurückzuführen sind. Um seine Hypothese auf die Probe zu stellen, verglich Dr. Pizzorno die Daten von Patienten mit einer hohen Belastung an spezifischen Toxinen mit den Daten von Patienten, die nur eine geringe Belastung aufwiesen und konnte deutliche Zusammenhänge erkennen. Beispielsweise litten Patienten, bei denen hohe Pestizidrückstände mit chlororganischen Verbindungen festgestellt wurden, zwölfmal so häufig an Diabetes wie Patienten, die diese Chemikalien nicht im Körper hatten. Chlororganische Verbindungen werden in der konventionellen Landwirtschaft zur Schädlingsbekämpfung eingesetzt.[10] Bei weiteren Recherchen stellte er fest, dass sich giftige Chemikalien wie bestimmte Pestizide, Arsen und manche Kunststoffe an Insulinrezeptoren binden und verhindern, dass Insulin von den Zellen aufgenommen werden kann. Außerdem wirken sie sich nachteilig auf das Mikrobiom und den Stoffwechsel aus. Inzwischen ist Dr. Pizzorno überzeugt, dass Gifte die Hauptursache für den rasanten Anstieg der Diabeteserkrankungen in den letzten 50 Jahren sind.

Ein weiterer Arzt, der bei der brisanten Debatte um die Auswirkung von Giftstoffen auf die Gesundheit ganz vorn in der ersten Reihe sitzt, ist Dr. Walter Crinnion – Autor, Experte für Umweltgifte und seit über 30 Jahren als Umweltmediziner tätig. Viele seiner Patienten der ersten Stunde waren junge Frauen mit Kinderwunsch, die aber nicht schwanger werden konnten. Damals konnte Dr. Crinnion seinen jungen Patientinnen noch allein mit Ernährungsberatung und Multivitaminpräparaten helfen. Er hatte eine Erfolgsquote von 90 % und seine Patientinnen wurden in der Regel sechs bis zwölf Monate später schwanger. Heute – so Dr. Crinnion – sei das wegen der großen und weiter zunehmenden Belastung durch Umweltgifte nicht mehr möglich. Mittlerweile behandelt Dr. Crinnion auch junge Männer, die den Testosteronspiegel eines 60-Jährigen haben und unter Hypogonadismus (eine Funktionsstörung der Keimdrüsen) leiden, nur weil sie verschmutzte Luft einatmen!

Seit den 1960er Jahren ist die Unfruchtbarkeit bei Männern von 7 – 8 % auf aktuell 20 – 35 % gestiegen.[11] Eine Meta-Analyse aus dem Jahr 2017 bestätigt, dass Luftschadstoffe die Fortpflanzungsfähigkeit von Tieren und Menschen tatsächlich verringern.[12]

Giftstoffe als Ursachen für eine Multiple Chemikalienunverträglichkeit (MCS): Aristo Vojdanis Geschichte

Dr. Aristo Vojdani ist Experte für Autoimmunerkrankungen. Sein Interesse an den Zusammenhängen zwischen Umweltgiften und autoimmunen Vorgängen ist nicht nur beruflicher Natur, denn er ist auch persönlich davon betroffen. In den 1980er Jahren arbeitete Dr. Vojdani als Postdoktorand an der UCLA und untersuchte dort die Auswirkungen toxischer Chemikalien an Mäusen. Er injizierte Kleinstmengen giftiger Chemikalien in genetisch veränderte Mäuse – einmal in Mäuse, die eine Sensitivität gegen Chemikalien hatten, dann in Mäuse, die gegen diese Chemikalien resistent waren und in Mäuse, die irgendwo dazwischen lagen. Dr. Vojdani beobachtete damals, dass bei den empfindlichen Mäusen daraufhin große Tumore wuchsen, bei den resistenten aber gar keine. Die anderen Mäuse, also die zwischendrin, hatten kleine Tumoren. Dr. Vojdani zufolge ist es bei uns Menschen ähnlich wie bei den Mäusen – wir alle haben unsere Schwachstellen, die sehr variabel sein können. Er hat berechnet, dass 20 % der Bevölkerung höchst sensibel auf Chemikalien reagieren (MCS), weitere 20 % resistent sind und die restlichen 60 % irgendwo in der Mitte liegen.

Dr. Vojdani würde sich selbst zu den „sensiblen Mäusen" zählen. Nach ca. fünf Jahren Laborarbeit litt er unter heftigen Kopfschmerzen und hatte körperliche Symptome, die an Fibromyalgie erinnern. Die Ärzte sagten ihm, er sei gestresst und empfahlen ihm, einmal ausgiebig Urlaub zu machen. Also nahm er sich zwei Wochen frei und fühlte sich gleich viel besser – nicht etwa, wie er sagt, weil er sich entspannen konnte, sondern weil er nicht mehr den ganzen Chemikalien ausgesetzt war! Dr. Vojdani bat damals den Neurotoxikologen Dr. Gunnar Heuser um Rat, der schließlich eine MCS diagnostizierte. Dr. Heuser sagte ihm auch, dass er – wenn er wirklich daran interessiert sei, anderen Menschen zu helfen – ein Labor eröffnen solle, um diese Chemikalien auszutesten. Das tat Dr. Vojdani auch und entwickelte verschiedene Testverfahren für Antikörper, aus denen ***Immunosciences Laboratories*** und ***Cyrex Laboratories*** wurden. Die zwei Unternehmen sind spezialisiert auf die Erkennung problematischer Umweltfaktoren, die oft an der Entstehung autoimmuner Prozesse beteiligt sind – wie Chemikalien, Viren, Borrelieninfektionen, Lebensmittel oder Nahrungsbestandteile.

In einem Interview erklärte mir Dr. Vojdani, wie Chemikalien unseren Körper verändern und Autoimmunerkrankungen auslösen:

„Chemikalien gelangen in unseren Körper, wo sie sich an Gewebe binden und die Beschaffenheit unserer Organe verändern, zum Beispiel in der Schilddrüse, den Nebennieren oder der Myelinscheide. Das Immunsystem kann diese veränderte Gewebsstruktur nicht mehr erkennen, d. h. das neue Gewebe wird zum Neoantigen – einem Fremdkörper oder Feind, der an menschliches Gewebe gebunden ist und vom Immunsystem angegriffen wird. Das Immunsystem reagiert, indem es „Autoantikörper" (Soldaten), die nun nicht Fremdkörper, sondern auch körpereigenes Gewebe angreifen. Sie nehmen das neue Antigen, in diesem Fall unser eigenes, aber fremdartiges Gewebe, ins Visier."

Dr. Vojdani und sein Kollege Datis Kharrazian – aka Dr. K. – haben eine Erklärung dafür, warum manche Menschen Autoimmunkrankheiten bekommen und andere nicht. Der Unterschied liegt in der Immuntoleranz, einem Konzept, das direkt mit dem Immunsystem zusammenhängt und entscheidet, welche Substanzen oder Elemente angegriffen werden sollen und welche nicht. Dr. K erklärt, dass bei jedem Menschen die Belastung durch Umweltgifte hoch ist, sei es durch Kunststoffe oder Metalle wie Quecksilber. Deswegen lassen sich diese Stoffe auch bei den meisten Menschen im Urin nachweisen. Das heißt aber nicht, dass jeder Mensch eine Autoimmunerkrankung haben wird oder dass diese Gifte die Ursache einer bestehenden Autoimmunerkrankung sind. Entscheidend ist laut Dr. K., ob ein Mensch seine Immuntoleranz gegenüber diesen Giften verloren hat oder nicht. Sobald nämlich keine Immuntoleranz mehr besteht, beginnt das Immunsystem, Antikörper gegen das Gift zu produzieren.

Es ist also nicht entscheidend, wieviel Gift im Körper vorhanden ist, sondern wie viele Antikörper das Immunsystem dagegen bildet. Daraus folgt: je mehr Antikörper im Blut zirkulieren, desto größer sind die möglichen Schäden durch den Autoimmunangriff. Umgekehrt verhält es sich genauso: Je weniger Antikörper vorhanden sind, desto weniger Schaden wird der Autoimmunangriff anrichten. Es sind also gute Nachrichten, dass man nun verlässlich Antikörper gegen gängige Chemikalien und Metalle messen kann (siehe auch Seiten 176–181). Und wie kann man Immuntoleranz wiederherstellen? Das geschieht fast von selbst, wenn man dem F. I. G. H. T. S.-Protokoll folgt.

Sobald wir auf alles Schädliche verzichten und gesund essen und leben, senken wir automatisch die Entzündungsrate und steigern unsere Widerstandsfähigkeit gegen eine ganze Palette an Stressfaktoren.

Umweltgifte und Autoimmunerkrankungen: die Fakten

Es gibt sehr viele Umweltgifte, die bei der Entstehung autoimmuner Krankheiten eine Rolle spielen, Asbest, Dioxin, Blei, Trichlorethylen (TCE) und Silikonimplantate sind nur einige wenige davon. Ich möchte mich an dieser Stelle auf Umweltgifte konzentrieren, deren Verbindung zu Autoimmunerkrankungen auch durch wissenschaftliche Forschungsergebnisse bestätigt wurde.

- **Pestizide:** DDT, Atrazin

  Wichtigste Quellen: Wasser und Lebensmittel aus konventionellem (nicht biologischem) Anbau

  Krankheiten, mit denen sie in Verbindung gebracht werden: ADHS, Alzheimer, Typ-2-Diabetes, vorzeitige Menopause, Parkinson, RA, Lupus und Krebs

  In der Landwirtschaft und in unseren Häusern, Schulen, Gärten und Parks kommen viele synthetische (künstlich hergestellte) Produkte zur Anwendung, die Schädlinge abtöten sollen. Organophosphate wurden ursprünglich in den 1940er Jahren als hochgiftige biologische Kampfstoffe entwickelt und haben sich in den USA inzwischen zum wichtigsten Insektizid gemausert. Die *Environmental Working Group* veröffentlicht jedes Jahr eine Liste der zwölf am stärksten mit Pestiziden belasteten Lebensmittel. Manche Obstsorten, wie Erdbeeren und Trauben, weisen Rückstände von bis zu 15 verschiedenen Pestiziden auf!

  DDT, ein chlororganisches Pestizid, wurde in den USA bereits in den 1970er Jahren verboten, da es mit Krebserkrankungen und Fortpflanzungsschäden in Zusammenhang gebracht wurde. Jetzt handelt es sich bei DDT aber um ein sehr hartnäckiges Umweltgift, was bedeutet, dass es in der Umwelt und in unserem Körper nur sehr schwer abgebaut werden kann. Die Halbwertszeit (die Zeit, die nötig ist, um ein Gift zur Hälfte abzubauen) von DDT im menschlichen Körper beträgt zehn Jahre. Dr. Pizzorno geht davon aus, dass fast 45 % der Alzheimer-Fälle allein auf DDT zurückzuführen sind.

In einer groß angelegten Studie wurden über einen Zeitraum von 14 Jahren und in 26 Staaten mehr als 300 000 Todesurkunden analysiert. Untersucht wurde, ob es einen Zusammenhang gibt zwischen dem Beruf der Verstorbenen und Autoimmunerkrankungen. Die Forscher wurden fündig: Es stellte sich heraus, dass Landarbeiter, die Böden bearbeiteten, auf denen Pestizide eingesetzt wurden, eher an Autoimmunkrankheiten wie RA, Lupus und systemischer Sklerose starben. Aber nicht nur Arbeiter aus der Landwirtschaft sind betroffen. Eine Langzeitstudie mit 77 000 Frauen jenseits der Wechseljahre zeigte, dass Frauen, die zu Hause oder am Arbeitsplatz Pestizide verwendeten oder ausgesetzt waren, ein größeres Risiko für Lupus, RA und andere Autoimmunerkrankungen hatten.[13]

- **Bisphenol A (BPA)**

Wichtigste Quellen: Kunsstoff, Kunststoffflaschen, Konserven, Kassenbons

Krankheiten, mit denen es in Verbindung gebracht wird: multiple Autoimmunerkrankungen, Herz-Kreislauf-Erkrankungen, Typ-2-Diabetes und neurodegenerative Erkrankungen

Bisphenol A wird zur Härtung von Kunststoffen eingesetzt und gilt als endokriner Disruptor, d. h. es bringt den Hormonhaushalt aus dem Gleichgewicht. Es ist fast allgegenwärtig und in Plastiktrinkflaschen, Lebensmittelbehältern, Kochgeschirr, Spielsachen und Konserven – vor allem in Dosensuppen – zu finden. In einer Studie hatten über 90 % der amerikanischen Probanden nachweisbare BPA-Werte im Urin. BPA kann in Flüssigkeiten und Lebensmittel gelangen, vor allem wenn diese in Kunststoffbehältern erwärmt werden. Es ist nachweislich an vielen Immunreaktionen beteiligt, die in der Entstehung und Fortschreitung autoimmuner Beschwerden impliziert sind.[14] Lassen Sie sich keinesfalls von der Kennzeichnung „BPA-frei“ täuschen. In den Produkten mag zwar kein BPA stecken, aber es gibt mittlerweile neuere Versionen wie BPAF, BPB, BPF und BPS, die genauso schädlich oder sogar noch schädlicher sein können als BPA.[15] Wenn das kein Grund ist, sich wieder an den Herd zu stellen und die Suppe selbst zu kochen!

- **Quecksilber**

  Wichtigste Quellen: Meeresfrüchte (insbesondere große Raubfische wie Hai, Marlin, Schwertfisch, Königsmakrele, Barsch und Thunfisch), Amalgamfüllungen und Kohle-Feinstaub

  Krankheiten, mit denen es in Verbindung gebracht wird: Chronisches Erschöpfungssyndrom, Kopfschmerzen, Depressionen, Autismus, Herz-Kreislauf-Erkrankungen, Alzheimer, ALS, MS, Parkinson und Krebs

  Quecksilber ist ein natürlich vorkommendes Metall und ein allgegenwärtiges Umweltgift, das bei der Verbrennung von Kohle und fossilen Brennstoffen freigesetzt wird. Außerdem wird es in Bergbau und Industrie als Abfallprodukt in Seen, Flüsse und Meere gekippt und reichert sich dort in der Nahrungskette an. Große Fische, die in der Nahrungskette ganz oben stehen, sind besonders stark belastet. Die wissenschaftlichen Publikationen in den letzten 50 Jahren nennt weiterhin die Quecksilberbelastung durch Fische und Zahnfüllungen und andere niedrigschwellige Quecksilberbelastungen als ursächlichen Faktor für MS.[16] Der führende MS-Experte Dr. Patrick Kingsley berichtet, dass von den fast 4000 MS-Patienten in seiner Praxis *nur fünf keine nennenswerte Quecksilberbelastung hatten*.[17]

- **PCBs (polychlorierte Biphenyle):** werden in Elektrogeräten, z. B. Transistoren und Kondensatoren, verbaut.

  Wichtigste Quelle: Lachs aus Zuchtfarmen (z. B. atlantischer oder schottischer Lachs)

  Krankheiten, mit denen sie in Verbindung gebracht werden: Autoimmunerkrankungen, insbesondere Schilddrüsenerkrankungen und RA, Typ-2-Diabetes, chronische Infektionen, Krebs und niedrige IQ-Werte. PCBs sind Umweltgifte, die in den USA nicht mehr hergestellt werden dürfen, weil sie als krebserregend gelten. Dennoch findet man sie aufgrund ihrer langen Halbwertszeit (bis zu 25 Jahre) immer noch in der Umwelt. Je höher man in der Nahrungskette nach oben steigt, desto höher ist auch die Konzentration an PCBs. Das soll heißen, dass die Konzentration von PCBs bei Fischen und Tieren millionenfach höher ist als in Wasser oder Boden. In Studien konnte nachgewiesen werden, dass PCBs die Tight Junctions im Darm schädigen, die Darmwand durchlässig machen und so zu vielen Krankheiten beitragen, einschließlich Asthma, Diabetes, Allergien und Autoimmunerkrankungen.[18-19]

- **Medikamente:** viele rezeptfreie und verschreibungspflichtige Medikamente

  Wichtigste Quellen: Antibiotika, pilzhemmende Medikamente, blutdrucksenkende Medikamente, Entzündungshemmer, cholesterinsenkende Medikamente, synthetische Östrogene, orale Verhütungsmittel, biologische Medikamente wie TNF-Blocker und Chemotherapie

  Krankheiten, mit denen sie in Verbindung gebracht werden: Leaky-Gut-Syndrom, Autoimmunerkrankungen wie Lupus, Parkinson, RA und Krebs

  Wir wissen, dass viele Medikamente Nebenwirkungen haben. Manche dieser Nebenwirkungen sind besonders unangenehm, z. B. autoimmune Beschwerden, vor allem wenn es sich um ein Medikament handelt, das eine bereits bestehende Autoimmunerkrankung oder einen Krebs behandeln soll. Es gibt gängige rezeptfreie Medikamente, wie z. B. die nichtsteroidalen Entzündungshemmer (NSAIDs), die die Darmwand durchlässig machen und autoimmunen Krankheiten damit Tür und Tor öffnen. Mehr als 90 Medikamente, darunter Medikamente zur Behandlung von Herzerkrankungen, Schilddrüsenerkrankungen, Bluthochdruck und neuropsychiatrischen Störungen, sind an der Entstehung eines medikamenteninduzierten Lupus erythematodes (DILE) beteiligt. Statine, die zur Senkung des Cholesterinspiegels eingesetzt werden, können eine autoimmune Myopathie (Muskelerkrankung) auslösen und orale Verhütungsmittel eine rheumatoide Arthritis begünstigen.[20-23]

- **Aluminium**

  Wichtigste Quellen: Deodorants, Haushaltsprodukte und Impfstoffe

  Krankheiten, mit denen es in Verbindung gebracht wird: Demenz, Alzheimer, Autismus, Parkinson, Impfschäden, autoimmun/entzündliches Syndrom induziert durch Adjuvantien (ASIA) und andere Autoimmunerkrankungen

  Impfstoffe enthalten Aluminiumsalze, die im Verdacht stehen, für viele Impfschäden verantwortlich zu sein. Dazu gehören das autoimmun/entzündliche Syndrom induziert durch Adjuvantien (ASIA), nach seinem Entdecker auch Schoenfeld-Syndrom genannt. Zu den anfänglichen Symptomen gehören chronische Müdigkeit, Schmerzen, Schwäche und kognitive Beeinträchtigungen, die schließlich zu ganz unterschiedlichen Autoimmunerkrankungen, einschließlich MS, Lupus erythematodes und RA führen können.

- **Phthalate**

  Wichtigste Quellen: weiche Kunststoffe (z. B. in Duschvorhängen), Lebensmittelverpackungen und Kunststoffbehälter zur Lagerung und Erhitzung von Lebensmitteln. Außerdem Kosmetika wie Körperlotionen, Nagellack, Haargel, Deodorants, Schminkartikel und Parfum

  Krankheiten, mit denen sie in Verbindung gebracht werden: Übergewicht, Unfruchtbarkeit, angeborene Missbildungen bei Säuglingen, Asthma, Endometriose, Myome, Typ-2-Diabetes, Lupus, Krebs, vor allem der Genitalien – Prostata, Gebärmutter, Eierstöcke und Brust

  Phthalate sind Weichmacher, die in vielen Haushaltsprodukten, Körperpflegeartikeln, Kosmetika und Parfums eingesetzt werden. Sie greifen in den Hormonhaushalt ein und blockieren Insulin- und Schilddrüsenrezeptoren. Eine Studie zu den Auswirkungen dieser Weichmacher bei jungen Männern ergab, dass eine nur zweiwöchige Anwendung Phthalat-haltiger Körperpflegeprodukte genügte, um die Belastung des Organismus durch die Weichmacher nicht um 300 %, sondern um das 300-Fache anzuheben.[24]

- **Lebensmittelzusatzstoffe:** Glukose (Zucker), Natrium (Salz), Emulgatoren (machen Produkte cremiger und länger haltbar), Gluten, Transglutaminase (ein Enzym, das Proteine „zusammenklebt") Nanopartikel, künstliche Süßstoffe, Mononatriumglutamat (MNG) und Sojaextrakte

  Wichtigste Quellen: verarbeitete, verpackte und industriell hergestellte Lebensmittel und Getränke

  Krankheiten, mit denen sie in Verbindung gebracht werden: Leaky-Gut-Syndrom, Autoimmunerkrankungen, Metabolisches Syndrom (Übergewicht, Insulinresistenz, erhöhter Cholesterinspiegel, erhöhtes Herz-Kreislauf-Risiko usw.) und Krebs

  Eine aktuelle Studie über Lebensmittelzusatzstoffe, die Geschmack, Geruch, Textur und Haltbarkeit verbessern sollen, zeigte einen deutlichen Zusammenhang zwischen industriell verarbeiteten Lebensmitteln, Leaky-Gut-Syndrom und damit Autoimmunerkrankungen. Zusatzstoffe wie MNG und Aspartam (ein Zuckeraustauschstoff) gelten als Neurotoxine, also Nervengifte, die die Nervenzellen zu stark stimulieren und Autoimmunerkrankungen begünstigen können.[25-26]

- **Schimmel und Mykotoxine (Pilzgifte)**: *Cladosporium, Penicillium, Alternaria, Aspergillus und Stachybotrys chartarum* (auch bekannt als „giftiger Schwarzschimmel").

Wichtigste Quellen: Wasserschäden in Gebäuden

Krankheiten, mit denen sie in Verbindung gebracht werden: Allergien, Asthma, chronisches inflammatorisches Response-Syndrom (CIRS), Autoimmunerkrankungen

Wenn wir von Luftverschmutzung sprechen, denken wir automatisch an Smog, Abgase und Industrieemissionen. Viele Experten sind aber der Meinung, dass die Raumluft ein noch größeres Gesundheitsrisiko darstellen kann. Schätzungen zufolge können Schadstoffe in der Innenraumluft – dazu zählen Schimmel und andere Pilzgifte – an über 50 % der Erkrankungen beteiligt sein. Eine groß angelegte Untersuchung von Patienten, die aufgrund einer Schimmelpilzbelastung multiple gesundheitliche Beschwerden entwickelten, bestätigte, dass die typischerweise nach Wasserschäden auftretenden Schimmel Mykotoxine produzieren, die auf Nerven- und Immunsystem wirken und das Risiko von Autoimmunerkrankungen erhöhen.[27-28]

Faktoren, die das Risiko einer toxischen Belastung erhöhen

Es gibt viele Faktoren, die Sie anfälliger für die schädlichen Auswirkungen von Giftstoffen machen. Die nachfolgende Liste kann Ihnen helfen, Ihr persönliches Risiko einzuschätzen:

- Sie sind/waren über längere Zeit giftigen Substanzen ausgesetzt und/oder waren hohen Mengen an Giftstoffen ausgesetzt.
- Sie haben einen Nährstoffmangel (B-Vitamine, Antioxidantien, Magnesium, Selen usw.).
- Sie ernähren sich eiweißarm, aber mit vielen Kohlenhydraten.
- Sie haben eine Schwermetallbelastung.
- Sie leiden unter chronischem Stress oder einem emotionalen Trauma.
- Sie haben eine Dysbiose.
- Einzelnukleotid-Polymorphismus (SNP, im Laborjargon gesprochen: „Snip"), eine häufig auftretende genetische Variante der Entgiftungsenzyme, die den Abbau von Giftstoffen im Körper nachteilig beeinflusst.

Was können Sie nun tun, wenn Sie einer großen Menge an Giftstoffen und anderen negativen Faktoren ausgesetzt sind, die Sie anfälliger für schädliche

Einflüsse machen? Handeln Sie proaktiv und setzen Sie in punkto Gesundheit auf Prävention! Auch wenn Sie die vielen Informationen nicht gleich verdauen können, möchte ich Ihnen Mut zusprechen. Viele andere Menschen haben ihre Gesundheit erfolgreich in die eigenen Hände genommen und sich damit neue Freiheiten erschlossen. Die folgende Geschichte soll zeigen, wie man die toxische Belastung unter Kontrolle halten kann.

Heilung durch Entgiften: Amie Valpones Geschichte

Amie Valpone, Expertin für Funktionelle Medizin und Autorin des Bestsellers ***Eating Clean: Der 21-Tage-Plan zum Entgiften, gegen Entzündungen und für einen Neustart Ihres Körpers***, hat es geschafft. Zehn lange Jahre litt Amie an schweren gesundheitlichen Beschwerden, bis sie eines Tages feststellte, dass sie eine genetische Schwäche hat, deren Name sich anhört wie ein nicht sehr schönes Schimpfwort – ein Defekt im MTHFR-Gen (Methylentetrahydrofolat-Reduktase). Diese Veränderung im Erbgut macht anfälliger für Umweltgifte, etwa ein Drittel der Bevölkerung ist davon betroffen. Trotzdem wollte sich Amie nicht mit ihrem Schicksal zufriedengeben und beschloss, sich gründlich zu entgiften. Mit großem Erfolg, denn heute erfreut sich Amie strahlender Gesundheit.

Die Liste der chronischen Krankheiten, unter denen Amie litt, war lang: Borreliose, systemische Candida, Polyzystisches Ovarialsyndrom (PCOS), Schilddrüsenunterfunktion, Chronisches Erschöpfungssyndrom, multiple toxische Belastung (einschließlich Schwermetalle), Parasiten, Mykotoxine und eine Fehlbesiedelung des Dünndarms (SIBO). Und das war mehr als erstaunlich, denn – wie sie mir in einem Interview erklärte – „ich war ein braves Mädchen, das ein ziemlich sauberes Leben führte". Sie mied Alkohol und Drogen, verzichtete auf Fast Food und ungesunde Lebensmittel und war sich außer einer Laktoseintoleranz keiner Unverträglichkeiten bewusst.

Amie war Anfang 20, als sie zum ersten Mal feststellen musste, dass etwas nicht stimmte. Sie lagerte mehr als 18 kg Wasser in ihren Beinen ein und konnte „außer Stretch-Pants nichts mehr tragen". Es folgten eine Fehldiagnose (Leukämie) und eine schwere Infektion mit ***Clostridium difficile***, die sie nur knapp überlebte. Ein ganzes Jahr lang war sie krankgeschrieben und pilgerte von Arzt zu Arzt, um herauszufinden, was eigentlich mit ihr los war. Auch die renommierte ***Mayo-Klinik*** konnte ihr nicht helfen. Die Suche nach einer Diagnose kostete sie fast eine halbe Million Dollar. Erst als sie der Funktionellen Medizin begegnete, erfuhr Amie von ihrem Gendefekt, der es ihrem Körper fast unmöglich machte, sich selbst zu entgiften.

Amie erklärte mir, dass Menschen mit dieser Genmutation nicht in der Lage sind, effizient zu entgiften und sich so immer mehr Giftstoffe im Körper ansammeln. Das geht solange, bis es zu autoimmunen Beschwerden kommt, auch Krebserkrankungen sind nicht ausgeschlossen. Aktuellen Studien zufolge sind etwa 40 % der Bevölkerung von einer MTHFR-Mutation betroffen. Das bedeutet, dass sie stärker unter Umweltgiften (Herbizide, Pestizide, Antibiotika und Schwermetalle) leiden als die restliche Bevölkerung. Eine MTHFR-Mutation hemmt die Methylierung, einen komplexen Vorgang, der für die Entgiftung des Körpers, die Reparatur des Erbgutes und die entzündungsreduzierenden Reaktionen eine wichtige Rolle spielt. Um es einfach zu formulieren: Wenn Sie gesund sein wollen, muss in Ihrem Körper Methylierung stattfinden können und bei Amie war das nicht der Fall.

Amie war fest entschlossen, wieder gesund zu werden und stellte ihr Leben nachhaltig auf den Kopf. Sie wollte gründlich entgiften und nahm alles, was mit ihrem Körper in Berührung kam, genauestens unter die Lupe. Sie begann mit ihrer Ernährung und verzichtete fortan auf Gluten, Milchprodukte, Soja, raffinierten Zucker, Mais, Eier, industriell verarbeitete Lebensmittel und alle Zusatzstoffe. Außerdem unterzog sie sich einer Darmsanierung. Alle toxischen Haushaltsreiniger und Körperpflegeprodukte wurden verbannt und durch ungiftige Alternativen ersetzt. Sie hörte auf, Leitungswasser zu trinken und filterte selbst das Wasser in der Dusche. Um es kurz zu fassen: Amie lebte wieder einfacher – sie aß echte Lebensmittel und trank sauberes Wasser, ganz ohne künstliche Zusätze. Zur Ausleitung der Schwermetalle wurde Amie zwei Jahre lang von einem Experten für intravenöse Chelat-Therapie begleitet. Auch ihre

Amalgamfüllungen wurden von einem ganzheitlich arbeitenden Zahnarzt vorsichtig entfernt.

Je mehr Amie entgiftete, desto besser fühlte sie sich. Ihre Blutwerte wurden zunehmend stabil und nach vier Jahren fühlte sich Amie fit genug, um eine Ausbildung zur Ernährungsberaterin zu machen. 2009 wagte sie den Sprung in die Selbstständigkeit und begleitet jetzt mit ihrem Unternehmen ***The Healthy Apple*** viele Menschen auf ihrem Weg zu Gesundheit und Vitalität.

Amie ist der lebende Beweis dafür, dass man allein durch Entgiftung viele Symptome und Diagnosen überwinden kann. Der Vorteil für Sie ist, dass sie keine zehn Jahre warten und eine halbe Million Dollar ausgeben müssen, um das zu erreichen. Für Sie wird es einfacher sein. Verzichten Sie einfach auf alles, was Ihnen nicht guttut und leben Sie gesund. Viel mehr braucht es nicht.

Toolkit – Entgiftung

Sie können die Uhr nicht zurückdrehen oder Giftstoffe gänzlich vermeiden. Aber je mehr Sie über Ihre persönliche Belastung wissen, desto besser werden Sie Ihr Leben verändern und schädliche Einflüsse auf ein Minimum reduzieren können. So werden Ihre Abwehrkräfte gestärkt und Sie können sich wieder auf ein Leben in blühender Gesundheit freuen, auch wenn Ihre toxische Last momentan sehr groß ist.

Die Experten sind sich einig, dass eine gute und nachhaltige Entgiftung proaktiv, sanft und kontinuierlich durchgeführt werden sollte. Zwei, drei Turbo-Entgiftungskuren im Jahr führen hier nicht zum Ziel. Unsere Körperzellen brauchen zum Entgiften Zeit. Schließlich sammeln sich die Giftstoffe nicht über Nacht an und man kann nicht davon ausgehen, dass sie von heute auf morgen verschwinden werden. Dr. Dan Pompa, Dr. Chris Shade und Dr. Amy Myers, drei ausgewiesene Experten auf diesem Gebiet, raten ihren Klienten zu einer langsamen Entgiftung. Es kann mehrere Jahre dauern, bis eine starke Belastung durch Schimmelpilze, Metalle oder Chemikalien grundlegend reduziert werden kann. Auch wenn man für eine Entgiftung etwas Geduld mitbringen muss, ist die Kur selbst sehr einfach und der Aufwand lohnt sich. Amie Valpone, Dr. Hyman und viele andere können es bezeugen.

Auch wenn Sie sich in einigen Bereichen professionelle Unterstützung holen sollten, gibt es viele Dinge, die Sie allein in Angriff nehmen können. Dr. Crinnion ist der Ansicht, dass bis zu 80 % der Giftstoffe in unserem Blut bereits nach drei Wochen um 84 % reduziert werden können, wenn man die Ernährung umstellt und das Wohnumfeld gründlich aufräumt.[29]

Die folgenden fünf Schritte werden Ihnen bei der Entgiftung helfen und Sie auf den Weg zu Wohlbefinden und Gesundheit schicken. Hier aber trotzdem ein Wort der Vorsicht: Wenn Ihre toxische Belastung sehr groß ist und/oder Sie Mehrfachbelastungen haben (z. B. Schwermetalle, Schimmelpilze, Borreliose und Ko-Infektionen), sollten Sie mit einem erfahrenen Therapeuten zusammenarbeiten. In diesen Fällen ist eine professionelle Einschätzung der toxischen Last, eines möglichen Nährstoffmangels und der genetischen Komponenten unerlässlich. Das Risiko, dass Schwermetalle in den Blutkreislauf gelangen, bevor der Darm ausreichend saniert und die Ausscheidungsorgane fit für den Job sind, ist einfach zu groß und kann verheerende Folgen haben, z. B. in Form von Quecksilberablagerungen im Gehirn.

Schritt 1: Machen Sie eine Selbsteinschätzung Ihrer toxischen Belastung.
Schritt 2: Holen Sie sich die Daten.
Schritt 3: Drehen Sie den Giften den Hahn ab.
Schritt 4: Bringen Sie Ihre Ausscheidungsorgane auf Vordermann.
Schritt 5: Reduzieren Sie Ihre toxische Gesamtlast.
Bonus-Schritt: Denken Sie über die „Wunderwaffen" zur Entgiftung nach.

Schritt 1: Selbsteinschätzung zur toxischen Belastung

Lesen Sie folgende Aussagen. Wenn Sie eine Frage nicht beantworten können, überspringen Sie diese bitte einfach. Bewerten Sie Ihre Antworten mit 0 oder 1, wobei 0 für „nein" oder „nie" steht, und 1 für „ja" oder zumindest „manchmal".

0 1 Ich habe eine Autoimmunerkrankung, Typ-2-Diabetes oder ein Metabolisches Syndrom.

0 1 In meiner Familie gibt es Alzheimer, ALS (Amyotrophe Lateralsklerose), Parkinson oder MS.

0 1 Ich habe eines oder mehrere der folgenden Symptome: tiefgreifende Müdigkeit, Kopfschmerzen, Konzentrationsprobleme, Gedächtnisstörungen.

0 1 Ich habe Amalgamfüllungen.
0 1 Durch den Geruch chemischer Substanzen wie Benzin, Parfum oder Haushaltsreiniger usw. fühle ich mich gestört.
0 1 Ich trinke ungefiltertes Leitungswasser.
0 1 Ich benutze Plastikflaschen und/oder Lebensmittelkonserven (z. B. Suppen, Gemüse, Obst).
0 1 Ich esse überwiegend Obst, Gemüse und tierische Produkte aus konventionellem Anbau.
0 1 Ich esse mehr als einmal pro Woche große und/oder gezüchtete Fische (z. B. atlantischer oder schottischer Lachs).
0 1 Ich esse Reis.
0 1 Ich bewahre Lebensmittel/Essensreste in Plastikbehältern auf und/oder erhitze Lebensmittel in der Mikrowelle.
0 1 Ich lebe in einem Haus oder Gebäude, das vor 1978 gebaut wurde.
0 1 Ich lebe in einer landwirtschaftlich genutzten Gegend. Im Umkreis von weniger als fünf Kilometern gibt es Ackerland oder Obstbaubetriebe.
0 1 Ich wohne in einer Stadt oder in der Nähe eines Industriegebiets.
0 1 In dem Gebäude, in dem ich lebe, hat es bereits einen Wasserschaden gegeben.
0 1 Ich verwende chemische Haushaltsreiniger oder Düngemittel im Garten.
0 1 Ich lasse meine Kleidung chemisch reinigen.
0 1 Ich rauche oder bin passiver Raucher.
0 1 Ich nehme öfter Medikamente ein, wie z. B. NSAIDs, Säureblocker, synthetische Hormone (die Pille, Hormonersatztherapie, Medikamente für die Prostata) oder Kortison.
0 1 Ich stehe chronisch unter Stress oder leide unter einer nicht verarbeiteten traumatischen Erfahrung.
0 1 Ich bin übergewichtig.
0 1 Ich komme nur schwer ins Schwitzen.
0 1 Ich weiß, dass ich aufgrund genetischer Veränderungen nicht gut entgiften kann (z. B. MTHFR, GSTM1, COMT).

Möchten Sie noch etwas hinzufügen?

1 ______________________________________

1 ______________________________________

Tragen Sie hier das Ergebnis ein: _____

AUSWERTUNG ZUR TOXISCHEN BELASTUNG

0-1 Sie sind ein Vorbild in Sachen Entgiftung. Machen Sie weiter so!

2-5 Nicht schlecht! Sie scheinen sehr viel Wert auf einen gesunden Lebensstil zu legen und haben nur eine leichte toxische Belastung. Auch für Sie wird es sich auszahlen, Ihre toxische Belastung so gering wie möglich zu halten. So beugen Sie Krankheiten effektiv vor.

6-9 Entgiftung sollte bei Ihnen an erster Stelle stehen. Vielleicht haben Sie schon eine Autoimmunerkrankung oder ein erhöhtes Risiko, weil Ihre toxische Belastung relativ hoch ist. Jetzt heißt es vorbeugen und die toxische Belastung so niedrig wie möglich zu halten. Überlegen Sie, ob eine professionelle Begleitung sinnvoll wäre.

10+ Entgiftung ist für Sie ein Muss und damit sind Sie nicht allein. Es gibt viele Menschen, die ihre chronische Krankheit vollständig oder zumindest teilweise mithilfe einer Entgiftung heilen konnten. Bleiben Sie dran! Ich empfehle Ihnen, mit einem erfahrenen Therapeuten zusammenzuarbeiten. Mit etwas Geduld und Ausdauer werden Sie an Ihr gewünschtes Ziel kommen.

Schritt 2: Holen Sie sich die Daten

Leider gibt es noch kein Verfahren, mit dem die toxische Gesamtlast (Metalle, Chemikalien, Schimmelpilze und Endotoxine) in einem Streich erfasst werden kann. Allerdings gibt es eine Reihe von Tests, die Ihnen einen ziemlich guten Überblick über Ihre persönliche Belastung durch einzelne Giftstoffe geben können. Vergessen Sie aber bitte nicht, dass diese Tests Ihnen zwar eine Momentaufnahme Ihrer toxischen Gesamtlast und der Reaktion Ihres Immunsystems bieten, Ihnen aber keine Informationen darüber geben können, wie sich das auf Ihren Körper auswirkt. Auch deshalb lohnt sich die Zusammenarbeit mit einem Experten auf diesem Gebiet.

Schritt 3: Drehen Sie den Giften den Hahn ab.

Sie können Ihre toxische Last maßgeblich verringern, indem Sie Ihre Schadstoffbelastung so gering wie möglich halten. Fangen Sie da an, wo Sie können und setzen Sie sich nicht unter Druck. Sie müssen nicht alles auf einmal machen. Folgende Tipps können Ihnen dabei helfen, die häufigsten und problematischsten Giftstoffe zu meiden. Wenn Sie erst einmal begonnen haben, schädliche Produkte gegen gesunde Alternativen einzutauschen, geht der Rest fast von selbst. Sie werden sehr schnell feststellen, dass Sie weniger Symptome, aber dafür mehr Energie haben. Das ist vielleicht genau die Motivation, die Sie brauchen, um am Ball zu bleiben.

Ernährung

Dr. Pizzorno ist der Ansicht, dass bis zu 70 % unserer toxischen Belastung von den Lebensmitteln stammt, die wir täglich konsumieren – die Hauptübeltäter sind hier industriell hergestellte Lebensmittel und Zusatzstoffe. Auch die Lagerung und Zubereitung unseres Essens spielt eine Rolle. Studien haben gezeigt, dass die Pestizidbelastung bei Kindern um bis zu 50 % reduziert wird, sobald sie ausschließlich Obst und Gemüse aus biologischem Anbau essen. Der Effekt tritt schon nach wenigen Tagen ein.[30,31]

- ✓ **Essen Sie Lebensmittel aus biologischem Anbau.** Das ist der wichtigste Schritt, um Ihre toxische Belastung zu reduzieren. Allem voran sollten Sie Fleisch ausschließlich in Bio-Qualität und aus 100 %iger Weidehaltung kaufen. Dem Kardiologen und Experten für ganzheitliche Medizin, Dr. Lee Cowden, zufolge enthält Fleisch aus konventioneller Tierhaltung fünf- bis 20-mal mehr Pestizide als Obst und Gemüse aus konventionellem Anbau.
- ✓ Wenn Sie nicht alles in Bio-Qualität kaufen können, sollten Sie zumindest darauf achten, dass Fleisch, Geflügel und Eier aus Weidehaltung stammen. Bei den sogenannten „Dirty Dozen", also den Lebensmitteln, die am stärksten mit Pestiziden belastet sind, sollten Sie auf Produkte aus biologischem Anbau ausweichen. Das sind: Erdbeeren, Spinat, Nektarinen, Äpfel, Pfirsiche, Sellerie, Trauben, Birnen, Kirschen, Tomaten, Paprika und Kartoffeln.
- ✓ **Filtern Sie das Wasser.** Leitungswasser ist häufig mit Giftstoffen wie Fluorid, Chlor, Aluminium, Arsen und Herbizide verunreinigt und unter Umständen sogar mit Rückständen verschreibungspflichtiger Medikamente belastet. Ziehen Sie die Anschaffung eines Kohlefilters in Betracht. Dafür eignen sich zum Beispiel Aktivkohlefilter, die in der Küche oder als Filteranlage für das ganze Haus installiert werden können. Auch das Duschwasser sollten Sie filtern. Nicht jeder Filter kann Fluorid filtern, das zu den hartnäckigsten Schadstoffen gehört. Informieren Sie sich deshalb vor dem Kauf.

- ✓ **Kochen Sie mit niedrigen Temperaturen.** Grillen und Kochen bei hohen Temperaturen schädigt Öle und Proteine, was zu deren Glykation führen kann und die Produktion von sogenannten AGEs (Advanced Glycation Endproducts) fördert, die den Alterungsprozess vorantreiben. Kochen Sie schonend, indem Sie backen, sanft sautieren und dämpfen. Öle sollten ganz zum Schluss zugegeben werden, am besten erst, wenn das Essen schon auf dem Teller ist.
- ✓ **Verwenden Sie Kochgeschirr aus Edelstahl, Gusseisen oder Keramik.** Beschichtete Pfannen (Teflon) enthalten Perfluoroctansäure (PFOA), die nachweislich Immunsystem, Leber und Schilddrüse schädigt.[32]
- ✓ **Lagern Sie Ihre Lebensmittel in Glasbehältern.** Kunststoffbehälter geben Schadstoffe an die darin aufbewahrten Lebensmittel ab. Besonders schädlich ist das Erhitzen von Speisen in Kunststoffbehältern.

Körperpflege

- ✓ **Setzen Sie auf natürliche Körperpflegeprodukte und Kosmetika.** Hier gibt es eine gute Faustregel: Kaufen Sie nur Produkte, von denen Sie wissen, was drin ist. Oder um es noch klarer zu formulieren: Verwenden Sie zur Körperpflege nur Produkte mit Inhaltsstoffen, die Sie auch essen könnten. Alles andere geht nicht. Kokosöl, zum Beispiel, ist ein wunderbarer Feuchtigkeitsspender für die Haut. In der Datenbank *Skin Deep* des *EWG* finden Sie Informationen zu mehr als 70000 Körperpflegeprodukten. Sie können sich auch die App *Think Dirty* kostenlos auf Ihr mobiles Endgerät herunterladen. Mit dieser App können Sie ganz unkompliziert die Barcodes aller Pflegeprodukte scannen, die dann auf einer Skala von 1 bis 10 bewertet werden.
- ✓ **Kommen Sie ins Schwitzen.** Die Auswertung von über 50 Studien ergab, dass beim Schwitzen in der Sauna und/oder beim Sport Giftstoffe wie Blei, Cadmium, Arsen, Quecksilber und BPA vermehrt ausgeschieden werden.[33] Fern- oder Nah-Infrarot-Saunen unterstützen die Entgiftung sicher und ohne die hohen Temperaturen einer regulären Sauna.
- ✓ **Reduzieren Sie Ihre Medikamente auf ein Minimum.** Fragen Sie Ihren Arzt, wie Sie Ihre Medikamenteneinnahme optimieren können. Manche Medikamente lassen sich schrittweise reduzieren, während Sie die positiven Auswirkungen einer gesunden Lebensführung zunehmend genießen können.

- ✓ **Lassen Sie Ihre Zähne sanieren.** Lassen Sie Amalgamfüllungen entfernen und durch ungiftige Alternativen ersetzen. Eine Entgiftung funktioniert nur, wenn alle Giftherde aus dem Körper entfernt werden, dazu gehört ganz besonders der Zahnersatz mit Amalgam. Achten Sie auch darauf, dass Sie keinen mit Quecksilber belasteten Fisch essen. Suchen Sie sich einen ganzheitlich arbeitenden Zahnarzt, der eine Amalgamsanierung durchführen kann.
- ✓ **Zuhause.** Umweltverbände sind sich einig, dass die Schadstoffe in der Innenraumluft zwei- bis fünfmal höher sein können als in der Außenluft. Unter Umständen kann die Belastung bis zu 100-mal höher sein. Da wir durchschnittlich mehr als 90 % unserer Zeit drinnen verbringen, ist die Innenraumluft eine der Hauptquellen für die Belastung durch Umweltchemikalien. Dazu gehören schlechte Belüftung, chemische Reinigungsmittel, Schaumstoffe in Polstermöbeln und Bodenbelägen, Raumsprays und Duftkerzen, Radon und flüchtige organische Verbindungen (VOCs), wie zum Beispiel Schimmel.
- ✓ **Saugen Sie regelmäßig Staub.** Regelmäßiges Staubsaugen ist die beste Strategie gegen verunreinigte Innenraumluft. So halten Sie Ihren Fußboden frei von Staub, Schmutz und Schimmelsporen. Der Umweltberater John Banta empfiehlt die Anschaffung eines hochwertigen Staubsaugers mit HEPA-Filter (High Efficiency Particle Air). Am besten verbannen Sie Ihren Besen für immer in die Besenkammer, denn beim Fegen werden Staubpartikel lediglich „umverteilt". Vergessen Sie nicht, den Staubsaugerbeutel oder -behälter regelmäßig zu leeren.
- ✓ **Sorgen Sie für saubere Raumluft.** HEPA-Luftfilter halten die Räume, in denen Sie sich oft und lange aufhalten (vor allem Schlafzimmer, Küche und Büro), sauber und schadstoffarm. HEPA-Luftfilter können selbst ultrafeine Partikel (< 0,1 µm) entfernen, die 90 % der von uns eingeatmeten Luftverschmutzung ausmachen. Dazu gehören Schimmelsporen, Staub, Formaldehyd, Haustierhaare und -federn, flüchtige organische Verbindungen und sogar Viren.
- ✓ **Auch ungiftige Haushaltsreiniger machen rein.** Verwenden Sie im Haushalt nur ungiftige Reinigungsmittel. Die EWG hat über 2 500 Produkte getestet mit dem Ergebnis, dass mehr als zwei Drittel davon für Mensch und Umwelt giftig sind. Ein effektiver Allzweckreiniger, zum Beispiel, lässt sich ganz leicht und kos-

tengünstig selbst herstellen: Mischen Sie vier Teile destilliertes Wasser mit einem Teil Haushaltsessig, geben Sie 10–20 Tropfen ätherische Öle wie Lavendel, Zimt oder Zitrone hinzu. Der Reiniger lässt sich am besten in einem Glas aufbewahren, nicht in Plastikflaschen, weil sonst der Kunststoff mit den ätherischen Ölen reagieren könnte.

- ✓ **Sagen Sie Schimmelpilzen den Kampf an**. Wenn Sie in einem Haus leben oder arbeiten, in dem es schon einmal einen Wasserschaden gab, oder in dem es einen feuchten Keller gibt oder modrig reicht, ist die Wahrscheinlichkeit hoch, dass das Gebäude mit Schimmelpilzen oder flüchtigen organischen Verbindungen (VOCs) belastet ist. Schimmelpilzsporen und VOCs werden von sogenannten Mykotoxinen gebildet. Jill Carnahan, Therapeutin für Funktionelle Medizin und Expertin für Autoimmunität, war wegen einer Schimmelpilzbelastung selbst von einem SIRS (systemisches inflammatorisches Response-Syndrom) betroffen und hat sich davon erholt. Sie empfiehlt, sich auf Schimmelpilzbelastung testen zu lassen. Achten Sie darauf, dass das Testverfahren eine Vielzahl von Schimmelpilzen abdeckt. Eine Schimmelpilzsanierung kann kostspielig und nervenaufreibend sein, ist aber aus gesundheitlichen Gründen zwingend notwendig. Es mag hart klingen, aber Sie werden erst dann richtig gesund sein, wenn der Schimmelpilz entfernt wurde oder Sie umgezogen sind.
- ✓ **Schuhe aus!** Ziehen Sie Ihre Schuhe gleich an der Wohnungstür aus. Diese Angewohnheit passt nicht nur in das Konzept des Zens, sondern hält Ihr Zuhause auch frei von allen möglichen Schadstoffen – Pestizide, Düngemittel, Teerstaub, schädliche Bakterien und Parasiten, die sich generell auf den Hinterlassenschaften von Hunden tummeln und über die Schuhe ins Haus gebracht werden.
- ✓ **Halten Sie sich von Elektrosmog fern.** Es ist wissenschaftlich belegt, dass die Strahlungen von mobilen Endgeräten und Wifi-Netzwerken chronische Krankheiten fördern. Insbesondere bei Herzerkrankungen, Übergewicht und entzündlichen Darmerkrankungen wirken sich diese Strahlungen nachteilig aus.[34] Während internetfähige Haushaltsgeräte uns das Leben sehr einfach machen, hat unsere Bequemlichkeit ihren Preis. Schalten Sie Ihr Mobiltelefon immer in den Flugmodus, wenn Sie es nicht nutzen und schalten Sie Ihren WLAN-Router nachts ab. Tragen Sie das Telefon nicht immer am Körper und benutzen Sie Kopfhörer mit Kabel.

Schritt 4: Bringen Sie Ihre Ausscheidungsorgane auf Vordermann

Ihr Körper kann sich sehr effektiv selbst entgiften, aber nur, wenn die dafür zuständigen Organe gut funktionieren:

- ✓ **Leber/Gallenblase:** Ihre Leber ist das Entgiftungsorgan schlechthin und funktioniert wie eine kleine Entgiftungsfabrik. Sie verwandelt alles, was wir essen, in für den Körper gut verwertbare Komponenten und sortiert alles aus, was wir nicht gebrauchen können oder gar giftig für uns ist. Die Gallenblase speichert und reguliert die Gallenflüssigkeit, damit Sie Fette gut verdauen können. Diese beiden Organe sollten Sie besonders gut pflegen. Trinken Sie jeden Morgen als erstes ein Glas heißes Wasser mit Zitronensaft und meiden Sie Alkohol und Koffein. Ausreichend Flüssigkeitszufuhr ist ein Muss für die Entgiftung und reines Wasser mit einem Schuss ungesüßtem Bio-Preiselbeersaft tut Wunder. Essen Sie viel grünes Blatt- und Bittergemüse (z. B. Rucola, Mangold und Grünkohl), Kreuzblütler (Grünkohl, Brokkoli, Blumenkohl und andere Kohlsorten), schwefelhaltige Lebensmittel (z. B. Zwiebeln, Knoblauch und Eier) und Aminosäuren (in Knochenbrühe, Gelatine, Kollagen, Fleisch, Geflügel, Fisch, Spinat und Kürbiskernen). Aminosäuren sind besonders für die zweite Phase der Entgiftung über die Leber wichtig, also für das Binden und Ausscheiden der Gifte.

- ✓ **Nieren.** Die Nieren haben die Aufgabe, das Blut zu filtern und unerwünschte Dinge über den Urin auszuscheiden. Sie können Ihre Nieren unterstützen, indem Sie Alkohol, Koffein und zu viel Eiweiß meiden. Um die Nieren gesund zu halten, müssen Sie regelmäßig und viel trinken, am besten Wasser. Dunkles Obst und Gemüse sind besonders gut für die Nieren – zum Beispiel ungesüßter Preiselbeersaft (oder mit Stevia gesüßt), rote Beete, Algen, schwarze Sesamsamen und Walnüsse.

- ✓ **Dickdarm.** Ihr Dickdarm nimmt Wasser auf und konzentriert die Abfallprodukte des Stoffwechsels, damit diese effektiver über den Stuhlgang ausgeschieden werden können. Idealerweise geschieht dies ein- bis dreimal am Tag. Bei einem gesunden Dickdarm geht es hauptsächlich darum, die Dinge in Bewegung zu halten. Zu den drei wichtigsten Faktoren für die Darmgesundheit gehören eine ausreichende Flüssigkeitszufuhr, viele Ballaststoffe und regelmäßige Bewegung.

✓ **Haut.** Die Haut ist das größte Organ des Körpers und für die Ausscheidung besonders wichtig. Sie wird manchmal auch als „dritte Niere" bezeichnet. Tun Sie alles, was in Ihrer Macht steht, um so oft und so viel wie möglich zu schwitzen. Gehen Sie mehrmals pro Woche in die Sauna. Trinken Sie bei jedem Saunagang viel Flüssigkeit und duschen Sie sich anschließend sofort mit kaltem Wasser ab. So verhindern Sie, dass Toxine wieder über die Haut aufgenommen werden.

✓ **Lungen.** Die Luftverschmutzung in Innenräumen kann unter Umständen schlimmer sein als die Luftverschmutzung im Freien. Verwenden Sie, wenn möglich, HEPA-Luftfilter in den Räumen, in denen Sie die meiste Zeit verbringen. Praktizieren Sie die bewusste Atmung: Nehmen Sie zehn bewusste Atemzüge in einem Verhältnis von 1-4-2, d.h. vier Sekunden lang einatmen, den Atem für 16 Sekunden halten und acht Sekunden lang ausatmen. Gönnen Sie sich regelmäßige, mäßig intensive Bewegung und verwenden Sie Kräuter und ätherische Öle, die Stauungen lindern und die Durchblutung der Lunge verbessern, wie Ingwer, Oregano und Eukalyptus.

✓ **Lymphsystem und glymphatisches System.** Das Lymphsystem ist das Drainagesystem des Körpers. Es besteht aus einem ganzen Netzwerk an Lymphknoten, Drüsen, Organen und Lymphbahnen, die Abfälle aus dem Gewebe in den Blutkreislauf einspeisen und sie dann zur Reinigung in die Milz abtransportieren. Selbst unser Gehirn besitzt ein eigenes Lymphsystem, über das zelluläre Abfallprodukte entsorgt werden, das sogenannte glymphatische System. Die beste Unterstützung für ein gesundes Lymphsystem ist eine entzündungshemmende Paläo-Ernährung, eine ausreichende Flüssigkeitszufuhr und regelmäßige sportliche Betätigung. Vor allem die Bewegung ist hier wichtig – bürsten Sie Ihre Haut regelmäßig mit einer trockenen Bürste ab, mit den Bürstenstrichen immer in Richtung des Herzens und nehmen Sie Glaubersalz-Bäder. Das glymphatische System des Gehirns braucht außerdem viel erholsamen Schlaf, damit es ganz in Ruhe seiner Aufgabe als Abfallentsorger des zentralen Nervensystems nachgehen kann.

Neben einer gesunden Ernährung und Lebensführung können Sie die Entgiftung mit homöopathischen oder pflanzlichen Ausleitungsmitteln ankurbeln.

Schritt 5: Reduzieren Sie Ihre toxische Gesamtlast

Auch im Alltag können Sie viel für Ihre Entgiftung tun, meist braucht es nur kleine Veränderungen, um einen Großteil der Gifte wie Phthalate, BPA und andere Schadstoffe zu reduzieren.

SETZEN SIE ZUR ENTGIFTUNG NAHRUNGSERGÄNZUNGSMITTEL STRATEGISCH EIN

Von Dr. Pizzorno stammt die Aussage, dass die toxische Belastung heutzutage so groß ist, dass wir unweigerlich Giftstoffe im Körper haben, auch wenn wir uns von nichts als Luft ernähren würden oder, wie Amie Valpone, „alles richtig“ machen. Aus diesem Grund ist es wichtig, proaktiv zu sein und Entgiftungsstrategien in unseren Alltag einzubauen. Es gibt viele Substanzen, die sich von Natur aus an Giftstoffe binden und dann vom Körper wieder ausgeschieden werden. So helfen Sie Ihrem Körper, die ständige Belastung durch Chemikalien, Schimmelpilze und Metalle besser zu steuern.

DIE SANFTE ENTGIFTUNG

Zusätzlich zu einer gesunden Lebensführung können Sie die Entgiftung mit bestimmten Nährstoffen unterstützen:

- ✓ **Glutathion (GSH)** ist das wichtigste Antioxidans des Körpers. Es stärkt Leber- und Immunfunktion, neutralisiert freie Radikale und bindet sich an Giftstoffe, die anschließend ausgeschieden werden können. Auch wenn Sie sich ziemlich guter Gesundheit erfreuen, lohnt es sich, Ihre Glutathion-Speicher aufzufüllen. Das können Sie tun, indem Sie dessen Vorläufer N-Acetylcystein (NAC) einnehmen. Wenn Sie bereits gesundheitlich beeinträchtigt sind, chronisch unter Stress stehen oder vorzeitig altern, haben Sie vielleicht schon einen Glutathionmangel. Dann sollten Sie vorzugsweise liposomales Glutathion einnehmen, denn in dieser Form ist die Bioverfügbarkeit besser. Ich nehme sowohl NAC als auch liposomales Glutathion ein, wenn ich das Gefühl habe, meine Leber würde sich wieder einmal über ein paar Streicheleinheiten freuen.

Dosierung NAC: 200 – 600 mg zweimal täglich auf nüchternen Magen.

Dosierung liposomales Glutathion: 100 mg reduziertes Glutathion als Pumpspray (zwei Pumpstöße) oder zwei Teelöffel zweimal täglich auf nüchternen Magen. Halten Sie das Glutathion 30 Sekunden lang unter der Zunge, damit es über die Mundschleimhaut aufgenommen werden kann. Achten Sie beim Kauf auf hochwertige Produkte im Glasbehälter.

Empfehlung: Liposomales Glutathion sollte kühl und dunkel aufbewahrt werden, am besten im Kühlschrank. In Kombination mit Vitamin C und E wird Glutathion vom Körper am besten aufgenommen. Kombipräparate sind auf dem Markt erhältlich.

✓ **Omega-3-Fettsäuren** (EPA und DHA) in Form von Fischöl sind wichtige Bestandteile des Leberstoffwechsels, einschließlich Entgiftung. Außerdem unterstützen sie den Zellaufbau, die Nervenfunktion und das Gehirn. Nehmen Sie Nahrungsergänzungsmittel ein und essen Sie regelmäßig öligen Fisch wie Lachs und Sardinen.

Dosierung: 2000 – 3000 mg EPA und DHA (mehrfach ungesättigte Fettsäuren) in Kombination über den Tag verteilt (z. B. eine halbe Dosis morgens zum Frühstück und eine halbe zum Abendessen). Kaufen Sie nur hochwertige, gekühlte Öle aus Wildfang (Lachs, Krill) ohne Schwermetalle.

Empfehlung: Alle Öle oxidieren und werden sehr schnell ranzig. Kaufen Sie nur hochwertige Nahrungsergänzungsmittel und bewahren Sie diese dunkel, kühl und trocken auf. Idealerweise sollten Sie Fischöle in einem dunklen Glasbehälter im Kühlschrank aufbewahren. Entsorgen Sie das Öl, sobald es nach Fisch zu schmecken oder riechen beginnt.

Vorsicht: Omega-3-Fettsäuren können die Wirkung von blutverdünnenden Medikamenten verstärken.

Magnesium fördert eine gesunde Darmfunktion und hat eine sanfte abführende Wirkung. Es macht nicht süchtig.

Dosierung: Fangen Sie mit 100 mg Magnesium (1 Kapsel) an. Magnesium kann zwischen oder zu den Mahlzeiten eingenommen werden, am besten vor dem Schlafengehen. Erhöhen Sie die Tagesdosis um eine Kapsel pro Tag, bis zu einer Höchstmenge von 2000 mg/Tag und nehmen Sie diese über den Tag verteilt ein, vorzugsweise als Magnesiummalat, – glycinat, -ascorbat oder -threonat.

Empfehlung: Bei Überdosierung kann Magnesium abführend wirken. Das gilt auch, wenn Sie bereits genügend Magnesium im Körper haben. Dann sollten Sie die eingenommene Menge reduzieren, aber nicht ganz absetzen.

Vorsicht: Zu den häufigsten Nebenwirkungen gehören Verdauungsbeschwerden wie Durchfall, Magenkrämpfe und Blähungen, die meist wieder von selbst verschwinden. Magnesiumcitrat kann die Aufnahme einiger Antibiotika hemmen und sollte nicht zeitgleich mit Schilddrüsenhormonen eingenommen werden.

Entgiften Sie langsam und schonend

Zu einer guten Entgiftungskur gehören Bindemittel, die sich an Schad- und Giftstoffe andocken und diese aus dem Körper „herauskomplimentieren“. Nachdem die Leber ihre Arbeit erledigt und Giftstoffe herausgefiltert hat, werden diese über die Gallenflüssigkeit in den Darm transportiert. So lange sie sich dort in nicht gebundener Form bewegen, besteht die Gefahr, dass sie wieder über den Blutkreislauf aufgenommen werden und noch mehr Schaden anrichten können. Genau das können Bindemittel verhindern, indem sie sich an die Toxine binden und über den Stuhl ausscheiden.

- ✓ **Essen Sie mehr Ballaststoffe.** Sie sind die wichtigste Entgiftungsstrategie überhaupt. Ballaststoffe sind nicht nur Superfood für Ihre Darmbakterien – siehe das Kapitel über Darmgesundheit – sondern sie binden sich auch an Abfallprodukte und entsorgen diese anschließend über die Toilette. Zu den ausgezeichneten Ballaststoffquellen gehören Arabinogalaktan aus Lärchenholz, Flohsamen aus biologischem Anbau, geschrotete Chia- und Leinsamen aus biologischem Anbau sowie Bio-Obst und -Gemüse, z. B. Avocado, Artischocken, Kokosnüsse und Himbeeren. Ideal sind 40 – 50 g Ballaststoffe am Tag, solange Ihr Körper diese Menge verkraften kann. Am besten steigern Sie die Ballaststoffmenge langsam.

- ✓ **Kombinieren Sie verschiedene Bindemittel.** Viele Experten empfehlen, mehrere Bindemittel miteinander zu kombinieren, damit ein möglichst breites Spektrum an Schadstoffen ausgeleitet werden kann. Am besten bewährt hat sich eine Kombination aus Aktivkohle, Chlorella, Cilantro und Heilerde, die in Kombination genommen mit Metallen, Schimmel, Chemikalien, flüchtigen organischen Verbindungen und anderen Toxinen fertig werden können. Achten Sie darauf, dass Sie die Bindemittel nicht gleichzeitig mit Nahrungsergänzungsmitteln und Medikamenten einnehmen, damit diese nicht versehentlich auch gebunden und ausgeschieden werden! Bitte halten Sie mindestens zwei Stunden Abstand.

Folgenden „Cocktail zur Ausleitung“ kann ich Ihnen empfehlen (siehe unten). Geben Sie jeweils einen Teelöffel der Pulver zusammen mit einigen Tropfen Cilantro-Tinktur in ein kleines Glas mit Schraubdeckel. Gießen Sie ca. 100 ml Wasser auf und süßen nach Bedarf mit etwas Stevia. Schrauben Sie das Glas fest zu, schütteln es ungefähr 30 Sekunden lang kräftig und trinken es dann aus. Sie sollten frühestens nach einer halben Stunde etwas essen. Es gibt keine festen Regeln, wie lange man Bindemittel einnehmen darf. Hören Sie auf Ihren Körper und sprechen Sie bei Bedarf mit Ihrem Therapeuten darüber.

- **Aktivkohle** aus Kokosnüssen oder Hartholz ist ein kohlenstoffreiches und vielfältig einsetzbares Bindemittel. Es kann Endotoxine (Abfallprodukte des Bakterienstoffwechsels), Mykotoxine (außer Aflatoxin), BPA und Pestizide binden. Aktivkohle bindet aber auch Vitamine und Mineralien und sollte auf keinen Fall zusammen mit Nahrungsergänzungsmitteln eingenommen werden. Halten Sie zwei Stunden Abstand.

  Dosierung: 600 mg ein- bis dreimal täglich auf leeren Magen und mindestens 30 Minuten vor einer Mahlzeit einnehmen.

  Hinweis: Aktivkohle kann Verstopfung verursachen und den Kot schwarz färben. Trinken Sie reichlich Wasser und nehmen Sie zusätzliche Magnesium ein, aber nicht zusammen mit den Bindemitteln.

- **Die chlorophyllreiche Grünalge Chlorella** ist ein wirksames Chelat, das Schwermetalle, VOCs, Pestizide, Herbizide und Mykotoxine bindet.

  Dosierung: 500 mg Chlorella in Bioqualität mit schonend aufgeschlossenen Zellwänden (für bessere Absorption), ein- bis dreimal täglich 30 Minuten vor den Mahlzeiten einnehmen.

- **Cilantro** ist das spanische Wort für Korianderblätter, das zart duftende Küchenkraut, das aussieht wie Petersilie. Es unterstützt die Entgiftung des Körpers, indem es sich an Schwermetalle wie Quecksilber, Blei und Aluminium bindet und deren Ausscheidung fördert.

  Dosierung: Beginnen Sie mit wenigen Tropfen täglich und steigern Sie die Tagesdosis langsam. Achten Sie darauf, wie Ihr Körper reagiert.
- **Heilerde** (lebensmittelechter Bentonit, Zeolith oder Pyrophyllit) bindet Schimmelpilzgifte – insbesondere Alflatoxin – und andere biologische Gifte.

  Dosierung: Ein Teelöffel lebensmittelechte Heilerde in ca. 50 ml Wasser einrühren, schütteln und sofort trinken.

Vorsicht: Heilerde und andere Bindemittel können Verstopfung verursachen. Trinken Sie viel, am besten Wasser, und nehmen Sie eventuell zusätzlich Magnesium und Vitamin C ein. Achten Sie darauf, zwischen Bindemittel und der nächsten Mahlzeit min-

Specken Sie ab

Der Körper hat eine absolut brillante Strategie, um die lebenswichtigen Organe vor den schädlichen Auswirkungen vieler Gifte zu schützen. Er speichert fettlösliche Toxine wie Pestizide, Schwermetalle und Kunststoffe in den Fettzellen. Viele Schadstoffe gelten zurecht als Dickmacher, weil Sie im Körper die Bildung von Fettzellen vorantreiben und damit Übergewicht fördern – und das vor allem im Bauchbereich. Wenn Sie Ihre Schadstoffbelastung reduzieren wollen, müssen Sie abspecken und Bauchfett abbauen. Das Problem liegt darin, dass Bauchfett (und die darin gelagerten Giftstoffe) besonders hartnäckig ist. Ziel ist es, die Lipolyse – also den Abbau von Fettzellen – und die Autophagie – den Abbau alter, ausgedienter Zellbestandzeile zu steigern, damit neue, gesunde Zellen entstehen können. Was also können Sie tun, um diese beiden natürlichen Vorgänge zu unterstützen und Bauchfett mitsamt den Toxinen abzubauen? Die kurze Antwort lautet: verabschieden Sie sich dauerhaft von Kohlenhydraten und werden Sie zum effizienten Fettverwerter.

Folgende Strategien steigern den Abbau von Fettgewebe und unterstützen den Zellstoffwechsel:

1. **Ernähren Sie sich phasenweise ketogen** – entweder regelmäßig mehrere Tage pro Woche oder mehrere Wochen pro Jahr. Beschränken Sie

destens eine halbe Stunde Abstand zu halten. Medikamente und andere Nahrungsergänzungsmittel sollten Sie mindestens zwei Stunden vor oder nach der Heilerde oder anderen Bindemitteln einnehmen.

Bonus-Schritt: Wunderwaffen der Entgiftung

Wenn Sie die ersten Schritte zur Entgiftung schon hinter sich haben und glauben, dass Sie es mit einer besonders hartnäckigen toxischen Belastung zu tun haben, ist es vielleicht empfehlenswert mit einem professionellen Therapeuten zusammenzuarbeiten, der die hohe Kunst der Entgiftung beherrscht.

Die schweren Geschosse der Entgiftung

- ✓ **Intravenöse Therapien für extra Nährstoffe.** Viele ganzheitlich arbeitende Ärzte können Vitamine, Mineralien, Aminosäuren und andere Nährstoffe intravenös verabreichen. So gelangen diese

---

den Anteil von Kohlenhydraten in Ihrer Ernährung auf 20–50 g pro Tag (siehe auch „Denken Sie über Ketose nach" auf Seite 80).

2. **Praktizieren Sie Intervallfasten** und essen Sie nur zu bestimmten Zeiten, idealerweise in einem Zeitfenster von sechs bis acht Stunden am Tag, z. B. zwischen 11 Uhr und 19 Uhr. Die Fastenzeit können Sie immer wieder variieren und auf 17, 20 oder 24 Stunden ausdehnen. Auch eine 5-tägige Fastenkur kann sinnvoll sein. Fastenkuren wirken sich positiv auf den Insulinhaushalt aus und regen Lipolyse und Autophagie an.
3. Machen Sie zwei- bis dreimal pro Woche **Hoch-Intensives-Intervalltraining (HIIT)** und **Hoch-Intensives-Intervallwiderstandstraining (HIRT)**.

Trinken Sie zusätzlich grünen Tee, der sich positiv auf Lipolyse und Autophagie auswirkt, Entzündungen reduziert und die Fettmasse schrumpfen lässt. Nehmen Sie Omega-3-Fettsäuren ein. Das baut ungesunde Fettmasse ab und gesundes Muskelgewebe auf. Die Aminosäure L-Carnitin verbessert den Transport von Fettsäuren in die Mitochondrien, wo sie zur Energiegewinnung verarbeitet werden können. Sie können vielleicht von einer Nahrungsergänzung profitieren.

Wasser schwemmt Giftstoffe und Abfallprodukte aus. Trinken Sie reichlich, mindestens 30 ml pro Kilogramm Körpergewicht und entgiften Sie täglich mit einer Kombination von verschiedenen Bindemitteln auf Seite 196 Das hilft nicht nur beim Abnehmen, sondern bindet zusätzlich Schadstoffe und leitet sie aus.

direkt in den Blutkreislauf, ohne dass sie den Verdauungstrakt passieren müssen, der bei Menschen mit autoimmunen Beschwerden meist nicht sehr gut funktioniert. Zu den Favoriten für eine intravenöse Ausleitung gehören Glutathion, Phosphatidylcholin (PC), Vitamin C und der sogenannte „Myers Cocktail" (Vitamin C, Magnesium, Minerale und B-Vitamine).

✓ **Strategien für eine Ausleitung XXL.** Manchmal braucht es mehr als Bindemittel, um effektiv zu entgiften. Entgiftungsexperten arbeiten auch mit der Chelat-Therapie, entweder oral oder intravenös. Bevor Sie sich einer Chelat-Therapie unterziehen, sollten Sie sich gründlich vorbereiten und darauf achten, dass Ihre Entgiftungsorgane gut arbeiten, damit alle Schadstoffe auch wirklich ausgeschieden werden können. Sie sollten sich in jedem Fall professionell begleiten lassen.

Bei einer Chelat-Therapie werden starke Komplexbildner wie EDTA (Ethylendiamintetraessigsäure), DMSA (Dimercaptobernsteinsäure) oder DMPS (Dimercaptopropansulfonsäure) oral eingenommen oder direkt in den Blutkreislauf injiziert, wo sie sich an alle Metalle, einschließlich Aluminium, Blei und Quecksilber binden und über den Urin oder den Stuhl aus dem Körper ausgeschieden werden. Die Erfolge einer Chelat-Therapie können variieren. So konnte in Tierversuchen beispielsweise nachgewiesen werden, dass DMPS 86 % des Quecksilbers im Nierengewebe von Kaninchen entfernt, DMSA mit 60 % an zweiter Stelle steht und EDTA lediglich 26 % binden kann.[35]

Jüngste Forschungsergebnisse deuten darauf hin, dass die EDTA-Chelat-Therapie eine gut verträgliche und wirksame Behandlungsmethode für verschiedene Krankheiten sein könnte, an denen Schwermetalle beteiligt sind, einschließlich Alzheimer, kardiovaskuläre Erkrankungen, Diabetes und MS. Tatsächlich ergab eine Studie an Mäusen mit künstlich induzierter MS, dass EDTA die Demyelinisierung reduzieren, den Krankheitsverlauf aufhalten und die Schwere der Symptome lindern konnte.[36,37]

Ich weiß, dass dieses Thema es in sich hat und möchte Ihnen gratulieren, dass Sie es bis hierher geschafft haben! Wenn Sie sich überfordert fühlen oder innere Widerstände nicht überwinden können, empfehle ich Ihnen, die Sache langsam anzugehen und mit einem der unten beschriebenen Schritte zu beginnen. Wie hat Dr. Sherry Rogers in ihrem Buch *Detoxify or Die* so treffend geschrieben: „Jeden Abend, wenn Sie ins Bett gehen, haben Sie Ihrem Körper entweder etwas Gutes, etwas Schlechtes oder gar nichts getan. Es liegt an Ihnen und Ihren Entscheidungen, die Sie für Ihren Körper treffen. Sie sind der Kapitän, der das Steuer in der Hand hält."

Zusammenfassung: Die Top 5 der Entgiftung

1. **Essen Sie biologisch.** Das trifft besonders auf Fleischprodukte zu. So können Sie Ihre Belastung mit Pestiziden, Antibiotika und Wachstumshormonen auf ein Minimum reduzieren.
2. **Essen Sie mehr Ballaststoffe.** Ballaststoffe binden Giftstoffe und scheiden sie aus. Vergessen Sie bitte nicht, genügend zu trinken, damit die Dinge in Bewegung bleiben!
3. **Filtern Sie Ihr Wasser.** Trink- und Duschwasser sollten gefiltert sein, um Fluorid, Chlor und andere Chemikalien zu vermeiden.
4. **HEPA-Filter (High Efficiency Particulate Air)** in Staubsauger und Luftfiltern entfernen selbst kleinste Schmutzpartikel vom Boden und aus der Raumluft.
5. Verwenden Sie **Haushaltsreiniger und Körperpflegeprodukte ohne synthetische Zusätze,** Mikroplastik und andere schädliche Stoffe, die den Hormonhaushalt stören.

KAPITEL 5

Bauen Sie Stress ab

Wenn Sie ein gewisses Niveau an innerer Ruhe halten können, egal, was um Sie herum passiert, wird Stress keinen gesundheitlichen Schaden anrichten können.

—Dr. Gerald S. Cohen,
Gründer des *Center for the Healing Process*

Wenn Menschen mit Autoimmunerkrankungen darüber sprechen, was in ihrem Leben geschah, kurz bevor die Beschwerden auftraten, erzählen sie fast immer von einem emotional belastenden oder traumatischen Ereignis. Für Jacob Teitelbaum waren der Zerfall seiner Familie und eine schwere Grippe die Auslöser für ein Chronisches Erschöpfungssyndrom und eine Fibromyalgie. Für Toréa Rodriguez war es die dreifache Belastung durch den traumatischen Vorfall im Flugzeug, den Tod ihrer Mutter und einen schweren Fahrradunfall – alle drei innerhalb eines Jahres – die der Diagnose Hashimoto vorausgingen. Donna Eden, selbst Pionierin für energetische Medizin, war ein temperamentvoller Teenager, als sie einen heftigen emotionalen Schock erlitt. Innerhalb weniger Monate folgte die Diagnose MS. Während sich es bei jedem dieser Ereignisse um sehr individuelle Vorfälle handelt, ist Stress allgegenwärtig.

Jeder Mensch erlebt belastende und stressige Situationen. Jeder Mensch wird im Laufe seines Lebens mit Krankheit, einschneidenden Ereignissen und persönlichen Verlusten konfrontiert. Glücklicherweise sind unsere Körper so gebaut, dass wir diesen Stürmen trotzen können und sie im Großen und Ganzen unbeschadet überstehen. Von Natur aus besitzen wir die Fähigkeit, Stress jeglicher Art – körperlich, geistig, emotional und/oder traumatisch – standzuhalten und unter Umständen sogar daran zu wachsen.

Leider erfahren viele von uns mehr Stress als guttut. Zu viel Stress kann toxisch werden und biochemische Vorgänge in unserem Körper auslösen, die das Immunsystem schwächen, Entzündungen fördern und chronische Krankheiten begünstigen. Außerdem lässt er uns vorzeitig altern und verkürzt unsere Lebenserwartung.[1] Toxischer Stress kann viele Formen annehmen, aber die Auswirkungen auf den Körper sind die gleichen, egal ob es sich um ein akutes traumatisches Ereignis handelt wie z. B. eine Naturkatastrophe oder ein sexueller Übergriff oder eine Aneinanderreihung akuter und belastender Ereignisse wie z. B. Streitereien mit dem Ehepartner. Besonders unerbittlich ist der chronische Stress, wie er durch anhaltenden sexuellen Missbrauch, finanzielle Sorgen oder soziale Isolation entstehen kann.

Sie fragen sich jetzt vielleicht, ob das alles ernst gemeint ist. Kaum haben Sie sich mit den Themen toxische Belastung und Infektionen auseinandergesetzt, soll es Zeit für noch mehr Stress sein? Mit einem Wort – ja! Ich sage Ihnen auch, warum. Die meisten Ärzte – es spielt keine Rolle, ob sie schulmedizinisch oder funktional arbeiten – streifen das Thema Stress nur am Rande oder gehen überhaupt nicht darauf ein. In der Regel ist es nämlich einfacher und weniger deprimierend, wenn man nur die „einfachen" Themen wie Ernährung und toxische Belastung anspricht. Wenn man dieses wichtige Thema aber einfach ausspart, tut man den Menschen, die ernsthaft auf der Suche nach Heilung sind, überhaupt keinen Gefallen. Ich habe dies oft beobachten können. In meiner persönlichen Erfahrung, an meinen Klienten, durch Studien und in meinen Gesprächen mit zahlreichen Experten, die Tausende von Patienten mit autoimmunen Beschwerden begleitet haben. Sie alle zeigen, dass man Stress oder emotionale Schmerzen nicht ignorieren darf. Tut man es trotzdem, wird man später irgendwann einmal unweigerlich damit konfrontiert. Sie können noch so sehr versuchen, negative Emotionen zu unterdrücken oder zu verstecken, ihr Körper kann nicht lügen. Es ist wie mit einem Stück Kork, das man unter Wasser halten möchte. Sobald man die Hand wegzieht, taucht es wieder auf.

Vielleicht wissen Sie ja intuitiv, was ich meine? Vielleicht kennen Sie das Gefühl, bestimmte Dinge nicht fühlen zu wollen? Vielleicht haben auch Sie ungesunde Bewältigungsstrategien entwickelt und essen zu viel Zucker oder trinken zu viel Alkohol, um nur zwei Beispiele zu nennen. Oder Sie schlucken Ihren Ärger herunter und wollen es allen recht machen, weil es einfacher ist,

Konflikte zu vermeiden. Manchmal kann diese kurzfristige Erleichterung, die man dabei spürt, einfacher sein, als sich den Realitäten einer unglücklichen Ehe, den Problemen am Arbeitsplatz oder traumatischen Erinnerungen aus der Kindheit zu stellen. Diese Strategien funktionieren auch oft ziemlich gut, bis es irgendwann aber nicht mehr geht.

Die Wahrheit ist so einfach wie verblüffend: Es ist wissenschaftlich erwiesen, dass Stress eine große Rolle bei der Entstehung und Verfestigung autoimmuner Krankheiten spielt. Dazu gehören emotionale Kindheitstraumen und große, emotional belastende Ereignisse genauso wie der Alltagsstress, der zu unserem modernen Leben schon fast dazugehört. Zum Teil kann dieser Stress auch Jahrzehnte später noch autoimmune Symptome triggern. Ihr Arzt hat das Thema Stress vielleicht nicht angesprochen und Sie nicht über die Zusammenhänge zwischen Stress und autoimmunem Geschehen aufgeklärt, ein klares Manko der modernen Medizin. Auch wenn wir uns noch so sehr bemühen, das Gegenteil zu beweisen: Es gibt vielzählige Anhaltspunkte dafür, dass Körper und Geist untrennbar miteinander verbunden sind. Donna Jackson Nakazawa trifft den Nagel schon im Titel ihres Buches auf den Kopf – *Wenn Kindheit krank macht.*

An dieser Stelle möchte ich Sie einladen, mit mir in die Welt der Wissenschaft einzutauchen und herauszufinden, was Stress mit Autoimmunerkrankungen zu tun hat. Bei einer Tasse Tee und nach ein paar tiefen Atemzügen möchte ich Ihnen Geschichten erzählen von Menschen, die es geschafft haben, Stress und Krankheit hinter sich zu lassen. Ich verspreche Ihnen, dass Sie nach der Lektüre sanft landen werden im Reich der Entspannung, wo Heilung möglich ist.

Was ist Stress?

Lassen Sie uns mit Grundsätzlichem beginnen und fragen, *was Stress überhaupt ist.* Wir alle wissen, wie er sich anfühlt, aber schon allein der Versuch, Stress konkret zu definieren, treibt Schweißperlen auf die Stirn. Um Licht ins Dunkel zu bringen, wandte ich mich an Dr. Heidi Hanna, Autorin des Buches *Stressaholic: 5 Steps to Tranform Your Relationship with Stress* und Geschäftsführerin des *American Institute of Stress*. Die Organisation wurde von Hans Selye gegründet, der auch als „Vater der Stressforschung" bekannt ist. Hans Selye war ein österreichisch-ungarischer Mediziner, der über Hormone und Placebos forschte und dafür zahlreiche Tests mit Ratten durchführte. Bei seinen Untersuchungen fand er heraus, dass die Ratten nicht nur auf die

Versuche selbst reagierten, sondern auch auf den Stress, dem sie ausgesetzt waren. Aufgrund seiner Beobachtungen schlussfolgerte Selye, dass die Ratten wegen des Stresses krank wurden und schließlich starben. 1936 veröffentlichte er ein Papier, in dem er das Konzept des allgemeinen Anpassungssyndroms vorstellte. Selye zufolge reagiert ein Organismus auf Stressreize in drei Phasen: Phase 1 ist die Alarmphase, in der sich der Körper auf Kampf, Flucht oder Erstarren vorbereitet. Phase 2 ist die Phase des Widerstandes, in der der Organismus Anstrengungen unternimmt und versucht, sich den Stressreizen zu widersetzen, was zur Erschöpfung führt. Dann folgt Phase 3, die eigentliche Erschöpfungsphase, in der der Organismus nicht mehr in der Lage ist, die Ressourcen zu bündeln, die zur Bewältigung des Stressreizes vonnöten sind.

Während unseres Gesprächs formulierte Hanna es so: „Stress ist das, was passiert, wenn die subjektiv wahrgenommenen Anforderungen die eigenen Kapazitäten überschreiten."

Stress ist also nicht etwas, was Ihnen zustößt. Vielmehr geht es darum, wie Sie auf einen Stressreiz reagieren. Stress entsteht dann, wenn Sie eine Situation oder ein Ereignis als bedrohlich empfinden. Diese subjektive Wahrnehmung wiederum löst im Körper biochemische Reaktionen aus, die bestimmen, ob dieser Stress Ihnen hilft oder Ihnen schadet.

Stressrelevante Begriffe

Stressor: Alle Dinge oder Ereignisse, die Ihnen Stress bereiten. Dabei kann es sich um reale oder imaginäre Dinge und Ereignisse oder die persönliche Wahrnehmung handeln.

Akuter Stress: Ein Gefühl von emotionaler Bedrängnis, Druck oder gar Aufregung, das bis zu einem Monat anhalten kann und in der Regel keinen bleibenden Schaden anrichtet, außer wenn es sich ständig wiederholt. Ein Beispiel wäre der wichtige Abgabetermin im Beruf, eine öffentliche Rede, eine Auseinandersetzung in der Familie oder die Ankündigung einer Steuerprüfung durch das Finanzamt.

Allostase: Der Anpassungsprozess an körperliche, psychosoziale und umweltbedingte Herausforderungen oder Stress. Mit allostatischer Belastung ist der Grad der Belastung durch chronischen Stress gemeint, dem Ihr Körper ausgesetzt ist. Allostatische Belastung ist schädlich und kann krank machen. Beispiele hierfür sind Übergewicht und Bauchfett, ein unterdrücktes Immunsystem und Herz-Kreislauf-Erkrankungen.

Wohltuender Stress, auch bekannt als guter Stress oder Eustress, ist eine normale, wichtige und letztendlich auch positive Reaktion unseres Körpers auf Stressreize. Mit Eustress ist die nervöse Anspannung oder Aufregung gemeint, die man empfindet, wenn man sich einer Herausforderung stellt – einer Prüfung zum Beispiel oder einer öffentlichen Rede. Positiver Stress entsteht also immer dann, wenn man die eigene Komfortzone verlässt. Das Herz schlägt schneller, Stresshormone werden ausgeschüttet und das Immunsystem wird gestärkt. Ausschlaggebend ist, dass es sich um einen vorübergehenden Zustand handelt und Ihnen keine Angst macht. Vielleicht wachsen Sie in diesen Situationen ein kleines bisschen über sich selbst hinaus.

Erträglicher Stress ist weniger angenehm, kann aber ohne größere Einbußen der persönlichen Ressourcen überwunden werden. Dazu gehören emotionale Ereignisse wie Scheidung, der Tod eines geliebten Menschen oder eine schlimme Diagnose. In diesen Fällen wird der Körper zwar in eine Alarmbereitschaft versetzt, kann sich aber von dieser Phase wieder erholen. Das passiert natürlich nur, wenn das Ereignis zeitlich begrenzt ist und Sie ausreichend emotionale Unterstützung erhalten. In diesen Situationen können auch wichtige Lernprozesse stattfinden.

Toxischer Stress dagegen ist das, wonach es klingt: ungesund und sehr schädlich. Er entsteht immer dann, wenn der Körper in einer ständigen

Chronischer Stress: Hartnäckiger Stress, der länger als einen Monat anhält, kann psychisch, emotional und körperlich zermürben und chronische Krankheiten begünstigen. Es gibt viele Gründe für chronischen Stress: die oft unerbittlichen Anforderungen des Alltags, chronische oder schwere Erkrankungen, die Pflege eines kranken Angehörigen. Auch Gefühle von Hilf- und Hoffnungslosigkeit, Schlafentzug und/oder ungelöste traumatische Erfahrungen aus der Kindheit müssen hier eingeordnet werden.

Coping/Bewältigungsstrategien: Die vielen Strategien, die Menschen anwenden, um mit stressigen Ereignissen und deren Auswirkungen umgehen zu können oder sie zu minimieren. Diese Mechanismen können entweder effektiv und gesund sein oder ineffektiv und krank machend.

Homöostase: Fähigkeit des Körpers, im Angesicht äußerer Veränderungen das innere Gleichgewicht zu halten. Ein Beispiel für Homöostase ist die Temperaturregelung des Körpers, die konstant bei ca. 37° C liegt, unabhängig von der Außentemperatur.

Resilienz: Beschreibt die erfolgreiche Allostase oder die Fähigkeit, sich auch nach Rückschlägen wieder zu erholen, diese erfolgreich zu bewältigen, sich anzupassen und unter Umständen sogar daran zu wachsen.

Alarmbereitschaft gefangen ist und die Stressreize die Bewältigungsmechanismen des Betroffenen überfordern. Beispiele hierfür sind anhaltender körperlicher oder emotionaler Missbrauch, Kindheitstraumata oder anhaltende finanzielle Schwierigkeiten.

SCHLÜSSELKONZEPT: *Es kommt nicht darauf an, wie groß der Stress ist, sondern wie gut wir damit umgehen können.*

Wenn ein Mensch zu lange in einer toxischen Stressreaktion feststeckt und sich dauerhaft im „Flucht-oder-Kampf-Modus" befindet, hat das negative Auswirkungen auf die Gesundheit. Zu den Folgeerscheinungen gehören Immunschwäche, Depressionen, Herz-Kreislauf-Erkrankungen, Autoimmunerkrankungen und sogar vorzeitiger Tod.

Wir sind gestresster und kränker als je zuvor

Ganz allgemein formuliert, macht uns toxischer Stress zunehmend kränker. Man geht davon aus, dass 75–90 % aller Arztbesuche stressbedingten Beschwerden zugeordnet werden können und ungefähr die Hälfte aller Krankheitstage etwas mit Stress zu tun haben.[2] Was steckt hinter all diesem Stress? Um ein Gefühl dafür zu bekommen, warum die Anforderungen an uns zunehmend höher sind als unsere Ressourcen, habe ich bei der *American Psychological Association* (APA) nachgefragt. Seit zehn Jahren gibt die APA jährlich eine Umfrage in Auftrag mit dem Ziel, den Stress in der Bevölkerung zu erfassen und die Auswirkungen auf die nationale Gesundheit zu untersuchen. Dieser Umfrage zufolge gehören zu den sechs wichtigsten Stressoren in Amerika:

1. Geld
2. Arbeit
3. Familiäre Verpflichtungen
4. Die persönliche Gesundheit
5. Die Gesundheit von Familienangehörigen
6. Die Wirtschaft

Hanna fügt hinzu, dass die subjektive Wahrnehmung, nie genug Zeit zu haben, heute tatsächlich der größte Stressfaktor sein könnte.

Jüngste Umfrageergebnisse geben außerdem Aufschluss über den wachsenden Zusammenhang zwischen Stress und des immer schlechter werdenden Gesundheitszustandes der Amerikaner:

- Im Jahr 2017 gaben 80 % der Amerikaner an, dass sie im Vormonat mindestens ein stressbedingtes Symptom hatten im Vergleich zu 71 % im Jahr 2016.
- Im selben Jahr berichteten 67 % über mindestens eine diagnostizierte chronische Krankheit verglichen mit 60 % im Jahr 2014.
- 23 % bezeichneten ihren Gesundheitszustand als „mittelmäßig" oder „schlecht" im Vergleich zu 19 % im Jahr 2012.[4]

Diese Ergebnisse wurden von Dr. Vivek Murthy, Leiter des öffentlichen Gesundheitsdienstes unter Präsident Barrack Obama, bestätigt. Dr. Murthy trat seine Amtszeit mit einer etwas ungewöhnlichen Strategie an: Er reiste durch die Vereinigten Staaten, um zuzuhören und zu erfahren, was die Menschen brauchten. Er fand einen gemeinsamen Nenner, der sich über Generationenkonflikte, geographische Hürden und Einkommensunterschiede hinwegsetzte: Ein Großteil der Amerikaner sprach über große emotionale Schmerzen. Die Ursachen der emotionalen Probleme waren ganz unterschiedlich und abhängig von der individuellen Situation der Befragten. Aber im Großen und Ganzen konnte man sie in die Kategorien Krankheit, prekäre wirtschaftliche Verhältnisse, Sucht und Isolation einordnen. Unabhängig von der konkreten Ursache war das daraus resultierende Gefühl des emotionalen Schmerzes durchweg gleich. Dr. Murthy schreibt über ein Erlebnis, das nach seiner Ansicht dieses Empfinden sehr gut widerspiegelt und auf viele Menschen in den USA übertragen werden kann: An der University of Texas sprach er in einem Auditorium vor 500 Studenten. Er fragte, wie viele im vergangenen Monat unter „unerträglichem Stress" gelitten hatten. Etwa 95 % der anwesenden Studenten hoben die Hand. Im Anschluss wollte er wissen, wie viele von den Studenten, die sich gemeldet hatten, der Meinung waren, mit diesem Stress auf gesunde Weise umgehen zu können. Nur 5 % antworteten auf diese Frage positiv.

Dr. Murthy zufolge müssen wir proaktiv gegen Stress vorgehen und uns um unsere emotionale Gesundheit kümmern. Sonst laufen wir Gefahr, nicht nur unser eigenes Wohlbefinden zu riskieren, sondern auch die Gesundheit unseres Landes aufs Spiel zu setzen.[3]

Was macht Stress mit uns?

Um ein umfassendes Bild davon zu bekommen, was der ganze Stress mit uns macht, müssen wir zuerst verstehen, wie sich Stress auf den Körper auswirkt. Dr. Gabor Maté, Autor des Buches *Wenn der Körper nein sagt: Wie chronischer Stress krank macht - und was Sie dagegentun können,* beschreibt in einem YouTube-Beitrag sehr anschaulich die drei Komponenten des Stresses. Als erstes gibt es das auslösende Ereignis, also den physischen oder emotionalen Stressor, den wir als bedrohlich empfinden. An zweiter Stelle stehen die Verarbeitungsmechanismen im Gehirn, die dieses Stressereignis verarbeiten und interpretieren. An dritter Stelle folgt die Stressreaktion, womit sowohl unsere physiologischen als auch verhaltensbezogenen Reaktionen auf die vermeintliche Bedrohung gemeint sind. Wie und ob wir uns von einem solchen Ereignis wieder erholen, hängt von unserer individuellen Fähigkeit ab, uns selbst wieder in einen Ruhezustand zu versetzen. Ich stelle mir das bildlich so vor:

Gesunde Stressreaktion:
Stressor → Bedeutung → Stressreaktion → Lösung →
Entspannung → Ausruhen, verarbeiten, heilen

Ungesunde Stressreaktion:
Stressor → Bedeutung → Stressreaktion → KEINE Lösung →
In „Kampf-oder-Flucht-Modus“ feststecken → Erhöhtes Risiko für Autoimmunerkrankungen und/oder ungesunde Bewältigungsstrategien, die das Risiko einer Erkrankung erhöhen

Rein physiologisch betrachtet reagiert unser Körper auf einen Stressor mit der „Kampf-, Flucht- oder Erstarrungsreaktion“, einer Reihe von biochemischen Reaktionen, die eine Kaskade von hormonellen Veränderungen lostreten. Zuerst schüttet die Nebenniere die Stresshormone Cortisol, Adrenalin und Noradrenalin in den Blutkreislauf aus und bereitet den Körper auf Kampf oder Flucht vor. Das sympathische Nervensystem aktiviert sich, indem es Herzfrequenz und Blutdruck ansteigen lässt, die Muskeln anspannt und die Verdauung herunterfährt. Das alles dient dazu, die Überlebenschancen zu erhöhen. Wenn dieses Ereignis nur von kurzer Dauer ist und es uns gelingt, vor dem Bären zu flüchten, den Unfall zu vermeiden oder wir feststellen, dass der Lärm im Haus von der Nachbarskatze kam und nicht von einem Einbrecher, entspannt sich der Körper wieder. Dann übernimmt das parasympathische Nervensystem wieder die Kontrolle und wir kehren in den „Ruhe- und Verdauungsmodus“ zurück.

Aber was passiert, wenn Sie nicht mehr entspannen können? Was geschieht, wenn der Alarmknopf dauerhaft gedrückt wird?

Anhaltender Stress führt zu mehr Stress, der wiederum physiologische Zersetzungsprozesse auslöst. Studien haben gezeigt, dass chronischer Stress – die langfristige Reaktion auf toxischen Stress – negative Auswirkungen auf fast jedes System und Organ im Körper haben kann. Er wirkt sich negativ auf Verdauung und Entgiftung aus, lässt den Blutdruck und den Cholesterinspiegel steigen und verändert die chemische Zusammensetzung des Gehirns. Außerdem bringt er den Hormonhaushalt und den Blutzucker aus dem Gleichgewicht, stört den gesunden Schlaf und schwächt das Immunsystem.

Wenn Ihr Immunsystem unterdrückt ist, werden Sie anfälliger für Infektionen und Wunden heilen langsamer. Bei länger anhaltendem Stress reagieren die Gewebe im Körper – einschließlich der Immunzellen – weniger empfindlich auf das regulierend eingreifende Cortisol. Das heißt, entzündliche Prozesse im Körper können außer Kontrolle geraten und autoimmune Beschwerden fördern.[4] Wenn der Stress zu lange anhält, kann er fast jede Krankheit begünstigen, die wir kennen. Die ganze Bandbreite, von nur unangenehm bis hin zu lebensbedrohlich, ist hier vertreten:

- Akne
- Alzheimer
- Autoimmunkrankheiten
- Krebs
- Demenz
- Depressionen
- Kopfschmerzen und Migräne
- Herzerkrankungen oder plötzlicher Herzinfarkt (stressbedingte Kardiomyopathie)
- Übergewicht
- Parkinson
- Schlaganfall
- Gewichtszunahme oder -abnahme
- Hartnäckiges Übergewicht, Abnehmen ist nicht möglich

Stress und Autoimmunität

Die Belege, dass Stress bei der Entstehung von autoimmunen Krankheiten eine wesentliche Rolle spielt, sind zahlreich. Anhand von Studien hat man festgestellt, dass die meisten Menschen vor dem Ausbruch einer Autoimmunerkrankung unmittelbar unter großem emotionalem Stress standen. So entsteht ein Teufelskreis, weil nicht nur der Stress Krankheiten *verursacht,* sondern die Krankheit selbst eine große Belastung, also *Stress,* bereitet.[5]

Hier ein kurzer Auszug aus der aktuellen Studienlage zu diesem Thema:

- Eine Langzeitstudie über 24 Jahre mit 54 000 Frauen zeigte, dass diejenigen, die ein Trauma erlebt hatten – die Art des Traumas spielte keine Rolle, von Verkehrsunfällen zu sexuellen Übergriffen war alles vertreten – dreimal häufiger an Lupus erkrankten als die Frauen, die kein Trauma hatten.
- In einer Studie mit 2 490 Vietnam-Veteranen stellte man fest, dass eine chronische posttraumatische Belastungsstörung (PTBS) das Risiko einer autoimmunen Erkrankung um das 174-Fache erhöhte, unter anderem wurden rheumatoide Arthritis (RA), Psoriasis, Typ-1-Diabetes und autoimmune Schilddrüsenerkrankungen beobachtet.[6]
- Bei Menschen, die in den vorangegangenen zwölf Monaten negative Erlebnisse hatten, war die Wahrscheinlichkeit an Morbus Basedow zu erkranken 6,3-mal höher als bei Probanden aus der Kontrollgruppe.[7]
- Patienten mit RA berichten häufig, dass sie vor dem Ausbruch der Krankheit und/oder akuten Krankheitsschüben traumatische Erlebnisse hatten.
- Menschen mit Morbus Crohn und Colitis ulcerosa leiden häufiger an emotionalen Störungen als die allgemeine Bevölkerung. Zusätzlich beeinflussen Depressionen und Angststörungen den Verlauf und die Schwere dieser Darmerkrankungen negativ.
- Bei MS-Patienten konnte man einen starken Zusammenhang herstellen zwischen Konflikten in der Familie oder am Arbeitsplatz und der Entstehung neuer Hirnläsionen acht Wochen später.[8]

In Verbindung mit Autoimmunerkrankungen werden in der Literatur drei Arten von Stress besonders häufig genannt. Dazu gehören:

1. **Chronischer, also toxischer Stress**, der länger als vier Wochen andauert und als sehr belastend empfunden wird. Genannt werden

hier anhaltende Probleme in der Partnerschaft oder am Arbeitsplatz, finanzieller Druck oder familiäre Verpflichtungen wie zum Beispiel die Pflege eines schwerkranken Angehörigen.

2. **Ein großer Schock oder starker Stress** in Form eines einmaligen Ereignisses, von dem man sich nur schwer wieder erholt. Hierzu gehört der Verlust eines geliebten Menschen, Unfälle, Naturkatastrophen, Kündigung der Arbeitsstelle und Scheidung oder Trennung.

An letzter Stelle, aber dafür nicht weniger bedeutend ist das

3. **Kindheitstrauma.** Dieses Trauma könnte man als den toxischsten Stress überhaupt bezeichnen, weil er in den wichtigen, prägenden Jahren auftritt, in denen Kinder noch nicht über die Ressourcen verfügen, um adäquat damit umzugehen. Unabhängig davon, ob der Mensch sich an die traumatischen Ereignisse seiner Kindheit erinnern kann oder nicht, haben ihre Auswirkungen verheerende Folgen. Sie beeinflussen die Entwicklung des Gehirns nachhaltig und machen sich ein ganzes Leben lang in Bezug auf Gesundheit und Verhaltensweisen bemerkbar – es sei denn, der emotionale Schmerz kann irgendwann verarbeitet werden. Es mag schwer zu verstehen sein, dass Ereignisse, die vielleicht schon mehrere Jahrzehnte zurückliegen, auch im späteren Leben die Gesundheit maßgeblich mitbestimmen. Es ist aber wichtig, sich dieser Verbindung bewusst zu sein, denn nur so können Sie wirklich gesund werden. Sie sind immer noch skeptisch? Dann lassen Sie uns das Thema einmal näher beleuchten.

Kindheitstrauma

Vielleicht haben Sie noch keinen Zusammenhang herstellen können zwischen dem, was in Ihrer Kindheit geschah und dem, was heute mit Ihrer Gesundheit passiert. Die Wissenschaft jedoch hat hier Zusammenhänge entdeckt, die man nicht ignorieren sollte. Mitte der 1990er Jahre untersuchten die *Centres for Disease Control and Prevention* (CDC) und die *Kaiser-Permanente Health Maintenance Organization* aus San Diego die Zusammenhänge zwischen physischem, emotionalem und psychischem Trauma in der Kindheit und chronischen Erkrankungen im Erwachsenenalter. Mehr als

17 000 Frauen und Männer nahmen an der Studie teil. Die Probanden waren überwiegend weiß, gebildet und stammten aus der mittleren und gehobenen Mittelschicht. Die Studie war über zwei Jahre hinweg angelegt, mit einem anschließenden Beobachtungszeitraum von 15 Jahren. Die Teilnehmer wurden zu folgenden Themen befragt:

- Körperlicher, emotionaler und sexueller Missbrauch in der Kindheit
- Körperliche und emotionale Vernachlässigung
- Familienangehörige, die unter Depressionen leiden oder bei denen eine andere psychische Störung diagnostiziert wurde; die alkoholabhängig sind oder andere Drogen konsumieren; die eine Haftstrafe absitzen
- Gewalterfahrungen der eigenen Mutter oder der Stiefmutter
- Trennung oder Scheidung der Eltern

Während der Auswertung der Ergebnisse war Dr. Robert Anda, Co-Leiter der Studie und Epidemiologe an der CDC, schockiert über das Ausmaß der erlebten Traumata. Dr. Anda musste feststellen, dass 64 % der Erwachsenen in ihrer Kindheit mindestens eine traumatische Erfahrung gemacht hatten und davon waren 87 % mindestens zweimal Opfer einer traumatisierenden Erfahrung geworden. Um die Ergebnisse besser nachvollziehen zu können: Wurde ein Kind Zeuge des körperlichen oder verbalen Missbrauchs seiner Mutter, war die Wahrscheinlichkeit groß, dass dieses Kind auch persönlich irgendeine Form von Missbrauch erlebt hatte. Gab es in der Familie einen alkoholabhängigen Vater, der Mutter und Kind missbrauchte, wurde dies als dreifache Trauma-Erfahrung bewertet. Jeder unerwünschte Vorfall aus der Kindheit wurde mit einem Punkt bewertet. Für Teilnehmer ohne traumatische Kindheitserfahrungen war die Gesamtzahl also 0 Punkte.

Je höher die Gesamtpunktzahl, desto größer wurde das Risiko, an einer Gesundheits- oder Verhaltensstörung zu leiden. Je größer die Anzahl der traumatischen Kindheitserfahrungen (im Englischen ACEs), desto höher klettert das Risiko für Autoimmunerkrankungen, Krebs, Alzheimer und verkürzte Lebenserwartung und das ganz unabhängig von dem Verhalten der betroffenen Person. Mit anderen Worten: Kindheitstrauma ist ein großer Risikofaktor für Lungenkrebs, *unabhängig davon, ob die Person raucht(e) oder nicht.* Hier die Auswertung der Studie:

- 2+ ACEs → ein um 70 % höheres Risiko für MS, Typ-1-Diabetes und Hashimoto-Thyreoiditis

- 2+ ACEs → ein um 80 % höheres Risiko für Lupus, Ekzeme, Reizdarmsyndrom und Asthma
- 2+ ACEs → ein um 100 % höheres Risiko für rheumatische Erkrankungen
- 4+ ACEs → erkranken 2,5-mal so oft an Krebs
- 4+ ACES → erkranken 4,22-mal häufiger an Alzheimer
- 6 ACEs → die Lebenserwartung verkürzt sich um 20 Jahre
- 7 ACEs → ein um 360 % höheres Risiko für Herz-Kreislauf-Erkrankungen
- 8 ACEs → das Risiko für Lungenkrebs verdreifacht sich[9]

Die Studie über traumatische Kindheitserfahrungen gab auch einen Einblick in die Bewältigungsmechanismen, mit denen die Betroffenen versuchen, ihren emotionalen Schmerz zu überwinden. Diejenigen, die von vier oder mehr traumatischen Erfahrungen berichteten, hatten im Vergleich zu Studienteilnehmern, die keine negativen Kindheitserfahrungen gemacht hatten, ein vier- bis zwölffach erhöhtes Risiko für Alkoholismus, Drogenmissbrauch, Depressionen und Suizid. Sie waren zwei- bis viermal so häufig Raucher, beurteilten ihren gesundheitlichen Zustand als „schlecht" und wechselten häufiger den Sexualpartner (50 Sexualpartner und mehr). Außerdem nahmen Fettleibigkeit und körperliche Inaktivität um das 1,4 bis 1,6-Fache zu. Substanzmissbrauch und potenziell schädliche Angewohnheiten scheinen eine natürliche menschliche Reaktion auf schwere Kindheitstraumata zu sein.[10]

Die erhobenen Daten deuten darauf hin, dass ACEs bewusst oder unbewusst nachfolgende Verhaltensweisen steuern, die Gesundheit beeinflussen und sogar Ihre Persönlichkeit formen können. Ich weiß, dass ich Sie mit sehr vielen Informationen auf einmal bombardiere. Das trifft vor allem zu, wenn Sie den Verdacht haben, dass auch Sie in diesem Test mit einer hohen Gesamtpunktzahl abschließen würden (s. Anhang C für den ACE-Fragebogen). Fassen Sie Mut: Auch wenn Sie mehr als ein Kindheitstrauma erlebt haben, gibt es Dinge, die Sie für sich und Ihre Gesundheit tun können. Sie können sowohl allein als auch mit professioneller Unterstützung an der Wahrnehmung Ihrer traumatischen Erfahrungen arbeiten und Ihre Bewältigungsstrategien nachhaltig ausweiten. Lassen Sie uns aber zuerst die „autoimmune Persönlichkeit" unter die Lupe nehmen, die viele Betroffene schon in der Kindheit annehmen, um wenigstens ein bisschen Kontrolle über ihre Umgebung behalten zu können. Dann möchte ich Ihnen zwei Frauen vorstellen, bei denen die Bewältigung von Kindheitstraumata und chronischem Stress eine wichtige Rolle auf dem Weg zur Heilung spielten.

Die „autoimmune Persönlichkeit"

Dr. Gabor Maté, ein in Ungarn geborener Arzt und Buchautor, hat über zwei Jahrzehnte lang Tausende von Patienten in seiner Hausarztpraxis und in der Palliativmedizin betreut. Er ist sich „zu fast 100 % sicher", welche seiner Patienten chronisch erkranken oder gar frühzeitig sterben werden. Maté hat bei seinen Patienten vier wichtige Risikofaktoren für Autoimmunerkrankungen beobachtet, von denen er sagt, dass sie durchaus „tödlich" sein können. Dazu gehören:

1. Automatische Sorge um andere Menschen, oft zulasten der eigenen Bedürfnisse.
2. Impulsive und starre Identifikation mit Pflicht- und Verantwortungsgefühl; nehmen ihre Rolle zu ernst anstatt authentisch zu sein.
3. Unterdrückung oder Zurückhaltung sogenannter „negativer" Emotionen (in Anführungszeichen, weil Wut eine in bestimmten Situationen durchaus angemessene Emotion sein kann).
4. Fühlen sich verantwortlich für die Gefühle anderer, möchten niemanden enttäuschen und sagen niemals nein.

Dr. Maté zufolge haben Menschen, die nicht nein sagen können, sich immer zurücknehmen und anderen Menschen gefallen wollen, keine gesunden Grenzen entwickelt. Anders ausgedrückt, sie werden „zu durchlässig", lassen alles in sich eindringen und vergessen dabei ihre eigenen Bedürfnisse. Erinnert Sie das an das Kapitel über die Darmgesundheit? Eine intakte Darmbarriere ist in der Lage zu bestimmen, welche Nährstoffe passieren dürfen und welche nicht. Ein durchlässige und „freizügige" Darmwand hat ihre Regulationsfähigkeit verloren, sie kann nicht mehr entscheiden, ob die übergroßen Proteinmoleküle und die Abfallprodukte gewisser Bakterien nun in den Blutkreislauf gelangen dürfen oder nicht.

Heilung geschieht, sobald wir gesunde Grenzen wiederherstellen und pflegen. Wir sind gesund, wenn wir frei entscheiden, was wir reinlassen und was nicht. Bei Jacob Teitelbaum haben wir gesehen, dass sein Wunsch, seiner Mutter zu gefallen und dafür sein authentisches Selbst zu unterdrücken, letztlich zu chronischer Erschöpfung und Fibromyalgie führten. Erst als er sich aus seinem familiären Umfeld zurückzog, etwas Distanz gewann und genug Zeit fand, um auf sich selbst und seine inneren Wünsche zu achten, konnte er sich heilen und wieder vollständig genesen.

Dr Maté betont, dass es keine Schuld und keine Scham geben darf. Wir suchen uns unsere Verhaltensmuster nicht bewusst aus. Es handelt sich hier um Anpassungen, die Kinder instinktiv vornehmen, um in Zeiten großen Stresses überleben zu können. Er warnt jedoch auch davor, dass bei Kindern, deren Anpassungsverhalten sich zu dauerhaften Charaktermerkmalen entwickelt, das Risiko für Krankheiten im Erwachsenenalter relativ hoch ist. Folgende Persönlichkeitsmerkmale werden oft mit autoimmunen Beschwerden assoziiert:

SCHLÜSSELKONZEPT: *Durchlässige Grenzen – im körperlichen und im übertragenen Sinne – bereiten den Weg für einen autoimmunen Selbstausdruck.*

1. **Der Perfektionist**. Der Perfektionismus hat natürlich auch positive Seiten, dazu gehören große Motivationsfähigkeit, Verantwortungsbewusstsein und hohe Standards. Die Aspekte des Perfektionismus, die man am häufigsten bei Menschen mit Autoimmunerkrankungen identifiziert hat, beziehen sich aber eher auf eine gnadenlose Selbstkritik und eine Anfälligkeit für Angststörungen und Depressionen. Auch anderen Menschen gegenüber können sie außerordentlich kritiksüchtig sein.
2. **Der Workaholic**. Workaholics sind zwanghaft besessen von ihrer Arbeit. Das Verlangen nach Anerkennung und öffentlichem Lob kann sie süchtig nach Macht und Kontrolle werden lassen.
3. **Der Überflieger.** Die Charaktermerkmale sind hier ähnlich wie bei den Perfektionisten. Sie leiden unter Versagensängsten. Ihr innerer Antreiber ist die Angst, als inadäquat, inkompetent oder unwürdig gesehen zu werden.
4. **Der chronische Helfer.** Diese Menschen stellen typischerweise die Bedürfnisse anderer über ihre eigenen. Sie können nur schlecht nehmen und geben zu viel, weil sie geliebt, bewundert oder wertgeschätzt werden möchten. Die chronische Selbstaufopferung führt zu Erschöpfung, niedrigem Selbstwertgefühl, Depressionen, Verbitterung und in engen Beziehungen zu häufigen Konflikten.
5. **Der Süchtige.** Diese Menschen neigen aufgrund ihres Kindheitstraumas zu Ängsten, Zwangsstörungen, negativen Emotionen und Impulsivität.

Susan Blum: Vom Perfektionismus befreit

Diese Geschichte handelt von einer erfahrenen Ärztin der Funktionellen Medizin, die in schwierigen Familienverhältnissen aufwuchs und als klassische „Autoimmunpersönlichkeit" schon früh in die Rolle des Perfektionisten schlüpfte, um emotionalen Verletzungen aus dem Weg zu gehen. Diese Rolle stand ihr viele Jahre lang hervorragend und ließ sie sehr erfolgreich werden. Doch dann kam der Moment, in dem die Last, immer die „Perfekte" zu sein, schließlich ihren Tribut einforderte. Wir können von Dr. Susan Blum lernen, dass der Wunsch, immer alles „richtig" zu machen, uns teuer zu stehen kommen kann. Ihre Geschichte zeigt uns, dass zu echter Heilung der Mut gehört, das eigene Leben unter die Lupe zu nehmen und bereit zu sein, das Verlangen nach Perfektion loszulassen.

Aufgewachsen in einer stabilen Familie mit zwei Schwestern und einem Bruder, war Susan ein unbeschwertes, optimistisches und autarkes Kind. Aber sie mied Konflikte und versuchte immer, die Wogen zu glätten, wenn es in der Familie zu Spannungen kam. Das geschah nicht selten, besonders wenn ihr Vater an den Konflikten beteiligt war. Seine schnelle, aufbrausende Art machte das Mädchen Susan nervös und unsicher. Sie erinnert sich, dass sie als junges Mädchen „definitiv Angst vor ihm hatte".

„Zu Hause gab es viel Stress. Mein Vater war ein gutmütiger Mann, aber er war auch jähzornig und ging öfter mal in die Luft. Wir alle gingen ihm aus dem Weg. Mir hat er nie wehgetan, aber meine ältere Schwester hat er manchmal mit dem Gürtel geschlagen. Ich habe es gesehen und dieser Missbrauch hat mich emotional sehr gestresst. Meine Art damit umzugehen war, wegzulaufen und mich zu verstecken. Ich legte viel Wert darauf, eine Einserschülerin zu sein, damit ich meinen Eltern keine Probleme bereiten würde. Ich war die „Perfekte" in der Familie. Das war meine Art, mit dem Stress zu Hause umzugehen."

Hoch motiviert und leistungsbetont, brillierte Susan in Mathematik und den Naturwissenschaften und wusste schon früh, dass sie Ärztin werden wollte. Dieses Ziel verfolgte sie auch im Medizinstudium mit großer Leidenschaft und Ehrgeiz. Während ihrer zweijährigen Assistenzzeit aber war sie sehr enttäuscht von dem, was sie als „unpersönlichen und 08/15-Ansatz der schulmedizinischen Praxis" bezeichnete. Dieses Gefühl nagte weiter an ihr, aber sie war viel zu beschäftigt, um auf ihre Gefühle zu hören.

Mit Anfang 30 kamen ihre beiden Söhne zur Welt, einer der beiden hat ein deutliches ADHS-Syndrom. Susan war Mitte 30 und als junge Mutter mit zwei aktiven Jungs sehr gefordert. Außerdem arbeitete sie Teilzeit am ***New Yorker Mount Sinai Hospital*** in der Präventivmedizin und begleitete ihren Mann mitsamt Familie auf seinen zahlreichen Geschäftsreisen. „In diesen Jahren hatten wir viel Stress in der Familie und ich musste meinen Perfektionismus revidieren; ich hatte meinen Sohn, der nicht perfekt war; unsere Familie war nicht perfekt; ich war alles andere als perfekt. In dieser Situation kamen viele Dinge ans Tageslicht, mit denen ich mich näher beschäftigen musste."

Mit 38 Jahren, nach der Geburt ihres dritten Sohnes, brach Susan unter dem Stress zusammen. Sie beschloss, ihre Arbeitsstelle zu kündigen. Sie war verzweifelt auf der Suche nach neuen Perspektiven und wollte herausfinden, woher der ganze Stress in ihrem Leben kam.

„Als Ärztin ist es meine Aufgabe herauszufinden, wie Stress entsteht und Wege aufzuzeigen, wie man verhindern kann, dass dieser Stress uns und unseren Körper krank macht. Das ist die Aufgabe, mit der wir konfrontiert werden – gesund und widerstandsfähig durchs Leben zu gehen. Ich habe dann begonnen, an dieser Stress-Sache zu arbeiten."

1998 ließ sie sich am ***Center for Mind-Body Medicine*** www.cmbm.org in Washington D.C. ausbilden. Während der Ausbildung stellte sie fest, dass manche ihrer Charakterzüge nicht mehr gut für sie waren. Dazu gehörte auch das zwanghafte Verlangen immer die „Perfekte" in der Familie sein zu wollen. Sie machte es sich ganz bewusst zur Aufgabe, ihrer Familie zu vermitteln, dass sie nicht mehr „perfekt funktionieren" werde. Nach ihrem Ausbildungslehrgang hatte sich die Familiendynamik zwar verändert, aber Susan war immer noch nicht im Gleichgewicht.

Während sie fitter war als je zuvor, plagten Susan eine lähmende Müdigkeit und fünf Kilo Übergewicht. Mental war sie stark und konnte dadurch ihre Erschöpfung überwinden. Eines Tages sprach ein Freund sie auf ihre gelben Hände an. Eine

Schilddrüsenuntersuchung bestätigte die Diagnose Hashimoto-Thyreoiditis. Susans Schilddrüse funktionierte also nicht so wie sie sollte und sorgte auch dafür, dass ihr Körper das Antioxidans Betacarotin nicht vollständig abbauen konnte. Der Arzt verschrieb ihr zwar natürliche Schilddrüsenextrakte vom Schwein, aber bei den nächsten Tests war alles nur noch schlimmer. Etwas beunruhigt machte sich Susan auf die Suche nach dem Grund ihrer Autoimmunerkrankung. Sie konnte ihren Perfektionismus nicht einfach abschalten und erwarten, dass sie sich von Grund auf ändern würde. Sie wusste, dass sie tiefer gehen und die Grenzen ihres Körpers austesten musste. Sie musste herausfinden, warum der Stress in ihrem Leben so dominant war. Wenn sie an die Zeit ihrer Diagnose zurückdenkt, sagt sie: „Ich dachte, ich mache alles richtig. Ich aß viel Fisch, trieb regelmäßig Sport und hatte einen gesunden Schlaf. Und dann stellte sich heraus, dass das nur die Spitze des Eisbergs war und ganz viel unter der Oberfläche schlummerte, von dem ich nichts wusste. Ich wollte wissen, was es war."

Susans Reise führte sie schließlich zum *Institut für Funktionelle Medizin* (IFM). Die Ausbildung zielt darauf ab, die Grundursachen chronischer Krankheiten zu erkennen und zu behandeln. Für Susan war es die perfekte Gelegenheit, mehr über ihre eigenen Autoimmuntrigger zu erfahren. Sie lernte, dass ihre eigene Krankheit auf eine Kombination von toxischer Belastung und chronischem Stress zurückzuführen war. Sie hatte viel Quecksilber im Körper, was sie wahrscheinlich ihrem regelmäßigen Verzehr belasteter Fische und einer genetischen Beeinträchtigung des Stoffwechsels zu verdanken hatte. Und der chronische Stress? Da kam einiges zusammen: die traumatischen Erlebnisse aus ihrer Kindheit, ihr Perfektionismus, die Herausforderungen des Familienlebens und der Frust ihres Berufsalltags in einer schulmedizinischen Klinik. Es war dieser chronische Stress, der die Kaskade lostrat – Dysbiose, Leaky-Gut-Syndrom und Hashimoto-Thyreoiditis.[11]

„Meine größten autoimmunen Auslöser waren wahrscheinlich eine Kombination aus Stress, Gluten, Soja, Quecksilber, genetischen Entgiftungsproblemen und Darmproblemen. Nahrung, Stress, Darm und Leber sind die vier großen Punkte, die jeder durcharbeiten muss, um das Immunsystem von Grund auf zu sanieren. Es hat zwei ganze Jahre gedauert, bis ich mit allem durch war, aber der Aufwand hat sich gelohnt. Ich fühlte mich besser, ich schlief besser, hatte mehr Energie, meine Verdauungsbeschwerden verschwanden und ich wurde sogar meine fünf überschüssigen Kilo los."

18 Monate nach der Diagnose waren die Antikörper gegen die Schilddrüse wieder im Normalbereich und der Hashimoto in Remission. Wege aus dem Stress zu finden ist Susans große Leidenschaft, die sie am ***Center for Mind-Body Medicine*** unterrichtet. Ihr Anliegen ist es, Menschen auf der ganzen Welt zu zeigen, wie sie widerstandsfähiger werden können und sich weder durch kleinen noch durch großen Stress aus der Ruhe bringen lassen.

Um gesund zu bleiben, arbeitet Susan aktiv am Stressabbau. Einmal pro Woche geht sie zur Akupunktur, meditiert jeden Morgen, ernährt sich vegan mit viel Gemüse und wenig Getreide, trinkt täglich grünen Tee und hat ihre Arbeitszeit reduziert. Sie geht jeden Tag mit Hund, aber ohne Handy, in der Natur spazieren und entspannt am Wochenende gern mit ihrem Mann auf der Veranda. Zeit für ein gutes Buch darf auch nicht fehlen. Sie nimmt ihre Routine sehr ernst, zu über 90 % der Zeit gelingt ihr ein regelmäßiger Tagesablauf. Nur so kann sie zufrieden, glücklich und produktiv durchs Leben gehen.

„Für mich war die Autoimmundiagnose der Silberstreifen am Horizont, der mich wachrüttelte und mir zeigte, wie wichtig es ist, sich um die eigenen Bedürfnisse zu kümmern. Und es zeigt uns, was wichtig ist im Leben. Leben heißt, im Gleichgewicht zu sein. Es ist wichtig, die Stressoren so niedrig wie möglich zu halten und Dinge auch mal loszulassen. Auch wenn man schon entgiftet, den Darm saniert und andere Trigger für immer verbannt hat. Auch Stress kann das Fass zum Überlaufen bringen."

Manchmal kann der Schmerz eines Kindheitstraumas zu einem tiefen Gefühl der Wertlosigkeit führen. Das geht oft mit ungesunden Bewältigungsmechanismen einher, die das Risiko einer chronischen Erkrankung weiter in die Höhe treiben. Michelle Corey, Therapeutin für funktionelle, ganzheitliche Medizin und Autoimmunexpertin, brachte mehr als ein traumatisches Ereignis aus ihrer Kindheit mit, was ihr persönliches Risiko für Lupus und Hashimoto-Thyreoiditis um 70 % steigerte. Es erklärt mitunter auch, warum sie zum Workaholic wurde und immer versuchte, anderen zu gefallen. Beide Verhaltensweisen gehören zu den ungesunden Bewältigungsmechanismen. Auch Michelles Geschichte zeigt uns, wie weit die Auswirkungen eines Kindheitstraumas ins Erwachsenenalter hineinreichen. Sie erzählt aber auch, wie kraftvoll die Heilung sein kann, wenn der emotionale Schmerz mit Hingebung, Selbstliebe, Empathie und Vergebung gelöst werden kann. Dann wird emotionales Wohlbefinden möglich.

Vom Kindheitstrauma zu ungesunden Bewältigungsmechanismen und Autoimmunität: Michelle Coreys Geschichte

Michelle wurde als Tochter einer alleinerziehenden, noch jugendlichen Mutter geboren. Später heiratete die Mutter einen Mann, der Michelle, ihre Geschwister und ihre Mutter jahrelang emotional, körperlich und sexuell missbrauchte. Als Erwachsene wurde Michelle von Selbsthass und Schamgefühlen geplagt, sie fühlte sich alles andere als liebenswert. Um mit diesen Gefühlen fertig zu werden, trank sie große Mengen Wein und Kaffee. Als Inhaberin einer Werbeagentur arbeitete sie fast rund um die Uhr. Sie ernährte sich vegetarisch, hatte aber trotz kalorienarmer Diät immer wieder Probleme mit Übergewicht. Auch regelmäßige Saunagänge und Joggen am Strand halfen nicht, Michelle blieb übergewichtig und gestresst. Als wäre Michelles Alltag nicht anstrengend genug, war sie zusätzlich in einer unglücklichen, abhängigen Beziehung gefangen. Michelle erinnert sich: „Die meiste Zeit war ich total gestresst. Ich war richtig süchtig nach Stress und Unglück. Ich kannte nichts anderes, ich wusste nicht, wie man anders leben könnte."

Mit Mitte dreißig kam der Haarausfall an Kopf und Augenbrauen. Michelle hatte Hautausschläge an den Handflächen und Fußsohlen, nächtliche Schweißausbrüche, immer wieder Fieber und Gelenkschmerzen. Sie ging zu mehreren Ärzten, die alle die klassischen TSH- (Thyreoidea-stimulierendes Hormon) Untersuchungen durchführten. Da dieser Test nur die fortgeschrittenen Stadien einer Schilddrüsenstörung diagnostizieren kann, wurde Michelle stets für gesund und munter erklärt.

„Ich wurde behandelt, als würde ich mir das alles nur einbilden. Das ist in der Medizin wirklich so. Wenn eine ansonsten gesunde Frau mit einer Reihe von Symptomen auftaucht, die sich nicht erklären lassen, geht man davon aus, dass sie verrückt ist und sich alles nur einbildet. „Sie hat sich nicht im Griff, daher kommen ihre Beschwerden. Wir geben ihr etwas gegen ihre Ängste und Depressionen."

Kurz vor Michelles 36. Geburtstag spitzte sich die Lage zu. Sie war sehr unglücklich und litt unter vielen Beschwerden. Aber anstatt sich um ihre eigenen Bedürfnisse zu kümmern und ihrer Intuition zu folgen, ignorierte sie ihre Symptome und blieb in einer sehr unglücklichen Ehe. Erst ein gemeinsamer Arzttermin mit ihrem Mann brachte Michelle dazu, sich näher mit einigen schwierigen Fragen auseinanderzusetzen.

Während des Arztgespräches – eigentlich ging es um Michelles Ehemann – sprach der Arzt sie auf ihr geschwollenes Gesicht und einige dunkle Pigmentflecken an ihrer Oberlippe an. Er empfahl ihr, zur Abklärung der Symptome einige Test durchführen zu lassen, u. a. einen ANA-Test, ein Candida-Screening und eine Schilddrüsenuntersuchung. Es stellte sich heraus, dass Michelle sowohl eine systemische Candidose als auch eine Hashimoto-Thyreoiditis hatte. Außerdem gab es in ihrem Blut Marker für einen Lupus im Frühstadium. Lupus ist eine Autoimmunerkrankung mit vielseitigem Symptombild, zu dem chronische Müdigkeit, Gelenkschmerzen, Haarausfall, Hautausschläge, Fieber, Schwellungen und Photophobie gehören.

Als der Arzt sie fragte, ob sie wüsste, warum sie krank sei, fühlte Michelle sich erst einmal als Opfer. Danach kam die Wut. „Wie konnte dieser Arzt mir unterstellen, selbst an meiner Krankheit schuld zu sein?" Aber die Frage hinterließ ein Echo, das nicht so schnell verblassen wollte.

„Diese Frage brachte mich auf die Spur. Ich wusste, dass es niemanden außer mir gab, der diese Frage beantworten konnte. Er stelle mir diese Frage, weil ich der einzige Mensch bin, der eine Antwort darauf haben kann. Ich forschte in meinem Inneren und zog Bilanz. Es schien mir fast, als wäre mein ganzes Leben schuld an meiner Misere. Auf jeder Ebene gab es Chaos. Alles in meinem Leben war falsch, ich lebte eine einzige Lüge. Kein Wunder, dass ich krank war!"

Michelle wurde klar, dass sie vieles ändern musste, wenn sie sich selbst heilen wollte. Sie verkaufte ihre Firma und versuchte es mit Paartherapie. Als das aber nicht fruchtete, trennte sie sich von ihrem Ehemann. Dann machte sie sich daran, Körper, Geist und Seele zu heilen.

Michelles erster Kontakt mit der ganzheitlichen Medizin war über ***Network Chiropractic***, einer sanften, ganzheitlichen Behandlungsmethode, die die Selbstheilungskräfte des Körpers nutzt. Ihr Chiropraktiker führte sie unter anderem in das bewusste Atmen ein. Mithilfe dieser Übungen lernte Michelle, sich zu erden und lang angestaute Emotionen loszulassen.

„Es war sehr dramatisch für mich. Ich hatte überhaupt keine Verbindung zu meinem Körper. Ich war „überhaupt nicht in meinem Körper", eine Erfahrung, die viele Überlebende sexueller Traumata beschreiben. Ich sehe das auch bei meinen Klientinnen, wenn sie sagen: „Ich habe gerade eine Hysterektomie hinter mir. Ich wollte es einfach nur loswerden. Mit allem, was sich im Unterleib abspielt, will ich nichts zu tun haben." So war es auch bei mir. Ich hatte Angst davor, was mein Körper mir vielleicht mitteilen würde."

Nach und nach befreite sich Michelle von den tiefen Verwundungen ihrer Kindheit und wand sich einem gesünderen und sanfteren Lebensstil zu. Sie machte die Berge von New Mexico zu ihrem Zuhause, in der Absicht, dort ihr Leben in heilsame Bahnen zu lenken. Zweieinhalb Jahre lang verzichtete sie auf Alkohol und Kaffee. Anstatt die Nächte durchzufeiern, lag sie um halb elf abends im Bett. Das intensive Herz-Kreislauf-Training tauschte sie gegen Pilates, sanftes Krafttraining und lange Spaziergänge in der Natur. Sie verzichtete bewusst auf Nachrichten und Medienkonsum und genoss die Freude inspirierender, heilsamer Klänge. Sie folgte den Ratschlägen spiritueller Lehrer und besuchte viele Seminare und Vorträge über Selbstheilung. Die Bücher von Wissenschaftlern, Forschern und Ärzten wie Dr. Candace Pert verschlang sie förmlich. Denn sie lehren uns, dass wir unser Leben selbst in die Hand nehmen und bewusst auf Schicksalsschläge reagieren können anstatt in unbewussten, reaktiven Zuständen zu verharren. Je weiter sie ihr Herz öffnete, desto mehr konnte Michelle die „spontane

Vergebung" anderer annehmen, bis sie sich schließlich selbst verzeihen konnte.

„Ich betrachte meine Reise als Geschenk. Ich habe gelernt, dass wir uns auf die positiven Aspekte unseres Lebens fokussieren müssen. Erst dann ist echte Heilung möglich. Wir müssen lernen, uns selbst und anderen zu vergeben, uns selbst zu lieben und unseren eigenen Bedürfnissen Prioritäten einzuräumen."

„Denn eins ist sicher: Egal, wie krank man ist oder wie schlecht die aktuelle Lebenssituation zu sein scheint, es kann sich immer zum Positiven wenden. Jeder Tag bietet uns die Möglichkeit, neue Entscheidungen zu treffen. Durch Krankheit will der Körper uns diese Erkenntnis vermitteln und uns Wege zeigen, wie wir unser Leben verändern können. Hören Sie genau hin! Ergreifen Sie die Gelegenheit zur Heilung."

Ob Sie nun wie Susan und Michelle schon ein Leben lang unter Druck standen oder ganz aktuell den Anforderungen eines modernen Lebensstils standhalten müssen, es ist nie zu spät, Stress in all seinen Formen den Kampf anzusagen.

Fazit: Wenn Sie Autoimmunerkrankung heilen oder verhindern wollen, ***sollten Sie sich auch um Ihr emotionales Wohlbefinden kümmern.***

Toolkit – Streicheleinheiten für die Seele

Wenn Stress das ist, was passiert, wenn die subjektiv wahrgenommenen Anforderungen an Sie Ihre Kapazitäten überschreiten, gibt es zwei Möglichkeiten, den Stress zu minimieren: Entweder Sie reduzieren die an Sie gestellten Anforderungen oder Sie erhöhen Ihre Kapazitäten – oder eben *beides*. Jetzt sind wir natürlich nicht immer und überall in der Lage, die Anforderungen im Leben nach unseren Bedürfnissen und Wünschen zu gestalten. Aber wir können proaktiv vorgehen, Stress abbauen und unsere Widerstandskraft gegen Stress erhöhen. Idealerweise sollte das geschehen, bevor Symptome auftreten, sind diese schon da, ist definitiv Handlungsbedarf gegeben. Auf den folgenden Seiten möchte ich Ihnen praktische und bewährte Strategien an die Hand geben, mit denen Sie beide Seiten der Medaille angehen können: Erstens: besseres Management (subjektiv wahrgenommener) Anforderungen, plus zweitens: Stärkung Ihrer Widerstandsfähigkeit (Resilienz).

Die meisten Strategien, die ich hier vorstelle, sind einfache Do-it-youself-Techniken, die am besten funktionieren, *wenn man sie konsequent anwendet.* Laut Tony Robbins, Menschenkenner und Persönlichkeitscoach, liegt das Geheimnis zum Erfolg in den kleinen, täglichen Ritualen, wie zum Beispiel eine zehnminütige Trainingseinheit am Morgen. Mit zunehmender Dynamik werden aus den kleinen Ritualen feste Gewohnheiten, die man nicht mehr missen möchte, wie z. B. morgens aufstehen, sich die Zähne zu putzen und abends wieder schlafen gehen.

Wir alle können uns diese zehn Minuten am Tag gönnen. *Die Entscheidung liegt bei Ihnen.* Nur Sie können Prioritäten setzen, Zeit dafür einräumen und Ihre Gesundheit über alles andere stellen. Es ist wie im Flugzeug, wenn das Kabinenpersonal Sie anweist, *die eigene Sauerstoffmaske zuerst überzustreifen*! Viele Menschen – und hier sind Frauen mit den klassischen autoimmunen Persönlichkeitsmerkmalen besonders betroffen – stellen die Selbstfürsorge hinten an, weil sie nicht egoistisch sein wollen. Aber das Gegenteil trifft zu: Wenn Sie Ihr eigenes Wohlbefinden priorisieren, werden Sie *mehr* Energie für die Alltagsbewältigung und Ihre zahlreichen Verpflichtungen haben. Zusatzboni gibt es gleich mit: Es ist wissenschaftlich erwiesen, dass die Strategien, die ich Ihnen vorstellen werde, Entzündungen reduzieren, das Immunsystem stärken, glücklicher machen und die Hirnfunktion verbessern.

Während die Anzahl entspannungsfördernder Methoden praktisch endlos ist, werde ich mich auf diejenigen konzentrieren, für die es wissenschaftliche Belege gibt und die relativ einfach anzuwenden sind. Eine am Massachusetts General Hospital durchgeführte Studie konnte nachweisen, dass Entspannungstechniken wie Meditation, Yoga und Beten den Bedarf an Gesundheitsleistungen um 43 % zurückfahren konnten.[12] Stellen Sie sich vor, wie einfache Entspannungsübungen Ihren eigenen Bedarf an Medikamenten reduzieren oder Ihnen den Besuch beim Arzt gleich ganz ersparen könnten.

Das Toolkit *Streicheleinheiten für die Seele* soll Ihnen eine Vielzahl an Optionen zur Verfügung stellen, die Sie mit der Zeit anwenden und üben können. Einige meiner Vorschläge sind für Sie vielleicht einfacher umzusetzen als andere und ich empfehle Ihnen, erst einmal damit zu beginnen, sich die eigene emotionale Belastung bewusst zu machen. So können Sie solide Grundlagen für alles Weitere schaffen. Wenn Sie im jetzigen Moment nicht weiter gehen können, ist das völlig in Ordnung! Für diejenigen, die bereit sind, noch ein paar Schritte weiter zu gehen, können mit Schritt 3 und 4 beginnen. Es wird Ihnen helfen, mit Herz und Verstand an Ihrer emotionalen Gesundheit zu arbeiten.

Denken Sie über die unten aufgeführten vier Schritte nach. Sollten Sie zusätzliche Hilfe benötigen, wird Sie der Bonus-Schritt dabei unterstützen.

Schritt 1: Machen Sie eine Selbsteinschätzung zur Stressbelastung.
Schritt 2: Schaffen Sie ein solides Fundament.
Schritt 3: Machen Sie sich die Kraft Ihres Verstandes zunutze.
Schritt 4: Stärken Sie Ihre positiven Gefühle.
Bonus-Schritt: Holen Sie sich tatkräftige emotionale Unterstützung.

Schritt 1: Selbsteinschätzung zur Stressbelastung

Sie wissen wahrscheinlich schon, ob Sie in Ihrem Leben viel oder wenig Stress haben. Die Chancen stehen aber auch nicht schlecht, dass Sie sich einfach daran gewöhnt haben, sich so zu fühlen wie im Moment. Oder dass Sie es vielleicht sogar für normal halten. Möglicherweise haben Sie kapituliert und glauben, dass Sie an Ihrer Lebenssituation sowieso nichts ändern können. Die Selbsteinschätzung soll Ihnen zu einem besseren Bewusstsein für die Aspekte Ihres Lebens verhelfen, die Ihnen Stress bereiten. Ich hoffe, dass es Sie dazu motivieren wird, aktiv daran zu arbeiten, denn Stressabbau ist wichtig! Bitte notieren Sie sich das Datum, an dem sie den Fragebogen ausgefüllt haben. So können Sie später besser nachvollziehen, wie sich Ihr persönliches Stressniveau im Laufe der Zeit verändert hat.

Lesen Sie sich folgende Aussagen durch. Wenn Sie eine Frage nicht beantworten können, überspringen Sie diese einfach. Bewerten Sie Ihre Antworten mit 0 oder 1, wobei 0 „nein" oder „nie" und 1 „ja" oder „manchmal" bedeutet:

0 1 Ich gehe meistens nach 22 Uhr ins Bett.
0 1 Ich schlafe meistens weniger als acht Stunden.
0 1 Ich fühle mich oft angespannt und müde.
0 1 Ich wache oft müde auf oder fühle mich tagsüber träge.
0 1 Ich bewege mich nicht viel oder gar nicht.
0 1 Mir fehlt die Zeit oder Energie für persönliche Hobbys und Aktivitäten.
0 1 Ich fühle mich oft im Nacken oder Rücken verspannt.
0 1 Ich sitze tagsüber lange Zeiten am Stück (mehr als vier Stunden).
0 1 Ich atme durch den Mund und/oder atme sehr flach (nicht in den Bauch).
0 1 Ich habe das Gefühle, keine Kontrolle über meine Zeitplanung oder meine täglichen Prioritäten zu haben.

0 1 Ich arbeite mehr als acht Stunden am Tag.
0 1 Ich nehme selten Urlaub oder habe selten lange Wochenenden frei.
0 1 Ich bin oft ängstlich und nervös.
0 1 Ich bin oft deprimiert.
0 1 Ich habe oft ein schlechtes Gewissen, Schuldgefühle oder schäme mich.
0 1 Ich halte mich für perfektionistisch oder erwarte in der Regel, dass alles perfekt sein muss.
0 1 Ich bin oft ungeduldig oder gereizt.
0 1 Ich würde mich als Überflieger bezeichnen.
0 1 Ich habe als Kind eine oder mehrere traumatische Erlebnisse gehabt (siehe auch ACE-Fragebogen in Anhang C).
0 1 Ich leide zurzeit an einer PTBS oder glaube, dass ich ein ungelöstes Trauma habe.
0 1 Ich habe vor kurzem einen Partner, Ehepartner, ein Haustier oder einen geliebten Menschen verloren.
0 1 Ich bin verbittert oder trage Gefühle von Reue und/oder ungelöster Trauer mit mir herum.
0 1 Mir fällt es schwer, nein zu sagen.
0 1 Ich nehme mir selten Zeit für Freizeitspiele oder gemeinschaftliche Aktivitäten.
0 1 Ich nehme mir nie Zeit zum Entspannen oder für tägliche Entspannungsübungen.
0 1 Ich sehe in meinem Leben wenig Sinn und Zweck.
0 1 Ich fühle mich ungeliebt.
0 1 Die meiste Zeit fühle ich mich einsam, isoliert und nicht unterstützt.
0 1 Ich fühle mich oft hilf- und hoffnungslos.

Tragen Sie hier weitere wichtige Stressfaktoren ein:

1____

1____

Tragen Sie hier das Ergebnis ein:__________

AUSWERTUNG ZUR STRESSBELASTUNG:

0 Unglaublich! Sie gehören zu den wenigen Menschen, die völlig stressfrei durchs Leben gehen. Machen Sie weiter so und bleiben Sie positiv.

1-5 Herzlichen Glückwunsch! Sie stehen vielleicht ab und zu unter Stress und haben emotionale Tiefs, scheinen aber sehr gut damit zurechtzukommen. Bleiben Sie dran und beugen Sie größeren Problemen vor. Auch Sie können von emotionaler Selbstfürsorge profitieren.

6-15 Machen Sie Ihr emotionales Wohlbefinden zur Priorität. Sie sind damit nicht allein! Viele Menschen haben es mit Selbstfürsorge und Streicheleinheiten für die Seele geschafft, chronische Krankheiten zu überwinden. Achten Sie vermehrt auf sich selbst und Ihre emotionalen Bedürfnisse.

16+ Sie sollten Ihr emotionales Wohlbefinden ganz oben anstellen, es verdient höchste Priorität. Viele Menschen müssen ein Zuviel an Stress und emotionaler Belastung tragen und fühlen sich dadurch überwältigt. Möglicherweise gehören Sie zu den Menschen, die von dem Bonus-Schritt auf Seite 246 profitieren können. Bitte haben Sie Mitgefühl und Geduld mit sich selbst auf dem Weg zur emotionalen Gesundheit. Nicht wenige Menschen mussten viele Jahre lang Stress und unvorstellbares Traumen erleiden und haben es trotzdem geschafft, sich davon zu befreien und auch emotional zu gesunden.

Schritt 2: Schaffen Sie ein solides Fundament.

Ein Fundament ist die Basis, auf der alles andere steht. Auf dieser Ebene baut alles andere auf. Wenn Sie ein Haus bauen, beginnen Sie nicht mit dem Dach, sondern legen erst einmal den Grundstein und ein stabiles Fundament. Zu dem Fundament des emotionalen Wohlbefindens gehört eine gesunde Lebensführung, die es Ihnen möglich macht, Ihre permanente Kampfbereitschaft wieder in den Ruhemodus zurückzufahren, damit sich Ihr Körper erholen und selbst regenerieren kann. Wenn Sie erst einmal gelernt haben, wieder regelmäßig und ausreichend zu schlafen, tiefer zu atmen und Ihren Körper mit regelmäßiger Bewegung fit zu halten – am besten in der Natur – werden Sie ganz schnell motiviert sein, mit Schritt 3 und 4 weiterzumachen.

- ✓ **Gesunder Schlaf ist wichtig.** Chronischer Schlafmangel kann eine ganze Reihe negativer gesundheitlicher Folgen nach sich ziehen, darunter Herz-Kreislauf-Erkrankungen, Diabetes, Übergewicht und Krebs. Möglicherweise verkürzt er auch die Lebensdauer. Schon ein paar Stunden Schlafmangel in einer einzigen Nacht können Entzündungen begünstigen, Insulinresistenzen fördern und das Immunsystem schwächen.[13] Eine gute Nachtruhe ist absolut unerlässlich, weil sich der Körper nur dann ausgiebig reparieren kann. Vor allem das Gehirn nutzt diese Zeit, um zu reparieren, reorganisieren, sich zurückzufahren und vor allem zu regenerieren. Dem ehemaligen Vorsitzenden der *American Academy of Sleep Medicine* (AASM), Dr. Safwan Badr, ist eine acht bis neunstündige Nachtruhe kein Luxus, sondern eine ausgesprochene Notwendigkeit. Das trifft ganz besonders auf Menschen mit einer autoimmunen Erkrankung zu.

Probieren Sie es aus: Wie es „Paläo-Mum" Dr. Phil. Sarah Ballantyne, so schön formuliert: Schlafenszeit ist nicht nur für Kinder! Machen Sie es zur Gewohnheit, vor 22 Uhr ins Bett zu gehen, damit Ihr Schlaf auch wirklich erholsam wird. Verwandeln Sie Ihr Schlafzimmer in ein Schlaf-Refugium, in dem es weder Mobiltelefone noch andere elektrische Geräte gibt. Schalten Sie, wenn möglich, Ihren WLAN-Router über Nacht aus. Sorgen Sie, wenn nötig, mit Ohrenstöpseln und Augenbinden für völlige Ruhe und Dunkelheit. Am besten strecken Sie Ihr Gesicht gleich nach dem Aufwachen in die Morgensonne (ohne Sonnenbrille), um den natürlichen Tag-Nacht-Rhythmus zu stärken und damit auch Ihr Immunsystem.

Ich gehe abends um 21 Uhr ins Bett. Zu meinem persönlichen Schlafritual gehören ein gutes Buch, Ohrstöpsel aus Silikon und eine Augenbinde. Außerdem nehme ich 125 mg Progesteron ein, damit meine Hormone im Gleichgewicht bleiben und ich gut schlafen kann. Ich gehe fast jeden Morgen spazieren oder verbringe zumindest ein wenig Zeit auf dem Balkon, damit ich meinen Augen etwas Morgensonne gönnen kann. Das unterstützt die Produktion von Serotonin und Melatonin.

- ✓ **Atmen Sie langsam und bewusst.** Die Atmung ist einer der effektivsten Methoden zum Stressabbau. Das Schöne an dieser Methode ist, dass man es eigentlich ganz automatisch macht und es überhaupt nichts kostet. Und doch wird die Bedeutung einer guten Atmung leider immer wieder übersehen. Langsames und kontrolliertes Atmen hat eine beruhigende Wirkung auf das Gehirn, stimuliert aber gleichzeitig auch das parasympathische Nervensystem, das den Köper in einen Ruhe- und Verdauungsmodus versetzt und so dem Körper signalisiert, dass alles in Ordnung ist.

Probieren Sie es aus: Üben Sie das bewusste Atmen, indem Sie durch die Nase einatmen und spüren, wie sich ihr Abdomen wie ein Ballon mit Luft füllt. Dann atmen Sie langsam wieder durch die Nase aus, bis auch Ihr Abdomen wieder leer ist. Versuchen Sie jetzt direkt einmal nach dem „5x5“-Rhythmus zu atmen: Reduzieren Sie Ihre Atemfrequenz, indem Sie beim Ein- und Ausatmen jeweils bis fünf zählen. Wiederholen Sie diesen Zyklus sechsmal, also insgesamt eine Minute lang. Es ist wissenschaftlich belegt, dass die „5x5“-Atemtechnik im Vergleich zur normalen Atmung das subjektive Entspannungsgefühl deutlich steigert. Außerdem steigert sie die Herzschlagvariabilität (HRV), ein wichtiger Indikator für Gesundheit, Vitalität und Fitness.[14] Das Schwierigste an der bewussten Atmung ist, daran zu denken. Ich habe die Erfahrung gemacht, dass sie am besten funktioniert, wenn ich mir „mentale Lesezeichen“ setze, die mich daran erinnern – wenn ich zum Beispiel an einer Ampel stehe, mich im Supermarkt an der Kasse anstellen muss oder beim Spazierengehen. Immer, wenn es uns gelingt, ein paar bewusste Atemzüge in unseren Alltag zu integrieren, ist das wie ein natürliches Beruhigungsmittel für unser Nervensystem.

✓ **Bleiben Sie in Bewegung.** Es ist wissenschaftlich nachgewiesen, dass längeres Sitzen – damit sind mehr als vier Stunden am Tag gemeint – und mangelnde Bewegung die Gesundheit gefährden und das Risiko von Herz-Kreislauf-Erkrankungen, Diabetes und Krebs erhöhen. Außerdem verkürzt es die Lebensdauer.[15] Dafür kann man sich mit konsequenter und moderater Bewegung sehr effektiv gegen Stress schützen und gleichzeitig das Immunsystem stärken und Entzündungen reduzieren. Schon 30 Minuten Gehen, Radfahren, Schwimmen oder Krafttraining pro Tag sind ausreichend. Moderate, aber regelmäßige Bewegung baut Müdigkeit ab und fördert die Regeneration von neuen Hirnzellen.[16] Das beugt autoimmunen Krankheiten, Depressionen und Demenz vor.

Probieren Sie es aus: Fangen Sie dort an, wo Sie stehen (im übertragenen Sinne gemeint) und arbeiten Sie sich langsam voran. Wenn Sie bettlägerig, an den Rollstuhl gebunden oder einfach zu krank sind, um überhaupt 30 Minuten Bewegung in Erwägung zu ziehen, versuchen Sie es einfach mit sehr einfachen kleinen (Yoga-)Übungen im Rollstuhl oder Bett. Steigern Sie die Dauer und Anzahl dieser Übungen ganz allmählich und machen Sie jeden Tag etwas mehr. Wenn Sie körperlich in der Lage dazu sind, können Sie ein tägliches Übungsprogramm auswählen, das Ihnen Spaß macht und dieses konsequent umsetzen. Bauen Sie Ihr Übungsprogramm in Ihren Tagesablauf ein, dann wird es ein Leichtes sein. Nehmen Sie die Treppe anstelle des Aufzugs, gehen Sie mit einem/r Freund/in spazieren oder trainieren Sie zu Hause. Richten Sie auf Ihrem mobilen Endgerät einen Erinnerungsalarm ein, damit Sie wissen, wann es wieder Zeit für ein paar Streckübungen ist. Organisieren Sie sich ein paar kostenlose Gewichte und investieren Sie in eine Yogamatte. Im Internet gibt es auch viele kostenlose Online-Videos mit guten Übungen für den Alltag. Sorgen Sie für Abwechslung und überlegen Sie, einen Yoga-Kurs zu machen. Auch Chi Gong und Tai Chi werden überall angeboten. Ich selbst genieße es, von zu Hause aus zu trainieren und nutze kostenlose Online-Angebote wie *FitnessBlender.com* oder *GymRa.com*, die eine Vielzahl von Trainingsmöglichkeiten für Anfänger und Fortgeschrittene anbieten, unter anderem Ausdauertraining und hochintensives Intervalltraining (HIIT), mit denen man in kürzester Zeit viel erreichen kann.

✓ **Verbringen Sie viel Zeit in der Natur.** Die meisten von uns verbringen etwa 90 % der Zeit in Innenräumen, das sind ca. 22 Stunden am Tag. Neueste Forschungen legen nahe, dass die Innenraumluft in Wohnhäusern und Bürogebäuden stärker belastet sein kann als die Außenluft und zunehmend gesundheitliche Probleme verursacht. Besonders junge und ältere Menschen und chronisch Kranke sind davon betroffen. Dagegen ist wissenschaftlich belegt, dass der Aufenthalt in der Natur viele gesundheitliche Vorteile mit sich bringt. Es senkt den Cortisolspiegel, reduziert Entzündungen, verbessert die Immunfunktion, verringert Depressionen und Ängste und stärkt das Gedächtnis.[17] In Japan gibt es die Tradition des „Waldbadens" – wo es im Grunde genommen darum geht, den Wald mit allen Sinnen aufzunehmen – was nachweislich positive Auswirkungen auf die Gesundheit hat: Waldbaden senkt den Blutdruck und den Cortisolspiegel, reduziert Stress und Angstzustände und fördert gleichzeitig die Immunfunktion und das allgemeine Wohlbefinden.[18]

Probieren Sie es aus: Egal, wo Sie leben, versuchen Sie, sooft und soviel wie möglich Zeit in der Natur zu verbringen. Gönnen Sie sich kurze und lange Entspannungskuren in freier Natur, wo Sie frische Luft einatmen und den wunderbaren Duft genießen können. Lassen Sie aber alle elektronischen Geräte zu Hause. Sie wollen die beruhigenden und vitalisierenden Effekte eines Aufenthaltes in der Natur schließlich auch genießen. Schon ein Tagesausflug in den Stadtpark regt die Ausschüttung von natürlichen Killerzellen und Anti-Krebs-Proteinen für die nächsten sieben Tage an.[19]

Gönnen Sie sich so oft es geht ein Sonnenbad. Das sorgt für viel Vitamin D, hebt die Stimmung und fördert einen gesunden Schlaf. Und es gibt fast nichts Wichtigeres als das.

Schritt 3: Machen Sie sich die Kraft Ihres Verstandes zunutze.

Sobald Ihr Fundament auf festen Füßen steht, ist es an der Zeit, sich den besonders hartnäckigen Stressmustern zuzuwenden. Nichts bereitet uns mehr Stress als unser eigener Verstand. Vor allem unsere blühende Fantasie tendiert dazu, sich alle möglichen Horrorgeschichten und Worst-Case-Szenarien auszudenken. Im Umkehrschluss ist es aber auch unsere Vorstellungskraft, die uns auf den kürzesten Weg zur Heilung schicken kann. Wir müssen nur lernen, wie wir diese Kraft zu unseren Gunsten einsetzen können. Dazu braucht es Bewusstsein, Entschlossenheit und eine reflektierte Grundhaltung, die uns zeigt, wo unsere eigenen Prioritäten liegen. Wenn Sie sich erst einmal darüber im Klaren sind, was Ihnen am wichtigsten ist, werden Sie positiver in die Zukunft blicken. Vielleicht werden Sie all das loslassen können, was nicht zu Ihrer persönlichen Vision passt. Vielleicht werden Sie sich von unnötigen Lasten befreien und mehr Zeit für sich selbst freischaufeln können. Was für eine wunderbare Aussicht!

✓ Von dem deutschen Philosophen Friedrich Nietzsche stammt dieses Zitat aus dem 19. Jahrhundert: „Wer ein Warum hat, dem ist kein Wie zu schwer.“ Wenn es darum geht, sich den Herausforderungen einer chronischen Autoimmun- oder Krebserkrankung zu stellen, arbeitete die Wissenschaftlerin und Autorin Dr. Kelly Turner im Laufe ihrer Forschungen ein gemeinsames Merkmal heraus: Alle Patienten, die eine solche Erkrankung überlebt oder erfolgreich überwunden hatten, haben dies aus guten und konkreten Gründen getan. Ein solcher guter Grund kann Sie inspirieren und motivieren, auch wenn Sie gerade eine schlechte Phase haben.

Probieren Sie es aus: Nehmen Sie sich etwas Zeit für die folgenden Fragen:

- Wofür oder für wen leben Sie?
- Wenn Sie an die Zukunft denken – auf was freuen Sie sich besonders?
- Was wollen Sie in Ihrem Leben noch erreichen? Gibt es etwas, was Ihnen besonders wichtig ist?

Es muss Ihnen nicht peinlich sein, wenn Sie diese Fragen nicht sofort beantworten können, es gibt nicht die eine richtige Antwort. Einige von uns sind so sehr damit beschäftigt, sich um andere zu kümmern, dass keine Zeit bleibt, über die eigenen Bedürfnisse nachzudenken. Denken Sie an Dr. Jacob Teitelbaums weisen Rat, mehr Zeit mit dem zu verbringen, was Ihnen Freude bereitet und weniger mit den Dingen, die Sie belasten.

Mit der Zeit werden Sie neue Leidenschaften entdecken, die Ihnen neue Lebensfreude schenken. Wenn Sie die Frage nach dem Warum nicht für sich allein beantworten können, fragen Sie eine/n Freund/in oder suchen Sie sich professionelle Unterstützung.

Es hat ewig gedauert, bis ich meinen Weg und meine Bestimmung gefunden habe. Viele Jahre lang war ich beruflich sehr erfolgreich und hatte viel Spaß dabei. Aber erst als ich eine berufliche Auszeit nahm und die Gelegenheit hatte, Dinge zu tun, die ich von Herzen liebe, wurde mir klar, dass es noch andere Dinge gibt, die mir wichtig sind. Ich verbrachte viel Zeit in der Natur, lernte zu malen und forschte zu alternativen Heilmethoden. Der

Gedanke kam, dass ich auch anderen Menschen auf ihrem Weg zu Gesundheit helfen könnte.

Für manche Menschen steht vielleicht der Gedanke an die eigenen Kinder oder Enkelkinder im Vordergrund. Andere wiederum engagieren sich für eine Sache, die ihnen besonders am Herzen liegt und der sie ihr ganzes Leben widmen. Und es gibt Menschen, die mit ihrem Leben zufrieden sind, solange ihre persönlichen Beziehungen zu Partner, Familie oder Freundeskreis gut funktionieren.

✓ **Lassen Sie den Stress einfach los.** Man kann sich nicht vollends von Stress befreien und das würden Sie auch nicht wollen. Es gibt immer mehr Hinweise darauf, dass Stress eine wichtige Funktion hat und viele Forschungsergebnisse bestätigen das Sprichwort „Was dich nicht tötet, härtet ab". Moderate Mengen an akutem oder kurzfristigem Stress – also Energieschübe, die durch die Ausschüttung von Stresshormonen erzeugt werden – stärken das Immunsystem und steigern die intellektuelle Leistungsfähigkeit. Außerdem schützen sie vor bestimmten Krankheiten wie Alzheimer (indem sie die Gehirnzellen optimal versorgen) und Brustkrebs (indem sie die Ausschüttung von Östrogenen reduzieren).

Probieren Sie es aus: Nehmen Sie ein leeres Blatt Papier zur Hand und listen Sie auf der linken Hälfte alles auf, was Sie belastet. Das können finanzielle Sorgen sein, familiäre und berufliche Verpflichtungen oder gesundheitliche Beschwerden bei Ihnen oder im Familienkreis. Auch die Weltgeschehnisse allgemein oder in den sozialen Medien gehören dazu. Denken Sie daran, auch schmerzhafte Erlebnisse aus Ihrer Kindheit miteinzubeziehen, die Sie immer noch belasten.

Denken Sie über jeden einzelnen Punkt auf Ihrer Liste nach und notieren Sie sich auf der rechten Seite des Blattes, wie Sie mit diesem Problem umgehen wollen. Gibt es auf Ihrer Liste Dinge, die Sie lösen oder minimieren können? Dinge, die Sie delegieren können oder Dinge, die Sie einfach akzeptieren müssen? Benötigen Sie in manchen Bereichen Unterstützung? Überlegen Sie, ob Sie das, was Sie nicht ändern können, an eine höhere Macht oder an das Universum übergeben können. Gibt es Punkte, bei denen Sie aktiv werden müssen, wie zum Beispiel einen ganzheitlich arbeitenden Arzt aufsuchen, eine neue Arbeitsstelle finden oder den eigenen Medienkonsum zurückfahren? Gibt es Punkte, an denen Sie feststecken und wo es sich lohnen könnte, mit einem Freund/einer Freundin darüber zu sprechen? Vielleicht müssen Sie auch Ihre Perspektive wechseln und Ihre persönlichen Stressoren in einem anderen Licht betrachten. Eventuell entpuppen diese sich ja als Chancen, etwas zu lernen und weiter zu wachsen, anstatt sich entmutigt zu fühlen.

Hier ist ein Ausschnitt aus meinem persönlichen „Stress-Reduktions-Blatt", das mir in einer sehr schweren Zeit half, mit großen Belastungen umzugehen. Damals war ich Managerin im Außendienst und musste gleichzeitig meine kranken Eltern pflegen. Dementsprechend stark waren meine MS-Symptome:

Dinge, die mir Stress bereiten bzw. was ich dagegen tun werde

- Meine Mutter benötigt mehr Unterstützung beim Baden, Anziehen und bei der häuslichen Mobilität. / Ich werde die Pflegestufe meiner Mutter begutachten lassen.
- Die Tatsache, dass meine Mutter gesundheitlich so sehr abbaut, macht mich traurig. / Ich werde mir einen Therapeuten für Trauerbegleitung suchen.
- Ich werde mitten in der Nacht hellwach, weil in jeder Sekunde das Telefon klingeln könnte. / Das lege ich in Gottes Hand und weiß, dass es keinen Sinn hat, immer vom Schlimmsten auszugehen und darüber Schlaf zu verlieren.
- Einer meiner Mitarbeiter im Vertrieb nimmt sehr viel Zeit in Anspruch. / Ich werde nächste Woche mit der Personalabteilung sprechen und sehen, dass wir ihn so bald wie möglich entlassen können.
- Ich mache mir Sorgen, weil ich morgens nach dem Aufwachen schwere Beine habe. Das ist ein MS-Symptom. / Immer, wenn ich diese Schwere spüre, bin ich dankbar, dass dieses Symptom mich daran erinnert, Stress loszulassen und bewusster zu atmen.

Es gibt zahlreiche Studien, die belegen, dass es schon sehr heilsam sein kann, ein emotionales Tagebuch zu führen. Auf mich trifft das in jedem Fall zu. Wenn ich genau weiß, wie ich mit einem Stressfaktor umgehen kann, fühle ich mich nicht mehr als Opfer meiner Umstände, sondern weiß, dass ich mein emotionales Wohlbefinden wieder in die eigenen Hände nehmen kann.

✓ **EFT – bitte klopfen!** Die *Emotional Freedom Technique* (EFT), auch *Klopfen* genannt, ist eine relativ neue Methode, die die Prinzipien der Traditionellen Chinesischen Medizin mit modernen Ansätzen des positiven Denkens und Glaubenssätzen verbindet. Durch das Abklopfen bestimmter Meridianpunkte aus der Akupunktur – während man gleichzeitig einen angstproduzierenden Gedanken und eine entsprechende positive Affirmation aufruft – werden positive Signale an das Gehirn geleitet, die dabei helfen, aus der Stressreaktion auszusteigen. Zahlreiche Studien haben die Wirksamkeit dieser Methode zur Linderung von Angststörungen, PTBS, Phobien, Schmerzen und körperlichen Symptomen sowie bei Depressionen bestätigt.[20] Rick Leskowitz, Psychiater an der Harvard Medical School, bezeichnet die EFT als „die beeindruckendste Intervention, die ich in meinen 25 Jahren Berufserfahrung gesehen habe."

Probieren Sie es aus: Der beste Weg, die EFT zu lernen, ist durch einen erfahrenen Therapeuten. Auf YouTube gibt es Videos zur Einführung, zum Beispiel von Brad Yates www.youtube.com/watch? v= JiD72cZ5 mcU oder Julie Schiffman www.youtube.com/watch?v= C7fXY5CPmFw. In weniger als zehn Minuten können Sie lernen, Stress, Ängste und emotionale Belastungen „wegzuklopfen". Das klingt vielleicht zu gut, um wahr zu sein, aber es funktioniert. Probieren Sie es aus! Für mich persönlich ist das Klopfen eine der einfachsten und schnellsten Entspannungsmethoden in meinem Toolkit gegen Stress. Es half mir sogar, die Trauerrede für meine Mutter mit Fassung und innerem Frieden zu halten und nicht an meinen Tränen zu ersticken.

✓ **Meditieren Sie, selbst wenn es nur wenige Minuten sind.** Das Durcheinander in unseren Köpfen gehört bei vielen Menschen zu dem Ruhezustandsnetzwerk (engl. Default Mode Network) unseres Gehirns. Bei einigen glücklichen Menschen ist diese „Werkseinstellung" kreativer Natur, während andere Menschen in einer Dauerschleife negativer Gedanken, Ängste und Phobien versinken. Auch Wissenschaftler sind sich einig, dass Meditation dabei helfen kann, dieses Gedankenkarussell zu bändigen. Meditieren aktiviert die Entspannungsmechanismen des

Körpers, ist also das parasympathische Gegengewicht zu der „Flucht-oder-Kampf-Reaktion". Es gibt viele Studien zu diesem Thema, die alle bestätigen, dass Meditieren Stress, Angstzustände und Depressionen verringert und dabei gleichzeitig Widerstandsfähigkeit und Empathie fördert. Außerdem macht es unser Gehirn nicht nur größer, sondern setzt nutzbringende und sofortige Veränderungen in Gang, die den Selbstausdruck des Immunsystems positiv beeinflussen.[21] Es ist wissenschaftlich nachgewiesen, dass die Meditation bei Menschen mit traumatischen Erfahrungen Depressionen, Ängste und andere traumatisch bedingte Symptome reduzieren kann. Zusätzlich hebt sie die Stimmung und Lebensqualität und hilft bei der Bewältigung des Erlebten. Kinder, Jugendliche und Erwachsene reagieren mit positiven Veränderungen in Bezug auf Verhaltensmuster, körperliche und geistige Beschwerden.[22] Bleiben Sie flexibel und experimentieren Sie mit unterschiedlichen Meditationsformen, bis Sie die richtige für sich gefunden haben. Folgen Sie Ihrem Atem und verwenden Sie ein Mantra – einen Klang, ein Wort oder einen Satz – das Sie immer wieder sprechen oder denken. Sie können auch Achtsamkeit praktizieren, eine Form der Meditation, in der man das eigene Bewusstsein auf den Augenblick lenkt, ohne zu urteilen.

Probieren Sie es aus: Sie haben vielleicht schon erkannt, dass Meditation Ihnen guttun würde. Sie haben aber noch nicht den richtigen Moment gefunden, weil Ihnen die Zeit dazu fehlt oder Sie glauben, der Sache nicht gewachsen zu sein. Es gibt eine aktuelle Studie, die gezeigt hat, dass nur zehn Minuten Meditation am Tag, die innere Ruhe fördern. Diese Methode ist besonders effektiv, wenn Sie zwanghafte Angstgedanken haben.[23]

Setzen Sie sich zehn Minuten lang (am besten morgens nach dem Aufstehen) an einem ruhigen Ort in eine bequeme Position. Schließen Sie die Augen. Konzentrieren Sie sich auf Ihre Atmung: Atmen Sie langsam und bewusst in das Abdomen ein. Sprechen oder denken Sie wiederholt einen Klang oder ein Wort, wie zum Beispiel „Frieden" oder „OM". Jedes Mal, wenn Ihr Verstand abschweift, kehren Sie zu diesem Mantra zurück. Wenn Sie Ihre Meditation zeitlich begrenzen wollen, suchen Sie sich einen sanften, schönen Klingelton aus, der Sie aus der Meditation holt. *Zen* oder *Insight Timer* haben eine schöne Auswahl.

Sie sind der Meinung, zehn Minuten seien zu viel? Dann fangen Sie einfach mit fünf Minuten an. Wenn auch das zu viel erscheint, kann auch eine Minute ausreichend sein. Jede Minute, die Sie in Stille und Empathie verbringen, ist ein Geschenk. Nehmen Sie sich die Zeit, bevor Sie Ihre E-Mails öffnen oder die Nachrichten hören. In Anhang F habe ich zusätzliche Informationen und Anleitungen für Sie zusammengestellt.

✓ Arbeiten Sie mit geführten Fantasiereisen. Ihre Fantasie kann Ihnen großen Stress bereiten, aber auch Ihr stärkster Verbündeter auf der Suche nach emotionaler Freiheit sein. Geführte oder angeleitete Fantasiereisen werden manchmal auch als geführte Hypnose oder geführte Visualisierung bezeichnet. Sie sind eine sanfte Entspannungsmethode für Körper und Geist, mit der die Psyche in einen Zustand der fokussierten Entspannung versetzt wird. So kann auch der ganze Heilungsprozess in Körper und Geist unterstützt werden. Mehr als 200 Studien in den letzten 30 Jahren haben gezeigt, dass geführte Fantasiereisen vielen Menschen mit psychischen Beschwerden enorm helfen können: Menschen, die unter Angst- und Panikstörungen leiden oder unter Gefühlen von Kontrollverlust, Hilflosigkeit und allgemeiner Unsicherheit. Es ist also nicht verwunderlich, dass immer mehr Gesundheitseinrichtungen geführte Fantasiereisen als ergänzende Therapie für ihre Krebs-, Schmerz- und Operationspatienten einsetzen.

Probieren Sie es aus: Der Arzt und Akupunkteur Martin Rossmann versteht es hervorragend, Menschen darin anzuleiten, ihre Fantasie in produktive Bahnen zu lenken. Mithilfe von geführten Bildreisen und kreativen Visualisierungen ermutigt er seine Klienten, Sorgen und Ängste hinter sich zu lassen und in ruhige, gesunde und glückliche Gefilde zu navigieren. Seine klangvolle, beruhigende Stimme ist perfekt dazu geeignet, Menschen in einen entspannten und positiven Zustand zu führen. Er stellt auch kostenlose Videos online, darunter diese 15-minütige, sehr atmosphärische Bilderreise: *www.youtube.com/ watch?v= dL96FeiL1Xs*, Teil eines Vortrags an der University of California and San Francisco. Unter thehealingmind.org finden Sie auch zahlreiche CDs, mit denen Sie Ängste, Stress, Schmerzen, und Schlafstörungen angehen können.

Schritt 4: Stärken Sie Ihre positiven Gefühle

Es ist wissenschaftlich belegt, dass unser Gehirn sich stärker und nachhaltiger an negative Erfahrungen erinnert als an positives Erleben. Das erhöht ganz allgemein unsere Überlebenschancen.[24] Um diesen natürlichen Trend zur Negativität auszugleichen, müssen wir proaktiv sein und an unseren positiven Emotionen arbeiten.

✓ Pflegen Sie soziale Kontakte. Jüngste Forschungen deuten darauf hin, dass sowohl eine tatsächliche als auch subjektiv empfundene Einsamkeit oder soziale Isolation die Lebenserwartung deutlich verkürzt und somit vielleicht tödlicher ist als Adipositas (krankhaftes Übergewicht).[25] Dr. John Cacioppo, Neurowissenschaftler und Autor des Buches *Einsamkeit: Woher sie kommt, was sie bewirkt, wie man ihr entrinnt,* schreibt, dass jeder vierte Mensch unter Einsamkeit leidet. Er warnt davor, dass die Sterblichkeitsrate durch Einsamkeit höher ist als die durch Luftverschmutzung – 25 % im Vergleich zu 5 %.

Glücklicherweise können wir unsere Situation und unsere subjektive Wahrnehmung ändern. Starke soziale Bindungen stärken das Immunsystem, helfen Menschen, sich schneller von Krankheiten zu erholen und verringern Ängste und Depressionen. Die Wahrscheinlichkeit, ein langes und erfülltes Leben zu führen, steigt um 50 %.[26]

Probieren Sie es aus: Wenn Sie sich einsam und isoliert fühlen, fassen Sie Mut und suchen Sie den Kontakt zu anderen Menschen. Überlegen Sie, warum Sie sich einsam fühlen, obwohl Sie vielleicht genügend soziale Kontakte haben. Hier ist eine Reihe von Ideen, die Ihnen helfen können, wieder Anschluss zu finden:

- Belegen Sie einen Kurs an der Volkshochschule oder dem Gemeindezentrum vor Ort: Yoga, Qi Gong, Meditation, Malen usw. Sprechen Sie Ihren Lehrer und andere Schüler vor oder nach dem Unterricht an, um sie näher kennenzulernen.
- Schließen Sie sich einer Gruppe zur Freizeitgestaltung an, gehen Sie gemeinsam mit anderen Leuten Wandern, Tanzen,

Kartenspielen usw. Auch wenn Sie sich anfangs mit Fremden treffen werden – Sie werden von der Chance profitieren, sich mit Menschen zusammenzutun und gemeinsame Erfahrungen zu sammeln. Das verbindet und schafft die Möglichkeit neuer Freundschaften.

- Werden Sie Mitglied in einem Lesezirkel oder Buchclub.
- Engagieren Sie sich ehrenamtlich. Ihre lokalen Vereine, die Suppenküche oder Tafel, das Hospiz oder vielleicht auch die Schule freuen sich über tatkräftige Unterstützung. Suchen Sie das Gespräch mit anderen Ehrenamtlichen und nehmen Sie auch Kontakt zu den Hauptamtlichen auf.
- Wenn Sie religiös oder spirituell sind, schauen Sie, ob es in Ihrer Nähe eine Gemeinschaft gibt, die Ihre Überzeugungen teilt. Es gibt viele geistliche und nicht-religiöse Organisationen, die sich regelmäßig treffen. Suchen Sie auch hier den persönlichen Kontakt und bleiben Sie mit anderen Gruppenmitgliedern im Gespräch.
- Nehmen Sie Kontakt zu alten Freunden auf.
- Wenn Sie ans Haus gebunden sind, zögern Sie nicht, Freunde und Nachbarn darum zu bitten Sie zu besuchen; vielleicht gibt es in Ihrer religiösen Gemeinschaft ein Programm zur gemeinsamen Sozialarbeit.

Wenn Sie erst einmal die Fühler ausgestreckt haben, lohnt es sich, mit den Menschen, die Sie kennengelernt haben, in Verbindung zu bleiben. Nutzen Sie jede Gelegenheit, die Kontakte zu vertiefen. Immerhin sind wir Menschen soziale Wesen. Für die meisten von uns ist die Reise durchs Leben glücklicher und zufriedener, wenn wir sie mit anderen teilen können.

✓ **Führen Sie ein Tagebuch der Dankbarkeit.** Wenn es Ihnen nicht gut geht, dann ist Dankbarkeit vielleicht das Letzte, was Ihnen in den Sinn kommt. Man hat aber tatsächlich nachweisen können, dass Menschen, die Dankbarkeit bewusst praktizieren, viele Vorteile davon haben. Zu den positiven Effekten gehören zum Beispiel ein stärkeres Immunsystem, niedrigerer Blutdruck, weniger Schmerzen, mehr positive Gefühle, weniger Ängste und Depressionen und besserer Schlaf. Auch wenn es sich anfangs etwas künstlich anfühlt, wird es Ihnen mit der Zeit immer leichter fallen, auch für die kleinen Dinge im Leben dankbar zu sein.

Probieren Sie es aus: Führen Sie ein Tagebuch der Dankbarkeit, damit es für Sie zur Gewohnheit wird, für Menschen und Ereignisse in Ihrem Leben dankbar zu sein. Es gibt kein Patentrezept, wie oft und wann Sie das Tagebuch am besten schreiben, außer dass Sie diese Dankbarkeit innerlich auch wirklich empfinden sollten, während Sie Ihre Liste stetig erweitern. Wenn Sie nicht gerne schreiben, können Sie auch einfach ab und zu innehalten und bewusst spüren, was Ihnen in diesem Moment gefällt. Mary Ruddick ist Ernährungsberaterin und Paläo-Expertin. Zu ihrer eigenen Krankheitsgeschichte gehören zwölf sehr schmerzhafte Krankheiten, einschließlich dem orthostatischen Tachykardie-Syndrom (POTS), Ehlers-Danlos-Syndrom (EDS), Polyzystisches Ovarialsyndrom (PCOS), Hashimoto-Thyreoiditis, Morbus Basedow und Fibromyalgie. Als sie sehr krank und bettlägerig war, führte sie ein Tagebuch und schrieb jeden Abend auf, wofür sie dankbar sein könnte, selbst wenn es ihr wirklich schlecht ging. Jeder Meilenstein, aber auch alle kleinen Ereignisse wurden festgehalten, auch die 90 Sekunden, die sie auf dem Fahrradtrainer schaffte, und die Freude über einen Telefonanruf ihrer Schwester. Wenn Sie – wie Mary – sich auf das konzentrieren, was Sie haben und nicht auf das, was Ihnen fehlt, werden Sie gesünder und glücklicher sein.

✓ **Lachen macht gesund.** Lachen fördert das Wohlbefinden, lindert Schmerzen, senkt Stresshormone, verbessert die Immunfunktion und kann Ihnen zu einem langen Leben verhelfen – so viel ist wissenschaftlich gesichert. Kein Wunder, dass immer mehr Gesundheitsdienstleister die Lachtherapie als ergänzende Maßnahme bei Krebs und anderen Erkrankungen empfehlen. Norman Cousins hat ein ganzes Buch darüber geschrieben: *Der Arzt in uns selbst (Anatomy of an Illness as Perceived by the Patient)*, in dem er über seine Erfahrungen mit Humor (in Verbindung mit hoch dosiertem Vitamin C) als effektive Therapie berichtet. Norman Cousins heilte so seinen schmerzhaften und „unheilbaren“ Morbus Bechterew, eine Autoimmunerkrankung. Er fand unter anderem heraus, dass er nach zehn Minuten Lachen bis zu zwei Stunden schmerzfrei war. In den Wochen nach meiner ursprünglichen MS-Diagnose half mir diese Form der Therapie sehr. Meine Eltern und ich verbrachten viele Abende vor dem Fernseher mit Sitcoms wie *I Love Lucy und*

Cheers. Es hat mir damals viele Ängste und Unsicherheiten genommen. Heute habe ich keine MS-Symptome mehr, aber Humor und Lachen sind mir nach wie vor wichtig.

Probieren Sie es aus: Humor ist etwas sehr Individuelles, also finden Sie heraus, was Sie zum Schmunzeln oder gar zum Lachen bringt. Vielleicht hilft es Ihnen, mehr Zeit mit Freunden zu verbringen, die Sie zum Lachen bringen. Oder Sie machen es sich lieber mit einem guten Buch von David Sedaris oder Bill Bryson gemütlich. Vielleicht sind Sie auch ein großer Fan von lustigen Katzen-Videos, Sitcoms, humorvollen Filmen oder Stand-up-Comedy. Ich selbst bin ein ganz großer Fan von Amateurvideos, die ganz normale Menschen in lustigen Situationen zeigen. Und machen Sie sich keine Sorgen, wenn Ihnen vor Lachen die Tränen kommen. Das ist ein guter Weg, negative Gefühle und Traumata loszulassen.

✓ **Lassen Sie sich umarmen.** Zu den eher traurigen Erkenntnissen unserer modernen Forschung gehört die Tatsache, dass Säuglinge, die keine menschliche Berührung erfahren, langsamer wachsen, unter Gedeihstörungen leiden und früher sterben. Auf der anderen Seite zeigen aktuelle Studien, dass Frühgeborene, die dreimal täglich 15 Minuten lang massiert werden, zu 47 % schneller an Gewicht zunehmen als Frühchen, die isoliert im Brustkasten liegen. Die Ernährung war bei allen untersuchten Frühchen gleich. Die Säuglinge, die massiert wurden, konnten früher aus dem Krankenhaus entlassen werden und waren auch acht Monate später geistig und motorisch besser entwickelt. Auch bei der Gewichtszunahme blieb ihnen der Vorsprung erhalten. Es ist wissenschaftlich erwiesen, dass nicht sexuell motivierte Umarmungen oder Massagen das Immunsystem unterstützen, Stress abbauen und die Herzgesundheit verbessern. Eine einfache Berührung setzt Oxytocin frei, das als „Kuschel- oder Glückshormon“ bekannt ist. Dr. Kelly Turner, Autorin des Buches *9 Wege in ein krebsfreies Leben*, bezeichnet es gar als „Lebenselixier“. David Hamilton war früher in der medizinischen Forschung tätig und schreibt in seinem Buch *Why Kindness Is Good for You* über die heilende Wirkung des Oxytocins. Er hat zu diesem Thema geforscht und herausgefunden, dass das Hormon entzündungshemmend wirkt, das Immunsystem stärkt, die

Verdauung fördert und den Blutdruck senkt. Außerdem sorgt es dafür, dass Wunden schneller heilen und Schäden am Herzen nach einem Herzinfarkt effektiver repariert werden.[27]

Probieren Sie es aus: Selbst wenn eine Umarmung nur zehn Sekunden dauert – sie wird sich positiv auf Ihre Gesundheit auswirken, d. h. Stress abbauen, Depressionen und Müdigkeit lindern und Sie widerstandsfähiger gegen Infektionen machen.[28] Nehmen Sie sich bewusst Zeit, die Menschen, die Ihnen nahe stehen, zu umarmen. Auch der Kontakt zu Tieren zählt, denn schon wenige Streicheleinheiten bei Katze oder Hund setzen Oxytocin frei. Es ist wissenschaftlich belegt, dass es sowohl für Sie als auch für Ihren Hund therapeutisch wertvoll sein kann, wenn Sie ihm direkt in die Augen schauen und Blickkontakt halten. Die Oxytocin-Produktion steigt dabei um das 130-Fache an, beim Menschen sogar um das 300-Fache![29]

Wenn sich in Ihrem Umfeld nicht so häufig die Gelegenheit zur Umarmung bietet, empfehle ich eine regelmäßige Massage. Ich selbst umarme gerne und oft, gönne mir aber trotzdem ab und an eine Fußreflexzonenmassage. Beides in Kombination wirkt wunderbar.

✓ **Üben Sie sich in Vergebung.** Wussten Sie schon, dass Unversöhnlichkeit oder mangelnde Bereitschaft zur Vergebung in der medizinischen Fachliteratur als Krankheit eingestuft wird? Dr. Steven Standiford ist Leiter der chirurgischen Abteilung der Cancer Treatment Centers of America und vertritt die Meinung, dass Unerbittlichkeit den Menschen krank macht und Heilung verhindern kann. Laut Dr. Michael Barry, Pastor und Autor des Buches *The Forgiveness Project,* haben 61 % aller Krebspatienten Probleme damit, zu vergeben und zu verzeihen. Wir wissen, dass Emotionen wie Wut, Verbitterung oder Reue krank machen und sogar tödlich sein können. Umgekehrt ist es ähnlich, denn Vergebung macht gesund – es verringert das Risiko eines Herzinfarktes, wirkt regulierend auf den Cholesterinspiegel und fördert den gesunden Schlaf. Zusätzlich lindert es Schmerzen, Depressionen, Angstzustände und Stress.[30]

Probieren Sie es aus: Es gibt gute Nachrichten für Sie: Vergebung kann man lernen. Dr. Fred Luskin leitet das Projekt *Die Kunst des Verzeihens* an der Stanford University. Er hat ausführlich zu diesem

Thema geforscht, unter anderem mit Menschen, die in Nordirland, Sierra Leone oder nach den Anschlägen vom 11. September auf das World Trade Center unvorstellbare Gewalterfahrungen erleben mussten. Dr. Luskin erklärt, dass Vergebung nicht unbedingt eine Versöhnung mit dem Menschen bedeutet, der für die Tat verantwortlich ist. Es heißt auch nicht, dass man das Geschehene gutheißt. Der Schlüssel zum Erfolg besteht darin, inneren Frieden zu finden. Vergebung kann definiert werden als bewusste, zielgerichtete Entscheidung, auf Rachegedanken oder Verbitterung gegenüber einem anderen Menschen oder einer Gruppe von Menschen, die Ihnen Leid zugefügt haben, zu verzichten. Dabei spielt es keine Rolle, ob dieser Mensch oder diese Gruppe Ihre Vergebung verdient haben. Wichtig ist hier zu wissen, dass es nicht darum geht, ein Verhalten zu vergessen, zu leugnen oder zu entschuldigen. Es geht darum, sich selbst von tiefgreifenden negativen Gefühlen zu befreien.

Wenn Menschen, die, wie Michelle Corey und die Teilnehmer in Dr. Luskins Projekt, von Missbrauch und Gewalt betroffen sind und dennoch vergeben können, dann ist die Hoffnung groß, dass auch wir verzeihen können.

In der hawaiianischen Kultur gibt es ein sehr mächtiges Gebet, *Ho'oponopono* genannt, das meines Erachtens nach eine der effektivsten Praktiken ist, Vergebung zu üben. Der Text wird in beliebiger Reihenfolge wiederholt, wenn man an Menschen denkt, die einem Schaden zugefügt haben: *Es tut mir leid. Bitte vergib mir. Ich danke dir. Ich liebe dich.* Diese Worte dienen der Herzensöffnung. Sie können dabei auch eine Hand auf Ihr Herz, die andere auf Ihren Bauch legen, um die heilende Wirkung des Vergebens in Ihrem Körper und Ihrer Seele zu spüren. Achten Sie bitte darauf, dass Sie das Gebet für sich selbst sprechen! Sich selbst zu vergeben ist eines der mächtigsten Instrumentarien überhaupt. Es senkt das Risiko an einer klinischen Depression zu erkranken und senkt die Entzündungsmarker im Körper.[31]

Bonus-Schritt: Holen Sie sich tatkräftige emotionale Unterstützung.

✓ **EMDR (Eye Movement Desensitization and Reprocessing).** Mithilfe der EMDR (deutsch: Desensibilisierung und Wiederaufbereitung von Augenbewegungen) können traumatische Ereignisse so verarbeitet werden, dass der Betroffene keine psychischen Schäden davonträgt. In einer EMDR-Sitzung wird der Klient gebeten, an ein schmerzliches Ereignis zu denken oder einem schmerzhaften Gedanken zu folgen, während er aufmerksam dem Finger des Therapeuten folgt, der sich vor dem Sichtfeld des Klienten hin und her bewegt. Eine erfolgreiche EMDR-Sitzung kann zum Beispiel einer Frau, die einen sexuellen Übergriff erlebt hat, dabei helfen, Schamgefühle zu überwinden und Selbstvertrauen, Selbstsicherheit und Kontrolle über die eigenen Gefühle wiederherzustellen.

Mehrere Studien haben gezeigt, dass bis zu 90 % der Menschen, die Opfer von einem traumatischen Ereignis wurden, nach nur drei 90-minütigen Sitzungen keine PTBS-Symptome mehr hatten. Eine weitere, von der HMO Kaiser Permanent Stiftung finanzierte, Studie ergab, dass bei Menschen mit einer isolierten Trauma-Erfahrung nach nur sechs 50-minütigen Sitzungen bei keinem der Betroffenen ein PTBS diagnostiziert wurde. Bei Menschen, die mehrere traumatische Erlebnisse hatten, waren es immerhin noch 77 %.

Die EMDR-Therapie ist so gut erforscht, dass sie heute von Organisationen wie der *American Psychiatric Association*, der *World Health Organization* und dem *US-Verteidigungsministerium* als wirksame Therapie zur Behandlung von Traumata, PTBS und anderen psychischen Störungen anerkannt wird.

Unter www.emdrhap.org/content/what-is-emdr können Sie mehr über die *Trauma Recovery EMDR Humanitarian Association* und EMDR-Therapeuten in Ihrer Nähe erfahren. (Alternativ in Deutschland: www.emdr.de, das EMDR-Institut; Anm. d. Verlags)

✓ **Neurofeedback.** Neurofeedback – oder Biofeedback für das Gehirn – ist eine tiefgreifende Heilmethode für das zentrale Nervensystem (ZNF). Die Methode hat sich bei der Behandlung schwerer Entwicklungstraumata, einschließlich Kindesmissbrauch,

Vernachlässigung und Verwahrlosung bewährt. Alle Menschen mit Angsterfahrungen können von dieser Methode profitieren. Neuere Forschungen belegen die Wirksamkeit dieses Verfahrens auch bei ADHS (Aufmerksamkeitsdefizit-Hyperaktivitätsstörung), PTBS (posttraumatische Belastungsstörung), ASD (Autismus-Spektrum-Störung), chronischen Schmerzen, Hirnverletzungen und Epilepsie.[32]

Im Gegensatz zur Gesprächstherapie kann die Neurofeedbacktherapie mit einem Videospiel für das Gehirn verglichen werden. Die Nutzer lernen in wiederholten Sitzungen, ihre Gehirnströme so zu regulieren, dass sie ruhiger, fokussierter und weniger reaktiv werden. Auch der Schlaf wird tendenziell besser. Mit der Zeit kann das Neurofeedback sogar die Verknüpfungen zwischen den Neuronen nachwachsen lassen. Erfahrene Therapeuten und weitere Informationen finden Sie unter www.dgbfb.de.

✓ **DNRS (Dynamic Neural Retraining System).** Das DNRS verfolgt einen anderen Ansatz. Dieser Therapierichtung zufolge führt ein Trauma des limbischen Systems, also dem emotionalen Zentrum des Gehirns, dazu, dass das Gehirn permanent in einer Kampf-Flucht-Reaktion gefangen ist und so chronische oder diffuse Krankheiten wie Multiple Chemikalien-Sensitivität, Chronisches Erschöpfungssyndrom, Reizdarm und Lyme-Borreliose begünstigen kann. Die DNRS ist eine neurowissenschaftliche Therapieform, die sich auf die Wiederherstellung der Funktionalität des limbischen Systems konzentriert. So sollen sich die kognitive Funktion und die sensorische Wahrnehmung (Geruch, Geschmack, Schall und Licht) verbessern. Zusätzlich kommt es zu einer Regulierung des Gefühlshaushalts, die Entgiftung wird angeregt, Nährstoffe besser aufgenommen und die Kommunikation zwischen den Zellen verbessert.

Es gibt zwei Möglichkeiten, das DNRS zu üben:

1. In einem fünftägigen, interaktiven Bootcamp vor Ort, in dem man nach der Immersionsmethode lernen kann. Die Kosten für ein Seminar beinhalten Unterkunft und Mahlzeiten (s. Homepage für Veranstaltungsorte und Termine).
2. Kurse sind auch als DVD erhältlich, mit Videomaterial für 14 Tage. Für beste Ergebnisse sollten Sie im Anschluss an ein Bootcamp oder DVD-Kurs sechs Monate lang mindestens eine

Stunde pro Tag Übungszeit einplanen. Aus meinen eigenen Recherchen und Gesprächen mit Teilnehmern der Seminare bin ich zu dem Schluss gekommen, dass sich der finanzielle Mehraufwand für ein 5-Tages-Seminar lohnt. Informieren Sie sich unter retrainingthebrain.com (Oder alternativ hier: www.limbicretraining.com/international/german; Anm. d. Verlags) über Kurse in Ihrer Nähe und überlegen Sie, ob diese Methode für Sie in Frage kommt.

Ich hege die Hoffnung, dass diese Ressourcen Ihnen nicht nur helfen werden, mit dem Leben zurechtzukommen, sondern aufzublühen und zu gedeihen, ganz gleich, was um Sie herum auch passieren mag. Stellen Sie sich vor, Sie befänden sich im Auge eines Sturms – das Leben tobt und Sie ruhen gelassen in der Mitte. Vielleicht können Sie Ihr persönliches Stressniveau angleichen und aus der Windstärke 12 eine 2 oder 3 werden lassen. Egal, wie viel Gegenwind Sie auch erfahren, Selbstfürsorge und emotionale Ausgeglichenheit werden dafür sorgen, dass das Leben Sie nicht wie eine Nussschale über die Wellen schleudert, sondern Sie souverän über alle Meere segeln lässt.

Zusammenfassung: Die Top 5 Streicheleinheiten für die Seele

1. **Schlafen** Sie mindestens acht Stunden pro Nacht.
2. Bleiben Sie tagsüber in **Bewegung**, am besten in der Natur.
3. **Meditieren** Sie jeden Tag, auch wenn Sie nur ein kurzes Innehalten schaffen.
4. Pflegen Sie enge **soziale Kontakte**.
5. Üben Sie sich in **Vergebung**, vor allem sich selbst gegenüber.

KAPITEL 6

Halten Sie Ihre Hormone im Gleichgewicht

Es ist einfacher, die Hormone im Gleichgewicht zu halten als mit dem Elend eines aus dem Ruder gelaufenen Hormonhaushalts zu leben.

—DR. SARA GOTTFRIED, Hormonexpertin und Autorin des Buches *Die Hormonkur: So bringen Sie Ihren Hormonhaushalt natürlich ins Gleichgewicht*

Der Hormonhaushalt ist wie ein Symphonieorchester – wenn alle Instrumente in Einklang spielen, ist alles in bester Ordnung. Wenn Ihre Hormone im Gleichgewicht sind, fühlen Sie sich bestens, sehen blendend aus und machen immer eine gute Figur. Morgens wachen Sie nach einem erholsamen Schlaf erfrischt auf und sind voller Energie. Auch Ihr Immunsystem ist stark, der Stoffwechsel funktioniert einwandfrei, nervlich sind Sie belastbar und Ihre Stimmung ist ausgeglichen. Das ist so, weil alles miteinander verbunden ist und zusammenarbeitet. Man nennt dieses ausgewogene Wohlgefühl auch *hormonelle Homöostase.*

Wenn die Dinge bei uns Frauen aber aus dem Gleichgewicht geraten und sich der erste schiefe Ton ins Orchester schleicht, wird aus der harmonischen Melodie im schlimmsten Fall eine echte Katzenmusik. Dann kommen die Schlafstörungen, die Müdigkeit und die Erschöpfung. Morgens müssen wir uns erst einmal mit einer Tasse Kaffee auf die Sprünge helfen und abends brauchen wir dann ein, zwei Gläser Wein, um wieder entspannen zu können. Dann wird plötzlich auch die Hose zu eng, irgendwie sind wir ständig nervös und angespannt und würden alles geben für einen kurzen Mittagsschlaf. Unsere To-do-Liste wird immer länger, wir dafür immer erschöpfter. Wenn Sie dann zusätzlich noch an einer Autoimmunerkrankung leiden, ist der Stress quasi schon vorprogrammiert.

Auch bei den Männern kann der Hormonhaushalt durcheinandergeraten, nur sind die Symptome etwas subtiler. Männer haben nicht mehr so viel Energie wie früher, der Sport fällt zunehmend schwerer und die Muskelmasse baut kontinuierlich ab. Speckrollen legen sich um den Bauch wie Rettungsringe und auch die Brüste werden größer. Sie fühlen sich depressiv und haben Gedächtnisprobleme? Das haben Sie dem Testosteronmangel zu verdanken, der sich bemerkbar macht. Dafür steigt der Östrogenspiegel an, in die Höhe getrieben von unserer ungesunden Ernährung mit zu viel Fleisch aus konventioneller Tiermast, Alkohol und Umweltgiften.

Wenn Sie sich mit dem einen oder anderen Problem identifizieren können, sind Sie nicht allein. Die meisten Amerikaner erleben sich selbst so, weil wir alle nicht mehr in Einklang mit unserem natürlichen Biorhythmus leben. Während es unbestritten ist, dass unsere Hormone sich mit zunehmendem Alter verändern, treibt unser moderner Lebensstil diese Veränderungen vorzeitig voran. Wir gehen zu spät ins Bett, verbringen zu viel Zeit in künstlichem Licht und sitzen zu viel. Außerdem konsumieren wir zu viel Koffein und Zucker. Als wäre das nicht genug, haben wir auch viel mehr Stress als je zuvor und werden jeden Tag mit einer Unmenge an Umweltgiften konfrontiert. Diesem Ansturm hält unser Hormonsystem nicht stand, wir werden erschöpft, übergewichtig und unglücklich. Die Voraussetzungen für autoimmune Störungen sind perfekt.

Frauen sind davon am meisten betroffen. Das Risiko für Autoimmunerkrankungen ist bei Frauen ungefähr dreimal so hoch wie bei Männern. Man weiß noch nicht genau, *warum* das so ist, aber man vermutet, dass mehrere Faktoren eine Rolle spielen: das weibliche Immunsystem ist stärker, der Östrogenspiegel von Natur aus höher und der Organismus anfälliger für Entzündungen. Die Belastung durch endokrine (hormonelle) Disruptoren, auch *Xenoestrogene* genannt, ist bei Frauen stärker vorhanden als bei Männern. Xenoestrogene sind toxische Chemikalien – in Pestiziden, Kunststoffen, Körperpflegeprodukten und Kosmetika – die die Molekularstruktur von Östrogen nachahmen und sich im Körper an die Östrogenrezeptoren binden. Hormone mögen zwar winzig klein sein, ihre Wirkung aber ist enorm.

Sie sind an fast allen körperlichen Funktionen beteiligt: Hungergefühl, Verdauung, Schlafrhythmus, Immunfunktion, Gewebereparatur, Fortpflanzung, Ausdauerfähigkeit, Stressresistenz, kognitive Funktionen (klar denken vs. Brain Fog), Stimmungslage und Anfälligkeit für autoimmune Prozesse gehören dazu.

Natürlich gehen Sie zum Arzt, wenn Sie sich nicht gesund fühlen. Dieser wird Sie untersuchen und vielleicht auch eine Schilddrüsenuntersuchung veranlassen. Der Standardtest erfasst das TSH (Thyreoidea-stimulierendes Hormon), was aber kein wirklich umfassendes Bild der Schilddrüsenfunktion gibt. Solange der TSH-Wert weniger als fünf beträgt, wird Ihnen der Arzt sehr wahrscheinlich versichern, alles sei in bester Ordnung. Oder er wird Ihnen folgende Vorschläge machen:

- Essen Sie weniger und treiben Sie mehr Sport.
- Sie sind deprimiert? Nehmen Sie dieses Antidepressivum.
- Sie sind nervös und haben Angstzustände? Dafür haben wir Psychopharmaka.
- Sie schlafen schlecht? Hier hilft diese kleine Pille.
- Hautausschläge. Probieren Sie es mit Kortison.
- Blutzucker und Blutdruck sind zu hoch? Auch dafür gibt es die passende Tablette.
- Und für den Cholesterinspiegel gibt es schließlich Statine. (Wenn Sie wüssten, dass Cholesterin wichtig ist für Ihre Hormone, würden Sie gründlich darüber nachdenken, etwas einzunehmen, das in Ihren Hormonhaushalt eingreift und andere Komplikationen mit sich bringen kann, wie zum Beispiel Herz-Kreislauf-Erkrankungen, Diabetes und Krebs.)

Vielleicht wird Ihnen der Arzt auch versichern, dass das alles in Ihrem Alter völlig normal ist.

Es stimmt natürlich, dass die Hormone im Alter abnehmen und ein niedriger Hormonspiegel den Alterungsprozess beschleunigt. Es ist aber weder *normal* noch *unvermeidbar*, dass wir Blutzuckerprobleme, Diabetes, Schlafstörungen oder Autoimmunerkrankungen bekommen.

Von der Pubertät bis zu den Wechseljahren litt ich unter hormonellen Störungen und hielt mich immer brav an die Anweisungen meiner Ärzte. Jahrzehntelang nahm ich die Antibabypille nicht nur, weil ich eine Schwangerschaft verhindern wollte, sondern weil ich meine Akne, mein PMS und meine Zyklusstörungen damit behandeln sollte. Ich hatte keine Ahnung, dass die synthetischen Hormone meinem Körper 30 lange Jahre eine Schwangerschaft vorgaukelten (was sollte daran bitte natürlich sein?), während sie mein Risiko für Herzerkrankungen, Krebs, Osteoporose und Autoimmunität erhöhten.

Hätte ich damals gewusst, was ich jetzt weiß, hätte ich definitiv versucht, meinen Hormonhaushalt auf natürliche Art und Weise zu regulieren. Ich hätte gesünder gelebt und natürlich verhütet. Als mir bewusst wurde, welchen Risiken ich mich freiwillig aussetzte, machte ich mir schreckliche Selbstvorwürfe, die mir aber auch nicht weiterhalfen. Ich musste lernen, meine Schuldgefühle hinter mir zu lassen. Ich entschuldigte mich in aller Form bei meinem Körper (insbesondere bei meiner armen Leber, die das ganze synthetische Östrogen schließlich verarbeiten musste) und bündelte meine Energie in dieses Buch in der Hoffnung, dass Sie (und Ihre Töchter) wissen, worum es geht und von Anfang an natürlich bleiben.

Es gibt aber auch sehr gute Nachrichten: Die Hormone stehen an *letzter* Stelle von alldem, was wir bisher besprochen haben. Deshalb ist mein letztes F. I. G.H.T.S-Kapitel den Hormonen gewidmet. Wenn Sie die vorangegangenen Kapitel gelesen haben, werden Sie auch hier altvertraute Themen wiederfinden. Ich hoffe sehr, dass dieses Kapitel Ihnen als zusätzliche Motivation dient, den F. I. G.H. T. S.-Ursachen endgültig den Kampf anzusagen.

Im Toolkit zur Hormongesundheit finden Sie bewährte Strategien für einen ausgeglichenen Hormonhaushalt, wobei der gesunde Lebensstil auch hier im Mittelpunkt steht. Auch in puncto Hormone spielen die mittlerweile vertrauten F. I. G.H. T. S.-Strategien eine zentrale Rolle: optimale Ernährung, Nährstoffdichte und Nahrungsergänzung, Stressabbau, genügend Schlaf, viel Bewegung, Entgiftung und die tatkräftige Unterstützung von Darm und Leber. Wenn Sie bereits damit begonnen haben, die Strategien der anderen Toolkits umzusetzen, möchte ich Ihnen aufrichtig dazu gratulieren. Sie sind bereits dabei, Ihren Hormonhaushalt wieder geradezurücken. Viel mehr braucht es fast nicht. Und wenn Sie sich noch nicht auf den Weg gemacht haben sollten – keine Sorge! Sobald Sie bereit sind, Ihren Lebensstil zu ändern, wird der Hormonhaushalt fast automatisch folgen.

Eines möchte ich klarstellen: Das Thema Hormone ist komplex und riesig, ich werde im Rahmen dieses Buches nicht alles davon abdecken können. In diesem Kapitel möchte ich über die wichtigsten Hormonstörungen schreiben, die in Verbindung mit Autoimmunstörungen auftreten. Davon sind Frauen im fortpflanzungsfähigen Alter besonders betroffen. Zusätzliche Informationen und weiterführende Literatur zum Thema Hormone finden Sie im Anhang F.

Das „H" in F.I.G.H.T.S.

Wenn Sie so schnell wie möglich aus der hormonellen Hölle in die Homöostase gelangen wollen, führt Sie kein Weg an allen anderen F.I.G.H.T.S.-Punkten vorbei. Es gibt sogar viele ganzheitlich arbeitende Therapeuten, die Klienten nur dann annehmen, wenn diese bereit sind, Ihre Ernährung und Lebensgewohnheiten zu ändern. Schließlich sind natürliche Hormonbehandlungen nur das Tüpfelchen auf dem „i" und nicht das Fundament, auf dem alles andere ruht.

Alle Komponenten des F.I.G.H.T.S.-Konzepts können zur hormonellen und damit auch zur Immundysfunktion beitragen. Jeder einzelne Buchstabe kann in die Autoimmunität führen. Hier noch eine Ergänzung zu altbekannten Themen:

Ernährung. Sie haben sicher schon von Insulin gehört und wissen, dass es etwas mit Diabetes zu tun hat. Wussten Sie aber auch, dass Insulin ein Hormon ist? Die „westliche" Ernährung mit viel Zucker aber wenigen Ballaststoffen und Mikronährstoffen treibt den Insulinspiegel in die Höhe und ist einer der Hauptgründe dafür, warum die Hälfte aller Amerikaner heutzutage an einem Prädiabetes oder Diabetes leiden. Und viele wissen es noch nicht einmal.

Infektionen. Dieses Thema ist ein zweischneidiges Schwert. Ein aus den Fugen geratener Hormonhaushalt macht uns anfälliger für Infektionen und die Infektionen selbst bringen unseren Hormonhaushalt aus dem Gleichgewicht. Ein Östrogenüberschuss begünstigt zum Beispiel eine Candidose. Eine Besiedelung mit Candida wiederum wirkt sich ungünstig auf das Progesteron-/Östrogenverhältnis aus und fördert eine Östrogendominanz.

Darm. Wenn Sie an Ihre Verdauung denken, kommen Ihnen bestimmt nicht automatisch Ihre Hormone in den Sinn. Kürzlich wurde das Mikrobiom aber als endokrines – also hormonelles – Organ eingestuft, weil die Darmflora eben sehr eng mit der Hormonfunktion und -produktion verbunden ist. Unter anderem wirkt sie sich auf die Schilddrüsenfunktion, die Östrogenproduktion und auf Cortisol- und Insulinwerte aus, um nur ein paar wenige zu nennen. Ein krankes Mikrobiom bringt auch den Hormonhaushalt durcheinander und kann z.B. Hypothyreosen, Östrogendominanz, niedrige Serotoninwerte (der

„glückliche“ Neurotransmitter), Insulinresistenzen und Appetitstörungen begünstigen.

Hormone. Sobald auch nur ein einziges Hormon in Schieflage gerät, kommt es zu einem Dominoeffekt, der sich durch das ganze Hormonsystem ziehen kann. So kann zum Beispiel große Mengen des Stresshormons Cortisol die Produktion von Sexualhormonen hemmen, den Blutzuckerspiegel erhöhen und eine Insulinresistenz fördern. Gleichzeitig macht dieses Hormon anfälliger für Entzündungen und Bauchfett. Das wiederum löst einen Teufelskreis aus, weil so mehr Östrogen produziert wird, der Insulinspiegel weiter nach oben klettert und alle möglichen chronischen Krankheiten begünstigt werden.

Toxine. Giftige Substanzen spielen eine entscheidende Rolle bei Insulinresistenz, Östrogendominanz, krankhaftem Übergewicht und Autoimmunerkrankungen. Endokrine Disruptoren sind in unserer Umwelt allgegenwärtig – in Pestiziden, Kunststoffen und Weichmachern – und lassen unsere Mädchen früher pubertieren, machen zuckerkrank und verdoppeln bei pubertierenden Mädchen das Risiko für Multiple Sklerose.[1]

Stress. Stress ist von allen Übeln vielleicht das größte, weil er das hormonelle Gleichgewicht auf breiter Front ganz empfindlich stören kann. Jede Art von Stress wirkt sich negativ auf uns aus. Dabei ist es egal, ob wir unter Alltagsstress, Bewegungsmangel, Schlafstörungen oder einem emotionalen Trauma leiden. Auch physikalische und chemische Stressoren machen uns zu schaffen. Die Folgen davon sind verheerend: zuerst zu viel Cortisol und dann zu wenig; Insulinresistenz; gestörte Sexualhormone; Leaky-Gut-Syndrom und unkontrollierbare Entzündungen, die den Weg für Adipositas, Diabetes, Autoimmunerkrankungen und Alzheimer bereiten.

Sobald Sie proaktiv handeln und sich bemühen alle F. I. G.H. T. S.-Punkte im Gleichgewicht zu halten, bewegen Sie sich automatisch in Richtung Hormongesundheit. Die wiederum spielt für Ihre gesamte Gesundheit eine wichtige Rolle und hilft Ihnen, chronischen Krankheiten vorzubeugen.

- Verbessern Sie Ihre Insulinsensitivität und verzichten Sie auf Gluten, Zucker und Milchprodukte. Konsumieren Sie so wenige Kohlenhydrate wie möglich.

- Heilen Sie Ihren Darm und helfen Sie dadurch vielen Hormonen gleichzeitig auf die Sprünge.
- Sobald Sie Entzündungen im Darm beseitigt haben, kann sich die Darmflora wieder regenerieren und einen gesunden Hormonhaushalt unterstützen.
- Meiden Sie alles, was giftig ist. So beugen Sie einer Östrogendominanz vor und verbessern Ihre Insulinsensitivität.
- Bauen Sie Stress ab und bringen Sie so Ihren Hormonhaushalt fast *automatisch* wieder ins Gleichgewicht.
- Ein ausgewogener Östrogenspiegel macht Sie widerstandsfähiger gegen Infekte.

Mit anderen Worten: Wenn Sie die Dinge ganzheitlich betrachten und jeden dieser Punkte ernst nehmen, werden Sie Ihr persönliches Risiko für alle chronischen Krankheiten senken und sich ganz in Richtung strahlende Gesundheit bewegen. Wow! Sind Sie bereit?

Die wichtigsten Hormone bei Autoimmunität

Hormone sind chemische Botenstoffe, die vom endokrinen System ausgeschüttet werden. Dieses System besteht aus einem Dutzend Drüsen, darunter Hypothalamus, Hypophyse und Nebennieren, Pankreas, Schilddrüse und Gonaden (die Eierstöcke bei den Frauen und die Hoden bei den Männern). Die Hormone sind das Kommunikationssystem des Körpers. Sie übermitteln Botschaften selbst in die entferntesten Körperregionen. Sie geben den Zellen Anweisungen, sich während der Pubertät zu entwickeln, beschädigtes Gewebe zu reparieren und den Blutzuckerspiegel auf einem gesunden konstanten Niveau zu halten. Außerdem schalten sie die Libido den Umständen entsprechend aus und an, intervenieren bei Notfällen und sorgen für eine möglichst ausgeglichene Stimmungslage. In Reaktion auf Signale des Gehirns wandern Hormone durch die Blutbahnen, um sich in perfekter „Schlüssel-und-Schloss-Choreografie" an Rezeptoren anzudocken. Das Ganze gerät aus dem Gleichgewicht, wenn Ihre Drüsen nicht genug von einem Hormon (Schlüssel) produzieren oder Ihre Rezeptoren (Schlösser) durch synthetische, fremdartige oder toxische Substanzen blockiert werden. Es braucht nur ein einziges aus dem Gleichgewicht geratenes Hormon und eine ganze Abwärtsspirale an gesundheitlichen Problemen wird losgetreten.

Während wir Dutzende von unterschiedlichen Hormonen haben, gibt es Hormone, die bei Autoimmunerkrankungen eine besondere Rolle spielen. Das sind die Schilddrüsenhormone, Cortisol, Insulin und die Sexualhormone – Progesteron, Testosteron und die drei primären Östrogene Estron, Estradiol und Estriol. Andere wichtige Akteure sind DHEA und Vitamin D, von dem Sie vielleicht gar nicht wissen, dass es ein Hormon ist. Lassen Sie uns die einzelnen Hormone unter die Lupe nehmen, bevor wir uns den Hormonentgleisungen zuwenden, die bei autoimmunen Prozessen eine wichtige Rolle spielen.

Östrogen – das „Fetthormon". *Östrogen* ist eigentlich eine Hormonverbindung und setzt sich aus dem Trio Estron (Östron), Estradiol (Östradiol) und Estriol (Östriol) zusammen. Östrogen ist für die Entwicklung von Brüsten, Hüften und Menstruationszyklus verantwortlich. Sowohl Männer als auch Frauen produzieren Östrogen, wobei bei Frauen die Produktion besonders hoch ist, zumindest bis zur Menopause, wo der Östrogenspiegel drastisch sinkt. Östrogen hält Herz, Knochen, Haut und Gehirn gesund und reguliert Cortisol und Schilddrüsenhormone. Ein ausgeglichener Östrogenhaushalt wirkt positiv auf die Serotoninproduktion, also den Neurotransmitter, der unter anderem dafür sorgt, dass wir zufrieden sind und gut schlafen können.

Progesteron – das „Schutzhormon". Progesteron wird von Männern und Frauen produziert und ist das ruhende Gegengewicht zu der stimulierenden Wirkung des Östrogens. Es wird auch als „Schutzhormon" bezeichnet, weil es nicht nur eine Schwangerschaft erst möglich macht und für die Einnistung des befruchteten Ovars sorgt, sondern auch das heranwachsende Baby vor Stress schützt. Man geht auch davon aus, dass Progesteron vor Krebs schützt. Der hohe Progesteronspiegel in der Schwangerschaft erklärt, warum viele Autoimmunerkrankungen, wie z. B. MS, in Remission gehen, wenn eine Frau schwanger wird. Progesteron kommt in hohen Konzentrationen in unserem Gehirn vor, wo es eine beruhigende und stabilisierende Wirkung ausübt. Sind wir optimal mit Progesteron versorgt, können wir gut schlafen, haben gesunde Knochen und eine ausgeglichene Libido. Mit genügend Progesteron im Blut fühlen wir uns ausgeglichen und zufrieden.

Testosteron – das „durchsetzungsstarke Hormon". Testosteron gilt als ausgesprochen männliches Hormon, obwohl es auch bei Frauen in kleinen Mengen ausgeschüttet wird. Testosteron ist für den Aufbau von

Gewebe verantwortlich, zum Beispiel Muskelmasse, Knochen und Herzmuskulatur. Es schenkt Lebensfreude und steigert den Sexualtrieb. Ist das Testosteron optimal eingestellt, bauen wir Körperfett effektiver ab, freuen uns über gesunde Muskelkraft und ein gutes Gedächtnis, haben ausgezeichnete kognitive Fähigkeiten und sind hoch motiviert. Auch der Testosteronspiegel sinkt mit zunehmendem Alter, aber erhöhte Cortisolwerte und Östrogendominanz – aufgrund chronischer Entzündungen, Bauchfett und/oder toxischer Belastung – sorgen dafür, dass Testosteron zu schnell und zu früh abgebaut wird.

Thyroxin – das „Energiehormon". Die Schilddrüse sieht aus wie ein Schmetterling und sitzt im Hals. Für den Körper spielt sie eine sehr große Rolle. Sie ist ein Meister der Stoffwechselregulation und ist für Atmung, Körpertemperatur, Herzfrequenz, Energieniveau und Gewicht verantwortlich. In jeder einzelnen Zelle Ihres Körpers gibt es Schilddrüsenrezeptoren. Es versteht sich von selbst, dass – sollte die Schilddrüse nicht richtig arbeiten – auch diese Rezeptoren nicht optimal funktionieren können. Und damit auch Sie nicht. Oder zumindest nicht mehr lange. Nur wenn die Schilddrüse richtig funktioniert, kann der Körper die Temperatur gut regulieren und der Stoffwechsel effektiv arbeiten. Dann haben Sie genug Energie und auch das Haar bleibt kräftig und gesund.

Cortisol – das „Stresshormon". Nicht von ungefähr kommt die Bezeichnung „Stresshormon". Cortisol hat viele Funktionen, aber die wichtigste ist wohl die Regulation von Blutzucker und Blutdruck. Es sorgt dafür, dass genügend Blut in die Extremitäten fließt, damit Sie kämpfen oder fliehen und kurzfristige Bedrohungen überleben können. In Maßen ausgeschüttet wirkt Cortisol entzündungshemmend und unterstützt die Regulation der Immunfunktion. Wenn chronischer Stress den Cortisolspiegel ansteigen lässt, wirkt das Hormon entzündungsfördernd und unterdrückt die Immunfunktion. Denken Sie nur daran, wie anfällig Sie für Infektionen werden, wenn Sie unter Stress stehen.

Wenig bekannte Fakten über Hormone

- Unsere Fettzellen sind die größte endokrine Drüse unseres Körpers.
- Testosteron kann durch die sogenannte *Aromatisierung* in Östrogen umgewandelt werden.
- „Männerbrüste" und „Bierbäuche" sind verräterische Anzeichen dafür, dass Männer Testosteron zu dick machendem Östrogen umbauen.
- Nicht nur Zucker macht dick. Auch Stress und Schlafmangel lassen Sie Fett ansetzen.
- Ihre Sexual- und Nebennierenhormone werden allesamt aus Cholesterin hergestellt.
- Wenn Sie chronisch unter Stress stehen, stellt Ihr Körper eher das Stresshormon Cortisol her und fährt die Produktion von Sexualhormonen herunter. Kein Wunder, dass Sie keine Lust auf Sex haben, wenn Sie gestresst sind!

Insulin – das „Düngehormon für Fettgewebe". Die Hauptfunktion des Insulins besteht darin, aus Glukose Energie zu gewinnen. Zu viel Insulin im Blut – durch zu hohen Zuckerkonsum oder Kohlenhydrate, die im Körper schnell zu Zucker abgebaut werden – sorgt dafür, dass die Körperzellen Fett einlagern. Eine Insulinresistenz, also zu viel Insulin im Körper, ist die Vorstufe des Typ-2-Diabetes. Dieser moderne und völlig unnatürliche Zustand ist ein massiver Risikofaktor für alle anderen chronischen Krankheiten, einschließlich Alzheimer, das manchmal auch als Typ-3-Diabetes bezeichnet wird.

Vitamin D – das „Sonnenscheinhormon". Vitamin D ist kein Vitamin im eigentlichen Sinne, sondern ein sehr potentes Prohormon. Es wird in der Haut in Reaktion auf Sonnenlicht produziert und von Leber und Nieren in das aktive Hormon umgewandelt. Vitamin-D-Rezeptoren kommen in fast jeder Zelle vor, da Vitamin D viele Funktionen erfüllen muss. Dazu gehören die Regulation von Insulin, der Immunreaktion und von Entzündungen.

Dehydroepiandrosteron (DHEA) – unser hormonelles „Grundgerüst". DHEA gehört zu den Steroidhormonen und kommt im Körper besonders häufig vor. Es ist ein Vorläuferhormon für Testosteron und Östrogen und ist für den Aufbau und die Reparatur von Körpergewebe unerlässlich. Außerdem ist es an der gesunden Immunreaktion beteiligt. DHEA spielt eine Schlüsselrolle bei der Erhaltung des hormonellen

Gleichgewichts und der jugendlichen Vitalität. Im Normalfall unterstützt DHEA die kognitive Funktion, das psychische Wohlbefinden, die Knochen-, Haut- und Herzgesundheit und erhöht die Immunität.

Beispiel USA: Die sechs wichtigsten Hormonstörungen

Es gibt sechs große Hormonstörungen, die in den USA wesentlich zur Entstehung von autoimmunen Beschwerden und anderen chronischen Krankheiten beitragen:

1. Zu hohe Insulinwerte
2. Erhöhter Cortisolspiegel
3. Östrogendominanz
4. Schilddrüsenunterfunktion
5. Vitamin-D-Mangel
6. Zu wenig DHEA

Leider haben viele von uns eine Kombination von allen sechs Faktoren und wissen es noch nicht einmal!

Aber die gute Nachricht ist, dass wir diese Störungen positiv beeinflussen können, wir sind ihnen nicht ausgeliefert.

Lassen Sie uns einmal einen Blick auf die sechs häufigsten Hormonstörungen werfen, damit wir wissen, womit wir es zu tun haben. Nur dann können wir uns das Toolkit für die Hormongesundheit zunutze machen und entsprechend handeln. Wenn Sie bereits mit den anderen Kapiteln vertraut sind und nach und nach Dinge in Ihrem Leben verändert haben, sind die Hormone für Sie vielleicht ein Kinderspiel. Schauen Sie, ob Sie bei der Lektüre dieses Kapitels über zwei alt bekannte Muster stolpern.

1. **Hohe Insulinwerte = Insulinresistenz.** Ein hoher Insulinspiegel gehört in den Industrienationen zu den Hauptursachen chronischer Krankheiten. Zu hohe Insulinwerte wirken entzündungsfördernd, machen dick und ebnen den Weg für Diabetes, Herz-Kreislauf-Erkrankungen, Krebs und Autoimmunität. Der größte Übeltäter in Sachen Insulinresistenz – Sie haben es sicher schon erraten – ist der Zucker.

Zucker in diesem Zusammenhang ist mehr als der allseits bekannte raffinierte Haushaltszucker. Eine aktuelle Studie zeigt, dass fast 90 % unseres Zuckerkonsums aus industriell verarbeiteten Lebensmitteln (Kohlenhydrate!) stammt, also aus Limonaden, salzigem Gebäck, Süßigkeiten, Kuchen, Pizza und Tiefkühlkost.[2] Verarbeitete Lebensmittel enthalten oft sehr viel Zucker, Fruktose, raffiniertes Mehl, künstliche Fette, zu viel Salz und künstliche und damit giftige Zusatzstoffe.

Hier eine sehr kurze Einführung in die Geschichte des Zuckerkonsums der Menschheit: Viele Millionen Jahre lang war Zucker ein sehr seltenes Vergnügen. Unsere Vorfahren aßen ab und zu etwas Honig, aber normalerweise bestand der kulinarische Höhepunkt damals aus der ein oder anderen Karotte. Daniel Liebermann, Evolutionsbiologe, Professor an der Harvard Universität und Autor des Buches *Unser Körper: Geschichte, Gegenwart, Zukunft*, erklärt, dass erst die Landwirtschaft unsere Nahrungsmittel stärkehaltiger machte. So richtig zuckerbetont ist unsere Ernährung aber erst seit Kurzem. Er warnt davor, dass unser Körper nicht geschaffen ist für die Unmengen an Zucker, die wir Tag für Tag konsumieren. Der Zucker macht uns krank. Unsere Vorfahren kannten weder Adipositas noch chronische Krankheiten, weil der Zucker damals einfach noch kein Thema war. Man kannte ihn kaum. Wenn wir jetzt eine Zeitreise zum Anfang des 20. Jahrhunderts machen, müssen wir feststellen, dass die Menschen inzwischen ungefähr fünf Pfund (2,5 Kilogramm) Zucker pro Jahr konsumieren. Vor 20 Jahren stieg diese Zahl sprunghaft auf sage und schreibe 26 Pfund (13 Kilogramm) an. Heute konsumieren wir atemberaubende und unglaubliche 66 Pfund (33 Kilogramm) Zucker pro Kopf und Jahr.[3]

SCHLÜSSELKONZEPT: *Der übermäßige Verzehr von Kohlenhydraten und Zucker fördert die Insulinresistenz.*

Die *American Heart Association* (AHA) empfiehlt, nicht mehr als sechs Teelöffel (25 g) zusätzlichen Zucker pro Tag für Frauen, neun Teelöffel (38 g) für Männer und sechs Teelöffel (25 g) pro Tag für Kinder zwischen drei und acht Jahren. Kinder unter zwei Jahren sollten überhaupt keinen zusätzlichen Zucker zu sich nehmen. Der tatsächliche Zuckerkonsum sieht aber ganz anders aus. In den USA isst ein Kind im Durchschnitt 19 Teelöffel zusätzlichen Zucker *pro Tag*, das ist mehr als das Dreifache der empfohlenen Obergrenze. Um die Zahlen ins rechte Licht zu rücken: eine Dose Limonade oder Cola enthält mehr als neun Teelöffel Zucker, das sind 39 g. Ein fettarmer Joghurt mit Geschmack enthält bis zu elf Teelöffel (47 g) Zucker. Jedes für sich allein betrachtet liegt schon über der empfohlenen Tagesmenge!

Wenn Sie zu viele raffinierte Kohlenhydrate essen, schießt Ihr Insulinspiegel bei dem Versuch in die Höhe, die Körperzellen dazu zu bewegen, den Zucker aufzunehmen. Nach einer Weile kommt es, wie es kommen muss: Die Zellen werden resistent. Die Bauchspeicheldrüse pumpt zwar immer mehr Insulin aus, schreit die Zellen also förmlich an, dass sie doch bitte endlich den vielen Zucker speichern sollen, aber die sind taub und reagieren nicht mehr. Der Blutzuckerspiegel steigt weiter. Der überschüssige Zucker kann nicht in der Leber oder den Muskeln gespeichert werden und lagert sich als Bauchfett an. In einem wahren Teufelskreis treibt dieses zusätzliche Fett nicht nur den Insulin-, sondern auch den Östrogenspiegel in die Höhe und erhöht so das Risiko für Autoimmunerkrankungen und Krebs.

Zu den Symptomen einer Insulinresistenz gehören:

- Müdigkeit nach dem Essen
- Allgemeine Erschöpfung
- Heißhunger auf Süßigkeiten, vor allem nach den Mahlzeiten
- Gewichtszunahme im Bauchbereich, die sogenannte „Apfel"-Figur, bei der der Taillenumfang gleich oder größer als die Hüften ist
- Hartnäckiges Übergewicht, nicht abnehmen können
- Häufiges Wasserlassen
- Wandernde Schmerzen
- Dunkel pigmentierte Hautstellen, überwiegend in den Achselhöhlen, Gelenkbeugen, im Nacken oder an den Fingerknöcheln, die sogenannte *Acanthosis nigricans*

Wenn Ihnen diese Symptome vertraut vorkommen, sollten Sie Ihren Insulinspiegel untersuchen lassen. Am besten Sie lesen sich das Kapitel über Ernährung noch einmal in Ruhe durch und nehmen Ihren eigenen Zucker- und Kohlenhydratkonsum kritisch unter die Lupe.

Und wenn Sie glauben, dass Zucker der einzige Übeltäter in dieser ganzen Geschichte sei, dann irren Sie sich. Eine Insulinresistenz entsteht nicht nur durch Zucker und Bauchfett, sondern hat auch sehr viel mit Stress zu tun. Das erklärt, warum auch viele schlanke Menschen insulinresistent sind und es vielleicht noch nicht einmal wissen. Schauen wir uns nun das zweite Problemhormon an: das Cortisol.

2. **Zu viel Cortisol.** Cortisol liegt Kopf an Kopf mit Insulin, was Platz 1 der häufigsten Hormonstörungen betrifft. Und auch hier kann man den größten Übeltäter getrost beim Namen nennen: den Stress. Unsere Nebennieren schütten eine Vielzahl an Hormonen aus, darunter auch die Stresshormone Adrenalin und Cortisol. Dr. Kathryn Retzler, Hormonexpertin und Autorin des Buches *Hormone Synergy*, hat eine schöne Metapher gefunden, um die Funktion des Cortisols zu beschreiben. Für sie ist das Hormon wie der Wind – in einer leichten Brise macht es Spaß, über die Meere zu segeln, wenn aber aus der Brise ein zerstörerischer Orkan wird, hört der Spaß auf. Mit Cortisol ist es ähnlich: Gibt es zu viel und zu lange davon, entpuppt es sich als heftiger Orkan.

   Wie wir im Kapitel über Stress erfahren haben, sind wir Menschen biologisch auf kurze und begrenzte Stresszeiten ausgerichtet, von denen wir uns anschließend wieder erholen. Aber weil wir Menschen menschlich sind, besitzen wir auch Kapazitäten für schier endlose Ängste, Kummer und Sorgen. Diese Eigenart kann unsere Stressreaktion permanent aktivieren und aufrechterhalten, was dazu führt, dass auch Cortisol ständig und überall ausgeschüttet wird. Manchmal geschieht das aus gutem Grund, in vielen Fällen jedoch aus nichtigem Anlass. Chronischer Stress ist die Ursache des verheerenden Cortisol-Ansturms, vor dem uns Dr. Retzler warnt. Je stärker Sie unter Stress stehen, desto tiefer rutscht Ihr Körper in einen katabolischen Zustand. Das bedeutet, dass Ihr Körper schneller abbaut als er wieder aufbauen kann. Je länger dieser Zustand anhält, desto schneller verläuft auch der Alterungsprozess. Bei einer chronischen Stressbelastung steigt der Cortisolspiegel anfangs deutlich an bis es schließlich zu einer Cortisol-Resistenz kommt. Die Körperzellen reagieren nicht mehr auf das vorhandene Cortisol und die Ausschüttung des Hormons wird heruntergefahren. Unter Umständen kann der

Cortisolspiegel dauerhaft niedrig bleiben oder selbst innerhalb eines Tages stark fluktuieren.

Das Cortisol wird natürlich nicht nur von psychologischen Stressfaktoren in die Höhe getrieben. Es gibt viele Stressoren, auf die der Körper mit einer erhöhten Cortisol-Produktion reagiert. Dazu gehören Entzündungen, Infektionen, Nahrungsmittelunverträglichkeiten, Nährstoffmangel, wie z. B. Magnesium oder Zink, zu viel Sport, Alkohol oder Kaffee, nicht genug Schlaf und Umweltgifte.

Woher Sie wissen, ob Sie Probleme mit Ihrem Cortisolspiegel haben? Hier sind ein paar Hinweise, die Ihnen vielleicht weiterhelfen:

- Sie fühlen sich müde, abgespannt, nervös und ängstlich, aber doch irgendwie unter Strom
- Angstzustände
- Herzrasen
- Schlafstörungen
- Verlangen nach Salz
- Schwindel beim Aufstehen
- Niedrigen Blutdruck
- Heißhunger auf Süßes, weil Ihr Körper den Blutzucker nicht regulieren kann.

Wenn Sie sich in diesen Symptomen wiedererkennen, sollten Sie Ihren Speichel untersuchen lassen, der Aufschluss über Ihren Cortisolspiegel geben kann (mehr darüber unter Toolkit *Hormone im Gleichgewicht)*. Lesen Sie das Kapitel über Stress noch einmal durch und schauen Sie, welche Methoden zur Stressbewältigung für Sie in Frage kommen.

Ein erhöhter Cortisolspiegel hat weitreichende Folgen für Sie und Ihren Körper, nicht zuletzt, weil es alle anderen Hormone aus dem Gleichgewicht bringen kann. Ein Beispiel: Sie stehen unter Stress und haben einen hohen Cortisolspiegel. Das Cortisol blockiert die Progesteronrezeptoren und damit das entspannungsfördernde Progesteron selbst. Was passiert als nächstes? Der Östrogenspiegel schnellt hoch, es entsteht eine Östrogendominanz und schon haben Sie es mit einem weiteren Hormonproblem zu tun.

3. **Östrogendominanz.** Östrogen sorgt zwar für weiche und feminine Kurven, kann sich im Überschuss aber auch zu einer großen Gefahr

entwickeln. Bei Frauen wird eine Östrogendominanz definiert als zu viel Östrogen (insbesondere Estradiol) im Verhältnis zu Progesteron. Bei Männern wird das Östrogen (Estradiol) im Verhältnis zu Testosteron gemessen. Die Östrogendominanz ist ein ernsthaftes, aber unterdiagnostiziertes Gesundheitsproblem, das Frauen und Männer anfälliger für Krankheiten macht – vor allem Brustkrebs, Autoimmunerkrankungen, Herz-Kreislauf-Erkrankungen und Alzheimer.

Ab einem Alter von 35 Jahren sinken Progesteron- und Testosteronspiegel als Teil des natürlichen Alterungsprozesses ab und der Östrogenspiegel steigt entsprechend. Heutzutage haben aber die meisten Frauen schon vor dem 50. Lebensjahr einen zu hohen Östrogenspiegel (im Verhältnis zu Progesteron). Die in Harvard ausgebildete Ärztin Dr. Sara Gottfried geht sogar davon aus, dass 80 % aller Frauen über 35 von einer Östrogendominanz betroffen sind. Die Gründe dafür sind in einer hohen Stressbelastung und dem Einfluss künstlicher Hormone zu finden.

Wir haben gerade gesehen, wie ein hohes Maß an Stress die Ausschüttung von Cortisol erhöht. In der Folge verringert sich der Progesteronspiegel und eine Östrogendominanz entsteht. Was die künstlichen Östrogene betrifft, müssen wir die synthetischen *Xenoestrogene* in der Umwelt besonders hervorheben. Wenn Sie sich an das Kapitel über Umweltgifte erinnern, wird es Sie nicht überraschen zu lesen, dass es auch hier drei ziemlich große Ganoven gibt: Bisphenol A (BPA) in Konservendosen und Kassenzettel; die Weichmacher Phthalate in fast allem, was Plastik enthält, von der Plastikfolie bis hin zum Babyspielzeug und die Parabene, die sich überwiegend in Körperpflegeprodukten und Kosmetika verstecken.

Ein verräterisches Zeichen dafür, dass vor allem Frauen und junge Mädchen unter der ständigen Bombardierung durch künstliche Hormone leiden, ist die Tatsache, dass Mädchen immer früher in die Pubertät kommen. Noch im 19. Jahrhundert lag das durchschnittliche Alter der ersten Regelblutung bei 15. Heute hat ein Mädchen die erste Regelblutung meist mit 12 Jahren, aber die Zahl der Mädchen, die zu früh in die Pubertät kommen, steigt. Aktuell hat 1 von 5000 Mädchen die erste Periode im Alter von 9 Jahren.[4]

Abgesehen von der emotionalen Belastung, die eine vorzeitige Pubertät für die betroffenen Mädchen darstellt, bringt es auch gewisse Gesundheitsrisiken mit sich. Die Wahrscheinlichkeit, an chronischen Beschwerden zu erkranken, ist für diese Mädchen größer. Es gibt Belege dafür, dass je länger eine Frau in ihrem Leben einem hohen Östrogenspiegel ausgesetzt war, das Risiko umso größer ist, später an einer hormonbedingten Krankheit zu leiden, darunter Brust- und Gebärmutterkrebs. Auch einige Autoimmunerkrankungen wie Lupus und MS treten bei diesen Frauen häufiger auf. Eine groß angelegte Studie mit 77300 Frauen zeigte zum Beispiel die Verbindung zwischen Menarche (Einsetzen der ersten Regelblutung), Östrogenbelastung und MS auf. Wir können davon ausgehen, dass je früher ein Mädchen ihre erste Periode hat und je länger die junge Frau einer erhöhten Östrogenkonzentration ausgesetzt ist, desto größer ist für sie das Risiko, an MS zu erkranken. Auch das Gegenteil trifft zu: je später die Menarche desto niedriger das Risiko einer MS.[5]

Was genau steckt hinter dieser Östrogendominanz? Der Großteil der Hormone stammt aus der Umwelt und wird von uns in der Form von Anti-Baby-Pillen, Hormonersatztherapie (HRT) und industriell verarbeiteten Lebensmittel aufgenommen, allen voran Kuhmilch aus konventioneller Tierhaltung, die besonders viele Hormone enthält.

Es gibt aber auch innere Umstände, die unsere Östrogenspiegel künstlich hochhalten. Einmal sind da die chronischen Entzündungen, die ein Enzym namens *Aromatase* aktivieren und für eine erhöhte Östrogenproduktion sorgen. Zweitens produzieren unsere Fettzellen besonders nach der Menopause besonders viel Östrogen. Je mehr Fett Sie also haben, desto mehr Östrogen produzieren Sie. Die Dritte im Bunde ist unsere Leber. Eine überforderte Leber kann verbrauchtes Östrogen nur schwer abbauen. Dann kann es passieren, dass unerwünschte Abfallprodukte aus dem Östrogenstoffwechsel nicht ausgeschieden werden, sondern im Blutkreislauf zirkulieren und eine Östrogendominanz fördern. Das erhöht das Krebsrisiko.

Bei Frauen äußert sich eine Östrogendominanz meist wie folgt:

- Starke Menstruationsblutungen
- Starke Unterleibskrämpfe während der Menstruation
- PMS mit empfindlichen Brüsten
- PMS mir Blähungen und Schwellungen
- Gewichtszunahme um Hüfte und Po

- Eierstockzysten
- Endometriose
- Myome
- Migräne
- Fehlgeburten
- Akne rosacea
- Schlafstörungen
- Brain Fog und Konzentrationsstörungen
- Ängste, Panikattacken oder Depressionen
- Verminderte Libido
- Beschwerden der Gallenblase; die Gallenblase wurde bereits entfernt

Bei Männern sind die Anzeichen einer Östrogendominanz:

- Müdigkeit
- Verlust der Muskelmasse
- Harnwegsbeschwerden
- Verminderte Libido
- Erektile Dysfunktion
- Angstzustände
- Depressionen
- Bauchfett
- Vergrößerte Brüste (Gynäkomastie)

Wenn Ihnen eines dieser Symptome bekannt vorkommt, dann sollten Sie das Kapitel über Toxine noch einmal in Ruhe durchlesen und darauf achten, künstliche Hormone jeglicher Art zu meiden. Vor allem die schädlichen Xenoestrogene sollten Sie ganz meiden. Trinken Sie Alkohol nur in Maßen, wenn überhaupt, und nehmen Sie östrogensenkende Nahrungsergänzungsmittel ein, wie im Toolkit beschrieben.

Wenn unser Östrogenspiegel sehr hoch ist, produziert die Leber massenweise Thyroxin-bindendes-Globulin (TBG), ein Protein, das sich an die Schilddrüsenhormone im Blut bindet und verhindert, dass diese in die Zellen gelangen. Im Labortest ist es zu diesem Zeitpunkt zwar noch nicht offensichtlich, aber die nächste Hormonstörung steht schon in den Startlöchern: Hypothyreose.

4. **Schilddrüsenunterfunktion.** Die Schilddrüsenunterfunktion, allgemein auch als *Hypothyreose* bezeichnet, ist komplex und könnte ein

ganzes Fachbuch für sich füllen. Ich möchte hier die wichtigsten Aspekte hervorheben. Schätzungsweise sind weltweit etwa 300 Millionen Menschen von einer Hypothyreose betroffen, davon bis zu 60 Millionen in den USA. Die Schilddrüsenunterfunktion gehört damit zu den häufigsten Zivilisationskrankheiten.[6] Mehr als 20 % aller Frauen und 10 % der Männer leiden unter einer Unterfunktion der Schilddrüse, oft wird diese aber nicht diagnostiziert und die Betroffenen wissen nichts davon.[7] Das sollte uns Sorge bereiten, denn eine unbehandelte Hypothyreose geht mit einem erhöhten Risiko für Depressionen, Unfruchtbarkeit, Herz-Kreislauf-Erkrankungen, Autoimmunität und degenerativen Erkrankungen des zentralen Nervensystems, einschließlich Hashimoto-Enzephalopathie (HE) und Alzheimer einher.

Die Schilddrüse könnte man auch als metabolisches Thermostat des Körpers bezeichnen. Bei einer Schilddrüsenunterfunktion verlangsamt sich der Stoffwechsel und spielt sich quasi in Zeitlupe ab. Die Symptome können dabei so langsam und allmählich auftreten, dass Sie kaum merken, dass Sie sich etwas träger, müder und kälter fühlen als sonst. Bei einer Hypothyreose produziert die Schilddrüse nicht mehr genug von den Hormonen T3 und T4. Das führt dazu, dass die Hypophyse – die übergeordnete „Chefin" der Schilddrüse – mehr TSH (Thyreoidea-stimulierendes Hormon) als sonst ausschüttet, um die Schilddrüse anzuregen, wieder mehr T3 und T4 zu bilden.

Nun haben ungefähr 90 % der Menschen mit Schilddrüsenunterfunktion die autoimmune Krankheit Hashimoto-Thyreoiditis. Die Krankheit wurde 1912 von dem gleichnamigen Arzt entdeckt. Wie bei allen anderen autoimmunen Krankheiten auch, handelt es sich bei der Hashimoto-Thyreoiditis nicht um eine Schilddrüsenerkrankung, sondern um eine *Störung des Immunsystems*. In diesem Fall greift das Immunsystem die Schilddrüse an. Leider ähnelt die molekulare Struktur des Schilddrusengewebes verschiedenen Antigenen (Fremdmoleküle) und wird versehentlich mit attackiert. Der Prozess wird als molekulare Mimikry bezeichnet.

Einer der Hauptgründe, warum die Hashimoto-Thyreoiditis immer noch unterdiagnostiziert bleibt, ist das schulmedizinische Untersuchungsprotokoll, das zur Beurteilung der Schilddrüsenfunktion in der Regel nur einen TSH-Bluttest durchführt. Das heißt, das Problem wird meist nicht früh genug erkannt. Der Standardreferenzbereich für den TSH-Wert liegt bei 0,5 – 5,5. Fortschrittlich denkende Ärzte halten einen Wert von 2,0 bereits für zu hoch. Im Klartext heißt das, dass Hausärzte und Endokrinologen zu lange mit der Behandlung eines Hashimotos warten. Wenn sie es dann doch tun, gehen sie der Ursache dieser Erkrankung nicht auf den Grund, sondern verschreiben ein synthetisches Medikament zur T4-Substitution. Bei vielen Menschen reicht das aber nicht aus, weil sie aus verschiedenen Gründen das inaktive T4 nicht in das aktive T3 umwandeln können. Gründe dafür sind Nährstoffmangel, Stress, Toxine oder Infektionen. Der ganzheitliche Therapeut für Funktionelle Medizin, McCall McPherson beschreibt dieses Vorgehen so: Es ist, als würden Sie Ihr Auto mit Rohöl (T4) betanken und erwarten, dass es dort in Benzin (T3) umgewandelt wird. Ohne T3-Antrieb bleiben die meisten Menschen in einem langsamen Stoffwechselzustand stecken. Viele Experten empfehlen mittlerweile eine Kombination von T4 und T3, wie sie zum Beispiel in *Armour Thyroid*, *Nature-Thyroid* oder *Westhroid* zu finden sind, während der Patient zusätzlich an der eigentlichen Ursache arbeitet.

Zu den wichtigsten Auslösern einer Hashimoto-Thyreoiditis gehören

- Gluten-Sensitivität (bitte beachten Sie, dass eine Zöliakie oft nicht diagnostiziert wird)
- Ernährungsbedingte Mangelerscheinungen, wie z. B. Jod, Zink und Selen, die für die Umwandlung in T3 erforderlich sind
- Umweltgifte einschließlich Fluorid, Brom und Quecksilber
- Chronischer Stress und Nebennierenfehlfunktion
- Virusinfektionen einschließlich Epstein-Barr-Virus (EBV) und *Yersinia enterocolitica*

Zu den häufigsten Anzeichen einer Schilddrüsenunterfunktion gehören

- Gewichtszunahme
- Hartnäckiges Übergewicht
- Haarausfall, vor allem am äußeren Drittel der Augenbrauen
- Konzentrationsstörungen
- Brain Fog
- Verstopfung
- Müdigkeit früh am Morgen nach dem Erwachen
- Kälteempfindlichkeit

- Depressionen und Angstzustände
- Gelenk- und Muskelschmerzen
- Trockene Haut, trockene Haare und brüchige Nägel

Wenn Sie diese Symptome an sich selbst wiedererkennen, wenden Sie sich bitte an Ihren Arzt und lassen Ihre Schilddrüse untersuchen. Im Rahmen der Untersuchung sollten folgende sechs Marker erfasst werden: TSH, freies T3, freies T4, reverses T3 und die beiden Schilddrüsenantikörper TPO Ab und TG Ab, anhand denen man feststellen kann, ob eine Hashimoto-Erkrankung wahrscheinlich ist oder nicht. Der Schlüssel zur Umkehrung einer Hashimoto-Thyreoiditis besteht darin, die Ursachen zu erkennen, diese auszuschalten und den Darm zu heilen. Eine ergänzende Schilddrüsenmedikation, idealerweise eine Kombination von T4 mit dem aktiven T3, kann unter Umständen sinnvoll sein, um die Schilddrüsenfunktion auf optimalem Niveau zu halten.

Bitte denken Sie auch daran, Ihren Vitamin-D-Spiegel überprüfen zu lassen. In einer Studie zeigten 92 % der Patienten mit Hashimoto einen Vitamin-D-Mangel im Vergleich zur Kontrollgruppe.[8] Und damit sind wir beim nächsten großen Thema angelangt: dem Vitamin D.

5. **Vitamin-D-Mangel.** Vielleicht kann man den Vitamin-D-Mangel als größtes, nicht diagnostizierte Gesundheitsproblem der Welt bezeichnen. Fast eine Milliarde Menschen weltweit sind davon betroffen und man geht davon aus, dass 75 % der Amerikaner nicht genügend Vitamin D im Körper haben, bei Afroamerikanern sind es sogar 95 %. Wenn Sie über 65 Jahre alt sind, eine dunkle Hautfarbe haben oder sich nur selten in der Sonne aufhalten, bzw. Sonnenschutz nutzen, ist das Risiko besonders hoch. Ein Sonnenschutzfaktor 15 oder höher reduziert die Vitamin-D-Produktion um 99 %.[9] Darüber hinaus ist das Risiko für Menschen wie mich, bei denen eine Genmutation an der Vitamin-D-Rezeptorstelle (den sogenannten VDRs) vorliegt, auch relativ hoch. Dieser genetische Lapsus bedeutet, dass wir noch mehr Sonnenlicht und/oder Nahrungsergänzung benötigen, um ein gesundes Niveau halten zu können.

   Es gibt immer mehr Hinweise dafür, dass ein Vitamin-D-Mangel auch ein wichtiger Faktor bei Herz-Kreislauf-Erkrankungen, Krebs, Demenz und Autoimmunerkrankungen ist. Vor allem bei rheumatoider Arthritis (RA), systemischem Lupus erythematodes

(SLE), entzündlichen Darmerkrankungen, Multipler Sklerose (MS) und Typ-1-Diabetes (T1D) ist es impliziert. Forscher an der Harvard T.H. Chan School of Public Health haben die Daten von mehr als 800000 finnischen Frauen ausgewertet und herausgefunden, dass bei Frauen mit Vitamin-D-Mangel (weniger als 20 ng/ml) das Risiko einer Multiplen Sklerose um 43 % höher war als in der Kontrollgruppe ohne Vitamin-D-Mangel. Bei den Probandinnen mit MS waren 60 % Vitamin D defizient.[10,11]

Meistens liegt ein subklinischer Vitamin-D-Mangel vor, was bedeutet, dass es keine Symptome gibt. Wenn einer der folgenden Faktoren bei Ihnen vorliegt, könnten Sie unter einem schweren Vitamin-D-Mangel leiden (< 20 ng/ml):

- Erschöpfung
- Allgemeine Muskel- und Gelenkschmerzen
- Schwäche
- Häufige Infekte
- Osteopenie (reduzierte Knochendichte, eine Vorstufe zur Osteoporose)
- Osteoporose
- Knochenschmerzen
- Knochenfrakturen

Am besten lässt sich der Vitamin-D-Spiegel anhand eines Bluttests bestimmen. Die offizielle Bezeichnung dafür ist 25-OH-Vitamin-D3-Test, umgangssprachlich Vitamin-D-Test genannt. Der optimale Vitamin-D-Spiegel zur Vorbeugung und Umkehrung chronischer Krankheiten liegt bei 70 – 100 ng/ml. Wenn Sie genügend Sonnenlicht bekommen, Ihr Wert aber trotzdem bei unter 50 ng/ml liegt, sollten Sie Ihren VDR-Status bestimmen lassen.

Zu guter Letzt gibt es einen weiteren Hormonmangel, der bei Menschen mit autoimmunen Beschwerden sehr weit verbreitet ist und nicht vernachlässigt werden sollte: der DHEA-Wert.

6. **Niedrige DHEA-Werte.** Dieses grundlegend wichtige und für die Immunfunktion und Lebenserwartung essenzielle Hormon spielt besonders bei jungen Erwachsenen eine große Rolle. Spitzenwerte werden um das 20. Lebensjahr gemessen, danach geht die

Produktion Jahr um Jahr zurück, bis im Alter von 80 Jahren nur noch fünf bis zehn Prozent der Spitzenwerte erreicht werden.

Die zwei wichtigsten Gründe für diesen markanten Rückgang des DHEAs sind der Alterungsprozess und chronischer Stress. Der größte Faktor, der sowohl zu einem vorzeitigen Alterungsprozess als auch zu chronischem Stress beiträgt, scheinen entzündliche Prozesse im Körper zu sein. Wie wir bereits gesehen haben, führt chronischer Stress zu einer deutlich erhöhten Cortisol-Ausschüttung und damit zu chronischen Entzündungen. Cortisol und DHEA werden beide von den Nebennieren produziert. Steigt die Nachfrage nach Cortisol stark an, was besonders bei chronischem Stress der Fall ist, werden die Nebennieren erschöpft und die Produktion von DHEA wird heruntergefahren.

Die Folgen eines erhöhten Cortisolspiegels mit gleichzeitig niedrigen DHEA-Werten sind verheerend: Das Immunsystem wird geschwächt, der Alterungsprozess beschleunigt und das Risiko für eine Vielzahl an gesundheitlichen Beschwerden steigt drastisch an. Es überrascht nicht, dass viele degenerative Krankheiten mit niedrigen DHEA-Werten einhergehen, unter anderem das Chronische Erschöpfungssyndrom, Diabetes, Autoimmunerkrankungen, Alzheimer, Krebs und Herz-Kreislauf-Erkrankungen. Studien haben beispielsweise Zusammenhänge zwischen niedrigen DHEA-Werten und Krankheiten wie Sjögren-Syndrom, Lupus, MS und RA herstellen können.[12-14]

Zu den häufigen Anzeichen eines niedrigen DHEA-Wertes gehören

- Starke Erschöpfung
- Geringe Ausdauer und Wachsamkeit
- Schwäche und allgemeine Schmerzen
- Unwohlsein und Depressionen
- Verlust der Muskelmasse
- Geringe Knochendichte oder Osteoporose
- Dünne Haut
- Verlust der Libido
- Trockene Haut und Augen
- Schlechtes Gedächtnis
- Hartnäckiges Übergewicht

Wenn Sie glauben, auch einen niedrigen DHEA-Spiegel zu haben, können Sie einen Speicheltest durchführen lassen, mit dem sich sowohl der Cortisol- als auch der DHEA-Spiegel messen lässt.

Stressbedingte multiple Hormonstörungen

Die meisten Menschen in unserem Land stehen einen Großteil Ihrer Zeit unter Stress. Es überrascht also nicht, dass Dr. Sara Gottfried in ihren 25 Jahren Berufserfahrung mit über 25 000 Patienten die hohe Cortisol-Belastung als den „dunklen Lord", also den größten aller Übeltäter bezeichnet. Wie der „dunkle Lord" regiert Cortisol über die meisten anderen Hormone. Es bestimmt, wie schnell oder langsam die Schilddrüse arbeitet, ob Sie insulinresistent sind und ob Sie Sexualhormone produzieren oder nicht. Cortisol entscheidet auch darüber, ob eine Östrogendominanz im Anflug ist, ob Ihre Vitamin-D-Rezeptoren das Vitamin aufnehmen können und ob Sie genügend DHEA herstellen können. Angesichts der Tatsache, dass Cortisol für einen Großteil unseres Lebens das Zepter schwingt, überrascht es kaum, dass viele Menschen multiple Hormonstörungen haben. Manchmal sogar alle sechs, so wie bei mir.

Zucker, Stress und Hormonchaos: Meine eigene Geschichte

Bis vor Kurzem kann ich mich an keine Zeit erinnern, in der meine Hormone im Gleichgewicht waren. Die meiste Zeit meines Lebens wusste ich nicht einmal, was Hormone waren, es interessierte mich nicht. Ich hatte keine Ahnung davon, dass sich mein Lebensstil auf meine Hormone auswirkt und diese entweder im Gleichgewicht halten oder aus der Bahn werfen kann. Im Nachhinein leuchtet mir natürlich ein, dass mein Leben im Dauerstress, gepaart mit meiner Sucht nach Süßem, der perfekte Wegbereiter für mein hormonelles Elend war. Von der Pubertät bis in die Wechseljahre herrschte bei mir Hormonchaos. Ich speichere diese Episode als Lernerfahrung ab und denke mir heute noch: besser spät als nie.

Zu meinen frühesten Erinnerungen als Kind gehören die Szenen, wie mein Vater meine Mutter anschreit – meist ging es dabei um ihr Gewicht – und ich, ganz die tapfere kleine Kämpferin, meinen Vater anschreie, er solle meine Mutter in Ruhe lassen.

Schließlich wollte ich sie schützen. Ich wurde super wachsam und litt schon als Kind eine Zeit lang unter Schlafstörungen. Ich bin mir sicher, dass chronischer Stress sehr viel mit meiner frühen MS-Diagnose im Alter von 19 Jahren zu tun hatte. Auch heute steht Stressbewältigung ganz oben auf der Liste meiner persönlichen Prioritäten. Dafür hole ich mir regelmäßig Unterstützung: Ich meditiere täglich, bleibe in Bewegung, genieße Umarmungen und habe einen Ehemann und Freunde, die mich unterstützen. Auch Yoga und regelmäßiger Schlaf sind bei mir Programm.

Als ich klein war, gab es bei uns zu Hause kein süßes Müsli oder Naschereien, also half ich selbst ein bisschen nach. Ich „dekorierte" mein fades Vollkornmüsli mit geschnittenen Bananen, Rosinen und ordentlich Zucker oder Honig und „ertränkte" das alles in fettarmer Milch. Davon aß ich zwei große Schüsseln und freute mich über die süße Milch, die ich zum Schluss noch austrinken konnte. Allein der von mir zugegebene Zucker entsprach der von der AHA empfohlenen Tagesmenge für erwachsene Frauen (25 g). Wenn man den Zuckergehalt des Getreides (16 g), einer halben Banane (7 g), einer Handvoll Rosinen (17 g) und zwei Tassen fettarmer Milch (24 g) dazurechnet, kommt man auf etwa 91 g Zucker und das morgens um acht Uhr! Kein Wunder, dass meine Blutzuckerwerte meistens um 100 waren, also im prädiabetischen Bereich. Ich bin mir ziemlich sicher, dass auch meine Insulinwerte zu hoch waren, nicht dass sich irgendjemand die Mühe gemacht hätte, das in meinen ersten 30 Lebensjahren zu untersuchen.

Die Pubertät schlug bei mir dann ein wie eine Bombe. Als ich mit 15 meine erste Regelblutung bekam, hatte ich solch starke Schmerzen, dass ich einmal auf einer öffentlichen Toilette ohnmächtig wurde. Immer wieder musste ich von der Schule zu Hause bleiben, wo sich meine Mutter mit Wärmekissen und Ibuprofen um mich kümmerte.

Auf Drängen meines Gynäkologen nahm ich schließlich die Pille, um meine sehr schmerzhaften Menstruationszyklen und meine zunehmend schlechter werdende Haut zu behandeln. Als ich Mitte 30 war, beschlossen mein Mann und ich keine Kinder zu bekommen. Der Gynäkologe kommentierte dies dahingehend, dass ich ja jetzt bis zu den Wechseljahren oral verhüten könne. Dies war derselbe Frauenarzt, der meinen Cholesterinspiegel von 104 mit den Worten „Das ist ja ausgezeichnet" kommentierte.

Sie wissen ja, woraus unsere Hormone bestehen – aus Cholesterin. Ich produzierte kaum genug Cholesterin, um meine Sexualhormone bei der Stange zu halten, geschweige denn, um die vielen Entzündungen heilen zu können, die mein hoher Cortisolspiegel verursachte.

Erst 2010 erfuhr ich, dass ich eine Nicht-Zöliakie-Gluten-Sensitivität habe. Danach begann ich intensiv nach den Ursachen von MS und anderen Autoimmunerkrankungen zu forschen. Im Laufe meiner Recherchen lernte ich, welch verheerende Wirkungen Zucker, Stress und die Pille auf das hormonelle Gleichgewicht haben können. Ich setze die Pille ab, verzichtete ganz auf Zucker und suchte weiter nach Wegen, um Stress abbauen und meinen noch ungelösten emotionalen Schmerz heilen zu können.

Aber wenn man die Pille so lange eingenommen hat wie ich und dauerhaft gestresst war, muss man mit unerwünschten Nebeneffekten rechnen: Fast alle Sexualhormone bewegten sich im Bereich der unteren Grenzwerte, während mein Cortisol deutlich zu hoch war. Meine Schilddrüsenwerte waren allesamt niedrig, aber noch im normalen Bereich. Auch meine DHEA-Werte waren niedrig, im Verhältnis zu Cortisol sogar miserabel. Mein Vitamin-D-Spiegel war mit 38 % eher mickrig. Freies Testosteron konnte bei mir überhaupt nicht erst nachgewiesen werden. Das erklärte meine Erschöpfung, meine fast nicht vorhandene Lust am Sex und meine häufigen Erkältungen. Um die Sache noch komplizierter zu machen: Obwohl mein Östrogenspiegel niedrig war, hatte ich eine Östrogendominanz. Mit den Wechseljahren kam eine schwere PMSi hinzu, die mich an meine Pubertät erinnerte. Ich hatte Stimmungsschwankungen, war reizbar und mir war permanent übel.

Zu diesem Zeitpunkt holte ich mir die Unterstützung eines ganzheitlich arbeitenden Arztes, der mich über eine neue Form der Hormontherapie aufklärte. Er warnte mich vor den Folgen einer klassischen Hormontherapie und verglich diese mit einem Vorschlaghammer für den Körper. Stattdessen riet er mir zu sanfteren, natürlichen Alternativen. Zuerst wirkte Maca-Pulver Wunder und befreite mich vorübergehend von meinen nächtlichen Hitzewallungen. Die kehrten sechs Wochen später zwar mit voller Wucht wieder, konnten aber mit drei weiteren Nahrungsergänzungsmitteln unter Kontrolle gebracht werden.

Die Supplementierung wirkte subtil, aber nachhaltig und ich nehme die Präparate heute noch im Wechsel ein: die adaptogenen Heilpflanzen Ashwagandha (Schlafbeere) und Rhodolia rosea (Rosenwurz) in Kombination mit Phosphatidylserin (PS). Zusammen helfen sie mir, mit Energie über den Tag zu kommen und haben gleichzeitig eine entspannende Wirkung, die mich nachts gut schlafen lässt. Was meine Schilddrüse betraf, hatte ich eine leichte Unterfunktion, aber keine erhöhten Antikörper, Hashimoto konnte also ausgeschlossen werden. Trotzdem versuchte ich es eine Zeit lang mit einem Komplexmittel für die Schilddrüsenfunktion, bis sich herausstellte, dass ich einen Zink- und Jodmangel hatte. Ich nahm Nahrungsergänzungsmittel ein, sanierte meinen Darm und konnte meine T3-Werte in den Normalbereich steigern, ohne auf konventionelle Medikamente zurückgreifen zu müssen.

Mein Stressniveau war deutlich von dem entfernt, was ich Anfang der 2000er Jahre aushalten musste, als ich mich neben meinen anspruchsvollen Tätigkeiten als Managerin im Vertrieb um die Pflege meiner Eltern kümmern musste und gleichzeitig mit meinen eigenen MS-Symptomen zu kämpfen hatte. Trotzdem war ich immer noch „süchtig nach Cortisol", wie mein Mann es nennt. Ich war so daran gewöhnt, gestresst zu sein, dass ich mich unbewusst immer wieder in stressige Situationen brachte. Ich stopfte meinen Terminkalender bis obenhin voll, trank zu viel Kaffee und war oft sehr defensiv. Ich musste dringend Wege für mich finden zum Innehalten und um Ruhe zu finden. Ich fand eine „Muse", mein EEG-Gerät zum Biofeedback, das ich oft beim Meditieren trage. Das Vogelgezwitscher macht mich ruhig und gelassen, während das angenehme Meeresrauschen mir sagt, dass mein Verstand aktiv ist.

Mit der Zeit ist das Meeresrauschen weniger geworden und das Vogelgezwitscher lauter. Selbst meinem Mann ist aufgefallen, dass ich viel ruhiger geworden bin.

Aber auch mit einer auf mich zugeschnittenen, biologischen und zeitweise ketogenen Paläo-Ernährung und Nahrungsergänzung war ich gegen die Symptome der Wechseljahre nicht gut genug gewappnet. Trotz gesunder Lebensführung und Stressreduktion kamen Hitzewallungen, vor allem nachts, und Schlafstörungen. Ich verzichtete auch auf den letzten Tropfen

Alkohol und trank kaum noch Kaffee. Trotzdem schwitzte ich jede Nacht und konnte nur schlecht schlafen. Ich forschte weiter, bis ich einen naturheilkundlichen Arzt fand, der sich mit bioidentischen Hormonen auskannte. Wir folgten dem Motto „weniger ist mehr" und nach knapp einem Jahr waren meine spärlichen Hormonspeicher wieder „aufgetankt" und optimal eingestellt. Meine ideale Kombination bestand aus Progesteron, das ich zur Schlafenszeit einnehme und ***Biest*** – einer Estriol/Estradiol-Creme – die ich zweimal täglich auftrage. Zusätzlich creme ich morgens mit einer Testosteroncreme, die mit einer kleinen Menge DHEA angereichert ist.

Warum Cholesterin wichtig für Ihre Gesundheit ist

- Raffinierte Kohlenhydrate, Zucker und pflanzliche Öle, die man in industriellen Lebensmitteln verarbeitet, sind die Hauptursache für Herz-Kreislauf-Erkrankungen und nicht wie allseits propagiert die saturierten Fette und Cholesterin.
- Cholesterin spielt für den Hormonhaushalt und die Gesundheit des Gehirns eine entscheidende Rolle. Es reduziert das Risiko für Herz-Kreislauf-Erkrankungen.
- Es ist wissenschaftlich belegt, dass ein höherer Cholesterinspiegel gesund hält und die Lebenserwartung steigert.
- Studien haben belegt, dass Länder, in denen der Cholesterinspiegel im Durchschnitt am niedrigsten ist, die höchste Sterblichkeitsrate aufweisen!
- Ein besserer Indikator für Herzgesundheit ist das Verhältnis von HDL zum Gesamtcholesterin. Dividieren Sie einfach Ihren HDL-Wert durch den Gesamtcholesterinspiegel. Das Ergebnis sollte im Idealfall über 24 % liegen. Werte unter 10 % deuten auf ein erhöhtes Risiko für Herz-Kreislauf-Erkrankungen hin.
- Ein weiterer zuverlässiger Wert ist das Verhältnis von Triglyceriden zu HDL: Das Ergebnis sollte möglichst unter zwei liegen.

Heute liegen alle meine Hormone, einschließlich Cortisol, endlich im Normalbereich. Auch mein Vitamin-D-Spiegel ist mit 75 – 90 ng/ml optimal eingestellt. Mein Blutzuckerspiegel liegt jetzt konstant bei niedrigen 90 ng / ml, was zwar noch nicht perfekt ist, aber akzeptabel (ein optimaler nüchterner Blutzucker liegt bei 70 – 80). Mein Insulinwert – endlich habe ich Klarheit – ist mit 2 uIU/ml bombensicher (optimales Nüchtern-Insulin liegt bei unter 3 uIU/ml). Ich nehme nach den Mahlzeiten Vitamin B7 ein, auch als Biotin bekannt, um meine Blutzucker- und Insulinspiegel im Gleichgewicht zu halten. Studien haben gezeigt, dass Biotin bei der Regeneration der Myelinscheide helfen kann (und für Menschen mit MS besonders wichtig ist). Zweimal im Jahr lasse ich meinen Hormonspiegel untersuchen und passe ihn bei Bedarf an.

Toolkit – Hormone im Gleichgewicht

Obwohl es für Sie jetzt sehr verlockend sein mag, direkt mit Hormonen zu supplementieren, ist hier Vorsicht geboten. Zuerst sollten Sie herausfinden, warum Ihre Hormone nicht im Gleichgewicht sind. Leider ist die Sache etwas komplizierter und es geht nicht nur darum, einen Test zu machen und dann das, was fehlt, aufzutoppen. Dafür ist unser Körper zu komplex, es gibt zu viele Variablen und körperliche Stoffwechselfunktionen, die wir vielleicht noch gar nicht kennen. Wir können nicht einfach gegen Mutter Natur spielen und haushoch gewinnen.

Nehmen Sie mich als Beispiel. Wenn ich einfach nur Progesteron genommen, aber nicht proaktiv an meinem Stresspegel gearbeitet hätte, wäre wahrscheinlich nichts Gutes dabei herausgekommen, denn das Stresshormon Cortisol blockiert die Progesteronrezeptoren. Dann hätte ich mich vielleicht ganz vom Progesteron abgewendet und nie von seiner beruhigenden Wirkung und Schutzfunktion gegen Krebs profitieren können. Sobald ich aber mein Stressniveau abbauen konnte, pendelten sich meine Cortisolwerte wieder auf ein normales Maß ein. Erst danach konnte ich die wohltuende Wirkung des Progesterons wirklich aufnehmen.

Für Männer könnte eine Supplementierung ohne Beseitigung der Grundursachen definitiv nach hinten losgehen. Wenn Sie nämlich insulinresistent sind, kann das zusätzliche Testosteron als Östrogen eingelagert werden. Östrogen, wie Sie wissen, macht dick und lässt Brüste wachsen. Der beste Ansatz besteht darin, die Ursache für den niedrigen Testosteronspiegel anzugehen, in diesem Fall die Insulinresistenz. Sobald die Insulinresistenz erfolgreich beseitigt wurde, steigt das Testosteron ganz von selbst wieder an.

Die Hormone stehen im F. I. G. H. T. S.-Protokoll nicht an erster Stelle. Zuerst müssen Sie sich um Stress, Zuckerkonsum und Toxine kümmern und wenn das geschafft ist, werden auch die Hormone wieder ins Gleichgewicht kommen. Um die drei großen Hormonstörungen – zu viel Cortisol, Insulin und Östrogen – zu beheben, müssen Sie also weiter oben im Protokoll ansetzen.

Als ersten Schritt empfehle ich Ihnen zu überlegen, wie es um Ihren Hormonhaushalt steht und welche Störungen Sie vermuten. Anschließend lohnt es sich für Sie wahrscheinlich, Ihren Hormonstatus bestimmen zu lassen. Lesen Sie die restlichen Kapitel zu F.I.G.H.T.S. noch einmal durch und nehmen die Punkte, die für Ihre Hormonstörung wichtig sind, in Ihre persönliche Behandlungsstrategie auf. Sobald Sie die Daten zu Ihrem Hormonhaushalt haben und andere Bereiche aus dem F.I.G.H.T.S.-Plan umgesetzt haben, können Sie bei Bedarf mit hormonwirksamen Heilpflanzen und Nahrungsergänzungsmitteln nachhelfen. Für diejenigen unter Ihnen, die zusätzliche Unterstützung benötigen, habe ich Informationen zu bioidentischen Hormonen aufgelistet. Besprechen Sie mit Ihrem Arzt für Funktionelle Medizin, welche Optionen Ihnen hier zur Verfügung stehen.

Schritt 1: Machen Sie eine Selbsteinschätzung zu Ihrem Hormonstatus.
Schritt 2: Holen Sie sich die Daten.
Schritt 3: Halten Sie sich an das F.I.G.H.T.S.-Protokoll, um den Hormonhaushalt zu regulieren.
Schritt 4: Helfen Sie bei Bedarf mit adaptogenen Pflanzen und Nahrungsergänzungsmitteln nach.
Bonus-Schritt: Versuchen Sie es mit bioidentischen Hormonen

Schritt 1: Selbsteinschätzung zum Hormonstatus

Lesen Sie noch einmal den Abschnitt über die sechs wichtigsten Hormonstörungen in Amerika durch (S. 259) und gehen Sie die Symptome durch. Diese überschneiden sich zum Teil, wie zum Beispiel die Müdigkeit, die bei fast allen Hormonstörungen als Symptom auftritt, und sind schwer zu spezifizieren. Schauen Sie, ob es etwas gibt, das Sie beim Lesen förmlich anspringt. Gibt es in einer Kategorie drei oder mehr Symptome, mit denen Sie sich identifizieren können? Wenn ja, dann liegt bei Ihnen sehr wahrscheinlich eine Hormonstörung vor. Gewissheit lässt sich hier nur mit einem Hormontest schaffen. Suchen Sie sich einen erfahrenen Therapeuten/in, der / die weiß, wie man Hormonstörungen erkennt

Welche Hormonstörung(en) vermuten Sie bei sich selbst?

1. Erhöhter Insulinspiegel
2. Erhöhter Cortisolspiegel
3. Östrogendominanz
4. Schilddrüsenunterfunktion

5. Vitamin-D-Mangel*
6. Zu wenig DHEA

**Bitte beachten Sie:* Ein Vitamin-D-Mangel macht sich meist erst bemerkbar, wenn die Reserven im Körper fast vollständig aufgebraucht sind. Selbst wenn Sie keine Symptome haben, bitten Sie Ihren Arzt darum, bei Ihnen regelmäßig auf Vitamin D zu testen, am besten mehrmals im Jahr.

Schritt 2: Holen Sie sich die Daten

Viele Labortests sind online erhältlich. Weil der Hormonhaushalt aber eine sehr komplexe Angelegenheit ist, empfehle ich Ihnen, mit einem auf diesem Gebiet erfahrenen Arzt oder Heilpraktiker zusammenzuarbeiten. Es gibt naturheilkundliche und ganzheitlich arbeitende Therapeuten – auch für Funktionelle Medizin – die auf Hormonbehandlungen spezialisiert sind. Fragen Sie nach, falls Sie sich nicht sicher sind.

Viele Webseiten können Ihnen bei der Suche nach einem kompetenten Experten für ganzheitliche Hormontherapie helfen. Sie bieten spezielle Suchfunktionen an, mit denen Sie Ihre Suche einschränken und ganz gezielt suchen können, z. B. nach „Endokrinologie, Diabetes, Stoffwechsel", „frauenspezifische Beschwerden" oder „männerspezifische Beschwerden". Sie können auch die Begriffe „Anti-Aging" oder „BHRT" für bioidentische Hormonersatztherapie eingeben.

Weitere Informationen finden Sie unter: www.vdh-heilpraktiker.de

INSULIN

Es gibt drei Blutuntersuchungen, die Aufschluss über den Insulin- und Blutzuckerstatus geben. Bitte beachten Sie, dass die Tests auf nüchternen Magen durchgeführt werden. Sie sind in allen Laboren erhältlich:

UNTERSUCHUNG	REFERENZWERTE
Nüchtern-Insulin	3 uIU/ml oder weniger
Nüchtern-Blutzucker	70 – 85 mg/dl oder weniger
Hämoglobin A1c (HA1c)	< 5,2

DAS KÖNNEN SIE ZU HAUSE TUN: TAILLE-GRÖSSE-VERHÄLTNIS (TGV)

Bei den meisten Menschen ist das Taillen-Höhen-Verhältnis ein zuverlässiger Hinweis auf eine Insulinresistenz. Der Taillenumfang wird in der Mitte des

Bauches etwa auf Höhe des Bauchnabels gemessen. Atmen Sie vor der Messung leicht aus und stehen dabei gerade und aufrecht. Halten Sie das Maßband für ein möglichst genaues Ergebnis parallel zum Boden.

Messen Sie anschließend Ihre Körpergröße. Lassen Sie sich am besten dabei helfen. Dividieren Sie Ihre Körpergröße in Zentimeter durch Ihren Taillenumfang in Zentimeter. Ihr Taillenumfang sollte weniger als die Hälfte ihrer Körpergröße betragen.

Taille-Größe-Verhältnis (TGV) weniger als 0,5.

Vorsicht! Man kann schlank, aber trotzdem insulinresistent sein. Das war bei mir der Fall. Im Englischen wird dieses Profil auch TOFI genannt, also „thin outside, fat inside". Es bedeutet, dass sich schädliches Bauchfett um die inneren Organe herum abgelagert hat. Wenn es bei Ihnen Anzeichen eines TOFI-Profils gibt – dazu gehören Diabetes (Typ 1 und 2) und Herz-Kreislauf-Erkrankungen in der Familiengeschichte – Sie einen kleinen Bauch angesetzt haben und/oder unter Stress leiden, sollten Sie unbedingt einen Insulin- und Blutzuckertest durchführen lassen.

CORTISOL UND DHEA

Speicheltests für Cortisol und DHEA sind eine zuverlässige und einfache Methode, um zu beurteilen, wie sich die Cortisolwerte im Tagesverlauf ändern. Man kann sie bequem von zu Hause aus durchführen. Mit Speicheltests lassen sich auch die freien, bioverfügbaren Hormone im Körper messen. Das ist der Unterschied zu Bluttests, die nur den Gesamtwert, also die frei verfügbaren und gebundenen (nicht verfügbaren) Hormone bestimmen. Im Idealfall ist Ihr Cortisol morgens nach dem Aufwachen am höchsten, nimmt tagsüber langsam ab und erreicht die niedrigsten Werte abends beim Schlafengehen.

Test: Speicheltest für Cortisol und DHEA-sulfat (DHEA-S oder DS)

Folgende Labore bieten Speicheltests an:

- ZRT: *Adrenal Stress Saliva – DS und Cx4*
- Genova Diagnostics: *Adrenocortex Stress Profile*

Referenzwerte für Speicheltests

- Cortisol: 3,7 – 9,5 ng/ml (morgens); 1,2 – 3,0 ng/ml (mittags); 0,6 – 1,9 ng/ml (abends); 0,4 – 1,0 ng/ml (nachts)
- DHEA-sulfat (DHEA-S): 2 – 23 ng/ml, abhängig vom Lebensalter:
  - Unter 30 Jahre: 6,4- – 18,6 ng/ml
  - 31 bis 45 Jahre: 3,9 – 11,4 ng/ml
  - 46 bis 60 Jahre: 2,7 – 8 ng/ml
  - Über 60 Jahre: 2 – 6 ng/ml

DIE SEXUALHORMONE: ÖSTROGENE, PROGESTERON, TESTOSTERON

Harnteststreifen sind ein relativ neues Testverfahren zur Bestimmung des Hormonstatus, bieten aber umfassendere Möglichkeiten als Speichel- oder Bluttests, da man so auch erfassen kann, wieviel Östrogen ausgeschieden wird. Der Östrogenstoffwechsel erfolgt über mehrere Wege und bildet einmal 2-Hydroxyestron, ein gesundheitsförderndes Stoffwechselprodukt, und 4-Hydroxyestron und 16-Hydroxyestron, die potenziell gesundheitsschädigend sind. Zu wenig vom gutartigen Typ 2 und zu viel von den gefährlichen Typen 4 und 16 können das Risiko für Krebs und Autoimmunerkrankungen erhöhen.

REFERENZWERTE HARNTESTSTREIFEN

Bitte entnehmen Sie Ihre individuellen Werte dem Laborbericht und besprechen Sie diese mit Ihrem Arzt. Die Normalwerte sind für die Geschlechter unterschiedlich. Für Östrogen (Frauen) gibt es vier verschiedene Referenzbereiche: Gelbkörper-, follikuläres, Mittzyklus- und postmenopausales Östrogen.

SCHILDDRÜSE

Es gibt insgesamt acht Bluttest, mit denen man die Schilddrüsenfunktion bestimmen kann. Möglicherweise müssen Sie hartnäckig bleiben und einen umfassenden Schilddrüsentest einfordern. Viele Ärzte führen nur den klassischen TSH-Test durch. Sie können ein ausführliches Schilddrüsenprofil auch direkt online bestellen. Die meisten Labore haben attraktive Pakete im Angebot. Zusätzlich zur Schilddrüsenfunktion sollten Sie Ihren Nährstoffstatus bestimmen lassen, einschließlich Zink, Selen und Jod, die als Spurenelemente eine wichtige Rolle für die Schilddrüsenfunktion haben.

TEST	REFERENZWERTE
TSH	0,4 – 1,5 mIU/l
Freies T3	2,3 bis 4,5 pg/ml
Freies T4	0,8 bis 1,8 ng/dl
Reverses T3 (rT3)	< 15 ng/dl (auch ausgedrückt als < 150)
Freies T3/rT3-Verhältnis	> 2
TPO-Antikörper	< 2 IU/m
TG-Antikörper	< 2 IU/m
Ferritin:	70 – 90 mg/dl

Das können Sie zu Hause tun:

Messen Sie Ihre Basalkörpertemperatur morgens nach dem Aufwachen. Sie sollte zwischen 36,4 und 37° C liegen.

Messen Sie über die nächsten fünf Tage mit einem guten, alten Quecksilberthermometer täglich Ihre Körpertemperatur. Halten Sie es auf Ihrem Nachttisch bereit. Das Thermometer muss jeden Abend geschüttelt werden, damit die Quecksilbersäule wieder sinkt. Legen Sie es morgens direkt nach dem Aufwachen fünf Minuten lang unter die Zunge oder zehn Minuten lang in die Achselhöhle. Notieren Sie anschließend Ihre Temperatur. Wenn Ihre Temperatur fünfmal hintereinander bei unter 37° C liegt, könnte das ein Hinweis auf einen trägen Stoffwechsel oder eine Schilddrüsenunterfunktion sein. Mein Toolkit *Infektionen bekämpfen* zeigt Ihnen, wie Sie Ihrem Stoffwechsel auf die Sprünge helfen können, während Sie zusammen mit Ihrem Therapeuten Ihre Schilddrüse wieder ins Gleichgewicht bringen.

VITAMIN D

Viele Ärzte überprüfen den Vitamin-D-Status immer noch nicht regelmäßig, so dass Sie ihn eventuell einfordern oder selbst bestellen müssen.

OPTIMALE REFERENZWERTE

Zum Erhalt der Gesundheit: 50 – 70 ng/ml
Um eine Krankheit zu verhindern oder umzukehren (autoimmune Beschwerden, Krebs, Herz-Kreislauf-Erkrankungen): 70 – 10 ng / ml

Während Sie auf Ihre Testergebnisse warten oder einfach schon jetzt aktiv werden wollen, gibt es viele Möglichkeiten, Ihre Hormone wieder ins Gleichgewicht zu bringen.

Auf den folgenden Seiten finden Sie viele wertvolle Tipps, wie Sie nicht nur Ihren Hormonen, sondern auch Ihrem Leben zu etwas mehr Balance verhelfen können. Auch wenn Sie letztendlich mit Nahrungsergänzungen supplementieren müssen, eine entsprechende Vorbereitung ist immer von Vorteil.

Schritt 3: Das F. I. G. H. T. S.-Protokoll für den Hormonhaushalt

Folgende F. I. G.H. T. S.-Strategien werden Ihnen helfen, Ihren Hormonhaushalt auf natürliche Weise zu regulieren. Wenn Sie schon einen Teil des Weges hinter sich haben, betrachten Sie diesen Abschnitt als kurze Wiederholung. Ich selbst arbeite gern mit Nachdruck und vielleicht helfen Ihnen meine Tipps, so viele Hormone wie möglich auf einmal wieder ins Gleichgewicht zu bringen.

✓ **Verzichten Sie auf eine „westliche" Ernährung.** Meiden Sie Zucker in allen Varianten und verzichten Sie auf alle industriell verarbeiteten Getreideprodukte und Kohlenhydrate. Diese fördern die Insulinresistenz. Forscher haben ausgerechnet, dass für jede 150 Kalorien Zuckerzusatz *pro Tag* – das entspricht etwa einer Dose Limonade – das Risiko für Diabetes um ca. 1 % steigt.[15] Außerdem fördern konventionell angebaute Produkte, mit Pestiziden belastetes Obst und Gemüse und tierische Lebensmittel aus Massentierhaltung die Östrogendominanz.

✓ **Reduzieren Sie Ihren Alkohol- und Kaffeekonsum.** Alkohol begünstigt ebenfalls eine Östrogendominanz und erhöht das Brustkrebsrisiko signifikant. Eine Studie aus dem Jahr 2015 ergab, dass das Brustkrebsrisiko um 60 % steigt, wenn man täglich 150 ml Alkohol konsumiert.[16] Ebenfalls nachgewiesen wurde, dass Koffein die Cortisolwerte in die Höhe treibt, den Insulinspiegel erhöht und sogar östrogenfördernd wirkt. Eine klinische Studie mit 500 Frauen zeigte, dass Frauen, die täglich 500 mg Koffein konsumierten – das entspricht vier oder fünf Tassen Kaffee – fast 70 % mehr Östrogen hatten als Frauen, die täglich weniger als 100 mg Koffein konsumierten.[17] Reduzieren Sie Ihren Kaffeekonsum, indem Sie öfter einmal einen entkoffeinierten Kaffee genießen (bitte nur aus biologischem Anbau und schonend per Wasserverfahren veredelt) oder ganz zu grünem oder weißem Tee wechseln. Der Koffeingehalt dieser Tees ist deutlich geringer. Kräutertees sind völlig koffeinfrei.

✓ **Essen Sie bio.** Blattgemüse (z. B. Löwenzahnwurzel, Grünkohl, Mangold, Spinat, Rucola), Kreuzblütler (z. B. Brokkoli, Blumenkohl, Kohl, Rosenkohl) und schwefelhaltiges Gemüse (Zwiebeln und Knoblauch) sind gut für die Leber und helfen, schädliche Östrogenstoffwechselprodukte zu beseitigen.[18]

✓ **Gönnen Sie sich gesunde Fette.** Die Zuckerindustrie hat sich sehr bemüht, uns von dem Gegenteil zu überzeugen, aber gesunde Fette sind und bleiben unerlässlich. Sie gehören zu den Grundbausteinen der Hormone, der Zellmembrane und des Gehirns. Ersetzen Sie raffinierte Öle wie Raps-, Mais-, Erdnuss-, Distel-, Soja- und Sonnenblumenöl durch gesunde gesättigte Fette wie Kokosöl, Ghee und Schmalz aus Weidetierhaltung. Omega-3-Fettsäuren sind in Wildlachs, Fleisch aus 100 %iger Weidehaltung, Leinsamen und Walnüssen enthalten. Andere nahrhafte Fette sind: natives Olivenöl extra, Hanf-, Leinsamen- und Pinienkern-Öl (enthält Omega-6-Fettsäuren), Nüsse, Samen und Avocado.

✓ **Essen Sie mehr Ballaststoffe.** Ballaststoffe ernähren Ihre nützlichen Darmbakterien und verdrängen schädliche Bakterien, was zur Optimierung der Schilddrüsenfunktion und zur Verbesserung der Insulinempfindlichkeit beitragen kann. Ballaststoffe reduzieren auch die Vormachtstellung der Östrogene, indem sie Giftstoffe, wie zum Beispiel verbrauchtes Östrogen, binden und helfen, sie sicher aus dem Körper zu entfernen. 40 – 50 g Ballaststoffe pro Tag sind ideal. Fangen Sie mit wenig an und steigern Sie die Menge langsam.

✓ **Heilen Sie Ihren Darm.** Probiotika (Nahrungsergänzungsmittel, fermentierte Lebensmittel) und Präbiotika (Ballaststoffe aus Gemüse, Lein- und Chiasamen, Nahrungsergänzungsmittel wie Flohsamen, Akazienfaser und Inulin) sorgen für eine gesunde Darmfunktion und unterstützen somit auch das hormonelle Gleichgewicht. Ein gesundes Mikrobiom ist gut für die Schilddrüse, senkt den Cortisolspiegel, kurbelt die Produktion von Serotonin an und hebt den Vitamin-D-Spiegel.[19] Wenn Sie Zink einnehmen, tun Sie das am besten in kleineren Mengen (5 oder 10 mg) zu jeder Mahlzeit.

✓ **Meiden Sie Umweltgifte.** Unsere Umwelt ist stark mit östrogenen Substanzen (Xenoestrogene) belastet, wie zum Beispiel dem Herbizid Atrazin, das aus männlichen Fröschen durch eine Reaktion namens Aromatisierung weibliche Frösche macht. Es ist derselbe Prozess, der bei Männern Brüste sprießen lässt.[20] Tun Sie alles, was in Ihrer Macht steht, um Ihr Zuhause und Ihren Körper zu „entgiften". Nutzen Sie Apps wie *Skin Deep* und *Think Dirty*, die von der EWG zur Verfügung gestellt werden. Mit diesen Apps können Sie alle Pflegeprodukte scannen und dann entscheiden, welche Sie behalten wollen und welche in der Mülltonne landen. Entsorgen Sie alle synthetischen Körperpflegeprodukte und Kosmetika, chemische Reinigungsmittel und Pestizide in den Sondermüll. Tauschen Sie Kunststoff- gegen Glasbehälter aus und verwenden Sie nur Trinkflaschen aus Glas. Bitte filtern Sie Zuhause Trink- und Brauchwasser.

✓ **Schlafen Sie gut und viel.** Machen Sie einen guten Nachtschlaf zur obersten Priorität. Sie sollten jede Nacht mindestens acht Stunden schlafen. So halten Sie Ihre Hormone im Gleichgewicht, verhindern Übergewicht und verringern Ihr persönliches Risiko für Typ-2-Diabetes. Es gibt zunehmend Beweise dafür, dass Schlafentzug – definiert als unter sieben bis acht Stunden pro Nacht – den Hormonhaushalt empfindlich stört und den Insulinspiegel und das nächtliche Cortisol nach oben treibt. Wenn Sie zu wenig schlafen, werden auch Hormone ausgeschüttet, die Hungergefühle (Ghrelin) und Appetit (Leptin) auslösen.[21]

✓ **Bewegen Sie sich mehr.** Bewegung hält die Hormone fit. Dabei spielt es keine Rolle, wie Sie sich bewegen. Es gibt allerdings einen Vorbehalt: Wenn Ihre Nebennieren erschöpft und Ihr Cortisolspiegel entweder zu hoch oder zu niedrig ist, sollten Sie auf Intensiv- und Ausdauertraining erst einmal verzichten. Gehen Sie die Sache langsam an und machen Sie lange Spaziergänge, fahren Rad oder gehen schwimmen. Auch Yoga, Tai Chi oder Qigong werden Ihnen helfen, Ängste abzubauen, Ihren Cortisolspiegel zu senken und die Produktion des Neurotransmitters GABA zu unterstützen, der eine beruhigende Wirkung auf die Hirnströme hat. Sobald sich Ihre Nebennieren wieder erholt haben, können Sie sich mit hochintensivem Intervalltraining (HIIT) fit halten. Intensives Training verbessert die Insulinempfindlichkeit und steigert die Ausschüttung des humanen Wachstumshormons HGH.

✓ **Gehen Sie an die frische Luft.** Nutzen Sie jede Gelegenheit für einen Aufenthalt unter freiem Himmel. Gehen Sie wandern, spazieren oder entspannen Sie auf der Wiese im Park. Vor allem das morgendliche Sonnenlicht hilft bei der Hormonregulation. Es regt die Gehirnfunktion an, hebt die Stimmung und vertreibt Schlafstörungen und Stress. Laufen Sie barfuß, idealerweise natürlich auf einer ungespritzten, naturbelassenen Wiese. Diese erdverbundene Bodenständigkeit senkt den Cortisolspiegel und reduziert Stress. Studien haben bestätigt, dass Barfußlaufen die sympathische Stressreaktion herunterfährt und die heilende Wirkung des Parasympathikus aktiviert.[22-23]

✓ **Gönnen Sie sich jeden Tag eine Pause.** Nehmen Sie sich Zeit für regelmäßige Pausen, in denen Sie die Dinge in aller Ruhe „verdauen" können. 20 Minuten am Tag reichen, um die Cortisolwerte zu senken und die Produktion der wichtigen Sexualhormone anzuregen. Lassen Sie sich von meinem Toolkit *Streicheleinheiten für die Seele* inspirieren. Dort finden Sie Anregungen für stresslösende Strategien: bewusste Atmung, Meditieren, Tanzen, Yoga, Waldbaden, entspannende Musik und erholsame Wellness-Bäder mit ätherischen Ölen und Meersalz. Mit regelmäßigen Pausen hat das Cortisol keine Chance.

IDEEN FÜR FORTGESCHRITTENE:

✓ **Die ketogene Fastenkur:** Vor allem Frauen in den Wechseljahren können von regelmäßigen ketogenen Fastenkuren profitieren. Verzichten Sie zu großen Teilen auf Kohlenhydrate und essen Sie Gemüse und gesunde Fette mit kleinen Mengen Fleisch, Geflügel und Fisch. Eine Ernährung fast ohne Kohlenhydrate bringt viele Vorteile: Insulinresistenzen verschwinden, überschüssiges Fett und damit die Östrogene schmelzen dahin und das Risiko für Herz-Kreislauf-Erkrankungen und neurodegenerative Störungen geht merklich zurück. Auch der tägliche Energiebedarf stabilisiert sich und Hungergefühle lassen nach. Stimmungsschwankungen treten so gut wie nicht mehr auf. Bevor Sie eine ketogene Fastenkur machen, lesen Sie bitte die Informationen zur Ketose auf Seite 80 und zu den Ressourcen in Anhang F.

✓ **Intermittierendes Fasten (IF):** Es ist wissenschaftlich belegt, dass der regelmäßige Verzicht auf Nahrung viele gesundheitliche Vorteile mit sich bringt. Fasten verbessert die Insulinempfindlichkeit, regt den Stoffwechsel an, bringt Energie und senkt das Risiko für Diabetes, Herz-Kreislauf-Erkrankungen und Krebs. Auch autoimmunen Krankheiten und Alzheimer kann man so vorbeugen.[24] Versuchen Sie mehrmals pro Woche eine 15-stündige Abstinenz zwischen Frühstück und Abendessen einzuplanen. Alternativ können Sie auch auf das Abendessen verzichten und nur Frühstück und Mittagessen zu sich nehmen.

Schritt 4: Heilkräuter und Adaptogene

Manchmal braucht es für einen gesunden Hormonhaushalt mehr als eine Ernährungsumstellung und eine ausgewogene Lebensführung. Wenn Sie – wie ich – zusätzliche Unterstützung benötigen, gibt es wissenschaftlich fundierte Möglichkeiten, das zu tun.

ZUR SENKUNG DES CORTISOLSPIEGELS:

✓ **Adaptogene** nennt man Heilkräuter, die Ihrem Körper helfen, sich an Stress anzupassen und den Hormonhaushalt ins Gleichgewicht zu bringen. Ashwagandha (Withania somnifera), auch als Schlafbeere oder indischer Ginseng bekannt, ist so etwas wie der adaptogene Superheld für die Hormone. Es senkt den Cortisolspiegel, optimiert die Schilddrüsenfunktion und wirkt regulierend auf Testosteron und DHEA. In einer randomisierten, doppelblinden und Placebo-kontrollierten Studie konnte nachgewiesen werden, dass Ashwagandha nicht nur das Stresshormon Cortisol um 26 % reduziert, sondern auch den DHEA-Spiegel erhöht.[25,26]

Vorsicht: Ashwagandha ist ein Nachtschattengewächs. Schwangere Frauen und Menschen, die auf Nachtschattengewächse (Solanaceae) empfindlich reagieren, sollten es nicht einnehmen.

Dosierung: Beginnen Sie mit 500 mg Bio-Ashwagandha zweimal täglich und erhöhen Sie die Dosis bei Bedarf auf bis zu 3 g getrocknetes Ashwagandha zweimal täglich. Alternativ können Sie 1 ml (ca. 30 Tropfen) Tinktur mit etwas Wasser verdünnt bis zu viermal täglich einnehmen.

✓ **Rhodolia (Rhodolia rosea) oder Rosenwurz** ist eine gute Option, wenn Sie keine Nachtschattengewächse vertragen oder auf der Suche nach einer Alternative sind, die gleichzeitig Bauchfett verbrennen kann. Rhodolia ist wissenschaftlich gut untersucht und hat sich als effektives Mittel bei stressbedingter Erschöpfung bewährt. Es senkt nicht nur den Cortisolspiegel und regt den Stoffwechsel und somit die Energieproduktion an. Es reduziert außerdem Ängste, steigert die geistige Leistungsfähigkeit und verbessert die Immunfunktion. Rhodolia wird oft in der Behandlung des Chronischen Erschöpfungssyndroms und der Fibromyalgie eingesetzt.[27,28]

Vorsicht: Nehmen Sie Rhodolia nicht ein, wenn Sie an einer bipolaren Störung leiden oder manisch depressiv sind; sprechen Sie mit Ihrem Arzt darüber, wenn Sie schwanger sind, stillen oder Antidepressiva einnehmen.

Dosierung: Nehmen Sie eine 500 mg Kapsel zweimal täglich zwischen den Mahlzeiten ein oder 1 ml (ca. 30 Tropfen) Tinktur in etwas Wasser bis zu viermal täglich ein.

Empfehlung: Verwenden Sie nur standardisierte Rhodolia-Produkte aus biologischem Anbau oder Wildsammlung. Für beste Ergebnisse sollte das Produkt mindestes 3 % Rosavin und 1 % Salidrosid enthalten. Wegen seiner anregenden Wirkung sollte Rhodolia vormittags eingenommen werden.

✓ **Phosphatidylserin (PS)** ist ein fettlöslicher Extrakt aus Zellmembranen. Diese Membranen kommen in allen Zellen vor, sind aber am stärksten in den Gehirnzellen konzentriert. Eine Nahrungsergänzung mit PS beugt gegen Demenz, kognitiven Leistungsabfall und Depressionen vor. Studien haben gezeigt, dass PS bei chronisch gestressten Personen den Cortisolspiegel bei einer Tagesdosis von 400 mg innerhalb von sechs Wochen normalisieren kann.[29] PS-Nahrungsergänzungsmittel gibt es auch auf der Basis von Soja oder Sonnenblumenlecithin. Wenn Sie empfindlich auf Soja reagieren, sollten Sie Soja-Produkte meiden. Achten Sie in jedem Fall darauf, dass das Produkt gentechnikfrei ist.

Vorsicht: PS sollte nicht zusammen mit blutverdünnenden Nahrungsergänzungsmitteln oder Medikamenten eingenommen werden. Dazu gehören Ginkgo, Kava, Warfarin und Aspirin.

Dosierung: 200 mg zweimal täglich, idealerweise mit Omega-3-Fettsäuren und anderen ölhaltigen Lebensmitteln zusammen.

ZUR SENKUNG DES INSULINS:

✓ **Berberin**, ein gelber Pflanzenfarbstoff, der unter anderem in der kanadischen Goldwurz (Hydrastis canadensis) und der Mahonie (Mahonia aquifolium) enthalten ist. Berberin wirkt sich positiv auf

Insulinresistenz und Blutzucker aus. Es ist bei Typ-2-Diabetes nachweislich genauso effektiv wie das Medikament Metformin.[30]

Dosierung: 500 mg gentechnikfreies Berberin, möglichst aus biologischem Anbau, zwei- bis dreimal täglich zu den Mahlzeiten einzunehmen.

Vorsicht: Halten Sie zwischen zwei einzelnen Einnahmen bitte mindestens drei Stunden Abstand ein, da eine Überdosierung zu Verdauungsbeschwerden führen kann.

✓ **Chrom-Picolinat** stabilisiert nachweislich den Blutzucker, wirkt ausgleichend auf vorliegende Insulinresistenzen und verringert das Risiko von Herz-Kreislauf-Erkrankungen und Typ-2-Diabetes.[31]

Dosierung: 200-500 µg Chrom-Picolinat zweimal täglich zu den Mahlzeiten.

Vorsicht: Chrom kann sich negativ auf Verhaltensstörungen oder psychische Erkrankungen auswirken. Nahrungsergänzungsmittel mit Chrom können bei empfindlichen Menschen (Chrom- oder Lederkontaktallergie) zu allergischen Reaktionen führen.

✓ **Auch Biotin (B7)** verbessert nachweislich die Insulinempfindlichkeit und den Blutzuckerstoffwechsel. Außerdem senkt es die Triglyceride und das LDL-Cholesterin. Studien haben auch gezeigt, dass eine Kombination von Chrom und Biotin die Blutzuckeraufnahme und den Fettstoffwechsel bei Diabetikern deutlich effektiver macht.[32,33]

Dosierung: 2 – 10 mg (2000–10 000 µg) Biotin zweimal täglich zu den Mahlzeiten.

Hinweis: Für die Einnahme von Biotin sind bis zu einer Tagesdosis von 10 mg keine Nebenwirkungen bekannt.

ZUR SENKUNG DES ÖSTROGENS:

✓ **Diindolylmethan (DIM)** ist ein Stoffwechselprodukt von Kreuzblütlern wie Rosenkohl, Blumenkohl und andere Kohlsorten. Im Körper regt es den Östrogenstoffwechsel an und hilft, überschüssiges Östrogen und Xenoestrogene aus dem System zu entfernen.

Dosierung: Die Standarddosis beträgt 150 – 300 mg täglich zu den Mahlzeiten. Es gibt auch eine liposomale Variante in Form eines Pumpsprays, die besser absorbiert werden kann. Davon werden 20 – 25 mg (zwei bis vier Pumpstöße) zweimal täglich auf nüchternen Magen eingenommen. Die Flüssigkeit sollte vor dem Schlucken ca. 30 Sekunden lang im Mund gehalten werden.

Vorsicht: Bei einer Dosis von mehr als 300 mg täglich kann es zu Übelkeit und Kopfschmerzen kommen.

✓ **Calcium-D-Glucarat (CDG)** unterstützt, wie DIM auch, den Körper bei der Verarbeitung von Östrogenen. Es sorgt dafür, dass toxische Abbauprodukte des Östrogenstoffwechsels nicht wieder vom Körper aufgenommen werden. Die beiden Nahrungsergänzungsmittel wirken in Kombination besonders gut. Anhand von Tierversuchen konnte man feststellen, dass CDG das Risiko für mehrere Krebsarten senken kann. Dazu gehören Lungen-, Brust-, Darm-, Prostata-, Leber- und Hautkrebs.[34]

Dosierung: 500 mg dreimal täglich mit oder ohne Mahlzeiten.

Vorsicht: CDG kann die Wirksamkeit bestimmter Medikamente wie Statine und Paracetamol beeinträchtigen. Alkohol wiederum hemmt die Wirkung von CDG.

✓ **Vitamin C**, auch unter dem Namen Ascorbinsäure bekannt, ist ein wahres Super-Vitamin. Es besitzt eine ganze Reihe von gesundheitsfördernden Vorteilen. Es unterstützt nicht nur die Reparatur und die Regeneration von Gewebe, sondern schützt auch vor Krebs. Außerdem wirkt es sich positiv auf die Insulinempfindlichkeit aus, regt die Nebennieren an und stimuliert die Produktion von Progesteron, was einer Östrogendominanz entgegenwirkt. Es hat sich gezeigt, dass Frauen, die 750 mg Vitamin C einnahmen, ihren Progesteronspiegel um bis zu 77 % steigern konnten.[35]

Dosierung: 750 – 5 000 mg Vitamin C täglich in gepufferter Form oder als Ascorbinsäure. Vitamin C kann mit oder ohne Mahlzeiten eingenommen werden. Erhältlich ist es in Kapselform oder als wasserlösliches Pulver.

Hinweis: Ein Großteil des Vitamin C wird aus Mais gewonnen. Es gibt einige wenige maisfreie Produkte (aus Tapioka) wie zum Beispiel *Ecological Formulas, Douglas Laboratories* und *NutraMedix.* Es gibt auch maisfreie Vitamin-C-Produkte aus Acerola. Auf der Packung sollte vermerkt sein, dass das Vitamin C „frei von Mais“ ist.

Vorsicht: In großen Mengen wirkt Vitamin C abführend. Nehmen Sie am besten nur so viel, wie Sie vertragen können und reduzieren/steigern Sie die Menge nach Bedarf.

ZUR UNTERSTÜTZUNG DER SCHILDDRÜSENFUNKTION:

✓ **Selen** ist ein essenzielles Spurenelement mit einer stark krebshemmenden Wirkung. Im Schilddrüsengewebe kommt es in besonders hoher Konzentration vor, wobei es auch als Katalysator für die Produktion des aktiven Schilddrüsenhormons T3 fungiert. In einer randomisierten kontrollierten Studie mit 192 Hashimoto-Patienten und Probanden mit subklinischer Hypothyreose konnte eine Behandlung mit 83 µg Selenmethionin täglich bei 30 % der Studienteilnehmer die normale Schilddrüsenfunktion wiederherstellen, verglichen mit nur 3 % in der Kontrollgruppe.[36,37]

Dosierung: 200 µg Selenmethionin täglich. Achten Sie darauf, dass Sie nicht überdosieren und schauen Sie gegebenenfalls nach, wieviel Selen in Ihrem Multivitamin-Präparat enthalten ist.

Empfehlung: Hefefreie Produkte gibt es von *Pure Encapsulations* und *Solgar*. Zu den Anzeichen einer Überdosierung mit Selen gehören Übelkeit, Durchfall, Hautausschläge und ein metallischer Geschmack im Mund.

✓ **Jod.** Jod wird im Zusammenhang mit Schilddrüsenunterfunktionen kontrovers diskutiert. Die weltweit häufigste Ursache für eine Hypothyreose ist der Jodmangel. Es gibt aber auch Studien, die darauf hinweisen, dass sowohl ein Jodmangel als auch ein Jodüberschuss das Risiko einer Hashimoto-Thyreoiditis erhöhen. Ich empfehle Ihnen, Ihren Jodstatus testen zu lassen (bitte keinen Patch-Test), bevor Sie Nahrungsergänzungsmittel einnehmen. Sollten Sie einen Jodmangel haben, empfehle ich ein Kombipräparat mit Selen.

Dosierung: Fangen Sie klein an und steigern Sie die Menge langsam. Kelp-Tabletten enthalten relativ wenig Jod (ca. 225 µg pro Tablette). Wenn Sie mehr nehmen müssen, probieren Sie es mit einer halben Tablette *Optimox Iodoral* 12,5 mg (also 6,25 mg) und steigern Sie die Menge langsam, wie es für Sie passt.

Vorsicht: Es gibt Menschen mit einer Schilddrüsenunterfunktion oder einer Hashimoto-Thyreoiditis, denen es nach der Einnahme von Jodtabletten schlechter geht. Gehen Sie auf Nummer sicher und lassen Sie vorab Ihren Jodstatus überprüfen. Nur so wissen Sie, ob Sie supplementieren müssen oder können. Setzen Sie die Tabletten wieder ab, falls sich Ihre Symptome verschlimmern.

- ✓ **Zink** ist ein 5-Sterne-Mineral, das an vielen Vitalfunktionen des Körpers beteiligt ist. Es unterstützt nicht nur die Immunfunktion und hilft bei der Reparatur beschädigter Gewebe, sondern baut überschüssiges Östrogen mit ab, verbessert die Insulinempfindlichkeit und spielt eine Rolle bei der Umwandlung des Schilddrüsenhormons T4 in aktives T3. Selbst wenn Ihre T3-Werte in Ordnung sind, wird Ihre Schilddrüse nicht optimal funktionieren können, solange Sie einen Zinkmangel haben.

  Dosierung: 30 mg Zink plus 1 mg Kupfer täglich zu den Mahlzeiten, es sei denn Ihre persönlichen Zinkwerte ergeben etwas anderes (siehe Seite 117 des Kapitels über den Darm). Niedrig dosiertes Zink: 5 – 10 mg Zink zu jeder Mahlzeit eingenommen können die Darmschleimhaut effektiver heilen als eine einzelne, höhere Dosis.

  Empfehlung: Zink ohne die zusätzliche Einnahme von Kupfer kann zu einem Kupfermangel führen. Nehmen Sie pro 30 mg Zink 1 mg Kupfer ein. Stress und eine Belastung durch Umweltgifte erhöhen den Bedarf an Zink.

  Vorsicht: Wie bei Jod kann auch ein Überschuss an Zink die Schilddrüsenfunktion unterdrücken. Zu viel Zink kann die Aufnahme von Kupfer negativ beeinflussen. Achten Sie bitte darauf, nicht nur Zink, sondern auch ausreichend Kupfer einzunehmen.

Wenn Sie Ihren Vitamin-D-Spiegel erhöhen wollen:

Sobald Sie wissen, wie hoch Ihr Vitamin-D-Wert ist, können Sie Ihren persönlichen Bedarf ausrechnen. Zur allgemeinen Gesunderhaltung reichen 50 – 70 ng / ml. Zur Umkehrung und Vorbeugung von Krankheiten wie autoimmunen Beschwerden, Krebs und Herz-Kreislauf-Erkrankungen benötigen Sie 70 – 100 ng/ml. Vitamin K2 ist eng mit Vitamin D verknüpft und unterstützt die Aufnahme von Kalzium in die Knochen. Achten Sie bei der Einnahme von Vitamin D darauf, dass Sie auch genügend Vitamin K2 einnehmen.

- ✓ **Jeden Tag eine Portion Sonnenlicht.** Wenn es das Wetter erlaubt und Sie genügend Zeit haben, sind 30 Minuten Sonnenlicht pro Tag ideal. Versuchen Sie, sich jeden Tag um die Mittagszeit ungefähr 30 Minuten lang ohne Sonnenschutz im Freien aufzuhalten. Zumindest Ihre Arme und Beine sollten direktes Licht abbekommen.

  Empfehlung: Steigern Sie Ihre Sonnenbäder langsam und gehen Sie aus der Sonne, sobald Ihre Haut reagiert und rot wird.

✓ **Vitamin D3.** Die meisten von uns können sich leider nicht regelmäßig draußen unter freiem Himmel aufhalten und müssen zusätzlich Vitamin D3 einnehmen. Die Dosis muss sich an den Bedarf anpassen, aber die meisten von uns benötigen ungefähr 5 000 bis 10 000 IU täglich. Studien haben gezeigt, dass übergewichtige Menschen und Menschen mit dunkler Hautfarbe möglicherweise mehr einnehmen müssen, um optimale Werte zu erreichen.[38]

Dosierung: 5000 bis 10 000 IU pro Tag, je nach Bedarf (für die richtige Berechnung des Tagesbedarfs lesen Sie bitte unter dem Kapitel zur Nahrungsergänzung nach). Nehmen Sie Vitamin D3 morgens zum Frühstück ein. Es kann zwischen sechs Monaten und einem Jahr dauern bis sich Ihre Werte optimal eingestellt haben. Bitte denken Sie daran, Ihre Vitamin-D-Werte regelmäßig überprüfen zu lassen, am besten mehrmals im Jahr.

Empfehlung: Nehmen Sie zusätzlich 90 µg Vitamin K2 pro Tag ein, am besten als MK7. Fleisch aus Weidehaltung und fermentierte Lebensmittel enthalten besonders viel Vitamin K2. Wenn Sie also genügend natürliches Vitamin D aus Sonnenlicht erhalten, ist eine Ergänzung mit diesen Lebensmitteln am sinnvollsten.

Vielleicht feilen Sie schon seit vielen Monaten an Ihrer Ernährung, achten auf einen gesunden Lebensstil und nehmen Nahrungsergänzungsmittel ein. Und trotzdem ist mit Ihren Hormonen immer noch nicht alles in bester Ordnung. Dann ist es wahrscheinlich an der Zeit, sich professionellen Rat zu holen und mit bioidentischen Hormonen zu supplementieren.

Bonus-Schritt: Bioidentische Hormone

Wenn Sie weiblich und über 45 Jahre alt sind, ist Ihnen der Begriff Hormonersatztherapie (HRT) bestimmt bekannt. Ich kann Sie verstehen, wenn Sie sagen, dass eine Hormonersatztherapie für Sie nicht in Frage kommt. An dieser Stelle müssen wir aber zwischen synthetischen und bioidentischen Hormonen unterscheiden.

SYNTHETISCHE VS. BIOIDENTISCHE HORMONE: EIN ÜBERBLICK

1993 initiierte die *Women's Health Initiative* (WHI) eine achtjährige Studie mit mehr als 160 000 postmenopausalen Frauen, um die häufigsten Ursachen für Krankheit, eingeschränkte Lebensqualität und Sterblichkeitsrate in dieser Lebensphase zu untersuchen. In der Studie wurde ein synthetisches Östrogen namens Premarin (wird aus dem Urin schwangerer Stuten gewonnen) verabreicht, einmal in Kombination mit einem synthetischen Gestagen namens Medroxyprogesteron als künstlichen Progesteronersatz und einmal ohne. Die Studie musste nach drei Jahren vorzeitig abgebrochen werden, weil das Risiko für Brustkrebs, Herz-Kreislauf-Erkrankungen, Schlaganfall und Lungenembolie (Blutgerinnsel in der Lunge) sprunghaft anstieg. Es stellte sich heraus, dass Premarin in Kombination mit Medroxyprogesteron besonders risikobehaftet war.

Verständlicherweise verzichteten Zehntausende von Frauen danach ganz auf eine Hormonersatztherapie. Es gibt aber bioidentische Hormone, die aus der wilden Yamswurzel und der Sojapflanze gewonnen und im Labor in bioidentisches Progesteron und bioidentische Östrogene umgewandelt werden. Dabei werden Hormone gewonnen, die identisch sind mit Hormonen, die vom menschlichen Körper produziert werden. Bioidentische Hormone sind in der Anwendung sicherer und effektiver, bedeuten aber schlechte Nachrichten für Pharmaunternehmen, weil sie diese nicht patentieren können.

Bioidentische Hormone kommen in vielen unterschiedlichen Formen vor: Pillen, Pflastern, Pellets, Kapseln, Injektionen, Cremes und Gele. Es würde den Rahmen dieses Buches sprengen, um die Vor- und Nachteile jeder einzelnen Darreichungsform zu erörtern. Das überlasse ich gern den Experten, die sich auf diese Behandlungsmethode spezialisiert haben und gute Gründe dafür haben, was sie wann und in welcher Form verordnen.

Ich möchte an dieser Stelle auf die wichtigsten Punkte eingehen, die Sie mit Ihrem Arzt besprechen sollten. Machen Sie Ihre Hausaufgaben und suchen Sie sich einen Therapeuten, der/die die hohe Kunst der Hormonersatztherapie beherrscht und mit Ihnen gemeinsam entscheiden kann, was das *Beste für Sie* ist.

BIOIDENTISCHE HORMONE HABEN EINE POSITIVE AUSWIRKUNG AUF AUTOIMMUNERKRANKUNGEN

Es ist nachgewiesen, dass Menschen mit Autoimmunerkrankungen und Alzheimer typischerweise einen niedrigen Hormonspiegel haben. Es gibt auch zunehmend Belege dafür, dass die Wiederherstellung eines gesunden Hormonhaushalts bei Männern und Frauen entzündliche Prozesse reduziert und die Immunfunktion stärkt. Das bringt Vorteile für Menschen, die bereits an einer Autoimmunerkrankungen leiden, beugt aber auch chronischen Krankheiten und dem Verlust der kognitiven Fähigkeiten vor. Hier ein kurzer Überblick über die therapeutischen Vorzüge bioidentischer Hormone:

- Die Einnahme von Estriol in Dosierungen vergleichbar mit denen einer natürlichen Schwangerschaft kann eine immunstärkende Wirkung haben und bei MS-Patienten die Neuronen zusätzlich schützen.[39]

- Die Symptome einer rheumatoiden Arthritis gehen häufig während der Schwangerschaft oder einer Hormonersatztherapie zurück.[40]
- Eine randomisierte doppelblinde Doppelblindstudie mit postmenopausalen Frauen mit primärem Sjögren-Syndrom und einem niedrigen DHEA-Spiegel zeigte, dass durch eine neunmonatige orale Einnahme von 50 mg DHEA täglich sich der DHEA-Spiegel normalisierte und die Mundtrockenheit abnahm.[41]
- In einer Umfrage zur Patientenzufriedenheit unter 450 Patienten, die wegen einer Hypothyreose in Behandlung waren, waren die Präferenzen eindeutig: 78 % der Patienten gaben an, eine Behandlung mit *Armour*© (natürlicher Schilddrüsenextrakt, der sowohl T4- als auch T3-Hormone enthält) gegenüber der Einnahme eines reinen T4-Ersatzes (z. B. *Synthroid*) zu bevorzugen.[42]
- Ein hoher Vitamin-D-Spiegel senkt das Risiko für Multiple Sklerose. Neuesten Erkenntnissen zufolge liegt die optimale Einstellung für 25-OH-Vitamin-D im Serum zwischen 75 und 100 nmol/l.[43]

BIOIDENTISCHE HORMONE – DIE WICHTIGSTEN FAKTEN

Progesteron

- **Wissenschaftliche Fakten:** Eine groß angelegte Studie mit 80377 postmenopausalen Frauen und einem langen Beobachtungszeitraum ergab, dass Frauen, die bioidentisches Progesteron in Kombination mit Östrogen einnahmen, ein deutlich verringertes Brustkrebsrisiko hatten.[44]
- **Hinweis:** Progesteron ist meist das einzige Hormon, das von Hormonexperten oral verordnet wird. Es wird nicht von der Leber abgebaut und das Risiko unerwünschter Stoffwechselprodukte ist somit relativ gering.
- Oral eingenommenes bioidentisches Progesteron hilft bei Schlafstörungen und Angstzuständen, ein erfreulicher „Nebeneffekt“, den viele Frauen in den Wechseljahren sehr begrüßen.
- **Das können Sie zu Hause tun:** Sie können rezeptfreie Progesteron-Cremes online bestellen oder in der Apotheke kaufen. Achten Sie darauf, dass die Creme den Arzneimittelstandards entspricht und hoch genug dosiert ist. Pro 28 g Creme sollten mindestens 450 mg Progesteron enthalten sein, das entspricht 100 mg pro Teelöffel. Halten Sie sich an die Anwendungsempfehlungen des Herstellers. Menstruierende Frauen müssen während der Regelblutung mit der Anwendung pausieren.

- **Vorsicht:** Verwechseln Sie natürliches Progesteron nicht mit synthetischen *Progestinen* (z. B. *Provera*), die nachweislich ein höheres Risiko für Brustkrebs und Blutgerinnsel haben.

Östrogene

- **Wissenschaftliche Fakten:** Eine fünfjährige Studie mit mehr als 900 postmenopausalen Frauen zeigte, wie erfolgreich der Einsatz von Estriol bei der Behandlung von Wechseljahresbeschwerden sein kann. 71 % der Studienteilnehmerinnen hatten keine Hitzewallungen mehr. Außerdem klagten die Frauen weniger über Stimmungsschwankungen, Vergesslichkeit und Konzentrationsschwierigkeiten. Auch Reizbarkeit, Migräne und Herzrasen gingen deutlich zurück.[45]
- **Hinweis:** Östrogen muss im Gegensatz zu Progesteron vom Arzt verordnet werden.
- **Vorsicht:** Frauen, die mit Östrogen supplementieren, müssen an zwölf Tagen des Monats auch Progesteron einnehmen, um sich vor Gebärmutterhalskrebs zu schützen. Schwangere Frauen oder Frauen mit östrogenabhängigen Krebserkrankungen (Brust-, Eierstock- und Gebärmutterhalskrebs) und Myomen sollten kein Östrogen einnehmen und mit ihrem Arzt darüber sprechen. Das Gleiche gilt für Frauen mit Gallenblasen- oder Leberbeschwerden, Herz-Kreislauf-Erkrankungen und Thrombose. Oral eingenommene Östrogene erhöhen das Risiko für Blutgerinnsel.

Testosteron

- **Wissenschaftliche Fakten:** Es ist wissenschaftlich bewiesen, dass Testosteron bei Männern und Frauen die Libido anregt, die Herzgesundheit verbessert und die Knochendichte stabilisiert. Außerdem lindert es Depressionen, steigert das persönliche Wohlbefinden und die geistige Leistungsfähigkeit und senkt das Risiko für Alzheimer.[46]
- **Dosierung:** Frauen sollten in der Regel mit 1 – 2 mg bioidentischem Testosteron beginnen und die Einnahme langsam auf max. 5 mg erhöhen. Für Männer gibt es eine größere Auswahl an möglichen Anwendungsformen (z. B. Injektionen, lokal als Gel oder Creme, Pellet-Implantate und Buccaltabletten). Dosierung und Darreichungsform sollten Sie mit Ihrem Arzt besprechen.
- **Vorsicht:** Anzeichen für einen Testosteronüberschuss bei Frauen sind Akne und starker Haarwuchs im Gesicht. Bei Männern äußert sich ein Überschuss in Form von Akne, reduzierter Sper-

mienzahl und Gynäkomastie – alles Anzeichen dafür, dass überschüssiges Testosteron im Körper zu Östrogen aromatisiert wird.

Schilddrüsenhormone

- **Wissenschaftliche Fakten:** Jedes Organsystem im Körper ist auf eine gut funktionierende Schilddrüse angewiesen. Die Schilddrüse reguliert unter anderem die Immunfunktion, den Stoffwechsel, die Gehirngesundheit und die Stimmungslage. Bei Frauen im mittleren Alter erhöht eine unbehandelte Hypothyreose das Risiko für Herz-Kreislauf-Erkrankungen und Alzheimer.[47,48]
- **Hinweis:** Alle Schilddrüsenmedikamente sind bioidentisch, aber viele Menschen bevorzugen einen Extrakt, der aus der Schilddrüse des Schweins gewonnen wird und sowohl T3 als auch T4 enthält.
- **Vorsicht:** Eine zu hohe Dosis Schilddrüsenhormone kann Zittern, Herzklopfen, Angstzustände, Einschlafstörungen, Durchfall usw. verursachen.
- **Dosierung und Risiken:** Sprechen Sie mit Ihrem Arzt über optimale Dosierung, Kontraindikationen und mögliche Risiken.

DHEA

- **Wissenschaftliche Fakten***:* Die Belege häufen sich, dass die Wiederherstellung optimaler DHEA-Werte die Immunfunktion stärkt, autoimmune Symptome reduziert und die Insulinempfindlichkeit wiederherstellen kann. Außerdem wirkt es sich positiv auf Herz und Knochen aus und regt den Stoffwechsel an. Ein gesunder DHEA-Spiegel fördert das psychische Wohlbefinden und unterstützt die kognitive Funktion.[49]
- **Das können Sie zu Hause tun:** DHEA ist rezeptfrei in allen Apotheken und online erhältlich. DHEA als Creme, Tropfen oder Buccaltabletten ist rezeptpflichtig. (In Deutschland ist nur das Arzneimittel Gynodian Depot fiktiv zugelassen, das DHEA in Kombination mit Estradiol enthält und der Behandlung von klimakterischen Beschwerden dient. „Nahrungsergänzungen“ mit DHEA sind in Deutschland nicht verkehrsfähig, da sie als nicht zugelassene Arzneimittel gelten; Anm. d. Verlags)
- **Dosierung***:* Für Frauen liegt die orale Dosis zwischen 5 und 10 mg/Tag. Fangen Sie mit einer niedrigen Dosis an und steigern Sie langsam. Reduzieren Sie Ihre Tagesdosis wieder, sobald Sie eine

Akne entwickeln oder sich im Gesicht ein deutlicher Haarwuchs zeigt. Für Frauen mit Darmproblemen ist eine Anwendung über die Haut (Creme) oder über die Mundschleimhaut eventuell besser. DHEA sollte nicht abends oder nachts eingenommen werden, weil es sonst den gesunden Schlaf stören könnte.

- **Vorsicht**: Männer sollten vor der Einnahme von DHEA mit einem Arzt darüber sprechen, da es im Körper zu Östrogen abgebaut werden kann. Das möchte man vermeiden. Auch Frauen mit einer östrogen-abhängigen Krebserkrankung sollten vor der Einnahme ihren Arzt konsultieren.
- Hormone sind komplex und können uns vor große Herausforderungen stellen. Aber sobald wir uns mit ihnen vertraut gemacht haben, ist ihr Potenzial groß. Der Schlüssel zu einem ausgeglichenen, gesunden Hormonhaushalt liegt darin, im Einklang mit der Natur zu leben und auf alles, was unnatürlich und damit schädlich ist, zu verzichten. Unterm Strich lässt sich das in zwei Worten zusammenfassen: Stress und Zucker.

Zusammenfassung: Die Top 5 der hormonellen Balance

1. **Bauen Sie Stress ab.** So können Sie Ihren Cortisol- und Insulinspiegel wieder ins Gleichgewicht bringen. Legen Sie jeden Tag eine 20-minütige Pause ein und machen Sie einen gesunden Schlaf zur absoluten Priorität.
2. **Verzichten Sie gänzlich auf Zucker.** Das verbessert Ihre Insulinsensitivität und stärkt das Immunsystem.
3. **Meiden Sie Umweltgifte** in Nahrungsmitteln, Wasser, Haushalt und Körperpflegeprodukten, die Xenoestrogene enthalten können.
4. **Lassen Sie Ihren Hormonstatus überprüfen,** damit Sie Ihre Werte mit der Zeit optimal einstellen können.
5. **Denken Sie über eine Supplementierung mit bioidentischen Hormonen nach.** Vor allem Progesteron hat viele positive Eigenschaften. Es kann eine Östrogendominanz ausgleichen, fördert einen gesunden Schlaf und schützt vor Krebs und Autoimmunerkrankungen.

KAPITEL 7

Bleiben Sie in Bewegung, und zwar nach vorne

Wenn Du nicht fliegen kannst, renne, wenn Du nicht rennen kannst, gehe, wenn Du nicht gehen kannst, krabble, aber was auch immer Du tust, Du musst weitermachen.

—Martin Luther King, JR.

Was unser Verständnis von Autoimmunerkrankungen, ihren Ursachen und Behandlungsmöglichkeiten betrifft, haben wir schon einen langen Weg hinter uns. Um die enorme Entwicklung zu würdigen, die wir durchlaufen haben, lohnt es sich, einen Blick in die Vergangenheit zu werfen:

Im letzten Jahrhundert galt der Konsens, dass unsere Gene gleichsam unser Schicksal seien. Wir gingen davon aus, dass die Krankheiten unserer Eltern und Großeltern auch die unseren sein würden. Betrachtet man die Dinge durch diese Brille muss man schlussfolgern, dass unsere Gesundheit bzw. unsere Krankheiten quasi vorprogrammiert sind. Die Diagnose „Autoimmunerkrankung“ bedeutete fast automatisch eine kontinuierliche Verschlechterung der eigenen Gesundheit und vielleicht sogar eine verkürzte Lebenserwartung. Die einzige schulmedizinische Behandlungsstrategie bestand aus immununterdrückenden Medikamenten und/oder Kortikosteroiden (Kortison), deren starke Nebenwirkungen hinlänglich bekannt sind. Ironischerweise kann jedes dieser Medikamente für sich genommen Autoimmunerkrankungen auslösen. Darüber hinaus passiert es nicht selten, dass die Nebenwirkungen ebenfalls medikamentös behandelt werden müssen.

Diese düstere, fatalistisch anmutende Sichtweise war auf der anderen Seite natürlich sehr verlockend: Wir konnten unseren Vorfahren und unserer eigenen Familiengeschichte die Schuld für unsere Situation zuschieben und uns aus der Verantwortung für unsere eigene Gesundheit ziehen. Warum sollte man sein Leben ändern, wenn das eigene Schicksal sowieso schon so gut wie besiegelt war?

Lassen Sie uns zu den frühen 2000er Jahren vorspulen, als unser Verständnis von Gesundheit und Krankheit durch ganz neue Forschungsergebnisse auf den Kopf gestellt wurde. Schon am Anfang des Buches schrieb ich voller Begeisterung über die wichtigsten wissenschaftlichen Erkenntnisse unserer Zeit:

1. Epigenetik – die Wissenschaft, die untersucht, wie Umweltfaktoren die Genexpression zum Guten oder zum Schlechten beeinflussen können. Sie hat uns gezeigt, dass wir viel mehr Einfluss auf unsere Gene und somit auf unsere Gesundheit haben als gedacht. Darüber hinaus können die Entscheidungen, die wir heute treffen, den genetischen Selbstausdruck unserer Nachfahren bestimmen!
2. Neueste Forschungsergebnisse haben gezeigt – und wurden von der CDC (Centers for Disease Control and Prevention) bestätigt – dass unser Exposom, also unsere gesamte Umwelt und nicht nur unser Genom, zum Großteil für unsere Gesundheit verantwortlich ist. Sie sind zu 90 % das, was Sie essen, trinken, denken, glauben und tun. Ihre Gene tragen nur 10 % zu den möglichen Gesundheitsrisiken bei.
3. Eine bahnbrechende Studie an der Harvard Medical School unter der Leitung von Dr. Fasano gab uns die Formel zur Umkehrung autoimmuner Prozesse im Körper: finden und entfernen Sie die Ursache Ihrer Autoimmunerkrankung und heilen Sie Ihren Darm.

In Bezug auf unsere Gesundheit sind diese Erkenntnisse nichts anderes als revolutionär. In einfachen Worten formuliert bedeutet es, dass Sie Ihre Gesundheit in Ihren Händen halten. Sie bestimmen, ob Sie gesund sind oder nicht. Je nach Ihrer persönlichen Lebensanschauung kann das eine gute oder schlechte Nachricht sein. Wenn Sie bereit sind, Ihr Leben einmal gründlich unter die Lupe zu nehmen und gegebenenfalls zu verändern, werden Sie bald auf dem Weg zur Heilung sein oder sogar eine Krankheit verhindern können. Tauschen Sie Ihre „westliche" Ernährung gegen eine individuelle Paläodiät ein und leben Sie so, wie Sie es als Mensch tun sollten: Bauen Sie Stress ab, schlafen Sie gut und gesund, treiben Sie Sport, atmen Sie tief und entspannt und pflegen Sie den Kontakt zu der Natur und zu Ihren Mitmenschen.

Nach der ausführlichen Lektüre der wissenschaftlichen Fakten zum Thema Autoimmunität und der vielen Erfolgsgeschichten, die es auf diesem Gebiet gibt, hoffe ich, dass Sie meine Begeisterung für einen positiven Lebenswandel teilen können. Lassen Sie sich nicht den Wind aus den Segeln nehmen, denn auch Sie werden es schaffen.

Um die vielen Informationen besser verarbeiten zu können, habe ich mir eine für Sie hoffentlich nützliche Gedächtnisstütze ausgedacht – den F. I. G.H. T. S.-Plan, der Ihnen die Kategorien Ernährung (Foods), Infektionen (Infections), Darmgesundheit (Gut), Hormone (Hormones), Toxine (Toxins) und Stress (Stress) nahebringen und vereinfachen soll. Diese sechs Bereiche decken natürlich nicht alles ab, aber sie gehören zu den wichtigsten Aspekten, die die moderne Forschung ausgearbeitet hat. Als Gruppe bieten sie eine ziemlich umfassende Strategie, die zudem leicht verständlich und einfach in der Umsetzung ist. Ich weiß, dass auch Sie alle Voraussetzungen haben, um wirklich gesund zu sein.

In jedem Kapitel können Sie Berichte über erfolgreiche Behandlungen nachlesen, die auf den einen oder anderen Aspekt des F. I. G.H. T. S.-Protokolls fokussieren. Aber nur, weil die Berichte in bestimmte Kapitel eingeordnet werden – zum Beispiel in das Kapitel über Umweltgifte – soll das nicht automatisch heißen, dass der Arzt oder Heilpraktiker ausschließlich diesen einen Aspekt seines Klienten behandelt und geheilt hat. Jeder von uns muss an mehreren Baustellen arbeiten und unter Umständen sogar das ganze F. I. G.H. T. S.-Programm absolvieren. Das wird sich nicht vermeiden lassen. Man kann nicht einfach Sport treiben und davon ausgehen, dass man so alle wichtigen Vitamine und Minerale aufnehmen kann. Und ein tiefsitzendes emotionales Trauma kann man nicht einfach mit Nahrungsergänzungsmitteln wegtherapieren. Auch der Darm heilt nur, wenn der Stress weniger wird.

Verschaffen wir uns noch einmal einen kurzen Überblick über F. I. G.H. T. S.:

Ernährung: Im November 2010 habe ich meine glutenfreie Ernährung begonnen und seitdem kein einziges MS-Symptom mehr gehabt (mehrere MRTs haben bestätigt, dass ich keine Läsionen im Gehirn habe). Und das ist so, obwohl mir sechs Neurologen einreden wollten, dass „es nichts gibt, was Sie dagegen tun können". Seit ich kein Getreide, keine Milchprodukte und keinen Zucker mehr esse, haben sich meine Entzündungsmarker deutlich verbessert. Ich folge jetzt einer Paläodiät mit viel grünem Gemüse und esse leicht ketogen. Außerdem praktiziere ich Intervallfasten, indem ich jeden Tag nur in einem sechs- bis achtstündigen Zeitfenster Nahrung zu mir nehme. Meist esse ich nur zwei Mahlzeiten pro Tag: Brunch und Abendessen. Die letzte Mahlzeit des Tages gibt es in der Regel gegen 18.30 oder 19.00 Uhr. So kann sich mein Körper im Schlaf wirklich erholen und ist nicht nur mit Verdauen beschäftigt.

Darm: Nachdem ich erfahren hatte, dass ich an einer Nicht-Zöliakie-Gluten-Sensitivität (NCGS) leide, war ich konsequent und machte eine vollständige Darmsanierung mit 30-Tage-Fastenkur, Probiotika zweimal täglich, Pankreasenzymen und fermentierten Lebensmitteln. Außerdem baute ich folgende Nahrungsmittel in meine Ernährung ein: Ghee, MCT- und Kokosöl (regelmäßig), Knochenbrühe, Ballaststoffe (langsam erhöht) plus Restore-Nahrungsergänzung sowie Zink, Omega-3-Fettsäuren und Antioxidantien wie Vitamin A, C und E. Heute ist dieses Protokoll ein fester Bestandteil meines Alltags geworden.

Infektionen: Auf meinem Weg zur Infektionsfreiheit musste ich eine Candida-Besiedelung meines Darmes heilen und eine chronische Kieferostitis in allen vier Weisheitszahnbereichen behandeln lassen. Ich esse kaum noch Kohlenhydrate und dafür mehr Fette, was meinem Stoffwechsel ungeheuer guttut. Ich treibe Sport, mache HIIT-Training und dusche regelmäßig kalt (immer am Ende einer warmen Dusche). Ich lebe jetzt gesünder, schlafe gut und viel und verbringe viel Zeit in der Natur. So kann ich verhindern, dass wieder Infektionen aufflammen. Zusätzlich nehme ich im Wechsel verschiedene Heilkräuter ein, wie z. B. Berberin, Monolaurin und Wermut, die alle mein Immunsystem stärken.

Toxine: Das Erste, was mein Mann und ich veränderten, waren unsere Lebensmittel – wir kaufen nur noch ausschließlich biologisch ein. Wir haben unsere Kunststoffbehälter gegen Gläser eingetauscht und filtern das Wasser, das wir zum Trinken, Kochen und Duschen brauchen. Giftige Haushaltsreiniger und Körperpflegeprodukte haben wir durch umweltfreundliche und biologisch abbaubare Reinigungsprodukte und natürliche Seifen ersetzt. Für mein Make-up verwende ich nur noch Naturkosmetik. Glutathion, Omega-3-Fettsäuren und stoffwechselfördernde Produkte helfen bei der Entgiftung. Meine Amalgamfüllungen habe ich entfernen und durch Kunststofffüllungen ersetzen lassen. Meine Quecksilberbelastung war sehr hoch. Deswegen nutze ich regelmäßige eine Infrarotsauna und nehme meinen Cocktail aus Chlorella, Koriander, Bentonit und Aktivkohle zur sanften Ausleitung von Schwermetallen.

Stress: Seit meiner MS-Diagnose habe ich viele Methoden zur Stressreduzierung ausprobiert und meine 5 Favoriten gefunden. Für mich persönlich bewährt haben sich: die Stressoren abgeben, indem ich ein „Stress-Reduktions-Blatt" erstelle, auf dem ich alles, was mir Stress bereitet, aufliste und dann entscheide, was ich dagegen tun kann; tägliches Meditieren mithilfe eines Biofeedback-Geräts; Dankbarkeit und Vergebung praktizieren; in der Natur wandern und so oft wie möglich mit meinem Mann, Freunden und Familie zusammen zu lachen. Eine proaktive Stressbewältigung steht nach wie vor ganz oben auf meiner Liste, um einem möglichen MS-Schub oder anderen Krankheiten vorzubeugen.

Hormone: Der Verzicht auf Zucker, Antibabypille und Stress halfen mir dabei, meine Hormone wieder ins Gleichgewicht zu bringen. Aber ich war so viele Jahre krank gewesen und hatte so ungesund gelebt, dass ich zusätzliche Unterstützung benötigte und mit bioidentischen Hormonen supplementierte. Mit kleinen, physiologischen Mengen an Bi-Östrogen, DHEA, Testosteron und Progesteron habe ich es geschafft, eine bessere hormonelle Homöostase herzustellen als je zuvor.

Natürlich wird Ihr persönlicher F. I. G.H. T. S.-Plan anders aussehen als meiner und das muss auch so sein. Das Ziel besteht nicht darin, die Erfolgsgeschichten aus diesem Buch zu kopieren, sondern herauszufinden, was zu Ihnen am besten passt. Der Schlüssel liegt im Detail: Finden Sie heraus, was bei *Ihnen* Entzündungen auslöst und Sie ins Ungleichgewicht stürzt. Dr. Vojdani hat ein nützliches Mantra kreiert, an das Sie vielleicht ab und zu denken können: *entdecken, entfernen und reparieren*!

So verschieden wir auch alle sind, gibt es doch gemeinsame Ansatzpunkte, die fast auf jeden zutreffen:

- ✓ Wechseln Sie von der amerikanischen Standarddiät (SAD) zu einer der menschlichen Evolution angepassten Ernährung mit Bio-Gemüse, Fleisch aus 100 %iger Weidehaltung, kleinen Fischen aus Wildfang und nahrhaften Fetten.
- ✓ Beheben Sie eventuelle Nährstoffmängel mit hochwertigen Nahrungsergänzungsmitteln in Ergänzung zu einer gesunden Ernährung.
- ✓ Meiden Sie soweit es geht Umweltgifte wie Antibiotika und andere Medikamente, Infektionen und industriell verarbeitete Lebensmittel. Diese schädigen den Darm und ebnen im Körper den Weg für entzündliche und autoimmune Prozesse.
- ✓ Bearbeiten Sie vorhandene Kindheitstraumata und lernen Sie Entspannungstechniken. Wenden Sie diese konsequent an, damit Sie von einem ständigen Hab-Acht-Zustand in einen heilenden Ruhe- und Verdauungsmodus wechseln können.
- ✓ Kümmern Sie sich um die Grundlagen: Schlafen Sie lange (mindestens acht Stunden pro Nacht) und regelmäßig; bleiben Sie fit und in Bewegung; halten Sie ab und zu inne; praktizieren Sie die bewusste Atmung und meditieren Sie, auch wenn es nur fünf Minuten täglich sind; meiden oder reduzieren Sie so weit wie möglich elektromagnetische Strahlung (EMR) in Ihrer Umgebung; pflegen Sie Ihre sozialen Kontakte. Vielleicht findet sich in Ihrem Umfeld ein gleichgesinnter Mensch, der Sie auf dem Weg zu Gesundheit und Vitalität begleiten möchte?

Auch wenn ich immer wieder betone, dass es wichtig ist, mit einem erfahrenen Arzt oder Heilpraktiker zusammenzuarbeiten, können Sie die wichtigen Dinge sofort und von zu Hause aus umsetzen. Das beste Rezept für eine vitale Gesundheit ist einfach, unkompliziert und kostet nicht viel.

Und wenn Sie sich immer noch vor den Mehrkosten einer biologischen und gesunden Ernährung scheuen, denken Sie daran wie viel mehr Sie später für Arztbesuche, Medikamente und andere medizinische Interventionen ausgeben müssen. Viele dieser Kosten können Sie vermeiden, wenn Sie zeitig an ihrer toxischen Belastung arbeiten.

Autoimmunität besiegen – auf diese sechs Empfehlungen sollten Sie besonders achten

1. Verzichten Sie gänzlich auf Getreide, Milchprodukte und Zucker.
2. Kaufen Sie Produkte aus biologischem Anbau und 100 %iger Weidehaltung – zumindest bei Fleisch, Geflügel und Eiern – und meiden Sie die zwölf am stärksten mit Pestiziden belasteten Obst- und Gemüsesorten. Die Liste wird jedes Jahr von der EWG aktualisiert: *www.ewg.org/foodnews/list.php#.WrLyAq2ZP-Y.*
3. Essen Sie jeden Tag abwechslungsreich. Eine bunte Palette an ballaststoffreichem Gemüse ist genau das Richtige.
4. Legen Sie eine reguläre Schlafenszeit fest, idealerweise vor 22 Uhr. Tun Sie alles für einen gesunden Schlaf. Das Schlafzimmer sollte dunkel sein. Meiden Sie blaues Licht am Abend und verwenden Sie nachts nur rotes Licht.
5. Tauschen Sie chemische Reinigungsmittel und Kosmetika gegen umwelt- und körperfreundliche Alternativen aus. Verwenden Sie nur unparfümierte Waschmittel und vergessen Sie nicht, auch die Trocknertücher durch nachhaltige Varianten zu ersetzen. Im Handel gibt es eine Reihe von wiederverwertbaren Produkten.
6. Reduzieren Sie Ihre persönliche Stressbelastung auf ein absolutes Minimum. Ihnen fehlt die Zeit dazu? Dann üben Sie einfach die bewusste Atmung, ein paar Minuten täglich reichen aus. Legen Sie eine Hand auf Ihre Brust und die andere auf Ihren Bauch und atmen Sie ein paar Mal tief ein und aus. Gönnen Sie sich diesen Moment der Stille! Auch wenige Minuten EFT (Klopfen) können Ihnen helfen, schnell und einfach zwischendurch zu entspannen.

Die nächsten Schritte

Sie fragen sich vielleicht jetzt, was Sie mit all diesen Informationen anfangen sollen. Ich würde sagen, das hängt ganz davon ab, wo Sie in diesem Moment stehen und wie Sie sich fühlen. Jeder Mensch ist anders, deswegen muss man individuell denken. Wo würden Sie sich einordnen?

Der hoch motivierte Durchstarter: Sie gehören zu den Menschen, die gerne anpacken und gleich loslegen. Vielleicht haben Sie die ein oder andere Empfehlung bereits umgesetzt. Haben Sie eventuell schon

Ihren Vorratsschrank ausgemistet, die Haushaltsreiniger in den Sondermüll entsorgt und sich einen 30-tägigen Fastenurlaub gegönnt? Dann müssen Sie einfach weitermachen und das positive Momentum beibehalten. Bleiben Sie am Ball!

Was als nächstes kommt: Vielleicht möchten Sie sich mit anderen Menschen zusammenschließen oder eine Selbsthilfegruppe gründen. Regelmäßiger Austausch fördert den Erfolg. Bilden Sie sich kontinuierlich weiter und probieren Sie verschiedene Dinge aus. Holen Sie sich auf Ihrem Weg zu strahlender Gesundheit die Unterstützung, die Sie benötigen. Sollten Sie irgendwann einmal ins Stocken geraten, holen Sie sich Rat und Beistand, idealerweise von jemandem, der Ihre Situation nachvollziehen kann. Wichtig ist, dass Sie nach vorne schauen und alles hinter sich lassen, was die autoimmunen und entzündlichen Prozesse in Ihrem Körper fördert. Sie haben ja bereits begonnen, machen Sie weiter so. Es lohnt sich!

Sie fühlen sich komplett überfordert: Es gibt so viel zu lernen und zu entdecken, dass Sie überhaupt nicht wissen, wo Sie beginnen sollen. Logisch betrachtet ist es sinnvoll zuerst mit der Ernährung anzufangen. Sie können sich aber nicht vorstellen, einen ganzen Monat lang auf Zucker zu verzichten? Atmen Sie erst einmal tief durch – Sie werden es schaffen! Vielleicht möchten Sie einen Schritt nach dem anderen machen und brauchen ein wenig mehr Zeit. Auch das ist in Ordnung. Ich schlage Ihnen vor, die sechs wichtigsten Schritte in aller Ruhe zu überdenken (siehe oben) und zu schauen, was Sie umsetzen können. Ich halte es wie der chinesische Philosoph Laotse, der rät: „Plane das Schwierige da, wo es noch leicht ist. Tue das Große da, wo es noch klein ist. Auch eine Reise von tausend Meilen beginnt mit dem ersten Schritt."

Was als nächstes kommt: Wenn der Gedanke an eine radikale Entziehungskur für Zucker allzu überwältigend klingt, wie wäre es dann mit einem kleineren Schritt, zum Beispiel auf zuckerhaltige Getränke wie Limonade, Fruchtsaft, süße Tees und Energy-Drinks zu verzichten? (Dazu gehören auch die sogenannten „Diät"-Getränke. „Diät" ist nur ein anderes Wort für Zuckeraustauschstoffe, die neurotoxisch sind und ironischerweise auch dick machen.) Sie müssen nichts entbehren, denn es gibt gesunde, selbst gemachte Alternativen. Wie wäre es mit aromatisiertem Quell- oder Filterwasser? Es ist köstlich mit einem Spritzer Zitrone, ungesüßtem Preiselbeersaft und ein paar Tropfen

Stevia. Oder ein herrlich erfrischendes und gekühltes Quellwasser mit Bio-Gurke, geschält und fein gewürfelt? Wichtig ist, dass Sie gesunde Alternativen finden, die Spaß machen und Ihnen guttun. Mit der Zeit ändern sich Ihre Geschmacksknospen und die sonst so heiß geliebte Limonade wird Ihnen gar nicht mehr schmecken.

Achten Sie bei jedem neuen Schritt darauf, wie Sie sich fühlen und wie Sie schlafen. Ich bin überzeugt davon, dass Sie sich zunehmend besser fühlen werden und mehr Energie haben. Und je energiegeladener Sie sich fühlen, desto mehr werden Sie sich bewegen wollen. Haben Sie schon über einen Schrittzähler nachgedacht? Oder einen Freund/eine Freundin, die gemeinsam mit Ihnen Sport treiben könnte? Klopfen Sie sich zwischendurch ruhig mal auf die Schulter und feiern Sie Ihre Erfolge. Machen Sie einen Eintrag in Ihr Tagebuch der Dankbarkeit. Erinnern Sie sich an Mary Ruddick, die trotz ihrer zwölf verschiedenen Krankheiten jeden Abend ein Tagebuch der Dankbarkeit und Vergebung schrieb? Anfangs schaffte Mary gerade mal 30 Sekunden auf Ihrem Hometrainer und trotzdem war sie dankbar für das „Wenige", das sie schaffte. Die Tagebucheinträge halfen ihr sehr, das persönliche Momentum aufrecht zu halten und sich immer weiter zu verbessern, bis Sie ihre Vitalität und Gesundheit wiedergewonnen hatte.

Mit anderen Worten: selbst die kleinste Veränderung ist ein Schritt in die richtige Richtung. Wenn Sie auf Ihrem Weg mehr Unterstützung möchten, lege ich Ihnen die Begleitung durch einen Arzt oder Heilpraktiker ans Herz. Suchen Sie sich jemanden, der Sie unterstützen und motivieren kann, der Ihnen hilft, nach vorne in die Zukunft zu schauen und ein neues und gesundes Leben aufzubauen. Wo auch immer Sie beginnen, die Hauptsache ist, dass Sie sich selbst empathisch gegenüberstehen. Bleiben Sie offen und bereit, immer wieder Neues zu lernen. Überlegen Sie, welchen Schritt Sie als nächstes tun können, auch wenn er noch so klein sein mag.

Für den Wellness-Profi: Sie sind ein ausgebuffter Autoimmun-Hase und kennen das, was ich geschrieben habe, schon. Sie haben sich bereits durch das F. I. G.H. T. S.-Programm gearbeitet und sind auf Ihrem Weg zur Heilung ein großes Stück vorangekommen. Sie haben Entzündungen reduziert und Ihre Ernährung optimiert. Sie essen viel grünes Blattgemüse und halten sich überwiegend an eine ketogene Paläodiät. Sie haben eine Darmsanierung gemacht und die eine oder andere Infektion behoben. Auf Ihrem täglichen Programm stehen Sport, Nahrungsergänzung, Entspannungstechniken und ein Dankbarkeits-Tagebuch führen Sie auch. Vielleicht nehmen Sie auch bioidentische Hormone ein. Und trotzdem fühlen Sie sich immer noch nicht hundertprozentig und fragen sich, was Ihnen in aller Welt wohl fehlt? Sie müssen wissen, dass Sie mit diesem Gefühl nicht allein sind. Ich persönlich kämpfe seit Jahren auf dieser Ebene und auch jetzt, wo meine MS-Symptome verschwunden sind, bleiben diese Themen aktuell. Ich bleibe weiterhin auf der Suche nach optimaler Gesundheit. Ich will mich einfach nicht damit zufriedengeben, nur „mittelmäßig" gesund zu sein.

Was als nächstes kommt: Meine Botschaft an Sie lautet: Hören Sie nie auf, nach Antworten zu suchen oder sich mit einer mäßigen Gesundheit zufrieden zu geben. Sie wissen, dass Vitalität und Gesundheit in Reichweite sind. Für alles, was passiert, gibt es einen Grund, eine Ursache und Sie werden herausfinden, was diese Ursache ist. Lesen Sie in Anhang D unter *Weiterführende Gedanken und Therapeuten* nach. Mit all Ihrer Erfahrung, Ihrem Wissen und Ihrer persönlichen Entschlossenheit können Sie neue Wege finden und das Gelernte an andere Menschen weitergeben. Egal, was passiert, geben Sie niemals auf!

Jetzt sind Sie an der Reihe!

All denjenigen unter Ihnen, die sich selbst heilen wollen, möchte ich zwei Fragen mit auf den Weg geben:

1. Warum, glauben Sie, haben Sie eine Autoimmunerkrankung? Oder mehrere?
2. Was werden Sie aktuell dagegen unternehmen?

Für alle, die einer Krankheit vorbeugen bzw. gesund bleiben möchten, habe ich folgende Fragen:

1. Welche Bereiche in Ihrem Leben sind nicht im Gleichgewicht?
2. Was werden Sie aktuell unternehmen, um gesund und glücklich zu bleiben?

ANHANG A

Rezepte für 30 Tage Urlaub für den Darm

Alle Rezepte entsprechen dem Autoimmun-Paläo-Protokoll (AIP), d.h. sie enthalten kein Getreide (oder Gluten), keine Milchprodukte, Zucker, Schokolade, Koffein, Eier, Soja, Mais, Nüsse, Saaten und Nachtschattengewächse (Tomaten, Paprika, Auberginen, herkömmliche Kartoffeln und Goji-Beeren). Eine praktische Online-Variante zum Ausdrucken finden Sie unter *Beatautoimmune.com/Recipes.*

TEES UND SMOOTHIES

- Leberentgiftungstee mit Löwenzahn
- Kokosnuss-Chai-Tee
- Goldener Latte
- Beerig-grüner Smoothie
- Keto-Kokos-Smoothie

SNACKS

- Rosenkohl-Chips
- Curry-Kokos-Chips
- Guacamole
- Leberpastete

FRÜHSTÜCK/MITTAG-/ABENDESSEN

- Würzige „Tacos“ mit Rindfleisch
- Thai-Burger mit Hühnchen

- Putenfleischbällchen mit Artischockenherzen
- Ganzes Brathuhn
- Schnelles Hühnchen-Curry
- Saftiger Burger mit Bisonfleisch

FISCH/MEERESFRÜCHTE

- Gemüsepfanne mit Brokkoli und Garnelen
- Gebackener Kabeljau mit Thymian
- Gefüllte Avocados mit Lachs

SUPPEN UND EINTÖPFE

- Hausgemachte Knochenbrühe
- Leuchtendgrüne Gemüsesuppe
- Lachs-Cremesuppe mit Kokos
- Herzhafter Eintopf mit Rind

SALATDRESSING UND SAUCEN

- Salatdressing für jeden Tag
- Lindas Tomaten-Sauce ohne Tomaten

GEMÜSE

- Fermentiertes Frühlingsgemüse
- Coleslaw mit Rotkohl
- „Blumenkohl-Reis“
- Zucchini-Pasta an grüner Harissa-Sauce
- Kunterbuntes Wurzelgemüse
- Grünkohlsalat, geknetet
- Grünes Blattgemüse, einfach gegart

DESSERTS

- Keto-Zimtbomben
- Keto-Pudding mit Kardamom
- Schnelle Kokoscreme

BONUS

- Hausgemachte Kokosmilch

Bitte verwenden Sie zum Kochen möglichst viele Zutaten aus biologischem Anbau. So reduzieren Sie Ihre toxische Belastung und entzündlichen Prozesse. Viele Supermärkte und Discounter bauen Ihr Bio-Sortiment kontinuierlich aus, weil die Nachfrage steigt. Oft haben die Händler Eigenmarken im Angebot, die meist billiger sind als andere Marken. Für alle Leser, die keine Bioläden oder Wochenmärkte in der Nähe haben, sind in Anhang F unter *Ressourcen* verschiedene Händler aufgelistet, die zu Ihnen nach Hause liefern können.

Tees und Smoothies

Diese Tees und Smoothies unterstützen Leber und Darm, wirken entzündungshemmend und helfen Ihnen Ihren Kaffeekonsum zu reduzieren. Wenn Sie intermittierendes Fasten praktizieren, dürfen Sie jederzeit Weiß-, Grün-, Schwarz- oder Kräutertee trinken. Auch der Leberentgiftungstee mit Löwenzahn ist erlaubt. Kokosmilch, MCT-Öl, Kollagen und Smoothies sollten Sie nur in Ihrem entsprechenden Zeitfenster zu sich nehmen.

Entgiftungstee mit Löwenzahn

Mit freundlicher Genehmigung aus Amie Valpones *Eating Clean: Der 21-Tage-Plan zum Entgiften, gegen Entzündungen und für einen Neustart Ihres Körpers*

Ergibt 1 Portion

240 ml (gefiltertes) Wasser
2 Teebeutel geröstete Löwenzahnwurzel
½ Teelöffel gemahlener Kardamom
1 Stange Zimt
Frisch gepresster Zitronensaft, nach Belieben und optional
Stevia* zum Servieren, optional

1. Wasser, Teebeutel, Kardamom und Zimtstange in einen kleinen Topf geben, abdecken und zum Kochen bringen.
2. Die Hitze reduzieren und 15 Minuten auf kleiner Flamme köcheln lassen.
3. In einen großen Becher gießen, Zitronensaft und Stevia zugeben und servieren.

Kokosnuss-Chai-Tee

Von Dr. Jill Carnahan

Ergibt 1 Portion

120 ml gefiltertes Wasser
120 ml Kokosmilch
1 – 2 Teelöffel Xylit oder ein ganzes Blatt Stevia
1 Chai-Teebeutel, koffeinfrei

1. Wasser und Kokosmilch langsam zum Kochen bringen und anschließend in einen Becher geben.
2. Den Teebeutel 3 – 5 Minuten darin ziehen lassen.
3. Xylit oder Stevia zugeben, umrühren und genießen.

Optional: Sie können auch Dr. Jills Empfehlung folgen und das Ganze mit einer Prise Zimt verfeinern.

Goldener Latte

Von Palmer Kippola

Ergibt 1 Portion

240 ml Kokosmilch, Vollfett
1 gehäufter Esslöffel frisch geriebene Kurkumawurzel oder 1,5 Teelöffel getrocknetes und gemahlenes Kurkuma
Optional: 1 Esslöffel frisch geriebene Ingwerwurzel oder 1 Teelöffel Ingwerpulver zugeben.
1 – 2 Teelöffel MCT- oder Kokos-Öl
Stevia nach Geschmack (mit ein paar Tropfen beginnen und die Menge nach Belieben erhöhen)
1 Prise Zimtpulver oder Muskatnuss (optional)
1 Esslöffel Kollagenpulver aus Weidehaltung (optional)

Variationen: Das Kurkuma kann durch Masala Rooibos Chai oder entkoffeinierten Senchatee oder Matchapulver ersetzt werden.

1. Kokosmilch in einem kleinen Topf schonend erhitzen. Nicht kochen lassen.
2. Kurkuma (optional Ingwer) zugeben. Umrühren und ca. fünf Minuten ziehen lassen.

3. MCT- oder Kokosöl, Kollagenpulver und Stevia nach Belieben zugeben. Mit dem Schneebesen aufschlagen oder mit einem elektrischen Milchschäumer aufschäumen.

Alternative: Für ein extra schaumiges Getränk können Sie den Latte auch in einem Hochleistungsblender mixen.

Beerig-grüner Smoothie

Von Michelle Corey

Ergibt 1 Portion

240 ml ungesüßte Kokosmilch
1 – 2 Messlöffel hypoallergenes Proteinpulver Vanillegeschmack, Kollagenpulver oder medizinische Flüssignahrung
125 g gemischte Beeren – Brombeeren, Himbeeren und Heidel- oder Blaubeeren
75 g gehackte Löwenzahnblätter oder Spinat
1 Esslöffel Kokosöl
Stevia zum Süßen (nach Belieben)

Alle Zutaten in einen Mixer geben und pürieren.

Keto-Kokos-Smoothie

Von Mary Ruddick

Ergibt 1 Portion

½ Avocado
120-240 ml Kokosmilch (am besten über Nacht im Kühlschrank lagern)
1 Esslöffel MCT-Öl
1 – 2 Messlöffel Kollagenpulver
Optionale Ergänzungen: 1 Teelöffel Vanille und/oder ¼ Tasse gefrorene Beeren
2 – 4 Esslöffel Wasser, nach Bedarf
½ – 1 Tasse Eiswürfel (optional)

Im Mixer pürieren, bis ein glatter Smoothie entsteht.

Snacks

Genießen Sie diese nährstoffreichen Alternativen zu Chips und Salsa.

Rosenkohl-Chips

Von Dr. Jill Carnahan

Rosenkohlblätter (äußere Blätter) von 2 Pfund Rosenkohl
2 Esslöffel geschmolzenes Ghee
Koscheres Salz (nach Belieben)
Zitronenschale, gerieben (optional)

1. Den Ofen auf 180° C vorheizen.
2. Rosenkohlblätter, Ghee und Salz in einer großen Schüssel vermischen.
3. Zwei große Backbleche mit Backpapier auslegen. Verteilen Sie die Blätter gleichmäßig nebeneinander.
4. Lassen Sie jedes Blech einzeln ca. acht bis zehn Minuten lang backen, bis die Blätter knusprig sind und an den Rändern goldbraun werden. (Bitte geben Sie Acht, dass nichts verkohlt). Geben Sie etwas geriebene Zitronenschale über die Chips (optional).

Kokos-Curry-Chips

Von Mary Ruddick

2–3 reife Kokosnüsse oder 1 Packung ungesüßte Kokoschips
2 Limetten
1 Esslöffel Currypulver
Meersalz nach Belieben

1. Kokosnüsse aufbrechen und das Fruchtfleisch aushöhlen.
2. Das Fruchtfleisch mit einem Gemüseschäler in Streifen schneiden.
3. Die Streifen oder Kokoschips in eine Schüssel geben und mit dem Limettensaft verrühren.
4. Mit Currypulver bestäuben und mit Salz abschmecken.
5. In einem Dörrgerät 2–3 Tage lang trocknen. Alternativ im Ofen bei niedrigster Hitze trocken, bis die Chips goldbraun und knusprig sind. Achten Sie darauf, dass die Chips nicht anbrennen.

Die Chips bleiben in einem luftdichten Behälter mehrere Wochen lang frisch.

Guacamole

Von Mary Ruddick

Ergibt 4 Portionen

3 reife Avocados, halbiert, geschält und entkernt
Saft zweier Limetten
½ Teelöffel Meersalz
½ mittelgroße Zwiebel
2 EL Korianderblätter, fein gehackt
3 Zehen Knoblauch

1. Geben Sie die Avocado und den Limettensaft in eine große Schüssel.
2. Schwenken Sie die Avocado kurz in dem Limettensaft und geben Sie die restlichen Zutaten in die Schüssel. Alles vorsichtig mit einer Gabel zerdrücken.
3. Bei Raumtemperatur eine Stunde durchziehen lassen und nach Belieben mit Meersalz abschmecken.

Mit rohem Gemüse (z B. Sellerie, Gurke, Yambohnen) servieren, pur genießen oder als Beilage zu den würzigen „Tacos“ oder Bisonburgern.

Tipp: Die Guacamole zugedeckt und mit Kern im Kühlschrank aufbewahren, damit sie nicht so schnell braun wird. Innerhalb von zwei Tagen verzehren.

Leberpastete

Von Mary Ruddick

Ergibt 8 Portionen

450 g Rinderleber aus Weidehaltung
120 ml Zitronensaft
½ Tasse Ghee
150 g gelbe Zwiebeln, gehackt
2 Teelöffel gehackter Knoblauch
2 Lorbeerblätter (optional)
1 Esslöffel Thymian
½ Teelöffel Meersalz

1. Die Leber in eine Schüssel geben, mit dem Zitronensaft übergießen und 2 Stunden ziehen lassen. Anschließend gut abtropfen.
2. 4 Esslöffel Ghee in einer großen Pfanne bei mittlerer bis hoher Hitze schmelzen lassen.
3. Die Zwiebeln dazugeben und ca. 30 Sekunden lang andünsten, bis die Zwiebeln weich sind.
4. Knoblauch dazugeben und ebenfalls 30 Sekunden anbraten, bis Knoblauchduft aufsteigt.
5. Leber, Lorbeerblätter, Thymian und Salz zugeben und unter Rühren ca. fünf Minuten dünsten, bis die Leber außen gebräunt und innen noch leicht rosa ist.
6. Vom Herd nehmen und etwas abkühlen lassen.
7. Die Lorbeerblätter entfernen.
8. Die Leber mit allen anderen Zutaten in einem Mixer pürieren. Das restliche Ghee langsam auf niedriger Stufe esslöffelweise zugeben.
9. Die Pastete in zwei Portionen aufteilen. Die eine Hälfte können Sie einfrieren, die andere im Kühlschrank abkühlen lassen, bis eine feste Pastete entsteht.

Hinweis: Im Originalrezept sind noch zwei Esslöffel Pfefferkörner vorgesehen, den ich aber für die 30-Tage-Fastenkur weggelassen habe. Mary rät ihren Klienten, täglich einen Löffel Pastete zu essen. Klienten, die keine Leber mögen, empfiehlt sie, die rohe Leber zu hacken und in sehr kleinen Portionen (etwa Tablettengröße) einzufrieren. Diese kleinen „Leberpillen" kann man als Nahrungsergänzung für Vitamin A, B und Zink mit etwas Flüssigkeit einnehmen.

Frühstück/Mittag-/Abendessen

Ich will es gar nicht leugnen: Durch den Verzicht auf Eier, Milchprodukte, Nüsse und Saaten gestaltet sich das Frühstück deutlich anspruchsvoller. Tun Sie, was andere erfolgreiche 30-Tage-Ernährungsurlauber machen: Essen Sie Reste zum Frühstück! Oder gehen Sie gleich zum Intervallfasten über, so wie ich es getan habe (das heißt morgens null Kalorien während der Fastenperiode), in dem Sie Frühstück und Mittagessen zu einem Brunch zusammenlegen. Wenn Sie Geflügel kaufen, vergessen Sie bitte nicht, dass „biologisch" lediglich bedeutet, dass die Hühner oder Puten vegetarisch gefüttert wurden, unter Umständen aber auch mit genetisch verändertem Mais, Soja und anderem Getreide. Achten Sie darauf, dass Sie gezielt und ausschließlich Geflügel aus Weidehaltung kaufen.

Würzige „Tacos" mit Rindfleisch

Von Palmer Kippola

Ergibt 2 – 4 Portionen

450 g Rinderhackfleisch aus 100 %iger Weidehaltung (kann durch Puten-, Hühnchen-, Bison- oder Lammhackfleisch ersetzt werden)
½ Zwiebel, gehackt
1 – 2 Esslöffel Kreuzkümmel, gemahlen
1 – 2 Teelöffel Koriander, gemahlen
75 g Blattgrün (Spinat, Grünkohl, Löwenzahnblätter, Rote-Beete-Blätter oder Mangold), gehackt
2 Esslöffel Korianderblätter, gehackt
1 Avocado, in Scheiben geschnitten (oder Guacamole)
Optional: gehobelter Rotkohl und/oder gehackte Frühlingszwiebeln
Meersalz und Limettenspalten nach Belieben
1 großer Salatkopf (rot oder grün) für die Tacos
Ghee zum Andünsten

1. In einer großen Pfanne das Ghee bei mittlerer Hitze erwärmen. Die Zwiebeln dazugeben und andünsten, bis die Zwiebeln weich sind.
2. Rinderhack, Kreuzkümmel und Koriander zugeben und 5 – 10 Minuten anbraten, bis das Rindfleisch durch aber nicht trocken ist.
3. Gegen Ende der Garzeit das Gemüse dazugeben und so lange köcheln, bis es weich ist.
4. Richten Sie die Hackfleischmischung auf Salatblättern an und servieren Sie diese mit Avocado (oder Guacamole), Koriander, Rotkohl, Frühlingszwiebeln, Salz und einem Spritzer Limette nach Belieben.

Thai-Burger mit Hühnchen

Von Mary Ruddick

Ergibt 8 Burger

800 g Hühnerhackfleisch aus dem Schenkel (alternativ aus der Putenkeule), 100 %ige Weidehaltung
150 g Zwiebeln, gehackt
1 Tropfen flüssiges Stevia

2 Teelöffel Meersalz
1 Bund frisches Basilikum
1 Bund frische Minze
1 Bund frische Korianderblätter
2 Esslöffel frischen Ingwer, gehackt
Ghee zum Andünsten

1. Alle Zutaten in einer mittelgroßen Schüssel mit den Händen gut durchkneten und zu acht Burger-Patties formen.
2. Ghee in eine große Pfanne geben und erhitzen. Der Boden der Pfanne sollte ganz mit Ghee bedeckt sein.
3. Die Patties nacheinander in der Pfanne auf jeder Seite bräunen, bis sie durchgegart sind. Zum Einfrieren: Lassen Sie das Fleisch abkühlen und trennen Sie die einzelnen Patties vor dem Einfrieren mit Butterbrotpapier. So können Sie die Burger-Patties gut portionsweise auftauen und auf dem Grill oder im Backofen erhitzen.

Optional: Sie können die Patties auch im Backofen zubereiten. Dazu ein Backblech mit Backpapier auslegen und bei 180° C 20 Minuten lang backen. Die Patties nach 10 Minuten wenden.

Putenfleischbällchen mit Artischockenherzen

Von Linda Clark

Ergibt etwa 18 Fleischbällchen

450 g Putenhackfleisch
1 Glas Artischockenherzen (nicht gentechnisch verändert)
1 Zwiebel, fein gehackt
1 Esslöffel frisches Basilikum
1 Teelöffel Kokosöl
Meersalz nach Belieben

1. Den Backofen auf 180° C vorheizen.
2. Das Kokosöl in einer Pfanne erhitzen, bis das Öl geschmolzen und der Boden ganz bedeckt ist.
3. Zwiebel und Artischockenherzen bei mittlerer Hitze leicht andünsten.
4. Aus der Pfanne nehmen und abkühlen lassen.

5. In einer großen Schüssel Putenhackfleisch, Artischockenherzen, Zwiebel, Basilikum und Meersalz gut vermischen.
6. Fleischklöße formen (ergibt ca. 18 Stück).
7. Die Fleischklöße auf ein gefettetes oder mit Backpapier ausgelegtes Backblech legen und 15 – 20 Minuten backen, bis sie durchgegart sind.

Mit „Lindas Dressing ohne Tomaten" servieren und mit Spaghetti-Kürbis oder Zucchini-Nudeln anrichten. Putenfleischbällchen schmecken auch köstlich mit Avocado auf Salatblättern serviert.

Ganzes Brathuhn

Von Palmer Kippola

Ergibt 4 Portionen. Die Reste können zu Hühnchen-Curry oder Tacos verarbeitet werden.

1 ganzes Brathuhn (ca. 1,5 kg) aus 100 %iger Weidehaltung
1 große Zwiebel, in große Stücke geschnitten und die einzelnen Lagen getrennt
10 – 20 Knoblauchzehen (je nachdem, wie sehr Sie gerösteten Knoblauch mögen)
1 Handvoll frische oder getrocknete Kräuter (z. B. Thymian, Rosmarin, Oregano)
Optional: in Würfel geschnittenes Gemüse (z. B. Pastinaken, Möhren oder Rote Beete)
1 Teelöffel Meersalz
1 Esslöffel Ghee aus 100 %iger Weidehaltung
120 ml gefiltertes Wasser

1. Den Backofen auf 200° C vorheizen.
2. Das Huhn in eine Auflaufform aus Glas oder Keramik (ca. 22 × 29 cm) geben.
3. Verteilen Sie die Zwiebel, den Knoblauch, die Kräuter und das Gemüse in der Auflaufform um das Huhn herum.
4. Würzen Sie das Huhn großzügig mit grobem Meersalz und den Kräutern. Anschließend mit dem Ghee betupfen.
5. ½ Tasse Wasser in die Auflaufformgeben (bitte nicht über das Huhn gießen, sondern direkt auf den Boden der Form). Im Backofen 10 Minuten

lang bei 200° C braten (macht das Fleisch schön saftig) und dann die Hitze auf 160° C reduzieren. 1–1,5 Stunden braten, bis das Fleisch gar ist.
Hinweis: Wenn Sie ein Bratenthermometer verwenden, sollte die Temperatur an der dicksten Stelle (Brust oder Oberschenkel) 73–82° C anzeigen.
6. Das Huhn aus dem Ofen nehmen und vor dem Anschneiden zehn Minuten ruhen lassen, damit es Saft ziehen kann.
7. Heben Sie den restlichen Saft aus der Form auf. Sie können ihn entweder über das Huhn und das Gemüse geben oder später eine Knochenbrühe daraus kochen.
8. Aus der Karkasse lässt sich ein köstlicher Fond oder Knochenbrühe herstellen.
9. Mit „Blumenkohl-Reis“ und/oder gedünstetem Blattgemüse servieren.

Schnelles Hühnchen-Curry

Von Dr. Jacob Teitelbaum

Ergibt 5 Portionen

1 Esslöffel natives Olivenöl extra
3–4 Knoblauchzehen, gehackt
1 große rote oder gelbe Zwiebel, gehackt
Ca. 700 g Hühnerbrust ohne Haut und Knochen, gewürfelt (Bratenreste eignen sich auch)
360 ml Hühnerbrühe oder Knochenbrühe
1 Dose Kokosmilch
2–4 Teelöffel Currypulver
1–2 Teelöffel gemahlener Ingwer

1. Die Hälfte des Olivenöls bei mittlerer Hitze in einem großen Topf erhitzen.
2. Knoblauch und Zwiebel darin 10–15 Minuten andünsten.
3. Das restliche Olivenöl zugeben und das Hühnerfleisch darin anbraten, bis es gar ist.
4. Hühnerbrühe, Kokosmilch dazugeben (falls Sie Reste verwerten, kommen diese erst jetzt in den Topf).
5. Mit Ingwer und Currypulver nach Belieben abschmecken.
6. Ca. 10 Minuten lang köcheln lassen, bis die Aromen miteinander verschmelzen und das Curry gut erhitzt ist.
7. Mit „Blumenkohl-Reis“ und/oder gedünstetem Blattgrün servieren.

Hinweis: Das Originalrezept enthält noch Möhren und Erbsen. Diese habe ich weggelassen. Brokkoli und Blumenkohl sind immer eine gute Ergänzung zu jedem Curry.

Saftiger Burger mit Bisonfleisch*

Von Palmer Kippola

Ergibt 4–6 Portionen

900 g Bisonhackfleisch
2 Esslöffel Hefeflocken
1,5 Teelöffel Salz
1 Teelöffel getrocknete Zwiebelflocken oder -pulver
1 großer Salatkopf (grün oder rot) als Burger-„Brötchen"
Ghee oder Avocado-Öl zum Kochen
Für den Belag (optional): 1 Tasse Zwiebelringe und 1 Tasse Pilze, beides gedünstet; Avocadoscheiben

1. Wenn Sie Ihren Burger mit Belag essen möchten, dünsten Sie Zwiebeln und Pilze zuerst getrennt mit etwas Ghee an. Während Sie die Burger zubereiten, können Sie die Beilagen im Backofen warmhalten.
2. In einer Schüssel das Fleisch, Hefeflocken, Zwiebelflocken oder -pulver und Salz gut mit den Händen vermischen. In 6 Burger-Patties aufteilen.
3. Den Grill auf mittlere Hitze vorheizen; alternativ können Sie auch eine Grillpfanne auf dem Herd benutzen. Verwenden Sie Ghee oder Avocado-Öl zum Braten.
4. Grillen Sie die Burger-Patties auf jeder Seite für 3–5 Minuten, je nach Ihrer persönlichen Vorliebe.
5. Geben Sie jedes Pattie auf ein Salatblatt. Mit Pilzen, Zwiebelringen, Avocado anrichten und mit Meersalz abschmecken.

Die Burger mit Grünkohlsalat, Rosenkohl-Chips oder Rotkohl-Coleslaw servieren.

*Ein großes Kompliment an das *True Food Kitchen Restaurant* in *Santa Monica, Kalifornien* für ihren unglaublich originellen und ausgezeichneten Bison-Burger.

Fisch/Meeresfrüchte

Kaufen Sie Fisch und Meeresfrüchte ausschließlich aus Wildfang, niemals die gezüchtete Variante. Zuchtfische werden meist mit gentechnisch verändertem Mais oder Soja gefüttert. Das sollten Sie unter allen Umständen vermeiden.

Gemüsepfanne mit Brokkoli und Garnelen

Von Mary Ruddick

Ergibt 4 Portionen

280 g Brokkoli
180 g Wildgarnelen (roh, geköpft und geschält)
8 Knoblauchzehen
1 Zwiebel, in dünne Ringe geschnitten
3 Esslöffel Ghee oder Kokosöl
60 ml Zitronensaft
100 g Frühlingszwiebeln

1. 2 Liter Wasser in einem Topf zum Kochen bringen und darin den Brokkoli 4-5 Minuten kochen.
2. Ghee, Knoblauch und Zwiebeln bei mittlerer Hitze in einer Pfanne andünsten, dabei ständig umrühren.
3. Sobald die Zwiebeln glasig sind, die Garnelen zugeben und dünsten, bis diese rosa sind. Die Garnelen sollten nicht gekocht, sondern nur leicht gedünstet werden.
4. Die Pfanne vom Herd nehmen und den Inhalt zusammen mit dem Brokkoli und dem Zitronensaft in eine Schüssel geben. Mit Meersalz abschmecken und mit Frühlingszwiebeln garnieren.

Gebackener Kabeljau mit Thymian

Von Dr. Mark Hyman

Ergibt 4 Portionen

700 g Kabeljaufilet
1 Esslöffel natives Olivenöl extra
1 Teelöffel frischen Thymian

½ Teelöffel Meersalz
¼ Teelöffel Zwiebelpulver

1. Den Backofen auf 190° C vorheizen.
2. Den Kabeljau in vier Portionen schneiden. Sie können auch Ihren Fischhändler bitten, das für Sie zu tun.
3. In einer Schüssel Olivenöl, Thymian, Salz und Zwiebelpulver vermischen.
4. Ein Backblech mit Backpapier auslegen oder mit Olivenöl einfetten, damit die Fischfilets nicht anbacken. Legen Sie die Filets auf das Blech. Mit der Gewürzmischung gleichmäßig einpinseln.
5. Ca, 12 – 15 Minuten backen, bis der Fisch auseinanderfällt, wenn man ihn mit einer Gabel zerteilt. Die Innentemperatur der Filets sollte 68° C betragen.

Gefüllte Avocados mit Lachs

Von Mary Ruddick

Ergibt 2 Portionen

2 Avocados, halbiert und entkernt
170 g Wildlachs, gekocht und in kleine Stücke gezupft
1 Bund Koriander, gehackt
60 ml Zitronensaft
1 Esslöffel natives Olivenöl extra
½ Teelöffel Kreuzkümmel
Meersalz nach Belieben

1. Den Lachs, Koriander, Zitronensaft, Olivenöl und Kreuzkümmel in eine Schüssel geben und gut vermischen.
2. Die Lachsmischung in die Avocadohälften geben, mit Salz abschmecken und servieren.

Suppen und Eintöpfe

Diese Suppen und Eintöpfe sind leicht bekömmlich, sehr nahrhaft und zu jeder Jahreszeit eine Wohltat.

Hausgemachte Knochenbrühe

Auszug mit freundlicher Genehmigung aus *Minding My Mitochondria: How I Overcame Secondary Progressive Multiple Sclerosis (MS) And Got Out Of My Wheel-chair, 2nd Edition, von Dr. Terry Wahls.*

Knochen (es dürfen auch Reste und Karkassen sein)
Gemüse, z. B. Sellerie, Petersilie und alles Gemüse, das schon ein wenig welk aussieht und verwertet werden muss
1 großer Suppentopf zur Hälfte mit Wasser gefüllt
2–4 Esslöffel Essig
1 Esslöffel Algen (z. B. Rotalge oder Seetang), pulverisiert oder am Stück
1 Päckchen Gelatine

1. Alle Zutaten außer Algen und Gelatine in den Topf geben und mindestens zwei Stunden köcheln lassen. Ideal sind 24 Stunden.
2. Bei Bedarf noch Wasser zugeben.
3. Die Brühe durch ein Sieb gießen. Gemüse und Knochen werfen.
4. Die Gelatine in der Knochenbrühe auflösen.
5. Kann portionsweise eingefroren werden.

Ich habe immer ein oder zwei Tassen dieser Brühe im Kühlschrank stehen und verwende sie zum Andünsten von Gemüse. Knochenbrühe enthält nur wenig Fett und ist besser geeignet als Bratöl, das deutlich mehr Kalorien auf die Waage bringt. Geben Sie drei Esslöffel davon in eine Pfanne und sautieren Sie Gemüse sanft und schonend. So bleiben die wertvollen Antioxidantien erhalten.

Leuchtend grüne Gemüsesuppe

Von Palmer Kippola

Ergibt 2–3 Portionen

350 g Brokkoli, in kleine Stücke gebrochen
1 Bund Grünkohl oder Mangold

½ Bund Koriander
Optional: ca. 12 Blätter Löwenzahn oder jedes andere grüne Blattgemüse
½ bis 1 Avocado
600 ml Rinder- oder Hühnerknochenbrühe oder Fond
60 – 120 ml Olivenöl
1 Teelöffel Meersalz oder nach Belieben

1. Knochenbrühe oder Fond in einem Topf erhitzen.
2. In einem separaten Topf das gesamte Gemüse (die ersten vier Zutaten auf der Liste) ca. sechs Minuten lang dämpfen.
3. Das gegarte Gemüse sofort in den Mixer geben, damit es nicht zu lange kocht.
4. Avocado und Brühe hinzugeben und mixen.
5. Rühren bis eine cremige Suppe entsteht, bei Bedarf noch mehr Brühe zugeben.
6. Das Olivenöl langsam einarbeiten.

Lachs-Cremesuppe mit Kokos

Von Michelle Corey

Ergibt 2 – 3 Portionen

450 g pochiertes Lachsfilet, Haut und Gräten entfernt
1 mittelgroße Zwiebel, fein gehackt oder 1,5 Tassen Lauch in hauchdünne Scheiben geschnitten
4 Karotten, fein gewürfelt
1 Esslöffel frischen Dill, gehackt
2 Esslöffel Oliven- oder Kokosöl
1 Lorbeerblatt
350 g Blumenkohl, in kleine Röschen gebrochen
720 ml Hühnerfond oder -brühe
1 Dose ungesüßte Vollfett-Kokosmilch
Meersalz nach Belieben
Frischen Dill zum Garnieren

1. In einem großen Suppentopf das Oliven- oder Kokosöl schonend erhitzen und Zwiebeln/Lauch und Möhren 5 Minuten darin andünsten, bis sie weich sind.

2. Hühnerbrühe, Kokosmilch, Blumenkohl, Lorbeerblatt und Dill zugeben und zum Kochen bringen. Pochierte Lachsfilets hinzugeben und köcheln lassen, bis die Filets zerfallen. Gut umrühren, um den Lachs vollständig zu zerteilen und köcheln, bis er gar ist.
3. *Den Lachs pochieren:* Lachsfilets mit etwas Meersalz bestreuen und mit der Haut nach unten in eine Pfanne legen. Mit 1 Tasse Hühner- oder Fischfond bedecken und bei mittlerer Hitze zum Kochen bringen. Je nach Größe der Filets 5–10 Minuten köcheln lassen.

Herzhafter Eintopf mit Rind

Von Palmer Kippola

Ergibt 6 – 8 Portionen

Dieses Gericht kann gut in einem schweren Topf, zum Beispiel einem Bräter (Gusseisen) oder einem Dampfkochtopf, zubereitet werden.

1,3 kg Rinderschmorbraten oder Fleisch aus der Hüfte geschnitten (100 %ige Weidehaltung), gewürfelt – je kleiner, desto besser (Viele Metzger können das auf Nachfrage für Sie tun.)
450 g Champignons oder andere Pilze, gewürfelt
240 g Steckrüben, Rettich, Möhren, Stangensellerie und/oder Wurzelsellerie, in zwei bis fünf Zentimeter große Würfel geschnitten
1 große Zwiebel, gehackt
3 – 5 Knoblauchzehen, zerdrückt
2 Esslöffel Ghee oder Avocado-Öl
1 Teelöffel Kokos Aminos (Vorsicht: Kokos Aminos sind sehr salzig; bitte sparsam verwenden)
1 Esslöffel Rotweinessig oder „Lindas Tomaten-Sauce ohne Tomaten“ (als Ersatz für traditionelles Tomatenmark)
1,2 l Knochenbrühe oder Rinderfond
1 großes Lorbeerblatt
1 Teelöffel getrockneter Thymian oder zwei frische Thymianzweige
Olivenöl zum Beträufeln
Meersalz nach Belieben

1. Das Rindfleisch in eine Schüssel geben und mit 1 Teelöffel Meersalz einreiben. Zur Seite stellen und bei Zimmertemperatur ruhen lassen.
2. Champignons/Pilze würfeln und beiseitestellen.

3. Den Topf bei mittlerer Hitze vorwärmen und das Ghee oder Avocado-Öl darin erhitzen. Die Pilze ca. 5 Minuten lang andünsten, aus dem Topf nehmen und mit dem restlichen Gemüse beiseitestellen.
4. Das Rindfleisch portionsweise im Topf anbraten, bei Bedarf etwas mehr Ghee oder Avocado-Öl zugeben. Sobald das Fleisch gebräunt ist, beiseitestellen. Das Anbraten sollte insgesamt etwa 15 Minuten dauern.
5. Zwiebeln anbraten und den Knoblauch zugeben, goldbraun anbraten bis feiner Knoblauchduft aufsteigt.
6. Das Rindfleisch zurück in den Topf geben und Kokos Aminos, den Essig, das Lorbeerblatt und den Thymian unterrühren. 5 Minuten köcheln lassen.
7. Langsam die Brühe zugeben und die angebräunten Zutaten vom Boden des Topfes lösen.
8. Zugedeckt bei kleiner Hitze 2 Stunden köcheln lassen oder bis das Rindfleisch zart ist und leicht zerfällt.
9. Das restliche Gemüse zugeben und eine weitere Stunde ohne Deckel köcheln lassen, damit sich das Aroma konzentrieren und die Brühe eindicken kann.
10. Mit Meersalz abschmecken und mit Olivenöl beträufeln.

Hinweis: Zum Andicken des Eintopfs können Sie ihn etwas länger köcheln lassen oder einfach mehr Gemüse hinzufügen. Mit gedämpftem Blumenkohl oder Brokkoli servieren.

Salatdressing und Saucen

Machen Sie es sich zur Gewohnheit einfache, aber köstliche und gesunde Dressings und Saucen selbst zu machen. Wenn Sie außer Haus essen, bitten Sie den Kellner einfach um etwas Olivenöl und Zitrone. Ich habe einen kleinen Salzstreuer in meiner Handtasche, der mich überall begleitet.

Salatdressing für jeden Tag

Von Palmer Kippola

1 Knoblauchzehe, zerdrückt
4 Esslöffel natives Olivenöl extra
Saft von einer Zitronenspalte
Meersalz nach Belieben

Alle Zutaten zusammen in einer kleinen Schüssel verquirlen.

Alternativ: Zitrone weglassen und mit 1 Teelöffel Apfelessig ersetzen. Bei Bedarf mit 1 – 2 Tropfen Stevia süßen.

Lindas Tomatensauce ohne Tomaten

Von Linda Clark

Diese Sauce kann als Ersatz für klassische Tomatensauce verwendet werden.

- 6 Möhren, geschält und gewürfelt
- 1 Rote Beete, geschält und gewürfelt
- 1 große Zwiebel, gewürfelt
- 3 Stangen Sellerie, gewürfelt
- 4 Knoblauchzehen, gehackt
- 1 Lorbeerblatt, ganz
- 360 ml Hühnerbrühe oder Wasser
- 1 Teelöffel italienische Gewürzmischung (normalerweise eine Mischung aus Oregano, Basilikum, Majoran, Thymian, Rosmarin und Salbei)
- 2 Esslöffel Apfelessig
- 3 Esslöffel Olivenöl
- Meersalz nach Belieben

1. Alle Zutaten außer der italienischen Gewürzmischung, dem Apfelessig und dem Olivenöl in einen Topf geben, zudecken und aufkochen lassen.
2. Die Hitze reduzieren und köcheln bis das Gemüse gar ist. Das Lorbeerblatt herausnehmen.
3. Die Zutaten in einen Mixer geben und glatt pürieren.
4. Die italienische Gewürzmischung und den Apfelessig unterrühren und abschmecken. Bei Bedarf noch etwas mehr Essig zugeben.
5. In eine Schüssel geben und mit Salz abschmecken.

Als Ersatz für klassische Tomatensauce verwenden. Passt gut zu Putenhackfleischbällchen mit Artischockenherzen, gebackenem Spaghetti-Kürbis, gedünsteten Zucchini oder „Blumenkohl-Reis".

Gemüse

Der Anteil an nicht stärkehaltigem Gemüse auf Ihrem Teller sollte mindestens 50 % betragen. Variieren und experimentieren Sie mit verschiedenen bunten Gemüsesorten, essen Sie mehr fermentiertes Gemüse und nehmen Sie sich Zeit für einen ausgiebigen Einkauf auf dem Wochenmarkt. Dort gibt es eine große Auswahl an grünem Blattgemüse, Sprossen und farbenfrohen Gemüsesorten. Vielleicht haben Sie auch die Möglichkeit, Gemüse im eigenen Garten anzubauen.

Fermentiertes Frühlingsgemüse

Von Toréa Rodriguez

Zarter Frühlingsspargel

1 Bund frischer Spargel
1 Knolle grüner Knoblauch, in Scheiben geschnitten
Ein paar Stiele frischen Dill
480 ml kaltes, gefiltertes Wasser
2 Teelöffel feines Meersalz
Ein Fermentierglas mit Deckel*

Möhren und Steckrüben mit Kräutern

1 Möhre (Violette Möhren sind ganz besondere Hingucker)
4–5 kleine Steckrüben, in Scheiben geschnitten
Ein paar Stiele Dill
½ Teelöffel Koriandersamen
½ Teelöffel Fenchelsamen
480 ml kaltes, gefiltertes Wasser
2 Teelöffel feines Meersalz
1 großes Fermentierglas mit Deckel

1. Für das Spargelrezept brechen Sie die Spargelköpfchen mit den Händen ab.
2. Schneiden Sie den Knoblauch mit einer Mandoline oder einem scharfen Messer in feine Scheiben.
3. Geben Sie die Zutaten in die Einmachgläser. Sie können das Gemüse aufrecht in das Glas geben oder in Lagen schichten. Die Gläser sollten bis ca. 3 cm unter den Rand befüllt werden.
4. Stellen Sie eine 2-prozentige Salzlake her, indem Sie 2 Teelöffel feines Meersalz (oder rosa Himalaya-Salz) in 2 Tassen kaltem und gefiltertem Wasser auflösen.

5. Gießen Sie so viel Salzlake über das Gemüse, bis es 2–3 cm mit Wasser bedeckt ist. Dafür benötigen Sie eventuell mehr als zwei Tassen Salzlake.
6. Die Gläser 3–7 Tage auf der Küchenarbeitsplatte ruhen lassen. Nach 24 Stunden werden Sie bei den Möhren/Rüben Bläschen aufsteigen sehen, beim Spargel kann es etwas länger dauern. Kontrollieren Sie die Gläser täglich und machen Sie alle paar Tage einen Geschmackstest. Sobald das Wasser nicht mehr salzig, sondern würzig schmeckt, das Gemüse aber immer noch leicht knackig ist, ist die Fermentation abgeschlossen. Tauschen Sie den Fermentierdeckel gegen einen normalen Konservendeckel aus und bewahren Sie das fermentierte Gemüse im Kühlschrank auf.

Coleslaw

Von Dr. Terry Wahls

1 Kopf Rotkohl, die zähen Rippen entfernen und im Gemüsehobel fein schneiden (ca. 6 Tassen)
2 Fenchelknollen, das Herz entfernen und Julienne schneiden
3 Möhren, geraspelt
1 große Yambohne, Julienne schneiden
1 rote Zwiebel, in sehr dünne Scheiben schneiden
240 ml Apfelessig
Koscheres Salz
1–2 Esslöffel natives Olivenöl extra pro 2 Tassen Gemüse
2–3 Teelöffel Meerrettich- oder Wasabipulver

1. Geben Sie Kohl, Möhren, Fenchel, Yambohne und Zwiebel in eine große Schüssel und vermischen alles gut.
2. Mit dem Essig übergießen, mit Salz abschmecken und mindestens eine Stunde ruhen lassen. Das macht den Kohl weich und zart, die knackigfrische Textur bleibt aber erhalten.
3. Die überschüssige Flüssigkeit abtropfen lassen, aber darauf achten, dass der Coleslaw nicht zu trocken wird.
4. Das Olivenöl und den Meerrettich unterrühren.
5. Bei Bedarf noch einmal mit Salz abschmecken.
6. Im Ergebnis sollte der Coleslaw cremig und zugleich knackig sein.

Passt gut zu den saftigen Burgern mit Bisonfleisch oder als Beilage zu fast allen Gerichten.

„Blumenkohl-Reis"

Von Palmer Kippola

1 Blumenkohl

1. Entfernen Sie das innere, harte Fleisch des Blumenkohls und verwenden Sie nur die Röschen.
2. Geben Sie die Röschen portionsweise in den Mixer und rühren Sie vorsichtig, bis der Blumenkohl wie Reis aussieht.

Zubereitung:

1. Dampfgaren: In einem Dampfgarer für 5–7 Minuten bei kochendem Wasser garen.
   Mit einer Gabel lockern und mit Ghee und Salz abschmecken.
2. In der Pfanne anbraten: Den „Blumenkohl-Reis" mit Ghee 6–10 Minuten lang schonend anbraten oder bis er weich und goldfarben ist.

Optionen: Mit fein gehackten Zwiebeln, Knoblauch und Champignons anbraten und mit gehacktem Koriander garnieren – ergibt einen köstlichen gebackenen „Reis".

Zucchini-Pasta an grüner Harissa-Sauce

Von Dr. Susan Blum

Für die grüne Harissa-Sauce:

1 Bund glatte Petersilie
½ Bund Korianderblätter
¼ Bund frische Minze
2 mittelgroße Knoblauchzehen
Saft einer halben Zitrone
1 Teelöffel gemahlenen Kreuzkümmel
80 ml natives Olivenöl extra
½ Teelöffel Meersalz

Für die Zucchini-Pasta:

2 Esslöffel natives Olivenöl extra
3 Frühlingszwiebeln, geputzt und in dünne Scheiben geschnitten

3 Tassen Zucchini-Spiralen (wenn Sie keinen Spiralschneider besitzen, können Sie die Zucchini auch mit einem Gemüseschäler längs in hauchdünne Streifen schneiden)
2 Tassen junge Spinatblätter ohne Stängel
Meersalz nach Belieben

Zubereitung der Sauce:

1. Alle Zutaten außer dem Olivenöl in einen Mixer geben und glattrühren.
2. Während der Mixer läuft, langsam das Olivenöl zugeben, bis es vollständig eingerührt ist.
3. Mit Meersalz abschmecken und beiseitestellen.

Zubereitung der Nudeln:

1. Das Olivenöl in einer großen Pfanne bei mittlerer Hitze erhitzen, bis es glasig ist. Das dauert etwa 3 Minuten.
2. Die Frühlingszwiebeln zugeben und ca. 3 Minuten lang andünsten.
3. Zucchini und Spinat unterrühren und weitere 5 Minuten köcheln lassen.
4. Mit Salz abschmecken.
5. Die grüne Harissa-Sauce hinzugeben und gut mischen, damit alles Gemüse mit Sauce bedeckt ist.

Kunterbuntes Wurzelgemüse

Von Palmer Kippola

Wurzelgemüse enthält viele Kohlenhydrate. Planen Sie also kleinere Portionen und servieren Sie diese mit einer großen Portion sautiertem Blattgemüse oder Salat.

450 g Rosenkohl, halbiert oder 1 Blumenkohl, in mundgerechte Röschen gebrochen
1 mittelgroße Zwiebel, in etwa 2 cm große Würfel geschnitten
Optional: gewürfelte Pastinaken, Rüben, Fenchel, Rote Beete, Möhren, Pilze
10 – 15 Knoblauchzehen, geschält und in Scheiben geschnitten
1 – 2 Esslöffel Avocado- oder Kokosöl (geschmolzen)
½ Teelöffel Meersalz
2–3 Zweige frischen Rosmarin oder Thymian oder 1 Teelöffel getrockneten Rosmarin oder Thymian. Auch andere Kräuter eignen sich gut für dieses Gericht: z. B. Oregano, Salbei, Majoran usw.

Optional: Ich verwende gerne getrocknetes Kurkumapulver. Aber seien Sie vorsichtig – Kurkuma färbt das Backblech, die Arbeitsplatte und Ihre Hände gelb. Die Farbe lässt sich aber mit der Zeit wieder entfernen.

1. Den Backofen auf 180° C vorheizen.
2. Ein Backblech mit Backpapier auslegen und das Gemüse darauf verteilen. Das Avocado- oder Kokosöl zusammen mit den Kräutern und dem Salz über das Gemüse gegeben und alles gründlich vermengen.
3. 20 Minuten im Ofen backen, dann das Gemüse wenden.
4. Weitere 15 – 25 Minuten backen. Die Backzeit kann je nach Ofen variieren. Das Gemüse sollte weich und goldbraun sein.
5. Mit einem proteinhaltigen Gericht (Fleisch, Fisch oder Geflügel) und einem Salat oder gegartem Gemüse servieren.

Grünkohlsalat, geknetet

Von Palmer Kippola

Ergibt 2 – 4 Portionen
60 ml natives Olivenöl extra
Saft von einer Zitrone
2 Knoblauchzehen, zerdrückt
Optional: 1 Esslöffel Hefeflocken für einen extra nussigen Geschmack
½ Teelöffel Salz
1 großer Bund Grünkohl, die Rippen entfernt und die Blätter in mundgerechte Stücke gezupft

1. In einer Schüssel Olivenöl, Zitronensaft, Knoblauch, Salz und Hefeflocken verrühren.
2. Über den Grünkohl gießen und so lange kneten, bis der Kohl zart ist. Den Grünkohl bei Raumtemperatur 15 – 30 Minuten ziehen lassen.
3. Lässt sich einem luftdicht verschlossen Behälter bis zu zwei Tage im Kühlschrank aufbewahren.

Empfehlung: Wenn Sie den 30-Tage-Urlaub für den Darm hinter sich haben und feststellen, dass Sie Paprikaschoten vertragen, können Sie einen halben Teelöffel Paprika- oder milde Chiliflocken zugeben.

Grünes Blattgemüse, einfach gegart

Von Palmer Kippola

1 Esslöffel Avocado- oder Kokosöl; oder 3 Esslöffel Brühe
120 g gemischtes Blattgrün (Grünkohl, Spitzkohl, Wirsing oder anderes Blattgrün), etwa 3–4 großzügige Tassen, kleingehackt
1 Knoblauchzehe, gehackt

1. Öl oder Brühe in einer großen Pfanne auf mittlerer oder niedriger Stufe erhitzen.
2. Knoblauch zugeben und rühren, bis Knoblauchduft aufsteigt.
3. Das Grün hinzugeben und gut verrühren, bis es ganz mit Öl bedeckt ist. Kurz ziehen lassen, bis das Grün zart aber noch nicht zerkocht ist.
4. Mit Salz abschmecken und etwas Olivenöl darüber träufeln.

Desserts

Keto-Zimtbomben

Von Palmer Kippola

Ergibt 12–18 Zimtbomben, je nach Größe der verwendeten Silikonformen.
Sie werden die doppelte Menge herstellen und im Gefrier- oder Kühlschrank als Nascherei für zwischendurch aufbewahren wollen!
120 ml Kokosmus (Kokosbutter oder Manna)
240 mlKokosöl
1 Esslöffel Zimt
1 Teelöffel Vanille
1 Esslöffel MCT-Öl (optional)
1 Schuss Stevia-Extrakt (nach Belieben)
1/8 Teelöffel Meersalz
Bonbonformen aus Silikon

1. Alle Zutaten in einen Topf geben und bei geringer Hitze schmelzen lassen. Dabei mit einem Schneebesen gut umrühren. Schmecken Sie die Masse nach Belieben mit Stevia und/oder Salz ab.
2. In Silikonformen gießen und in den Gefrierschrank legen.
3. Die Zimtbomben müssen im Gefrier- oder Kühlschrank aufbewahrt werden, da sie bei Zimmertemperatur schmelzen.

Variante: Ersetzen Sie den Zimt durch Ingwer für köstliche Ingwerbonbons.

Keto-Pudding mit Kardamom

Von Palmer Kippola

Ergibt 3 – 4 Portionen, je nach Größe der Puddinggläser
1 Dose (knapp 2 Tassen) Vollfett-Kokosmilch
1 gehäufter Esslöffel Kardamom, gemahlen
1 Schuss Stevia-Extrakt
2 Esslöffel Wasser
1 Esslöffel Gelatine aus Weidehaltung

1. Kokosmilch, Kardamom und Stevia in einem Topf bei niedriger bis mittlerer Hitze erwärmen. Mit einem Schneebesen gut umrühren, bis sich die Zutaten vermengt haben.
2. Die Gelatine in einer kleinen Schüssel in das Wasser einrühren.
3. In den Topf geben und mit dem Schneebesen unterrühren, bis sich die Gelatine vollständig aufgelöst hat.
4. Sobald der Kokospudding glatt und warm ist, in 3–4 kleine Puddingförmchen oder -gläser geben.
5. 30 – 45 Minuten im Kühlschrank kaltstellen oder einfrieren, damit der Pudding schneller fest wird.

Variante: Ersetzen Sie den Kardamom mit Ingwer, Zimt oder Vanille.

Schnelle Kokoscreme

Von Palmer Kippola

1 Dose Kokosmilch, über Nacht kaltgestellt
1 Teelöffel Vanille
Mehrere Tropfen Stevia-Extrakt nach Belieben

1. Geben Sie die Kokosmilch zusammen mit der Vanille und dem Stevia-Extrakt in eine Rührschüssel.
2. Schlagen Sie die Mischung mit einem Handmixer auf hoher Stufe, bis sie schaumig ist.

Hinweis: Für eine etwas festere Konsistenz verwenden Sie nur den festen Teil der Kokosmilch und gießen das Wasser ab. Für eine leichte Sahne können Sie die ganze Dose aufschlagen. Mit Beeren servieren oder einfach pur genießen.

Bonus

Hausgemachte Kokosmilch

Von Palmer Kippola

Ergibt 4 – 6 Portionen
160 g ungesüßte, zerkleinerte Kokosnuss
1 l heißes (nicht kochendes) und gefiltertes Wasser
1 Teelöffel Vanille (optional)
6 Tropfen Stevia (optional)

1. Weichen Sie die zerkleinerte Kokosnuss in einer Schüssel in heißem, aber nicht kochendem Wasser ein. 1 – 2 Stunden stehen lassen und anschließend das Wasser aufheben.
2. Geben Sie die Kokosnussstücke, das Wasser, die Vanille und den Stevia-Extrakt in einen Mixer. Auf höchster Stufe etwa eine Minute lang mixen.
3. Die Flüssigkeit durch ein sehr feines Seihtuch abtropfen. Alternativ können Sie auch ein Tuch für Nussmilch verwenden. Gut auspressen und die Flüssigkeit in einem Glasbehälter aufbewahren.
4. Die festen Bestandteile entsorgen oder für Smoothies verwenden.
5. Die Kokosmilch sofort aufbrauchen oder im Kühlschrank bis zu 3 Tage aufbewahren.

Hausgemachte Kokosmilch enthält weder Konservierungsstoffe oder Emulgatoren, deshalb kann sich das Fett auf der Oberfläche absetzen. Die Milch vor dem Gebrauch am besten schütteln.

ANHANG B

Der Lebensmittel-Symptome-Tracker

Führen Sie Lebensmittel und Getränke nacheinander und über zwei Tage (48 Stunden) hinweg wieder ein. Siehe Seite 53 für weitere Informationen. Die Hauptsache ist, dass Sie langsam vorgehen und immer nur ein Nahrungsmittel auf einmal in Ihren Speiseplan aufnehmen. Seien Sie achtsam. Wie fühlen Sie sich damit?

DATUM	ZEIT	NAHRUNGSMITTEL	SYMPTOM(E)

DATUM	ZEIT	NAHRUNGSMITTEL	SYMPTOM(E)

ANHANG C

Fragebogen Kindheitstraumata

Die folgenden zehn Fragen wurden von den Wissenschaftlern Dr. Robert Anda, *Centers for Disease Control and Prevention*, und Dr. Vincent Felitti, *Kaiser-Permanente,* zur Erfassung und Bewertung von Kindheitstraumata ausgearbeitet.[1]

VOR IHREM 18. GEBURTSTAG:

1. Hat ein Elternteil oder ein anderer Erwachsener im Haushalt Sie oft oder sehr oft beschimpft, beleidigt, schlecht gemacht, gedemütigt oder sich so verhalten, dass Sie Angst hatten, Sie könnten körperlich verletzt werden?
   Nein _____ Wenn Ja, dann tragen Sie hier bitte eine 1 ein _____

2. Hat ein Elternteil oder ein anderer Erwachsener im Haushalt Sie oft oder sehr oft geschubst, fest angepackt, geohrfeigt oder etwas nach Ihnen geworfen oder Sie so hart geschlagen, dass Sie blaue Flecken hatten oder verletzt wurden?
   Nein _____ Wenn Ja, dann tragen Sie hier bitte eine 1 ein _____

3. Hat ein Erwachsener oder eine Person, die mindestens fünf Jahre älter ist als Sie, Sie jemals berührt oder befummelt oder Sie dazu genötigt, deren Körper auf sexuelle Weise zu berühren oder Oral-, Anal- oder Vaginalverkehr zu haben?
   Nein _____ Wenn Ja, dann tragen Sie hier bitte eine 1 ein _____

4. Hatten Sie oft oder sehr oft das Gefühl, dass niemand in Ihrer Familie Sie liebt oder Sie für wichtig und besonders hält oder dass die Menschen in Ihrer Familie nicht aufeinander achtgegeben haben, keine Nähe zueinander spürten oder sich nicht gegenseitig unterstützten?
   Nein _____ Wenn Ja, dann tragen Sie hier bitte eine 1 ein _____

5. Hatten Sie oft oder sehr oft das Gefühl, nicht genug zu essen zu haben, schmutzige Kleidung tragen zu müssen und niemanden zu haben, der Sie beschützt? Oder waren Ihre Eltern zu betrunken oder berauscht, um sich um Sie zu kümmern oder Sie zum Arzt zu bringen, wenn es nötig war?
   Nein _____ Wenn Ja, dann tragen Sie hier bitte eine 1 ein _____

6. Waren Ihre Eltern je getrennt oder geschieden?
   Nein _____ Wenn Ja, dann tragen Sie hier bitte eine 1 ein _____

7. Wurde Ihre Mutter oder Stiefmutter oft oder sehr oft geschubst, gepackt, geohrfeigt oder wurde etwas nach ihr geworfen?
   Wurde sie oft oder sehr oft getreten, gebissen oder mit der Faust oder einem harten Gegenstand geschlagen?
   Wurde sie über mehrere Minuten lang immer wieder geschlagen oder mit einem Messer oder Gewehr bedroht?
   Nein _____ Wenn Ja, dann tragen Sie hier bitte eine 1 ein _____

8. Haben Sie mit jemandem zusammengelebt, der ein problematisches Trinkverhalten hatte, Alkoholiker war oder Straßendrogen konsumierte?
   Nein _____ Wenn Ja, dann tragen Sie hier bitte eine 1 ein _____

9. War ein Mitglied Ihres Haushaltes depressiv oder psychisch krank oder hat versucht, sich selbst umzubringen?
   Nein _____ Wenn Ja, dann tragen Sie hier bitte eine 1 ein _____

10. War ein Mitglied Ihrer Familie je im Gefängnis inhaftiert?
    Nein _____ Wenn Ja, dann tragen Sie hier bitte eine 1 ein _____

Bitte addieren Sie alle Fragen, die Sie mit „Ja" beantwortet haben und tragen Sie das Ergebnis hier ein: _____. Das ist Ihr persönlicher ACE-Wert. (ACE steht für den englischen Begriff „Adverse Childhood Experience", Anm. d. Ü.)

Das Ergebnis definiert nicht, wer Sie sind. Es spiegelt lediglich Ihr persönliches Risiko für mögliche negative Bewältigungsstrategien und gesundheitliche Auswirkungen wider – unabhängig von Ihrer Gesamtpunktzahl. Sie können gesund und widerstandsfähig werden! Der erste Schritt besteht darin, sich ins Bewusstsein zu rufen, dass das, was Sie in Ihrer Kindheit erlebt haben, bis heute nachwirken kann. Meine Hoffnung ist, dass Sie sich bewusst für eine große Portion Selbstfürsorge entscheiden und die Möglichkeit einer Heilung annehmen. So können Sie sich eine neue, bessere Zukunft erschaffen. Das Toolkit *Streicheleinheiten für die Seele* wird Sie dabei unterstützen. Ausführliche Informationen dazu finden Sie auf Seite 225.

ANHANG D

Weiterführende Gedanken und Therapeuten

In jedem Bereich – Körper, Geist und Seele – kann es zu Blockaden kommen, die den Weg zur Heilung erschweren. Ich habe jeden dieser Bereiche persönlich erforscht und daran gearbeitet. Die Resultate meiner Experimente waren ganz unterschiedlich, aber überwiegend positiv. Alle haben mich ein Stück weiter gebracht auf meiner Reise zu Gesundheit und Wohlbefinden. Lesen Sie sich in Ruhe folgende Punkte durch und schauen Sie, ob etwas dabei ist, das Sie nachvollziehen können. Wenn ja, überlegen Sie, welche Lösungsstrategie Ihnen zusagt.

- **Dehydrierung:** Man geht davon aus, dass bis zu 75 % aller Amerikaner chronisch dehydriert sind. Flüssigkeitsmangel kann zu vielen medizinischen Komplikationen beitragen, einschließlich Müdigkeit, Kopfschmerzen, Gelenkschmerzen, Gewichtszunahme, Bluthochdruck und Nierenerkrankungen.[100] Normaler Urin ist hell und gelb, die Farbe erinnert an Stroh. Ist Ihr Urin dunkel, müssen Sie mehr Wasser trinken. Nehmen Sie sich folgende Formel zur Orientierung: 30 ml Flüssigkeit multipliziert mit der Hälfte Ihres Körpergewichts = Ihr Tagesbedarf. Idealerweise sollten Sie pures Wasser trinken, aber Kräutertees, Gemüsesäfte und Brühe zählen auch. Es ist eine der besten und einfachsten Methoden, Ihrem Körper zu optimaler Leistungsbereitschaft zu verhelfen.

- **Schimmelpilze:** Wenn es in Ihrem Haus, Ihrer Wohnung oder an Ihrem Arbeitsplatz irgendwann einmal einen Wasserschaden gegeben hat, besteht die Möglichkeit, dass Sie auch im Nachhinein Mykotoxinen – also giftigen Schimmelpilzabbauprodukten – ausgesetzt waren oder sind.

- **Mastzellen-Aktivierungs-Syndrom (MCAS):** Mastzellen sind Immunzellen, die als Teil einer allergischen Reaktion Histamin freisetzen. Während wir ohne Mastzellen nicht überleben könnten, gibt es viele Menschen mit überaktiven Mastzellen, die chronische Entzündungsprozesse fördern. Besonders betroffen sind Menschen, die unter SIRS (systemisches inflammatorisches Response-Syndrom) leiden. Umweltgifte wie Schimmelpilze, Schwermetalle, Lyme-Borreliose und Bartonellen gehören zu den häufigsten Auslösern von SIRS, mit Symptomen wie Brain Fog, Gedächtnisstörungen, Kopfschmerzen, Hautausschlägen, Bauchschmerzen, Durchfall und Angstzuständen. Könnten Sie davon betroffen sein? Dann lesen Sie Dr. Jill Carnahans *Mast Cell Activation Syndrome (MCAS): When Histamine Goes Haywire …* unter www.jillcarnahan.com/2016/10/31/mast-cell-activation-syndrome-mcas-when-histamine-goes-haywire. Ebenfalls sehr informativ ist Sandeep Guptas Interview mit Dr. Carnahan: www.moldillnessmadesimple.com/ mastcells-and-mold-illness-with-dr-jill-carnahan.

- **Versteckte Borreliose und Ko-Infektionen:** Lyme-Spirochäten und begleitende Infektionen sind wahre Verwandlungskünstler und werden durch die üblichen Labortests oft nicht erfasst, was zu falschen Ergebnissen führen kann. Menschen mit hartnäckiger Lyme-Borreliose leiden oft an einem verwirrenden Symptombild. Weitere Informationen finden Sie unter www.lymedisease.org/lyme-disease-symptom-checklist/.

- **Kryptopyrrolurie (KPU) oder Pyrrolurie:** Man vermutet, dass die Pyrrolurie genetisch bedingt ist oder auch durch Trauma oder chronische Infektionen hervorgerufen werden kann. Sie führt zu einem dramatischen Verlust von Zink, Vitamin B6, Biotin und anderen wichtigen Nährstoffen, die über die Nieren ausgeschieden werden. Dr. Klinghardt machte die Beobachtung, dass vier von fünf Patienten, die wegen einer hartnäckigen Borreliose bei ihm in Behandlung sind, *deutlich positiv* auf KPU testen. Das Gleiche trifft auf viele seiner

Patienten zu, die MS, Autismus, Parkinson oder eine Schwermetallvergiftung haben. Wenn Sie von einer dieser Erkrankungen betroffen sind oder an Depressionen leiden, sich schlecht an Ihre Träume erinnern können, weiße Flecken auf Ihren Fingernägeln haben (Leukodynie) oder Parasiten, dann empfehle ich Ihnen den Beitrag von Scott Forsgren, und Dr. Dietrich Klinghardt im *Townsend Letter* unter www.betterhealthguy.com/kpu-2017.

- **Parasiten:** Parasitenbefall kommt häufiger vor, als Sie sich es vielleicht vorstellen. Bis zu einem gewissen Grad können Mensch und Parasit friedlich miteinander koexistieren. Ein starker Befall kann jedoch beunruhigende Symptome verursachen und viele unerklärliche Krankheiten auslösen. Ein interessantes Webinar zu diesem Thema gibt es von der Gesundheitspädagogin Dr. Ann Louise Gittleman, Autorin des Buches *Guess What Came to Dinner*, unter annlouise.com/2016/04/13/parasites-101. Es gibt Therapeuten, die Parasiten mit energetischen Testmethoden aufspüren. Bleiben Sie offen für alles.

- **Elektromagnetische Frequenzen (EMF)/elektromagnetische Strahlung:** Mobiltelefone und WLAN-Netzwerke senden niederfrequente Mikrowellen, die freie Radikale begünstigen. Diese werden mit chronischen Krankheiten wie Herzrhythmusstörungen, Angstzuständen, Depressionen, Autismus, Alzheimer und Unfruchtbarkeit in Verbindung gebracht.[189] Forschungseinrichtungen in Europa liefern zunehmend Beweise dafür, dass EMF nicht nur die virulenten Effekte krankmachender Mikroben (wie z. B. Lyme-Spirochäten und Schimmelpilze) verstärken, sondern auch das Wachstum nützlicher Bakterien hemmen. Das wiederum lässt Sie anfälliger für Immunstörungen werden. Ärzte wie Dr. Klinghardt arbeiten nur dann mit ihren Patienten zusammen, wenn diese sich bereit erklären, ihr Verhalten in Bezug auf elektromagnetische Strahlung zu verändern. Schützen Sie sich vor schädlichen EMFs und beugen Sie möglichen Schäden vor. Der investigative Journalist Nicolas Pineault hat ein sehr informatives Buch zu diesem Thema geschrieben: *The Non-Tinfoil Guide to EMFs: How to Fix Our Stupid Use of Technology.* Auf www.power watch.org.uk/science/studies.asp finden Sie Infos zum aktuellen Stand der Wissenschaft und zahlreichen Studien.

- **Chronische Kieferostitis (Osteonekrose) und Infektionen:** Sie haben Weisheitszähne entfernen lassen, eine Wurzelkanalbehandlung hinter sich oder haben ein Implantat setzen lassen? Ihre Zähne wurden vielfach saniert? Vielleicht leiden Sie unter entzündetem Zahnfleisch? Dann ist die Wahrscheinlichkeit groß, dass sich die behandelten Stellen entzündet haben, ohne dass Sie sich dessen bewusst sind, denn eine Kieferostitis verläuft in vielen Fällen symptomlos. Wenn bei Ihnen jemals invasive Zahnbehandlungen durchgeführt wurden und Sie unter einer chronischen Krankheit leiden, die therapieresistent zu sein scheint, sollten Sie sich an einen Zahnarzt wenden, der auf diesem Gebiet versiert ist. Tun Sie sich diesen Gefallen! Der Zahnarzt wird anhand eines Dental-CTs feststellen können, ob bei Ihnen eine chronische Kieferostitis vorliegt. Auch hier bietet Dr. Susan Luschas ausführliche Informationen an, einschließlich einer Checkliste zum Ausdrucken: www.debug your health.com/cavitation-surgery.

- **Unbewusste Glaubenssätze:** PSYCH-K kombiniert die Selbstheilungskräfte positiver Glaubenssätze mit Kinesiologie (Muskeltest), um negative Glaubenssätze und Überzeugungen zu überwinden. Bruce Lipton, Autor des Buches *Intelligente Zellen – Wie Erfahrungen unsere Gene steuern,* ist ein großer Unterstützer dieser Methode. Ziehen Sie die Zusammenarbeit mit einem PSYCH-K Therapeuten in Erwägung, der Ihnen helfen kann, unbewusste Glaubenssätze zu identifizieren und zu verändern. Weiterführende Informationen finden Sie unter *psych-k.com/instructors.* Vielleicht hilft Ihnen auch Dr. Mario Martinezs Buch *The Mind Body Code: How to Change the Beliefs that Limit Your Health, Longevity, and Success.* Das Buch untersucht die archetypischen Wunden, die durch Scham, Verlassenheit und Verrat entstehen, und wie diese sich auf Ihre Gesundheit auswirken können.

- **Ungelöstes oder unbewusstes emotionales Trauma:** Dr. Lee Cowden und Dr. Dietrich Klinghardt vertreten die Meinung, dass die Hauptursache für chronische körperliche Beschwerden häufig in tiefsitzenden Emotionen zu finden ist, die durch traumatische Ereignisse wie z. B. traumatische Erfahrungen in der Kindheit (ACEs) vom Körper festgehalten werden und zu Blockaden führen. Dies ist vielleicht der schwierigste, aber auch lohnendste Teil einer jeden Heilungsreise. Besonders effektive Methoden, wie ich sie im Toolkit *Streicheleinheiten für die Seele* beschrieben habe und die Ihnen helfen können, diese Blockaden zu lösen, sind, Neurofeedback, EMDR und DNRS. Weitere Therapien, die sich mit unbewussten traumatischen Prozessen beschäftigen, sind *Recall Healing*

(RH) (recall healing.com; in Deutschland: www.recall-healing.de), Familienaufstellungen (www.family-constellation.net) und angewandte Psycho-Neurobiologie (www.sophiahi.com/what-is-apn-dr-jennifer-grushon)

- **Fehlende Vergebungsbereitschaft:** Das Festhalten an Ressentiments, Verbitterung, Groll, Wut, Feindseligkeit und Hass ist sehr destruktiv und kann einen stark negativen Einfluss auf die körperliche, psychische, emotionale und spirituelle Gesundheit eines Menschen haben. Andererseits ist wissenschaftlich bewiesen, dass Vergebung eine wichtige Rolle für die Gesundheit spielt. Erforschen auch Sie die Wissenschaft der Vergebung am *Greater Good Science Center* (greatergood.berkeley.edu/article/item/the_new_ science_ of_ forgiveness). Dr. Frederic Luskin, Gründer des *Standford Forgiveness Project*, schreibt in seinem Buch *Forgive for Good: A Proven Prescription for Health and Happiness* sehr eindrucksvoll darüber.

- **Narben:** Die meisten von uns haben die ein oder andere Narbe. Narben entstehen als Teil des Heilungsprozesses nach Verletzungen durch Schnitt- und Schürfwunden oder Operationen. Sogar unsere Geburt hinterlässt Narben in Form des Bauchnabels oder von einem Riss oder Schnitt im Damm der Frau nach einer Vaginalgeburt. Dr. Dietrich Klinghardt zufolge können Narben abnorme elektrische Signale erzeugen, die die Funktion das autonomen Nervensystems (ANS) verändern und Heilungsprozesse stören können. Ein Arzt, der in *Autonomic Response Testing* (ART) oder *Nutrition Response Testing* (NRT) ausgebildet ist, kann anhand von Muskeltests sehen, ob das bei Ihnen der Fall ist. Narben können mit Akupunktur, Kaltlasertherapie, Moorpackungen oder Anwendungen mit Heilerde und/oder lokal mit Weizenkeim- oder Sesamöl behandelt werden.

- **Subluxationen der Wirbelsäule:** Ihr Nervensystem kontrolliert jede einzelne Funktion des Körpers, daher liegt es nahe, dass Sie bei einer Fehlstellung der Wirbelsäule funktionelle Beschwerden haben können, die von Schmerzen bis zum Verlust der Organfunktion reichen können. Osteopathen oder Chiropraktiker können eine erste Bestandsaufnahme durchführen und Sie wieder sanft ins Gleichgewicht bringen.

- **Temporale Kiefergelenksstörung (TMD):** Die Struktur und Position des Kiefergelenks kann sich ebenfalls auf Ihre Gesundheit auswirken. Folgender Artikel des *Sophia Health Institute* ist empfehlenswert: www.sophiahi.com/jaw-health-relates-overall-health. Wenn Sie sich in diesem Beitrag wiedererkennen, sollten Sie einen Zahnarzt oder Kieferorthopäden aufsuchen, der die Kieferfunktion und orthopädische Dysfunktion (TMJ/TMD) beurteilen kann.

- **Genetische Variationen (SNPs):** Denken Sie daran, dass Ihr Schicksal nicht in Ihren Genen liegt. Gene zeigen uns die Richtung, in die das Leben geht. Während die Abkürzungen MTHFR, CYP, COMT, GSTM1 sehr mysteriös und kompliziert klingen, ist es nicht ungewöhnlich, dass Menschen mit Autoimmunerkrankungen genetische Varianten haben, die den Stoffwechsel und unter anderem die Entgiftung, Methylierung und Funktion der Mitochondrien beeinflussen. Erfahren Sie mehr über dieses wichtige Thema in Ben Lynchs Buch *Schmutzige Gene* und bei Suzy Cohen auf *suzycohen.com/articles/snpsmethylation.*

Fortschrittliche und erfahrene Therapeuten

Suchen Sie nach Ärzten, die auf komplexe multifaktorielle Erkrankungen spezialisiert sind. Sie verfügen oft über ein größeres Instrumentarium als ihre Kollegen aus der Funktionellen Medizin, der allgemeinen Naturheilkunde und der ganzheitlichen Medizin. Viele Menschen kommen von weit her, um sich von Ihnen behandeln zu lassen, oft auch, nachdem sie schon bei zahlreichen anderen Ärzten oder anderen Therapeuten waren.

Es gibt mehrere Faktoren, die diese Ärzte von ihren Kollegen und Kolleginnen unterscheiden:

- Sie arbeiten im wahrsten Sinne des Wortes ganzheitlich und ziehen alle Ursachen einer Krankheit in Betracht: Schimmelpilze, Schwermetalle, Lyme-Borreliose, Parasiten, die ganze Palette an Umweltgiften, Zahngesundheit und unbewusstes emotionales Trauma.
- Sie bieten energetische Testverfahren an, um für den Behandlungsverlauf Prioritäten setzen zu können.
- Sie sind überzeugt davon, dass Autoimmunerkrankungen geheilt werden können.
- Sie können bei Bedarf Medikamente verschreiben, arbeiten aber auch mit Ernährung und Lebensführung, dem ersten Ansatz zur Prävention und Behandlung vieler Krankheiten.

- Sie haben eine Vielzahl von ganzheitlichen Behandlungsmethoden in ihrem Repertoire, zu denen gehören können:
  - Allergie-Desensibilisierung
  - Biokommunikationsverfahren, z. B. ZYTO-Scan oder EVOX Reframing-Technik
  - Colon-Hydro-Therapie
  - Fern-Infrarot-Sauna
  - Frequenzspezifischer Mikrostrom (FSM)
  - Entgiftung von Schwermetallen
  - Homöopathie
  - Hyperbare Sauerstofftherapie (HBOT)
  - Intravenöse Nährstofftherapie
  - Kinesiologie (Muskeltest)
  - Detox-Laserbehandlung
  - Neuraltherapie
  - Ozontherapie
  - PEMF (engl. ***P**ulsed **E**lectromagnetic **F**ield* oder *Pulsierende Magnetfeldtherapie*)

ANHANG E

Therapeuten und Ausbildungsinstitute

Ganzheitlich arbeitende Ärzte für Funktionelle Medizin und Naturheilkunde haben mehr Gemeinsamkeiten als Unterschiede. Im Gegensatz zu Schulmedizinern, die hauptsächlich, je nach Diagnose, in ihrer jeweiligen Fachrichtung Medikamente verschreiben, um Symptome zu lindern, sind ganzheitliche Ärzte darauf ausgerichtet, die Ursachen der Beschwerden zu finden und zu eliminieren. Sie versuchen stets, den Körper so natürlich und vollständig wie möglich wieder ins Gleichgewicht zu bringen. Viele ganzheitlich arbeitende Therapeuten sind ausgebildete Schulmediziner, die sich im Anschluss ihres Medizinstudiums in naturheilkundlichen Behandlungsmethoden weiterbilden lassen. Meist sind sie in ihren Behandlungsansätzen vielseitiger als Schulmediziner und beraten auch in Sachen Ernährung. Bei Bedarf können sie aber auch Medikamente verschreiben.

Ärzte für Funktionelle Medizin: Die funktionelle Medizin ist ein systemorientierter Ansatz, um die Ursachen chronischer Krankheiten aufzuspüren, um nicht nur Symptome zu behandeln, sondern dem Körper auf sanfte Art und Weise wieder zu optimaler Gesundheit zu verhelfen. Das Institute for Functional Medicine (IFM) aus Washington beschreibt diesen ganzheitlichen Ansatz als „individualisierten, patientenzentrierten und wissenschaftsbasierten Ansatz, in dem Patienten und Ärzte gemeinsam an den Krankheitsursachen arbeiten und auf diesem Wege optimales Wohlbefinden erreichen."

Ärzte für Naturheilkunde: Wie der Name schon vermuten lässt, arbeiten diese Ärzte mit natürlichen Heilverfahren. Laut *Naturopathic.org* „erkennt die Naturheilkunde in jedem Menschen die Fähigkeit, sich selbst zu heilen". Diese Selbstheilungskräfte sind geordnet und intelligent. Ärzte für Naturheilverfahren identifizieren und beseitigen Hindernisse, die den Heilungs- und Genesungsprozess stören, und regen die Selbstheilungskräfte des Organismus an. Sie behandeln jeden Patienten individuell unter Berücksichtigung individueller körperlicher, geistiger, emotionaler, genetischer, umweltbedingter, sozialer und anderer Faktoren

Ärzte für integrative Medizin: Ärzte für integrative Medizin sind sowohl schulmedizinisch als auch ganzheitlich ausgebildet und können daher je nach Bedarf zwischen diesen beiden Ansätzen wählen. Das *Arizona Center for Integrative Medicine* definiert Integrative Medizin (IM) als „heilungsorientierte Medizin, die den ganzen Menschen einschließlich aller Aspekte seines Lebensstils berücksichtigt." Es betont die therapeutische Beziehung zwischen Arzt und Patient, ist evidenzbasiert und nutzt alle geeigneten Therapien.

Ärzte für Umweltmedizin: Die *International Society for Environmentally Acquired Illness* (ISEAI) beschreibt die Umweltmedizin wie folgt: „Durch Umweltfaktoren bedingte Krankheiten sind ernstzunehmende chronische Beschwerden, die durch Schimmel und andere Biotoxine, Lyme-Spirochäten und andere hartnäckige Infektionen, giftige Chemikalien wie Pestizide, Schwermetalle, Luftverschmutzung, Staub und andere Reizstoffe in der Umwelt verursacht werden. Ungesunde Raumluft und hartnäckige Infektionen sind die beiden Hauptursachen der durch Umweltfaktoren bedingten Krankheiten." Zu den Krankheiten, denen Ärzte für Umweltmedizin oft begegnen, gehören SIRS (auch Schimmelpilzerkrankung genannt), persistierende Lyme-Borreliose- und Ko-Infektionen, MCAS und Multiple Chemikalienunverträglichkeit (MCS).

Wenden Sie sich an Ihre Krankenkasse, den zentralen Ärzteverband und den Fachverband Deutscher Heilpraktiker (VDH), um Adressen von Experten der jeweiligen Fachgebiete zu erhalten.

ANHANG F

Ressourcen und Literaturempfehlungen nach Kapitel gelistet

Weiterführende Informationen finden Sie auch auf *Beatautoimmune.com*.

Einleitung

The Autoimmune Epidemic von Donna Jackson Nakazawa
The Biology of Belief 10th Anniversary Edition: Unleashing the Power of Consciousness, Matter & Miracles von Dr. Bruce Lipton
Dumm wie Brot von Dr. David Perlmutter
Gluten Freedom: The Nation's Leading Expert Offers the Essential Guide to a Healthy, Gluten-Free Lifestyle von Dr. Alessio Fasano

Kapitel 1 – Auf die Ernährung kommt es an

Es wird zunehmend einfacher, sich gesunde Lebensmittel und andere Produkte direkt nach Hause liefern zu lassen. Außerdem gibt es viele Optionen, bei denen man gemeinsam mit anderen bestellt und den Einkauf bequem abholen kann:

www.meatbynature.de
www.all-bio.de
www.natur.com
www.e-biomarkt.de
www.memolife.de

Dokumentarfilme über die Lebensmittelindustrie

Sugar: The Bitter Truth. Dr. Robert Lustig, Professor für Pädiatrie an der UCSF, untersucht die Schäden, die zuckerhaltige Lebensmittel anrichten können. Er argumentiert, dass zu viel Fruktose (Zucker) und zu wenig Ballaststoffe zu einem hohen Insulinspiegel führt, was die Adipositas-Epidemie weiter anheizt: www.youtube.com/watch?v=dBnniua6-oM. (mit deutschen Untertiteln).

Food, Inc.: Eine informative, lehrreiche und sehr beunruhigende Untersuchung der Lebensmittel- und Agrarindustrie Amerikas: amzn.to/2LEdqiN.

King Corn: Ein paar College-Freunde drehen einen Film und nehmen die gesamte Nahrungskette vieler Endprodukte unter die Lupe, die es in den USA gibt. Ein Augenöffner:: www.kingcorn.net.

Paläo-Ernährung und Kochbücher

Weizenwampe: Warum Weizen dick und krank macht von Dr. William Davis

Primal Fat Burner: Live Longer, Slow Aging, Super-Power Your Brain, and Save Your Life with a High-Fat, Low-Carb Paleo Diet von Nora Gedgaudas

Paleo Principles: The Science Behind the Paleo Template, Step-by-Step Guides, Meal Plans, and 200+ Healthy & Delicious Recipes for Real Life von Dr. Sarah Ballantyne.

Practical Paleo, 2nd Edition (Updated and Expanded): A Customized Approach to Health and a Whole-Foods Lifestyle von Diane Sanfilippo

Das Autoimmun -Paleo-Kochbuch: Das erfolgreiche Protokoll bei Allergien, Hashimoto, Zöliakie und weiteren chronischen Krankheiten von Mickey Trescott

Wired to Eat: Turn Off Cravings, Rewire Your Appetite for Weight Loss, and Determine the Foods that Work for You und *The Paleo Solution: The Original Human Diet* von Robb Wolf

Meide Getreide! Raus aus der Schmerzfalle Gluten. Das 30-Tage-Erfolgsprogramm von Dr. Peter Osborne

Epi-paleo Rx: The Prescription for Disease Reversal and Optimal Health von Dr. Jack Kruse

Informationen über die ketogene Ernährung und Kochbücher

The Keto Reset Diet: Reboot Your Metabolism in 21 Days and Burn Fat Forever, The Primal Kitchen Cookbook: Eat Like Your Life Depends On It! und *The New Primal Blueprint: Reprogram Your Genes for Effortless Weight Loss, Vibrant Health and Boundless Energy* von Mark Sisson

Keto Clarity: Your Definitive Guide to the Benefits of a Low-Carb, High-Fat Diet von Jimmy Moore mit Dr. Eric Westman

Die Keto-Diät: Mit Low Carb High Fat Gewicht verlieren, Energie gewinnen und dauerhaft das Wohlbefinden steigern von Leanne Vogel

KetoDietApp.com

CharlieFoundation.org

Ernährung

Lebens-Mittel. Eine Verteidigung gegen die industrielle Nahrung und den Diätenwahn von Michael Pollan

The Big Fat Surprise: Why Butter, Meat and Cheese Belong in a Healthy Diet von Nina Teicholz

Iss Fett, werde schlank: Warum wir Fett essen müssen, um abzunehmen und gesund zu bleiben von Dr. Mark Hyman

Good Calories, Bad Calories: Fats, Carbs, and the Controversial Science of Diet and Health and *the Case Against Sugar* von Gary Taubes

Deep Nutrition: Why Your Genes Need Traditional Food, von Dr. Catherine Shanahan

Das Vermächtnis unserer Nahrung: Das freie Kochbuch ohne politisch korrekte Ernährung von Sally Fallon und Dr. Mary Enig

Nutrition and Physical Degeneration von Weston A. Price, DDS

Fasten

The Complete Guide to Fasting: Heal Your Body Through Intermittent, Alternate-Day, and Extended Fasting von Dr. Jason Fung mit Jimmy Moore

Iss dich jung – Wissenschaftlich erprobte Ernährung für ein gesundes und langes Leben von Dr. Valter Longo

Mitochondrien

Radical Metabolism: A Powerful New Plan to Blast Fat and Reignite Your Energy in Just 21 Days von Dr. Ann Louise Gittleman

Mitochondria and the Future of Medicine: The Key to Understanding Disease, Chronic Illness, Aging, and Life Itself von Dr. Lee Know,

Gesunde Fette – Der optimale Kraftstoff für Ihren Körper von Joseph Mercola

Die Bulletproof Diät – Verliere bis zu einem Pfund pro Tag, ohne zu hungern, und erlange deine Energie und Lebensfraude zurück von Dave Asprey, Geschäftsführer von Bulletproof

Kapitel 2 – Heilen Sie Ihren Darm

Der gute Darm: Was er wirklich braucht, um uns gesund zu erhalten von Justin und Dr. Erica Sonnenburg

Das Mikrobiom – Heilung für den Darm: Der revolutionäre Weg zu neuer Gesundheit von innen heraus von Dr. Robynne Chutkan

The Microbiome Diet: The Scientifically Proven Way to Restore Your Gut Health and Achieve Permanent Weight Loss von Dr. Raphael Kellman

Scheißschlau: Wie eine gesunde Darmflora unser Hirn fit hält von Dr. David Perlmutter

Dreck macht gesund: Der durchlässige Darm als Ursache Ihrer Beschwerden und was Sie dagegen tun können von Josh Axe

GAPS – Gut and Psychology Syndrome: Wie Darm und Psyche sich beeinflussen von Dr. Natasha Campbell-McBride

Kapitel 3 – Räumen Sie mit Infektionen auf

Lyme-Borreliose

New Paradigms in Lyme Disease Treatment: 10 Top Doctors Reveal Healing Strategies That Work von Connie Strasheim
How Can I Get Better?: An Action Plan for Treating Resistant Lyme & Chronic Disease and *Why Can't I Get Better? Solving the Mystery of Lyme and Chronic Disease* von Dr. Richard Horowitz
The Lyme Solution: A 5-Part Plan to Fight the Inflammatory Auto-Immune Response and Beat Lyme Disease von Dr. Darin Ingels
How To Fix Lyme Disease: 3 Secrets to Improve Any Lyme Disease Treatment von Dr. Jay Davidson
Unlocking Lyme: Myths, Truths, and Practical Solutions for Chronic Lyme Disease von Dr. William Rawls

Parasiten

Accidental Cure: Extraordinary Medicine for Extraordinary Patients von Dr. Simon Yu
Guess What Came to Dinner? Parasites and Your Health von Dr. Ann Louise Gittleman

Interviews zum Thema Infektionen

Dr. Nikolas Hedberg: drhedberg.com/autoimmune-disease-infection-connection
Dr. Dietrich Klinghardt: www.sophiahi.com/demystifying-lyme
Dr. Lee Cowden: www.betterhealthguy.com/episode29
Scott Forsgren, verschiedene Podcasts: www.BetterHealthGuy.com

Kapitel 4 – Reduzieren Sie Ihre toxische Belastung

Belastung durch Giftstoffe in Lebensmitteln, zu Hause und in Körperpflegeprodukten

Folgende Organisationen überprüfen Alltagsprodukte regelmäßig auf deren Unbedenklichkeit und Sicherheit. Nutzen Sie die Ergebnisse als Entscheidungshilfe beim Einkauf:

Die Environmental Working Group (EWG) ist eine gemeinnützige, überparteiliche Organisation, die sich dem Schutz der Umwelt und der Gesundheit verschrieben hat. Die EWG betreibt Forschung und Lobbyarbeit in Washington D.C.

und stellt online kostenlose Berichte zur Verfügung. Tätigkeitsschwerpunkte sind Lebensmittel, Wasser, Konsumgüter, Energie, Landwirtschaft, Giftstoffe und Kindergesundheit. In einem jährlichen Bericht veröffentlicht die EWG eine Liste der „Clean 15“ und der „Dirty Dozen“, also einen Überblick über die am stärksten bzw. am wenigsten belasteten Nahrungsmittel. Orientieren Sie sich an dieser Liste, wenn Sie sich entscheiden wollen, welche Produkte Sie lieber aus biologischem Anbau kaufen. Die EWG freut sich über jede Spende: www.ewg.org.

Die EWG hat Daten zur Quecksilberbelastung und dem Omega-3-Gehalt in Meeresfrüchten ausgewertet. Diese stammen aus von der Regierung erhobenen und wissenschaftlichen Quellen anderer Institute. Sie sind im EWG-Verbraucherleitfaden zusammengefasst: www.ewg.org/research/ewgs-good-seafood-guide#.Wt4q3a2ZPqo.

Die Skin Deep Cosmetics Datenbank der EWG stellt online eine Bewertungsskala (von eins bis zehn = geringste bis größte Belastung) für mehr als 74 000 Produkte zur Verfügung. Dort können Sie einsehen, wie Ihre Körperpflegeprodukte und Kosmetika abschneiden: www.ewg.org/skindeep/#.WtEUe62ZPqo.

Think Dirty wurde von einer Frau ins Leben gerufen, deren Familie von Brustkrebs betroffen war und die selbst verstehen wollte, ob es mögliche Zusammenhänge zwischen Kosmetika und Krebs gibt. Die mobile App *Think Dirty* ermöglicht es den Nutzern, durch Scannen des Barcodes für fast eine Million Produkte und über 4000 Marken vor Ort eine fundierte Kaufentscheidung zu treffen: www.thinkdirtyapp.com

Datenbanken zu Krankheiten und Umweltgiften

Die Collaborative on Health and the Environment (CHE) ist eine gemeinnützige Organisation, die bestrebt ist, Daten und Ressourcen aus der evidenzbasierten Wissenschaft zugänglich zu machen, mit dem Ziel, die individuelle und kollektive Gesundheit zu verbessern. In der *Toxicant and Disease Database* können Sie nach Umweltgiften oder Krankheiten suchen und mehr über den Zusammenhang zwischen Giftstoffen und bestimmten Krankheiten erfahren: www.healthandenvironment.org/our-work/toxicant-and-disease-database.

Bücher

Toxic: Heal Your Body from Mold Toxicity, Lyme Disease, Multiple Chemical Sensitivities, and Chronic Environmental Illness von Dr. Neil Nathan

Toxine: Die unsichtbare Gefahr: Wie Gifte aus Umwelt, Nahrung und Kosmetik unsere Gesundheit gefährden – und was wir dagegen tun können von Dr. Joseph Pizzorno

Clinical Environmental Medicine: Identification and Natural Treatment of Diseases Caused by Common Pollutants (textbook) von Dr. Walter Crinnion und Dr. Joseph Pizzorno

TOX-SICK: From Toxic to Not Sick von Suzanne Somers

Detoxify or Die von Dr. Sherry A. Rogers

The Non-Tinfoil Guide to EMFs: How to Fix Our Stupid Use of Technology von Nicolas Pineault.

Vaccines and Autoimmunity von Dr. Yehuda Shoenfeld, Dr. Nancy Agmon-Levin & Dr. Lucija Tomljenovic, *Der stumme Frühling* von Rachel Carson, MA

Filme

Unacceptable Levels: Ein wichtiger und informativer Film über die Chemikalien in unserem Körper, wie sie dorthin gelangen und was wir dagegen tun können: www.amazon.com/Unacceptable-Levels-Ralph-Nader/dp/B00JDB4I4G.

Moldy: Ein wichtiger Überblick über das Thema Schimmelpilzkrankheit, einschließlich Interviews mit verschiedenen Ärzten sowie Patienten von Dave Asprey, Gründer von *Bulletproof*, der persönlich von Schimmelpilzen betroffen war. Hier geht es zur kostenlosen Anmeldung: moldymovie.com/index?affiliate=3983.

Trade Secrets – ein Bericht von Journalist Bill Moyers: Bill Moyers enthüllt Geheimnisse, von denen die chemische Industrie nicht möchte, dass wir sie kennen. Was sind die negativen Folgen der chemischen Revolution auf unseren Körper? www.pbs.org/tradesecrets/problem/bodyburden.html.

Kapitel 5 – Bauen Sie Stress ab

Bücher

Warum Zebras keine Migräne kriegen. Wie Stress den Menschen krank macht von Robert Sapolsky

The Last Best Cure: My Quest to Awaken the Healing Parts of My Brain and Get Back My Body, My Joy, and My Life and Childhood Disrupted: How Your Biography Becomes Your Biology, and How You Can Heal von Donna Jackson Nakazawa

Verkörperter Schrecken: Traumaspuren in Gehirn, Geist und Körper und wie man sie heilen kann von Dr. Bessel van der Kolk

Wenn der Körper nein sagt: Wie chronischer Stress krank macht – und was Sie dagegen tun können von Dr. Gabor Maté

Gesund durch Meditation. Das große Buch der Selbstheilung mit MBSR von Dr. Jon Kabat-Zinn

Resilient: How to Grow an Unshakable Core of Calm, Strength, and Happiness von Dr. Rick Hanson, und Forrest Hanson

Stressaholic: 5 Steps to Transform Your Relationship with Stress von Dr. Heidi Hanna.

The Upside of Stress: Why Stress Is Good for You, and How to Get Good at It von Dr. Kelly McGonigal.

Mindfulness: An Eight-Week Plan for Finding Peace in a Frantic World von Mark Williams und Dr. Danny Penman.

Du bist das Placebo – Bewusstsein wird Materie von Dr. Joe Dispenza

Lieben was ist. Wie vier Fragen Ihr Leben verändern können von Byron Katie

Jetzt! – Die Kraft der Gegenwart von Eckhart Tolle (ich bevorzuge das Hörbuch)

Ressourcen zur Meditation

Mit geführten Meditationen finden Sie vielleicht am einfachsten Zugang zu diesem Thema. Hier möchte ich Ihnen meine Lieblingsmeditationen für Entspannung, Heilung und zum Einschlafen vorstellen.

Das Benson-Henry Institute for Mind Body Medicine bietet eine kostenlose, sechsminütige geführte Meditation mit Peg Baim an: www.youtube.com/watch?v=gAIYm6wpzw4&index=1&list= PLxQozQ sqi Ikh8FXeQJm-ZBdbCatIpYeuu&t=0s.

Kelly Howell bietet auf www.brainsync.com sehr effektive angeleitete Meditationen an. Besonders zu empfehlen sind *Mind Body Healing*, *Healing Meditation* und *Guided Relaxation*. Die Meditationen sind kostenpflichtig.

Besuchen Sie auch **Davidji** auf *www.davidji.com/meditation/free-guided-meditations* für entspannende und beruhigende Meditationsreisen.

Apps für die mobile Meditation

Diese Apps für Ihr iOS oder Android gibt es entweder kostenlos oder als Abo.

Calm: Apples *App des Jahres 2017.* Das „7 Tage Ruhe" Programm (bei Apple gibt es 7 Mind Meditationen auf deutsch; Anm. d. Verlags) ist für Einsteiger gedacht, außerdem gibt es Meditationsprogramme für 7 und 21 Tage. Die Meditationen sind zwischen 3 und 25 Minuten lang, viele davon werden von einer beruhigenden Frauenstimme angeleitet. Naturgeräusche sind optional.

Headspace ist eine weitere großartige App für Anfänger und Fortgeschrittene. Sie können mit dem zehntägigen kostenlosen Meditationspaket beginnen. Darüber hinaus gibt es spezifische Meditationen für Gesundheit, Glück, Arbeit, Leistung und mehr. Die geführten Meditationen werden von der beruhigenden, britischen Stimme von Andy Puddicombe angeleitet. Puddicombe ist einer der Gründer von Headspace.

Tracking Technologie zur Meditation

Muse: Muse ist ein Stirnband mit Sensoren, die Ihre Gehirnaktivität in Echtzeit verfolgen. Sind Sie entspannt und Ihr Gehirn ruhig, hören Sie beruhigende Klänge, wie z. B. Meeresrauschen oder Vogelgezwitscher. Sind Sie mental sehr aktiv und angespannt, verwandeln sich die sanften Naturklänge in tosende Wellen oder starken Regen. Das umgehende Neurofeedback gibt Ihnen die Möglichkeit, sich wieder in einen ruhigeren Zustand zu bringen. www.choosemuse.com

Achtsamkeitsmeditation

Studien haben gezeigt, dass diese Form der Meditation, die man als vorurteilsfreie und nicht urteilende Wahrnehmung des Augenblicks beschreiben könnte, Stress reduziert und Ängste, Schmerzen und Depressionen abbauen kann. Außerdem wirkt sie sich positiv auf das Gedächtnis und das Gehirn selbst aus, indem sie den Anteil an grauer Materie erhöht[190], außerdem fördert sie die Aufmerksamkeit und das Einfühlungsvermögen. Dr. Tara Brach und Dr. Jack Kornfield gehören zu den besten Lehrern für Achtsamkeitsmeditation überhaupt. Sie bieten auf www.soundstrue.com/store/mindfulness-daily/free-access jeden Tag eine 15-minütige Meditation an.

Achtsamkeitsbasiertes Stressreduktionstraining (MBSR): Ein achtwöchiges Programm, das ursprünglich 1979 von Dr. Jon Kabat-Zinn gegründet wurde und heute von vielen Krankenhäusern und medizinischen Zentren weltweit angeboten wird. MBSR hilft, körperliche Symptome und psychische Belastungen zu reduzieren und gleichzeitig ein bewussteres und friedlicheres Leben zu ermöglichen. Therapeuten und Lehrer finden Sie auf: www.umassmed.edu/cfm/mindfulness-based-programs/mbsr-courses/find-an-mbsr-program. Online und MBSR-Schulungen auf Spendenbasis finden Sie unter *palousemindfulness.com.*

Kapitel 6 – Halten Sie Ihre Hormone im Gleichgewicht

Bücher

The Hormone Fix: Burn Fat Naturally, Boost Energy, Sleep Better und *Stop Hot Flashes, the Keto-Green Way* von Anna Cabeca

The Diabetes Code: Prevent and Reverse Type 2 Diabetes Naturally und *The Obesity Code: Unlocking the Secrets of Weight Loss* von Dr. Jason Fung

Die Hormonkur. So bringen Sie Ihren Hormonhaushalt natürlich ins Gleichgewicht und *Younger: A Breakthrough Program to Reset Your Genes, Reverse Aging, and Turn Back the Clock 10 Years* von Dr. Sara Gottfried

Weisheit der Wechseljahre und *Göttinnen altern nicht. Wie wir der Zeit die Macht nehmen, indem wir uns für die Fülle des Lebens entscheiden* von Dr. Christiane Northrup

Schilddrüsenunterfunktion und Hashimoto anders behandeln. Wenn Sie sich trotz normaler Blutwerte schlecht fühlen. Die 22 Muster der Schilddrüsenunterfunktion von Dr. Datis Kharrazian

Hormone Synergy von Dr. Kathryn Retzler

Dr. John Lee's Hormone Balance Made Simple: The Essential How-To Guide to Symptoms, Dosage, Timing, and More von Dr. John Lee und Virginia Hopkins

Videos

Barbara O'Neill, ganzheitlicher Gesundheitscoach: www.youtube.com/watch?v=MGmpq43YxMA&list=PLxQozQsqiIkhibPQAosQALDb30BmWchg4& index =3&t=0s

Dr. Shari Caplan auf Mike Mutzels *High Intensity Health podcast:* www.youtube.com/watch?v=VkWwNoqDgJY&list=PLxQozQsqi IkhibP QAos QALDb30BmWchg4& index=18&t=2s

Dr. Kathryn Retzler auf Mike Mutzels *High Intensity Health podcast:* www.youtube.com/watch?v=NhfvrXM7tBw&t=1343s

Die Therapeuten, über die ich im Buch geschrieben habe

Dr. Susan Blum ist Spezialistin für präventive Medizin und chronische Krankheiten. Sie leitet das *Blum Center for Health* in Rye Brook, New York. Außerdem ist sie klinische Assistenzprofessorin am *Department of Preventive Medicine* an der *Icahn School of Medicine*, Mount Sinai, und Mitglied des medizinischen Beirats sowohl für *The Dr. Oz Show* als auch für das *Institute for Integrative Nutrition* (IIN). Sie unterrichtet am *Center for Mind-Body Medicine* (CMBM) in Washington, D.C, und hat mehrere Bücher veröffentlicht: *Arthritis heilen. Gesunder Darm – gesunde Gelenke: Das individuelle 3-Schritte-Programm zur natürlichen Behandlung rheumatischer Erkrankungen* und *Autoimmunerkrankungen erfolgreich behandeln. Das 4-Schritte-Programm für ein gesundes Immunsystem.*

Dr. Jill Carnahan ist Expertin für Funktionelle Medizin und Gründerin von *Flatiron Functional Medicine* in Louisville, Colorado. Dr. Jill ist spezialisiert auf komplexe Erkrankungen wie Schimmelpilzbelastung, SIRS (systemisches inflammatorisches Response-Syndrom) und Mastzellen-Aktivierungs-Syndrom (MCAS). Sie ist sowohl in der Allgemeinmedizin als auch in der integrativen ganzheitlichen Medizin zertifiziert. Besuchen Sie ihre Website für Video- und Podcast-Interviews, Blog Beiträge und Rezepte. www.jillcarnaham.com

Linda Clark ist ganzheitliche Gesundheitsexpertin, Pädagogin und Gründerin von *Universal Wellness Associates* in Sacramento, Kalifornien. Linda ist Lehrbeauftragte an der *John F. Kennedy University*, wo sie zahlreiche Kurse für einen Masterstudiengang in ganzheitlicher Gesundheit unterrichtet. Sie hat das *Detox 360 Programm* für die Firma *Apex Energetics* entwickelt und ist Sprecherin für die Firma. Außerdem ist sie Autorin des informativen Ratgebers *Glutenfree Life.*

Michelle Corey ist Therapeutin für ganzheitliche, integrative Medizin und arbeitet unermüdlich für diesen Zweck. Sie bietet Programme für Patienten weltweit an, die an komplexen Autoimmun- und entzündlichen Krankheiten leiden und hat ihren Sitz in Taos, New Mexico. Michelle ist Beraterin an der *Academy of Functional Medicine and Genomics* und der *Functional Medical University.* Außerdem ist sie Mitglied im *Institute for Functional Medicine* und in der *National Association of Healthcare Advocacy Consultants.* Sie ist Autorin des Buches *The Thyroid Cure: The Functional Mind-Body Approach to Reversing Your Autoimmune Condition and Reclaiming Your Health!*
www.michellecorey.com

Dr. Mark Hyman ist praktizierender Hausarzt und zehnfacher New York Times Bestsellerautor. Seine Expertise ist international anerkannt und er gehört zu den führenden Dozenten in Sachen Gesundheit. Dr. Hyman ist Leiter des *Cleveland Clinic Center for Functional Medicine* und Vorstandsvorsitzender des *Institute For Functional Medicine.* Außerdem ist er Gründer und klinischer Leiter des *UltraWellness Center* in Lenox, Massachusetts. Seine neuesten Bücher sind: *Iss Fett, werde schlank. Warum wir Fett essen müssen, um abzunehmen und gesund zu bleiben* und *Food, What The Heck Should I Eat* und *The Eat Fat, Get Thin Cookbook: More Than 175 Delicious Recipes for Sustained Weight Loss and Vibrant Health.*

www.drhyman.com
www.ultrawellnesscenter.com

Dr. Jacob Teitelbaum ist Facharzt für Innere Medizin und ein überregional anerkannter Experte für Fibromyalgie, Schlafstörungen, Schmerzsyndrom und Chronisches Erschöpfungssyndrom. Dr. Teitelbaum berät seine Patienten sowohl telefonisch als auch persönlich in Kona, Hawaii. Er ist der Hauptautor von vier Studien über die effektive Behandlung von Fibromyalgie und Chronischem Erschöpfungssyndrom und einer Studie über die effektive Behandlung von Autismus mit NAET (Nambudripad's Allergie-Eliminationstechniken). Das S. H. I. N. E.-Protokoll von Dr. Teitelbaum hat Zehntausenden von CFS/FMS-Betroffenen geholfen, ihre Vitalität zurückzugewinnen. Außerdem ist er Vorsitzender des *Practitioners Alliance Network* (PAN) und Autor zahlreicher Bücher, darunter *The Essential Guide to Overcoming Chronic Fatigue and Fibromyalgia, Made Easy!; From Fatigued to Fantastic;* und *The Complete*

Guide to Beating Sugar Addiction. Das innovative Programm, das Ihre Art von Zuckersucht heilt und Sie auf den Weg bringt, sich großartig zu fühlen – und Gewicht zu verlieren!
www.secure.endfatigue.com

Toréa Rodriguez ist zertifizierte Therapeutin für funktionelle diagnostische Ernährung und Gesundheitscoach. Sie lebt in Santa Cruz, Kalifornien, und arbeitet mit Klienten auf der ganzen Welt, die bereit sind, in ihrem Leben einen Durchbruch zu erreichen. Toréa bietet ein auf den Klienten maßgeschneidertes Gesundheitsprogramm an, in dem Ernährung, Stressabbau, Achtsamkeit und Bewegung im Mittelpunkt stehen. Sie gibt auch zahlreiche Podcast-Interviews, die Sie auf ihrer Website www.torearodriguez.com finden können.

Mary Ruddick ist Expertin für Ernährungsberatung, Geschäftsführerin von *Enable Your Healing* und Leiterin der Abteilung für heilsame Ernährung am *Alive Holistic Counseling* in Eugene, Oregon. Mary arbeitet mit ihren Klienten vor Ort und weltweit über Skype. Mary arbeitet mit unterschiedlichen Ernährungsansätzen, einschließlich der ketogenen Diät, der GAPS- (Gut und Psychology Syndrome) Diät und anderen heilenden Methoden für eine gesunde Lebensführung.
www.enableyourhealing.com
www.aliveholisticcounseling.com/clinical-nutritionists

Amie Valpone ist Expertin für Funktionelle Medizin, Ernährungswissenschaftlerin, Kolumnistin, Sprecherin, Motivationsrednerin und Autorin des Bestsellers *Eating Clean: Der 21-Tage-Plan zum Entgiften, gegen Entzündungen und für einen Neustart Ihres Körpers*. Amie lebt in New York City und kocht und arbeitet mit vielen Kunden auf der ganzen Welt, darunter Prominente und Sportler. Sie gründete *TheHealthyApple.com* und ihre Arbeit wurde in zahlreichen Medien vorgestellt, z. B. Martha Stewart, ABC News, Fox News Health, WebMD, Huffington Post, Food Network, Glamour Magazin, Clean Eating Magazin, SELF Magazin, Prevention Magazin und PBS.
www.thehealthyapple.com

Dr. Terry Wahls ist klinische Professorin an der *University of Iowa, Carver College of Medicine* in Iowa City, Iowa, wo sie angehende Allgemeinmediziner unterrichtet. Dr. Wahls betreibt klinische Forschung und hat über 60, von Experten begutachtete, wissenschaftliche Abstrakte und Artikel veröffentlicht.

Ihr inspirierender *TED Talk „Minding your Mitochondria"* über ihren eigenen Heilungsweg aus der Multiplen Sklerose wurde drei Millionen Mal gesehen. Dr. Wahls ist Autorin des Bestsellers *The Wahls Protocol: A Radical New Way to Treat All Chronic Autoimmune Conditions Using Paleo Principles* und des Kochbuchs *The Wahls Protocol Cooking for Life: The Revolutionary Modern Paleo Plan to Treat All Chronic Autoimmune Conditions.*

www.terrywahls.com

Referenzen

Einleitung: Ein Überblick

1. Rappaport, Stephen M., „Implications of the Exposome for Exposure Science", *Journal of Exposure Science and Environmental Epidemiology,* volume 21, pages 5–9 (2011), doi:10.1038/jes.2010.50, www.nature.com/articles/jes201050
2. Anand, P., et al., „Cancer is a Preventable Disease that Requires Major Lifestyle Changes", *Pharm Res.* 2008 Sep, 25(9): 2097–2116, doi: 10.1007/s11095-008- 9661-9
3. „Exposome and Exposomics", National Institute for Occupational Safety and Health (NIOSH), Centers for Disease Control and Prevention (CDC), www.cdc.gov/niosh/topics/exposome/
4. Fasano, A., „Mechanisms of Disease: the Role of Intestinal Barrier Function in the Pathogenesis of Gastrointestinal Autoimmune Diseases", *Nat Clin Pract Gastroenterol Hepatol.* 2005 Sep, 2(9):416–22. www.ncbi.nlm.nih.gov/pubmed/16265432

Kapitel 1 – Auf die Ernährung kommt es an

1. National Center for Chronic Disease Prevention and Health Promotion, Centers for Disease Control and Prevention (CDC), www.cdc.gov/chronic disease/overview/index.htm#ref1
2. Farrell, R.J. and Kelly, C.P., „Celiac Sprue", *N Engl J Med.* 2002 Jan 17, 346(3):1808; www.nejm.org/doi/full/10.1056/NEJMra010852
3. 213 Abstracts with Roundup (herbicide) research, GreenMedInfo.com, www.greenmedinfo.com/article/specific-agricultural-pesticides-solvents-and-chemical-fertilizers-may-increase
4. Kleinewietfeld, et al., „Sodium Chloride Drives Autoimmune Disease by the Induction of Pathogenic TH17 Cells", *Nature* (2013), doi:10.1038/nature11868, www.ncbi.nlm.nih.gov/pmc/articles/PMC3746493/

5. Vojdani, A., Tarash, I., „Cross-Reaction Between Gliadin and Different Food and Tissue Antigens", *Scientific Research*, www.scirp.org/Journal/PaperInfor-mation.aspx?paperID=26626#.VVykUc5ZabA
6. Procaccini, C., et al., „Obesity and Susceptibility to Autoimmune Diseases", *Expert Rev Clin Immunol.* 2011, 7(3):287–294., www.ncbi.nlm.nih.gov/pubmed/21595595
7. De Punder, K., Pruimboom, L., „The Dietary Intake of Wheat and Other Cereal Grains and Their Role in Inflammation", *Nutrients.* 2013, 5(3):771–787, doi:10.3390/nu5030771, www.ncbi.nlm.nih.gov/pmc/articles/PMC3705319/
8. Dr. Sarah Ballantyne, „The Whys Behind the Autoimmune Protocol: Eggs," www.thepaleomom.com/whys-behind-autoimmune-protocol-eggs
9. Eigenmann, P.A., et al., „Managing Nut Allergy: a Remaining Clinical Challenge", *J Allergy Clin Immunol Pract.* 2017 Mar – Apr, 5(2):296–300, doi: 10.1016/j.jaip.2016.08.014. www.ncbi.nlm.nih.gov/pubmed/27793601
10. Freed, David L.J., „Do Dietary Lectins Cause Disease? The Evidence is Sugges-tive—and Raises Interesting Possibilities for Treatment", *BMJ.* 1999 Apr 17, 318(7190): 1023–1024. www.ncbi.nlm.nih.gov/pmc/articles/PMC1115436/
11. Studer-Rohr, I., et al., „The Occurrence of Ochratoxin A in Coffee," *Food Chem Toxicol.,* 1995 May, 33(5):341–55., www.ncbi.nlm.nih.gov/pubmed/7759018
12. Vojdani, A., Tarash, I. „Cross-Reaction Between Gliadin and Different Food and Tissue Antigens", *Scientific Research*, www.scirp.org/Journal/PaperInformation.aspx?paperID=26626#.VVykUc5ZabA
13. Pérez-Cano, Francisco J., et al., „The Effects of Cocoa on the Immune System", *Front Pharmacol.* (2013), doi: 10.3389/fphar.2013.00071, www.ncbi.nlm.nih.gov/pmc/articles/PMC3671179/
14. Mellberg, C., et al, „Long-Term Effects of a Palaeolithic-Type Diet in Obese Post-menopausal Women: a 2-Year Randomized Trial", *European Journal of Clinical Nutrition*, 2014, doi:10.1038/ejcn.2013.290, www.ncbi.nlm.nih.gov/pub med/24473459
15. Jonsson, T., et al., „A Paleolithic Diet Confers Higher Insulin Sensitivity, Lower C-Reactive Protein and Lower Blood Pressure Than a Cereal-Based Diet in Domestic Pigs", *Nutr Metab* (Lond), 2006, 3: 39., doi: 10.1186/1743-7075-3-39, www.ncbi.nlm.nih.gov/pmc/articles/PMC1635051/
16. Lindeberg, S., Jönsson, T., Granfeldt, Y. et al., „A Palaeolithic Diet Improves Glucose Tolerance More Than a Mediterranean-Like Diet in Individuals with Ischaemic Heart Disease", *Diabetologia,* 2007, 50: 1795, doi:10.1007/s00125-007-0716-y, link.springer.com/article/10.1007 %2Fs00125-007-0716-y
17. Frassetto, L.A., et al., „Metabolic and Physiologic Improvements from Consuming a Paleolithic, Hunter-Gatherer Type Diet", *Eur J Clin Nutr.* 2009 Aug, 63(8):947–55., doi: 10.1038/ejcn.2009.4. www.ncbi.nlm.nih.gov/pubmed/19209185
18. Carrera-Bastos, P., et., al., „The Western Diet and Lifestyle and Diseases of Civilization" *Dovepress*, 9 March 2011, Volume 2011:2 Pages 15–35, doi.org/10.2147/RRCC.S16919, www.dovepress.com/the-western-diet-and-lifestyle-and-diseases-of-civilization-peer-reviewed-article-RRCC
19. Baranski, M., et al., „Higher Antioxidant and Lower Cadmium Concentrations and Lower Incidence of Pesticide Residues in Organically Grown Crops: a Systematic Literature Review and Meta-Analyses", *British Journal of Nutrition*, Volume

112, Issue 5 14 September 2014, pp. 794–811, www.cambridge.org/core/journals/british-journal-of-nutrition/article/higher-antioxidant-and-lower-cadmium-concentrations-and-lower-incidence-of-pesticide-residues-in-organically-grown-crops-a-systematic-literature-review-and-metaanalyses/33F09637 EAE6C4 ED119E0C4BFFE2D5B1
20. *The American Nutrient Gap: What the Data Says We're Missing*, medcity news.com/2015/12/the-american-nutrient-gap-what-the-data-says-were-issing/?rf=1
21. Schwalfenberg, G., and Genuis, S., „The Importance of Magnesium in Clinical Healthcare," *Scientifica*, Volume 2017, (2017), doi.org/10.1155/2017/4179326, www.hindawi.com/journals/scientifica/2017/4179326
22. Tam, M., et al., „Possible Roles of Magnesium on the Immune System", *European Journal of Clinical Nutrition*, volume 57, pages 1193–1197, (2003), doi: 10.1038/sj.ejcn.1601689, www.nature.com/articles/1601689

Kapitel 2 – Heilen Sie Ihren Darm

1. Quigley, Eamonn M.M., „Gut Bacteria in Health and Disease", *Gastroenterol Hepatol* (NY)., 2013 Sep, 9(9): 560–569, www.ncbi.nlm.nih.gov/pmc/articles/PMC 3983973
2. Vaarala, O., et al., „The 'Perfect Storm' for Type 1 Diabetes: the Complex Interplay Between Intestinal Microbiota, Gut Permeability, and Mucosal Immunity", *Diabetes.*, 2008 Oct, 57(10): 2555–2562., doi: 10.2337/db08-0331, www.ncbi.nlm.nih.gov/pmc/articles/PMC2551660
3. „Study Suggests Altering Gut Bacteria Might Mitigate Lupus", American Society for Microbiology (ASM), www.eurekalert.org/pub_releases/2014-10/asfm-ssa102014.php
4. Miyake, S., et al., „Dysbiosis in the Gut Microbiota of Patients with Multiple Sclerosis, with a Striking Depletion of Species Belonging to Clostridia XIVa and IV Clusters", *PLOS One*, September 14, 2015, doi.org/10.1371/journal.pone.0137429
5. Xhan, Z., et al., „Gram-Negative Bacterial Molecules Associate with Alzheimer Disease Pathology", *Neurology*, November 2016, 10.%u200B1212/%u200BWNL.%u200 B0000000000003391
6. Gevers, D., et al., „The Treatment-Naive Microbiome in New Onset Crohn's Disease", *Cell Host & Microbe*, March 2014, DOI: 10.1016/j.chom.2014.02.005 www.cell.com/cell-host-microbe/abstract/S1931-3128(14)00063-8
7. Viaud, S., et al., „Gut Microbiome and Anticancer Immune Response: Really Hot Sh*t!" *Cell Death Differ.*, 2015 Feb, 22(2):199–214., doi: 10.1038/cdd.2014.56. www.ncbi.nlm.nih.gov/pubmed/24832470
8. Bailey, M.T., et al., „Exposure to a Social Stressor Alters the Structure of the In-testinal Microbiota: Implications for Stressor-Induced Immunomodulation", *Brain, Behavior, and Immunity*, 2011, 25 (3): 397, DOI: 10.1016/j.bbi.2010.10.023
9. Wang, S., et al., „Effects of Psychological Stress on Small Intestinal Motility and Bacteria and Mucosa in Mice", *World J Gastroenterol.*, 2005 Apr 7, 11(13): 2016–

2021., doi: 10.3748/wjg.v11.i13.2016, www.sciencedirect.com/science/article/pii/S0889159110005295
10. Vanuytsel, T., et al., „Psychological Stress and Corticotropin-Releasing Hormone Increase Intestinal Permeability in Humans by a Mast Cell-Dependent Mechanism", *Gut.*, 2014 Aug, 63(8):1293–9., doi: 10.1136/gutjnl-2013-305690. www.ncbi.nlm.nih.gov/pubmed/24153250
11. Maroon, J.C., et al., „Natural Anti-Inflammatory Agents for Pain Relief", *Surg Neurol Int.*, 2010, 1: 80., doi: 10.4103/2152-7806.73804
12. Chedid, V., et. al, „Herbal Therapy Is Equivalent to Rifaximin for the Treatment of Small Intestinal Bacterial Overgrowth", *Glob Adv Health Med.*, 2014 May, 3(3): 16–24., doi: 10.7453/gahmj.2014.019, www.touroinstitute.com/natural% 20bactericidal.pdf
13. Seto, C., et al., „Prolonged Use of a Proton Pump Inhibitor Reduces Microbial Diversity: Implications for *Clostridium Difficile* Susceptibility", *Microbiome*, 20142:42, DOI: 10.1186/2049-2618-2-42, microbiomejournal.biomedcentral.com/articles/10.1186/2049-2618-2-42
14. Campbell, Andrew W., „Autoimmunity and the Gut", *Autoimmune Dis.*, 2014, 2014: 152428., doi: 10.1155/2014/152428, www.ncbi.nlm.nih.gov/pmc/articles/PMC4036413
15. „Fermented Foods Contain 100 TIMES More Probiotics Than a Supplement", Dr. Natasha Campbell-McBride, on GAPS Diet, Mercola.com, articles.mer-cola.com/sites/articles/archive/2012/05/12/dr-campbell-mcbride-on-gaps.aspx
16. Chapman, C.M., et al., „In Vitro Evaluation of Single- and Multi-Strain Probiotics: Inter-Species Inhibition Between Probiotic Strains, and Inhibition of Pathogens", *Anaerobe.*, 2012 Aug, 18(4):405–13., doi: 10.1016/j.anaerobe.2012.05.004. www.ncbi.nlm.nih.gov/pubmed/22677262
17. Kelesidis, Theodoros, „Efficacy and Safety of the Probiotic *Saccharomyces Boulardii* for the Prevention and Therapy of Gastrointestinal Disorders", *Therap Adv Gastroenterol*, 2012 Mar, 5(2): 111–125., doi: 10.1177/1756283X11428502, www.ncbi.nlm.nih.gov/pmc/articles/PMC3296087
18. Alander, Minna, et al., „Persistence of Colonization of Human Colonic Mucosa by a Probiotic Strain, *Lactobacillus rhamnosus* GG, after Oral Consumption", *Appl Environ Microbiol*, 1999 Jan, 65(1): 351–354, www.ncbi.nlm.nih.gov/pmc/articles/PMC91031/
19. Yong, Ed, „At Last, a Big, Successful Trial of Probiotics", *The Atlantic*, Aug 16, 2017, www.theatlantic.com/science/archive/2017/08/at-last-a-big-successful-trial-of-probiotics/537093/
20. Bader, J., Albin, A., and Stahl, U., „Spore-Forming Bacteria and Their Utilisation as Probiotics", *Beneficial Microbes*, (2012), 3(1), 67–75., doi: 10.3920/ BM2011.0039, www.wageningenacademic.com/doi/abs/10.3920/BM2011.0039
21. Gildea et al., „Protection Against Gluten-Mediated Tight Junction Injury with a Novel Lignite Extract Supplement", *J Nutr Food Sci*, (2016), 6:5, DOI: 10.4172/2155-9600.1000547, www.omicsonline.org/open-access/protection-against-glutenmediated-tight-junction-injury-with-a-novellignite-extract-supplement-2155-9600-1000547.php?aid=78597

22. Bodammer, P., et al., „Bovine Colostrum Increases Pore-Forming Claudin-2 Protein Expression but Paradoxically Not Ion Permeability Possibly by a Change of the Intestinal Cytokine Milieu", *PLoS One,* May 23, 2013, doi.org/10.1371/ journal. pone.0064210
23. Skrovanek, S., et al., „Zinc and Gastrointestinal Disease", *World J Gastrointest Pathophysiol,* 2014 Nov 15, 5(4): 496–513., doi: 10.4291/wjgp.v5.i4.496, www.ncbi. nlm.nih.gov/pmc/articles/PMC4231515
24. Larson, Shawn D., et al., „Molecular Mechanisms Contributing to Glutamine-Mediated Intestinal Cell Survival", *Am J Physiol Gastrointest Liver Physiol,* 2007 Dec, 293(6): G1262-G1271., doi: 10.1152/ajpgi.00254.2007, www.ncbi.nlm.nih.gov/ pmc/articles/PMC2432018
25. Suzuki, Takuya, and Hara, Hiroshi, „Role of Flavonoids in Intestinal Tight Junction Regulation", *The Journal of Nutritional Biochemistry,* Volume 22, Issue 5, May 2011, Pages 401–408, www.sciencedirect.com/science/article/pii/S0955 28631 0001877
26. Rohlke, Faith, and Stollman, Neil, „Fecal Microbiota Transplantation in Relapsing *Clostridium Difficile* Infection", *Therap Adv Gastroenterol,* 2012 Nov, 5(6): 403–420., doi: 10.1177/1756283X12453637, www.ncbi.nlm.nih.gov/pmc/articles/ PMC3491681/
27. Sachs, Rachel E., and Edelstein, Carolyn A., „Ensuring the Safe and Effective FDA Regulation of Fecal Microbiota Transplantation", *J Law Biosci,* 2015 Jul, 2(2): 396–415. 10.1093/jlb/lsv032, www.ncbi.nlm.nih.gov/pmc/articles/PMC 5034381/#fn13
28. Mattner, J., et al., „Faecal Microbiota Transplantation a Clinical View", *Int J Med Microbiol.* 2016 Aug, 306(5):310–5., doi: 10.1016/j.ijmm.2016.02.003, www.ncbi. nlm.nih.gov/pubmed/26924753

Kapitel 3 – Räumen Sie mit Infektionen auf

1. Buchwald, D., et al., „A Chronic Illness Characterized by Fatigue, Neurologic and Immunologic Disorders, and Active Human Herpesvirus Type 6 Infection", *Ann Intern Med.,* 1992 Jan 15;116(2):103–13, www.ncbi.nlm.nih.gov/pubmed/ 1309285
2. Scher, J., et al., „Expansion of Intestinal *Prevotella Copri* Correlates with Enhanced Susceptibility to Arthritis", *eLife.,* 2013, 2: e01202., doi: 10.7554/eLife.01202, www. ncbi.nlm.nih.gov/pmc/articles/PMC3816614/
3. Kang, Insoo, et al., „Defective Control of Latent Epstein-Barr Virus Infection in Systemic Lupus Erythematosus", *J Immunol,* January 15, 2004, 172 (2) 12871294; doi, doi.org/10.4049/jimmunol.172.2.1287
4. Petru, G., et al., „Antibodies to Yersinia Enterocolitica in Immunogenic Thyroid Diseases", *Acta Med Austriaca,* 1987, 14(1):11–14, www.ncbi.nlm.nih.gov/pubmed/3618088
5. Ascherio, Alberto, „Environmental Factors in Multiple Sclerosis", *Expert Review of Neurotherapeutics,* Vol. 13, Iss. sup2, 2013, Harvard School of Public Health, www.tandfonline.com/ doi/figure/10.1586/14737175.2013.865866? scroll= top&needAccess=true

6. „Herpes Simplex Virus, Key Facts", World Health Organization (WHO), www.who.int/news-room/detail/28-10-2015-globally-an-estimated-two-thirds-of-the-population-under-50-are-infected-with-herpes-simplex-virus-type-1
7. *The Journal of Investigative Medicine,* 2014, 62:280–281, Presented at the Western Regional Meeting of the American Federation for Medical Research, Carmel, CA, January 25, 2014, www.prweb.com/releases/2014/01/prweb11506441.htm
8. Johnson, L., et al., „Severity of Chronic Lyme Disease Compared to Other Chronic Conditions: a Quality of Life Survey", *PeerJ.*, 2014, 2: e322., doi: 10.7717/peerj.322, www.ncbi.nlm.nih.gov/pmc/articles/PMC3976119
9. „Blue Light Has a Dark Side", *Harvard Health Letter,* updated: August 13, 2018, www.health.harvard.edu/staying-healthy/blue-light-has-a-dark-side
10. Dr. Aly, Salah Mesalhy, „Role of Intermittent Fasting on Improving Health and Reducing Diseases", *Int J Health Sci (Qassim),* 2014 Jul, 8(3): V–VI., www.ncbi.nlm.nih.gov/pmc/articles/PMC4257368/#b4-ijhs-8-3-v
11. Aird, T.P., et al., „Effects of Fasted Vs Fed-State Exercise on Performance and Post-Exercise Metabolism: a Systematic Review and Meta-Analysis", *Scand J Med Sci Sports.,* 2018 Jan 6., doi: 10.1111/sms.13054. www.ncbi.nlm.nih.gov/pubmed/29315892
12. Sanchez, A., et al., „Role of Sugars in Human Neutrophilic Phagocytosis", *American Journal of Clinical Nutrition,* Nov 1973, 261:1180–1184; ajcn.nutrition.org/content/26/11/1180.abstract
13. Karuppiah, Ponmurugan, and Rajaram, Shyamkamur, „Antibacterial Effect of *Allium Sativum* Cloves and *Zingiber Officinale* Rhizomes Against Multiple-Drug Resistant Clinical Pathogens", *Asian Pac J Trop Biomed,* 2012 Aug, 2(8): 597–601., doi: 10.1016/S2221-1691(12)60104-X, www.ncbi.nlm.nih.gov/pmc/articles/PMC3609356
14. Kumamoto, Carol, et al., „Manipulation of Host Diet To Reduce Gastrointestinal Colonization by the Opportunistic Pathogen Candida Albicans", *mSphere,* November 2015, doi: 10.1128/mSphere.00020-15, msphere.asm.org/content/1/1/e00020-15
15. Jagetia, G.C. and Aggarwal, B.B., „ 'Spicing Up' of the Immune System by Curcumin", *J Clin Immunol.,* 2007 Jan, 27(1):19–35, www.ncbi.nlm.nih.gov/pubmed/17211725
16. Parvez., S., et al., „Probiotics and Their Fermented Food Products Are Beneficial for Health", *Journal of Applied Microbiology,* onlinelibrary.wiley.com/doi/10.1111/j.1365-2672.2006.02963.x/full
17. Wilmot, E.G., et al., „Sedentary Time in Adults and the Association with Diabetes, Cardiovascular Disease and Death: Systematic Review and Meta-Analysis", *Diabetologia,* November 2012, Volume 55, Issue 11, pp 2895–2905; www.ncbi.nlm.nih.gov/pubmed/22890825
18. Nieman, David, „Moderate Exercise Improves Immunity and Decreases Illness Rates", *American Journal of Lifestyle Medicine,* July 1, 2011, doi.org/10.1177/1559827610392876
19. Lieberman, S., et al., „A Review of Monolaurin and Lauric Acid, Natural Virucidal and Bactericidal Agents", *Alternative and Complementary Therapies,* Dec. 2006, www.touroinstitute.com/natural%20bactericidal.pdf

20. Ponce-Macotela, M., et al., „Oregano (Lippia spp.) Kills Giardia Intestinalis Trophozoites in Vitro: Antigiardiasic Activity and Ultrastructural Damage", *Parasitol Res.* 2006 May, 98(6):557–60, www.ncbi.nlm.nih.gov/pubmed/16425064
21. Pozzatti, P., et al., „In Vitro Activity of Essential Oils Extracted from Plants Used as Spices Against Fluconazole-Resistant and Fluconazole-Susceptible Candida Spp.", *Can J Microbiol.* 2008 Nov;54(11):950–6. doi: 10.1139/w08-097., www.ncbi.nlm.nih.gov/pubmed/18997851
22. Sudjana, A.N., et al., „Antimicrobial Activity of Commercial Olea Europaea (Olive) Leaf Extract", *Int J Antimicrob Agents.* 2009 May, 33(5):461–3., doi: 10.1016/j.ijantimicag.2008.10.026, www.ncbi.nlm.nih.gov/pubmed/19135874
23. Chedid, V., et al., „Herbal Therapy Is Equivalent to Rifaximin for the Treatment of Small Intestinal Bacterial Overgrowth", *Glob Adv Health Med.*, 2014 May, 3(3):16–24., doi: 10.7453/gahmj.2014.019., www.ncbi.nlm.nih.gov/pubmed/24891990
24. Wu, Y., et al., „In Vivo and In Vitro Antiviral Effects of Berberine on Influenza Virus", *Chin J Integr Med.*, 2011 Jun, 17(6):444–52. doi: 10.1007/s11655-011-06403, www.ncbi.nlm.nih.gov/pubmed/21660679
25. Morones-Ramirez, J.R., et al., „Silver Enhances Antibiotic Activity Against Gram-Negative Bacteria", *Science Translational Medicine,* 19 Jun 2013, Vol. 5, Issue 190, pp. 190ra8,1 doi: 10.1126/scitranslmed.3006276
26. Dr. Kamala, Tirumalai, Immunologist, Mycobacteriology, „Meet The Parasites That Might Cure Crohn's Disease, MS, and More", *Forbes,* April 11, 2016, www.forbes.com/sites/quora/2016/04/11/meet-the-parasites-that-might-cure-crohns-disease-ms-and-more/#643257c859c3
27. Fife, William P., Freeman, D.M., „Treatment of Lyme Disease With Hyperbaric Oxygen Therapy", Undersea and Hyperbaric Medical Society Annual Meeting Abstract (1998), www.hbotnova.com/resources/lyme_disease/Fife_Effectsof Hyperbaric OxygenTherapyOnLymeDisease.pdf

Kapitel 4 – Reduzieren Sie Ihre toxische Belastung

1. McGinn, Anne Platt, POPs Culture, Worldwatch Institute, www.worldwatch.org/system/files/EP132C.pdf
2. Onstot, J., et al., „Characterization of HRGC/MS Unidentified Peaks from the Analysis of Human Adipose Tissue", Volume 1: Technical Approach. Washington, DC: U.S. Environmental Protection Agency Office of Toxic Substances (560/6-87-002a), 1987, pubmedcentralcanada.ca/pmcc/articles/PMC1497458/ pdf/12477912.pdf
3. Environmental Working Group analysis of tests of 10 umbilical cord blood samples conducted by AXYS Analytical Services (Sydney, BC) and Flett Research Ltd. (Winnipeg, MB), www.ewg.org/research/body-burden-pollution-new borns#.WhCRRBNSz3Q
4. „New government survey pegs autism prevalence at 1 in 45", Autism Speaks, Nov. 13, 2015, www.autismspeaks.org/science/science-news/new-government-survey-pegs-autism-prevalence-1-45

5. „Half of All Children Will Be Autistic by 2025, Warns Senior Research Scientist at MIT", 386, Dec. 23, 2014, www.anh-usa.org/half-of-all-children-will-be-autistic-by-2025-warns-senior-research-scientist-at-mit
6. Main, Douglas, „Glyphosate Now the Most-Used Agricultural Chemical Ever", *Newsweek*, Feb. 2, 2016, www.newsweek.com/glyphosate-now-most-used-agricultural-chemical-ever-422419
7. Mercola, Joseph, „Controversy Exposed", Mercola.com, articles.mercola.com/sites/articles/archive/2016/01/20/emf-controversy-exposed.aspx
8. Zhan, X., et al., „Gram-Negative Bacterial Molecules Associate with Alzheimer Disease Pathology", *Neurology,* Nov. 29, 2016, n.neurology.org/content/87/22/2324.full?sid=c000aa94-129a-4598-b83f-efb674336bed
9. EWG's Skin Deep Cosmetics Database, www.ewg.org/skindeep/2004/06/15/ex-posures-add-up-survey-results/#.WZSLOtPyuzk
10. Villanueva, Cristina M., et al., „Assessing Exposure and Health Consequences of Chemicals in Drinking Water: Current State of Knowledge and Research Needs", *Environ Health Perspect.,* 2014 Mar., 122(3): 213–221., www.ncbi.nlm.nih.gov/pmc/articles/PMC3948022
11. Hayes, T., et al., „Hermaphroditic, Demasculinized Frogs After Exposure to the Herbicide Atrazine at Low Ecologically Relevant Doses", *PNAS,* April 16, 2002, 99 (8) 5476–5480, doi.org/10.1073/pnas.082121499, www.pnas.org/con-tent/99/8/5476.full
12. „The Toxin Solution, with Dr. Joseph Pizzorno", on Dr. Joe Tatta's podcast, March 23, 2017, DrJoeTatta.com.
13. Thompson, S.T., „Preventable Causes of Male Infertility", *World J Urol.*, 1993, 11(2):111–9, www.ncbi.nlm.nih.gov/pubmed/8343795
14. Carre, J., et al., „Does Air Pollution Play a Role in Infertility? A Systematic Review", *Environ Health,* 2017, 16: 82., doi: 10.1186/s12940-017-0291-8
15. Parks, Christine G., et al., „Insecticide Use and Risk of Rheumatoid Arthritis and Systemic Lupus Erythematosus in the Women's Health Initiative Observational Study", *Arthritis Care Res* (Hoboken), 2011 Feb, 63(2): 184–194., doi: 10.1002/acr.20335, www.ncbi.nlm.nih.gov/pmc/articles/PMC3593584
16. Kharrazian, Datis, „The Potential Roles of Bisphenol A (BPA) Pathogenesis in Autoimmunity", *Autoimmune Diseases,* Volume 2014, (2014), Article ID 743616, dx.doi.org/10.1155/2014/743616
17. Chen, D., et al., „Bisphenol Analogues Other Than BPA: Environmental Occurrence, Human Exposure, and Toxicity—A Review", *Environ. Sci. Technol.*, 50 (11), pp 5438–5453, doi: 10.1021/acs.est.5b05387, May 4, 2016, pubs.acs.org/doi/abs/10.1021/acs.est.5b05387?journalCode=esthag
18. „Multiple Sclerosis and Mercury Exposure: Summary and References", International Academy of Oral Medicine and Toxicology (IAOMT), iaomt.org/mercury-ms-summary-references
19. „Multiple Sclerosis—Poisoning In Slow Motion", *What Doctors Don't Tell You,* (Volume 7, Issue 11), www.healthy.net/Health/Article/MULTIPLE_SCLERO-SIS/3105/2 PCBs (20–21)
20. Bill Moyers, Trade Secrets: PCBs, PBS.org, www.pbs.org/tradesecrets/problem/popup_group_02.html

21. Choi, Y.J., et al., „Polychlorinated Biphenyls Disrupt Intestinal Integrity Via NADPH Oxidase-Induced Alterations of Tight Junction Protein Expression", Environmental Health Perspectives, 2010, dx.doi.org/10.1289./ehp.0901751. Medications (22–25)
22. Bjarnason, I., et al., „Effect of Non-Steroidal Anti-Inflammatory Drugs on The Human Small Intestine", *Drugs.* 1986, 32 Suppl 1:35–41, www.ncbi.nlm.nih.gov/pubmed/3780475
23. Dr. Garza, Anyssa„Drug-Induced Autoimmune Diseases", *Pharmacy Times,* www.pharmacytimes.com/publications/issue/2016/january2016/drug-induced-autoimmune-diseases
24. Mammen, A., „Statin-Associated Autoimmune Myopathy", *New England Journal of Medicine,* 2016, 374:664–669. PMID: 26886523. 2016, www.ncbi.nlm.nih.gov/pubmed/26886523
25. Hart, F.D., „Drug-Induced Arthritis and Arthralgia", *Drugs.,* 1984 Oct, 28(4): 347–54., www.ncbi.nlm.nih.gov/pubmed/6386428
26. Nassan, F., et al., „Personal Care Product Use in Men and Urinary Concentrations of Select Phthalate Metabolites and Parabens: Results from the Environment and Reproductive Health (EARTH) Study", *Environ Health Perspect,* doi:10.1289/EHP1374, ehp.niehs.nih.gov/EHP1374/FoodAdditives (27–28)
27. Lerner, A., et al., „Changes in Intestinal Tight Junction Permeability Associated with Industrial Food Additives Explain the Rising Incidence of Autoimmune Disease", *Autoimmunity Reviews,* Volume 14, Issue 6, June 2015, pages 479–489, www.sciencedirect.com/science/article/pii/S1568997215000245
28. Dr. Blaylock, Russell, board-certified neurosurgeon and author of „Excitotoxins: The Taste that Kills", interview with Mike Adams: www.natural news.com/035555_Russell_Blaylock_interview_excitotoxins.html
29. EWG Tap Water Database, www.ewg.org/tapwater/contaminant.php?contamcode=1005#.WZDdOdPyuu4 Mold (30–31)
30. Hope, Janette, „A Review of the Mechanism of Injury and Treatment Approaches for Illness Resulting from Exposure to Water-Damaged Buildings, Mold, and Mycotoxins", *The Scientific World Journal,* Volume 2013, Article ID 767482, 20 pages, dx.doi.org/10.1155/2013/767482
31. Campbell, A., et al., „Mixed Mold Mycotoxicosis: Immunological Changes in Humans Following Exposure in Water-Damaged Buildings", *Arch Environ Health.,* 2003 Jul, 58(7):410–20., pdfs.semantic scholar.org/b439/5e4b0fa38841c5215e76682fff5556c6d6f4.pdf
32. Dr. Crinnion, Walter, „Reduce 80 % of Your Body's Toxins in 3 Weeks with These Tips", on iHealthTube.com.
33. Bradman, A., et al., „Effect of Organic Diet Intervention on Pesticide Exposures in Young Children Living in Low-Income Urban and Agricultural Communities", *Environ Health Perspect,* doi:10.1289/ehp.1408660, ehp.niehs.nih.gov/1408660
34. Göen, Thomas, „Greenpeace-Japan-Study of the Effect of Nutrition Change on the Pesticide Exposure of Consumers", Institute and Outpatient Clinic of Occupational, Social and Environmental Medicine, storage.googleapis.com/p4-production-content/international/wp-content/uploads/2016/12/2c866e2e-201612_greenpeace_ pesticide_study.pdf

35. Lau, C., et al., Perfluoroalkyl acids: a review of monitoring and toxicological-findings. Toxicol Sci., 2007 Oct, 99(2):366–94. Epub 2007 May 22. PMID: 17519394, www.greenmedinfo.com/article/perfluoroalkyl-acids-review-monitoring- and-toxicological-findings
36. Sears, M.E., et al., „Arsenic, Cadmium, Lead, and Mercury in Sweat: a Systematic Review", *J Environ Public Health,* 2012, 184745., doi: 10.1155/2012/184745 PMCID: PMC3312275
37. Mercola, Joseph, „How Cellphones Can Cause Brain Tumors and Trigger Chronic Disease", Mercola.com, articles.mercola.com/sites/articles/archive/ 2017/05/23/cellphones-cause-brain-tumors-trigger-chronic-disease.aspx
38. Klinghardt Academy, „Metal Detoxification Agents and Common Dosages", 2010, www.klinghardtacademy.com/images/stories/powerpoints/mercury% 20detoxification%20agents.pdf EDTA (39–40)
39. Ferrero, Maria Elena, „Rationale for the Successful Management of EDTA Chelation Therapy in Human Burden by Toxic Metals", *Biomed Res Int.*: 8274504., 2016 Nov 8., doi: 10.1155/2016/8274504, www.ncbi.nlm.nih.gov/pmc/articles/PMC5118545
40. Mosayebi, G., et al., „Therapeutic Effect of EDTA in Experimental Model of Multiple Sclerosis", *Immunopharmacol Immunotoxicol.,* 2010 Jun, 32(2): 321–6., doi: 10.3109/08923970903338367., www.ncbi.nlm.nih.gov/pubmed/20233106

Kapitel 5 – Bauen Sie Stress ab

1. Segerstrom, S.C., Miller, G.E. „Psychological Stress and the Human Immune System: a Meta-Analytic Study of 30 Years of Inquiry", *Psychol Bull,* 2004, 130:601–30., www.ncbi.nlm.nih.gov/pmc/articles/PMC1361287/
2. Institute of Medicine (US) Committee on Health and Behavior: Research, Practice, and Policy, *Health and Behavior: the Interplay of Biological, Behavioral, and Societal Influences,* Washington (DC): National Academies Press (US); 2001. www.ncbi.nlm.nih.gov/books/NBK43743
3. Dr. Hanna, Heidi, executive director, American Institute of Stress (AIS), „America's #1 Health Problem", Stress.org, www.stress.org/americas-1-health-problem
4. 2015, Stress in America, *American Psychological Association (APA),* www.apa.org/news/press/releases/stress/2015/snapshot.aspx
5. An NIH video, „A Nation Under Pressure: The Public Health Consequences of Stress in America", with Dr. Vivek Murthy, www.facebook.com/nih.gov/videos/10155434203121830
6. Cohen, Sheldon, et al., „Chronic Stress, Glucocorticoid Receptor Resistance, Inflammation, and Disease Risk", *PNAS,* April 2, 2012, doi: 10.1073/pnas.1118355109, www.pnas.org/content/109/16/5995.abstract
7. Stojanovich, L., et al., „Stress as a Trigger of Autoimmune Disease", *Autoimmun Rev.,* 2008 Jan, 7(3):209–13., doi: 10.1016/j.autrev.2007.11.007, www.ncbi.nlm.nih.gov/pubmed/18190880

8. Roberts, A., et al., „Association of Trauma and Posttraumatic Stress Disorder With Incident Systemic Lupus Erythematosus in a Longitudinal Cohort of Women", *Arthritis & Rheumatology,* September 28, 2017, onlinelibrary.wiley.com/doi/full/10.1002/art.40222
9. Boscarino, J.A., „Posttraumatic Stress Disorder and Physical Illness: Results from Clinical and Epidemiologic Studies", *Ann N Y Acad Sci.,* 2004 Dec, 1032: 141–53, www.ncbi.nlm.nih.gov/pubmed/15677401
10. Winsa, B., et al., „Stressful Life Events and Graves' Disease", *Lancet.,* 1991 Dec 14, 338(8781):1475–9., www.ncbi.nlm.nih.gov/pubmed/1683917
11. Hassett, Afton L., and Clauw, Daniel J., „The Role of Stress in Rheumatic Diseases", *Arthritis Res 7her.,* 2010; 12(3): 123., doi: 10.1186/ar3024, www.ncbi.nlm.nih.gov/pmc/articles/PMC2911881
12. Sgambato, D., et al., „The Role of Stress in Inflammatory Bowel Diseases", *Curr Pharm Des.,* 2017 Feb 28., doi: 10.2174/1381612823666170228123357, www.ncbi.nlm.nih.gov/pubmed/28245757
13. Mohr, D.C., „Moderating Effects of Coping on the Relationship Between Stress and the Development of New Brain Lesions in Multiple Sclerosis", *Psychosom Med.,* 2002; 64(5): 803–809. doi: 10.1097/01.PSY.0000024238.11538.EC, www.ncbi.nlm.nih.gov/pmc/articles/PMC1893006
14. Dube, S.R., et al., „Cumulative Childhood Stress and Autoimmune Disease in Adults", *Psychosom Med,* 2009, 71:243–250., doi: 10.1097/PSY.0b013e3181907888.
15. Felitti, V., et al., „Relationship of Childhood Abuse and Household Dysfunction to Many of the Leading Causes of Death in Adults, the Adverse Childhood Experiences (ACE) Study", *American Journal of Preventive Medicine,* May 1998, Volume 14, Issue 4, Pages 245–258, www.ajpmonline.org/article/S0749-3797(98)00017-8/fulltext
16. Sasso, F.C., et al., „Ultrastructural Changes in Enterocytes in Subjects with Hashimoto's Thyroiditis", *Gut,* Vol. 53, No. 12 (2004), 1878–1880, www.ncbi.nlm.nih.gov/pmc/articles/PMC1774342
17. Stahl, J., et al., „Relaxation Response and Resiliency Training and Its Effect on Healthcare Resource Utilization", *PLoS One,* 2015, doi.org/10.1371/journal.pone.0140212
18. Gharib, S.A., et al., „Loss of Sleep, Even for a Single Night, Increases Inflammation in the Body; Elsevier; Transcriptional Signatures of Sleep Duration Discordance in Monozygotic Twins", *Sleep,* January 2017, doi: 10.1093/sleep/zsw019, www.sciencedaily.com/releases/2008/09/080902075211.htm
19. Lin, I.M., et al., „Breathing at a Rate of 5.5 Breaths Per Minute with Equal Inhalation-to-Exhalation Ratio Increases Heart Rate Variability", *Int J Psychophysiol.* 2014 Mar, 91(3):206–11., doi: 10.1016/j.ijpsycho.2013.12.006. www.ncbi.nlm.nih.gov/pubmed/24380741
20. Biswas, A., „Sedentary Time and its Association with Risk for Disease Incidence, Mortality, and Hospitalization in Adults: a Systematic Review and Meta-Analysis", *Ann Intern Med,.* 2015 Jan 20, 162(2):123–32., doi: 10.7326/M141651, www.ncbi.nlm.nih.gov/pubmed/25599350
21. Perandini, L.A., et al., „Exercise as a Therapeutic Tool to Counteract Inflammation and Clinical Symptoms in Autoimmune Rheumatic Diseases", *Autoimmunity*

Reviews, Volume 12, Issue 2, December 2012, pages 218–224, doi.org/10.1016/j.autrev.2012.06.007

22. Friedman, Lauren F., and Loria, Kevin, „11 Scientific Reasons You Should Be Spending More Time Outside", *Business Insider,* Apr. 22, 2016, www.business insider.com/scientific-benefits-of-nature-outdoors-2016-4/#1-improved-short-term-memory-1
23. Livni, Ephrat, „The Japanese Practice of 'Forest Bathing' Is Scientifically Proven to Improve Your Health", *Quartz,* qz.com/804022/health-benefits-japanese-forest-bathing
24. Williams, Florence, „Take Two Hours of Pine Forest and Call Me in the Morning", *Outside Online,* 2012, www.outsideonline.com/1870381/take-two-hours-pine-forest-and-call-me-morning
25. Millard, Elizabeth, „6 Reasons You Need More Sun, According To Science", SELF.com, www.self.com/story/sunlight-benefits
26. EFT Tapping Research, www.EFTUniverse.com, www.eftuniverse.com/re-search-studies/eft-research#anxiety
27. Bhasin, M., et al., „Relaxation Response Induces Temporal Transcriptome Changes in Energy Metabolism, Insulin Secretion and Inflammatory Pathways", *PLoS One,* 2013, doi.org/10.1371/journal.pone.0062817
28. Ortiz, Robin, and Sibing, Erica M., „The Role of Mindfulness in Reducing the Adverse Effects of Childhood Stress and Trauma", *Children,* 2017, *4*(3), 16, doi:10.3390/children4030016
29. Xu, Mengran, et al., „Mindfulness and Mind Wandering: The Protective Effects of Brief Meditation in Anxious Individuals", *Consciousness and Cognition*, 2017; 51: 157, DOI: 10.1016/j.concog.2017.03.009
30. Baumeister, R.F., et al., „Bad is Stronger Than Good", *Review of General Psychology,* 2001, assets.csom.umn.edu/assets/71516.pdf
31. Holt-Lunstad, Julianne, et al., „Loneliness and Social Isolation as Risk Factors for Mortality, a Meta-Analytic Review," *Sage Journals*, Volume: 10 issue: 2, page(s): 227–237, March 1, 2015, doi.org/10.1177/1745691614568352
32. Dr. Seppala, Emma, Stanford University, The Center for Compassion and Altruism Research and Education, ccare.stanford.edu/uncategorized/connected-ness-health-the-science-of-social-connection-infographic
33. Hamilton, D., *Why Kindness Is Good for You* (Hay House, 2010); www.psychologytoday.com/blog/wired-success/201503/8-reasons-why-we-need-human-touch-more-ever
34. Mercola, Joseph, „Fun Facts About Hugging", February 06, 2014, Mercola.com, articles.mercola.com/sites/articles/archive/2014/02/06/hugging.aspx
35. Grimm, David, „How Dogs Stole Our Hearts", *Science Magazine,* 2015, www.science mag.org/news/2015/04/how-dogs-stole-our-hearts
36. John Hopkins Medicine, „Forgiveness, Your Health Depends on It", *Healthy Aging,* www.hopkinsmedicine.org/health/healthy_aging/healthy_connections/ forgiveness-your-health-depends-on-it
37. Breines, J., et al., „Self-Compassion as a Predictor of Interleukin-6 Response to Acute Psychosocial Stress", *Brain Behav Immun.,* 2014 Mar, 37: 109–114., doi: 10.1016/j.bbi.2013.11.006

38. van der Kolk, B.A., et al., „A Randomized Controlled Study of Neurofeedback for Chronic PTSD", *PLoS One.*, 2016 Dec 16, 11(12):e0166752., doi: 10.1371/journal.pone.0166752, www.ncbi.nlm.nih.gov/pubmed/2799243

Kapitel 6 – Halten Sie Ihre Hormone im Gleichgewicht

1. Dr. Brogan, Kelly and Ji, Sayer, „Cracking the Cholesterol Myth: How Statins Harm the Body and Mind", kellybroganmd.com/cracking-cholesterol-myth-how-statins-harm-body-and-mind
2. Chitnis, T., et al., „Distinct Effects of Obesity and Puberty on Risk and Age at Onset of Pediatric MS", *Ann Clin Transl Neurol.*, 2016 Dec, 3(12): 897–907., doi: 10.1002/acn3.365, www.ncbi.nlm.nih.gov/pmc/articles/PMC5224818
3. Park, Alice, „You Won't Believe How Much Processed Food Americans Eat", *Time Magazine,* March 9, 2016, time.com/4252515/calories-processed-food
4. Sugar Science, UCSF, sugarscience.ucsf.edu/dispelling-myths-too-much.html#.WlFCua2ZN-U
5. Mercola, Joseph, D.O., „Puberty Before Age 10: a New 'Normal'?", Mercola.com, articles.mercola.com/sites/articles/archive/2012/04/16/early-precocious-puberty.aspx
6. Nielsen, N., et al., „Age at Menarche and Risk of Multiple Sclerosis: a Prospective Cohort Study Based on the Danish National Birth Cohort", *American Journal of Epidemiology*, Volume 185, Issue 8, 15 April 2017, pages 712–719, doi.org/10.1093/aje/kww160
7. Bajaj, Jagminder K., et al., „Various Possible Toxicants Involved in Thyroid Dysfunction: a Review", *J Clin Diagn Res.,* (2016 Jan), 10(1): FE01-FE03. doi: 10.7860/JCDR/2016/15195.7092 www.ncbi.nlm.nih.gov/pmc/articles/ PMC4740614
8. Canaris, G.J., et al., „The Colorado Thyroid Disease Prevalence Study", *Arch Intern Med.,* 2000;160(4):526–534. doi:10.1001/archinte.160.4.526, jamanetwork.com/journals/jamainternalmedicine/fullarticle/415184
9. Kim, D., „Low Vitamin D Status is Associated with Hypothyroid Hashimoto's Thyroiditis", *Hormones* (Athens). 2016 Jul;15(3):385–393. doi: 10.14310/ horm.2002.1681., www.ncbi.nlm.nih.gov/pubmed/27394703
10. Pfotenhauer, Kim M., and Shubrook, Jay H., „Vitamin D Deficiency, its Role in Health and Disease, and Current Supplementation Recommendations", *7he Journal of the American Osteopathic Association,* (2017), 117 (5): 301 doi: 10.7556/jaoa.2017.055, jaoa.org/article.aspx?articleid=2625276
11. Munger, K., et al., „25-Hydroxyvitamin D Deficiency and Risk of MS Among Women in the Finnish Maternity Cohort", *Neurology,* September 13, 2017, doi: n.neurology.org/content/early/2017/09/13/WNL.0000000000004489
12. Forsblad-d'Elia, H., et al., „Low Serum Levels of Sex Steroids Are Associated with Disease Characteristics in Primary Sjogren's Syndrome; Supplementation with Dehydroepiandrosterone Restores the Concentrations", *7he Journal of Clinical Endocrinology & Metabolism,* Vol. 94, No. 6 2044–2051, (2009), www. ncbi.nlm.nih.gov/pubmed/19318446

13. Sawalha, Amr H., and Kovats, Susan, „Dehydroepiandrosterone in Systemic Lupus Erythematosus", *Curr Rheumatol,* Rep. 2008 Aug; 10(4): 286–291, www.ncbi.nlm.nih.gov/pmc/articles/PMC2701249/
14. Tellez, Nieves, et al., „Fatigue in Progressive Multiple Sclerosis Is Associated with Low Levels of Dehydroepiandrosterone," *Multiple Sclerosis,* 2006; 12: 487–494, citeseerx.ist.psu.edu/viewdoc/download?doi=10.1.1.842.31&rep=rep1&type=pdf
15. Basu, S., et al., „The Relationship of Sugar to Population-Level Diabetes Prevalence: an Econometric Analysis of Repeated Cross-Sectional Data," *PLoS One.,* 2013; 8(2): e57873. 2013 Feb 27. doi: 10.1371/journal.pone.0057873, www. ncbi.nlm.nih.gov/pmc/articles/PMC3584048/]
16. „Alcohol intake and breast cancer in the European prospective investigation into cancer and nutrition," Romieu, I., et al., *International Journal of Cancer,* Volume 137, Issue 8, pages 1921–1930, 15 October 2015, onlinelibrary.wiley.com/wol1/doi/10.1002/ijc.29469/abstract
17. Lucero, J., et al., „Early Follicular Phase Hormone Levels In Relation to Patterns of Alcohol, Tobacco, and Coffee Use," *Fertility and Sterility,* Vol 76, No. 4. Oct 2001, www.fertstert.org/article/S0015-0282(01)02005-2/pdf
18. Hofmekler, Ori, *7he Anti-Estrogenic Diet: How Estrogenic Foods and Chemicals Are Making You Fat and Sick*
19. Sarkar, A., et al., „Psychobiotics and the Manipulation of Bacteria-Gut-Brain Signals", *Trends Neurosci.,* 2016 Nov, 39(11): 763–781., doi: 10.1016/j.tins.2016.09.002, www.ncbi.nlm.nih.gov/pmc/articles/PMC5102282
20. Murphy, M.B., et al., „Plasma Steroid Hormone Concentrations, Aromatase Activities and GSI in Ranid Frogs Collected from Agricultural and Non-Agricultural Sites in Michigan (USA)", *Aquat Toxicol.,* 2006 May 1, 77(2):153–66., www.ncbi.nlm.nih.gov/pubmed/16427146
21. Won, Kim T., „The Impact of Sleep and Circadian Disturbance on Hormones and Metabolism", *Int 1 Endocrinol.* 2015, 2015: 591729. 2015 Mar 11., doi: 10.1155/2015/591729, www.ncbi.nlm.nih.gov/pmc/articles/PMC4377487
22. Gabel, V., et al., „Effects of Artificial Dawn and Morning Blue Light on Daytime Cognitive Performance, Well-Being, Cortisol and Melatonin Levels", *Chronobiol Int.,* 2013 Oct, 30(8):988–97., doi: 10.3109/07420528.2013.793196. www.ncbi.nlm.nih.gov/pubmed/23841684; and Mead, M. Nathaniel, „Benefits of Sunlight: a Bright Spot for Human Health", *Environ Health Perspect.,* 2008 Apr, 116(4): A160–A167., www.ncbi.nlm.nih.gov/pmc/articles/PMC2290997
23. Chevalier, G., et al., „Earthing: Health Implications of Reconnecting the Human Body to the Earth's Surface Electrons", *1 Environ Public Health.,* 2012, 2012: 291541., doi: 10.1155/2012/291541, www.ncbi.nlm.nih.gov/pmc/articles/PMC 326 5077/#B13
24. Dr. Aly, Salah Mesalhy, „Role of Intermittent Fasting on Improving Health and Reducing Diseases", *Int 1 Health Sci* (Qassim)., 2014 Jul, 8(3): V–VI., www.ncbi.nlm.nih.gov/pmc/articles/PMC4257368/#b4-ijhs-8-3-v
25. Ambiye, A., et al., „Clinical Evaluation of the Spermatogenic Activity of the Root Extract of Ashwaganda (*Withania somnifera*) in Oligospermic Males: A Pilot Study", *Evid Based Complement Alternat Med.,* 2013, 2013: 571420., doi: 10.1155/2013/571420, www.ncbi.nlm.nih.gov/pmc/articles/PMC3863556/

26. Chandrasekhar, K., et al., „A Prospective, Randomized Double-Blind, Placebo-Controlled Study of Safety and Efficacy of a High-Concentration Full-Spectrum Extract of *Ashwaganda* Root in Reducing Stress and Anxiety in Adults", *Indian 1 Psychol Med.*, 2012 Jul-Sep, 34(3): 255–262., doi: 10.4103/02537176.106022, www.ncbi.nlm.nih.gov/pmc/articles/PMC3573577/
27. Anghelescu, I.G., et al., „Stress Management and the Role of Rhodiola Rosea: a Review", *Int 1 Psychiatry Clin Pract.*, 2018 Jan 11:1–11. doi: 10.1080/13651501.2017.1417442, www.ncbi.nlm.nih.gov/pubmed/29325481
28. Olsson, E.M., et al., „A Randomised, Double-Blind, Placebo-Controlled, Parallel-Group Study of the Standardised Extract Shr-5 of the Roots of Rhodiola Rosea in the Treatment of Subjects with Stress-Related Fatigue", *Planta Med.*, 2009 Feb, 75(2):105–12., doi: 10.1055/s-0028-1088346. www.ncbi.nlm.nih.gov/ pubmed/19016404
29. Hellhammer, J., et. at., „A Soy-Based Phosphatidylserine/Phosphatidic Acid Complex (PAS) Normalizes the Stress Reactivity of Hypothalamus-Pituitary-Adrenal-Axis in Chronically Stressed Male Subjects: A Randomized, Placebo-Controlled Study", *Lipids Health Dis*, 13:121, 2014, www.ncbi.nlm.nih.gov/ pmc/articles/PMC4237891/
30. Chen, C., et al., „Berberine Inhibits PTP1B Activity and Mimics Insulin Action", *Biochem Biophys Res Commun*, Jul 2 2010, 397(3):543–7, www.ncbi.nlm.nih.gov/pubmed/20515652
31. Hummel, M., et al., „Chromium in Metabolic and Cardiovascular Disease", *Horm Metab Res.*, 2007 Oct, 39(10):743–51., www.ncbi.nlm.nih.gov/pubmed/ 17952838
32. Revilla-Monsalve, C., et al., „Biotin Supplementation Reduces Plasma Triacylglycerol and VLDL in Type 2 Diabetic Patients and in Nondiabetic Subjects with Hypertriglyceridemia", *Biomed Pharmacother.*, 2006 May, 60(4):182–5., www.ncbi.nlm.nih.gov/pubmed/16677798
33. Singer, Gregory M., and Geohas, Jeff, „The Effect of Chromium Picolinate and Biotin Supplementation on Glycemic Control in Poorly Controlled Patients with Type 2 Diabetes Mellitus: a Placebo-Controlled, Double-Blinded, Randomized Trial", *Diabetes Technol 7lier.*, 2006 Dec, 8(6):636–43. PMID: 17109595, www.ncbi.nlm.nih.gov/pubmed/17109595
34. Hanausak, M., et al., „Detoxifying Cancer-Causing Agents to Prevent Cancer", *Integrative Cancer Therapies*, Volume: 2 issue: 2, page(s): 139–144, Issue published: June 1, 2003, journals.sagepub.com/doi/pdf/10.1177/1534735403002002005
35. Henmi, H., et al., „Effects of Ascorbic Acid Supplementation on Serum Progesterone Levels in Patients with a Luteal Phase Defect", *Fertility and Sterility*, August 2003, Volume 80, Issue 2, Pages 459–461, www.fertstert.org/article/S0015-0282(03)00657-5/fulltext#References
36. Pirola, I., et al., „Selenium Supplementation Could Restore Euthyroidism in Ubclinical Hypothyroid Patients with Autoimmune Thyroiditis", *Endokrynol Pol.*, 2016, 67(6):567–571., doi: 10.5603/EP.2016.0064., www.ncbi.nlm.nih.gov/pubmed/28042649
37. Rayman, M.P., „The Importance of Selenium to Human Health", *Lancet*, 2000 Jul 15, 356(9225):233–41., www.ncbi.nlm.nih.gov/pubmed/10963212

38. Tovey, Amber, *Vitamin D Council,* May 22, 2017, www.vitamindcouncil.org/how-much-vitamin-d-is-needed-to-achieve-optimal-levels/
39. Benedek, G., et al., „Estrogen Protection Against EAE Modulates the Micro-biota and Mucosal-Associated Regulatory Cells", *J Neuroimmunol,* 2017 Sep 15, 310:51–59., doi: 10.1016/j.jneuroim.2017.06.007. www.ncbi.nlm.nih.gov/pubmed/28778445
40. Van Vollenhoven, R.F., and McGuire, J.L., „Estrogen, Progesterone, and Testosterone: Can They Be Used to Treat Autoimmune Diseases?" *Cleve Clin J Med.,* 1994 Jul-Aug;61(4):276–84, www.ncbi.nlm.nih.gov/pubmed/7923746
41. Forsblad-d'Elia, H., „Low Serum Levels of Sex Steroids are Associated with Disease Characteristics in Primary Sjögren's Syndrome; Supplementation with Dehydroepiandrosterone Restores the Concentrations", *J Clin Endocrinol Metab.,* 2009 Jun, 94(6):2044–51., doi: 10.1210/jc.2009-0106, www.ncbi.nlm.nih.gov/pubmed/19318446
42. Pepper, Gary M., and Casanova-Romero, Paul Y., „Conversion to Armour Thyroid from Levothyroxine Improved Patient Satisfaction in the Treatment of Hypothyroidism", *Journal of Endocrinology, Diabetes and Obesity,* 11 September 2014, jeffreydachmd.com/wp-content/uploads/2013/06/Conversion-to-Armour-Thyroid_endocrinology-2-1055.pdf
43. Munger, K.L., et al., „Serum 25-Hydroxyvitamin D Levels and Risk of Multiple Sclerosis", *JAMA.* 2006 Dec 20, 296(23):2832–8., www.ncbi.nlm.nih.gov/pubmed/17179460
44. Fournier, A., et al., „Unequal Risks for Breast Cancer Associated with Different Hormone Replacement Therapies: Results from the E3N Cohort Study", *Breast Cancer Res Treat.,* 2008 Jan, 107(1): 103–111., doi: 10.1007/s10549-007-9523-x, www.ncbi.nlm.nih.gov/pmc/articles/PMC2211383
45. Lauritzen, C., „Results of a 5 Years Prospective Study of Estriol Succinate Treatment in Patients with Climacteric Complaints", *Horm Metab Res., 1*987 Nov, 19(11):579–84, www.ncbi.nlm.nih.gov/pubmed/3428874
46. Bolour, S., and Braunstein, G., „Testosterone Therapy in Women: a Review", *Int J Impot Res.,* 2005 Sep-Oct, 17(5):399–408., www.ncbi.nlm.nih.gov/pubmed/15889125
47. Tan, Z., et al., „Thyroid Function and the Risk of Alzheimer's Disease: the Framingham Study", *Arch Intern Med.,* 2008 Jul 28, 168(14): 1514–1520. doi: 10.1001/archinte.168.14.1514, www.ncbi.nlm.nih.gov/pmc/articles/PMC2694610
48. Luboshitzky, R., „Risk Factors for Cardiovascular Disease in Women with Sub-clinical Hypothyroidism", *Thyroid.,* 2002 May, 12(5):421–5., www.ncbi.nlm.nih.gov/pubmed/12097204
49. Life Extension Foundation, „DHEA Restoration Therapy", www.lifeextension.com/Protocols/Metabolic-Health/Dhea-Restoration/Page-03

Anhang C – Fragebogen Kindheitstraumata

1. Felitti, V.J., et al., „Relationship of Childhood Abuse and Household Dysfunction to Many of the Leading Causes of Death in Adults: the Adverse Childhood Experiences (ACE) Study", *American Journal of Preventive Medicine,* 1998; 14:245–258., www.ncbi.nlm.nih.gov/pubmed/9635069?dopt=Abstract

Anhang D – Weiterführende Betrachtungen und Therapeuten

1. „75 % of Americans May Suffer from Chronic Dehydration According to Doctors", www.medicaldaily.com/75-americans-may-suffer-chronic-dehydration-according- doctors-247393
2. Joseph Mercola, articles.mercola.com/sites/articles/archive/2017/09/03/ electromagnetic-fields-harmful-effects.aspx

Anhang F – Ressourcen und Literaturempfehlungen nach Kapitel gelistet

1. *The Harvard Gazette,* April 17, 2018, news.harvard.edu/gazette/story/2018/04/less-stress-clearer-thoughts-with-mindfulness-meditation

Danksagung

In diesem Buch steckt viel Liebe und ich bin den vielen wunderbaren Menschen, die an seiner Entstehung mitgearbeitet haben, sehr dankbar.

Zuerst möchte ich Marilyn Allen danken, meiner hervorragenden Agentin, die das Konzept des Buches mit Begeisterung unterstützt hat und mit Argusaugen darüber wachte. Herzlichen Dank an Dr. Jacob Teitelbaum für seine großzügige Einleitung zu Marilyns Geschichte. An Denise Silvestro, talentierte Redakteurin bei Kensington Publishing, die von Anfang an an mich glaubte und mir bei der Gestaltung des Buches so wunderbar half. Danke an Ann Pryor und das gesamte Team von Kensington Books.

Ein großer Dank geht an Lauren Parvizi, eine ganz großartige freiberufliche Lektorin (und selbstständige Autorin), die viel dazu beigetragen hat, alles in diesem Buch besser zu machen. Danke für die dringend benötigte Unterstützung auf dem Weg dorthin. An Betsy Bigelow-Teller, meine allererste Klientin, die meine erste Mitarbeiterin und dann Redakteurin bei Beatautoimmune.com wurde. Ich schätze mich sehr glücklich, sie auch als Freundin gewonnen zu haben.

Danke an Dr. Tom O'Bryan, der mich großzügigerweise Dr. Mark Hymans Team vorstellte. An Dhru Purohit, Geschäftsführer bei Dr. Hyman Enterprises, für die Offenheit und Freundlichkeit; Dank an Kaya Purohit, die für das Inhaltliche verantwortlich war. Ein großes Dankeschön an Mark Hyman für das kraftvolle Vorwort und die Unterstützung.

Ich bin dankbar für all die mutigen und bahnbrechenden Ärzte, Therapeuten, Autoren und Wissenschaftler, die mir so großzügig ihre Zeit und ihre Erfolgsgeschichten zur Verfügung gestellt haben: Dr. Susan Blum, Dr. Jill Carnahan, Dr. Linda Clark, Michelle Corey, Dr. Mark Hyman; Toréa Rodriguez,

Mary Ruddick, Dr. Jacob Teitelbaum; Amie Valpone, Dr. Aristo Vojdani und Dr. Terry Wahls. Ihre inspirierenden Geschichten, ihre Leidenschaft für die Gesundheit der Menschen und die kraftvolle Arbeit, die sie jeden Tag leisten, bieten Hoffnung und Heilung für jeden.

An Donna Jackson Nakazawa, für die wichtigen und wunderbaren Bücher, die sie geschrieben hat, und für ihren Einsatz gegen die Autoimmun-Epidemie – danke.

Ich bin den ganz Großen der funktionalen, ganzheitlichen und naturheilkundlichen Medizin besonders dankbar. Sie haben uns den Weg geebnet und ich habe viel von ihnen gelernt: Dr. Jeffrey Bland; Dr. Ann Louise Gittleman; Dr. Sara Gottfried; Dr. Mark Hyman; Dr. Christine Northrup; Dr. David Perlmutter; Dr. Joseph Pizzorno, Dr. Sherry Rogers; Dr. Bob Rountree und Dr. Tom Sult. Zum Glück gibt es das Internet und somit auch die Möglichkeit, von den besten Gesundheitspädagogen zu lernen: Dr. Zach Bush; Dr. Lee Cowden; Dr. Dietrich Klinghardt und Joseph Mercola. Dank auch an die herausragenden Pädagogen John Bergmanund Barbara O'Neill, Therapeutin für Naturheilkunde und Ernährungswissenschaft.

Danke an die Frauen, die mich während meines ersten Kurses an der IFM so herzlich willkommen hießen: Dr. Heather Moday; Dr. Heidi Rasmussen und Dr. Karen Rout – ich muss am richtigen Platz gesessen haben, danke!

Und vielen Dank an die Ärzte für Funktionelle Medizin und Naturheilkunde, die mich schon früh beraten und unterstützt haben: Dr. Nathalie Bera-Miller; Dr. Rich Stagliano und Dr. Rebecca Green. An Dr. Russel Jaffe, für großzügige Gespräche und tiefgehende Einführungen in ein gemeinsames großes Thema.

Danke an Mary Ruddick, ganz großen Dank dafür, dass sie mich in Sachen Heilernährung beraten hat und mich dabei unterstützt selbst Therapeutin zu werden. Sie hat mir sehr viel Vertrauen gegeben. An die wunderbaren Lehrer der Functional Medicine Coaching Academy (FMCA), die so großartig von Dr. Sandi Scheinbaum geleitet wird, und an Shelby Garay, die unseren Ausbildungsjahrgang so freundlich begleitet hat.

Ein großes Dankeschön an die Experten, die so unglaublich großzügig mit ihrer Zeit waren und mir zu jedem Kapitel Feedback gegeben haben: Dr. Zach Busch; Scott Forsgren, Steve Fowkes, Biochemiker und Nanotechnologe; Dr. Heidi Hanna, Cortney Jonson, Dr. Joseph Pizzorno und Dr. Aristo Vojdani. Ich verneige mich tief vor jedem von ihnen.

Ein besonderer Dank geht an Dr. Ari Vojdani, der dieses Buch noch vor mir las! Ich bin so dankbar für ihre Unterstützung, ihren Humor und ihre Bescheidenheit.

Ich bin Steve Fowkes – bahnbrechender Biohacker – sehr dankbar für seine wissenschaftlichen Anregungen zu diesem Buch und sein geduldiges Mentoring. Auch dem Biohacker und Gründer von Bulletproof, Dave Asprey, und Dr. Susan Downs bin ich dankbar für ihre ausgezeichnete Arbeit am Silicon Valley Health Institute (SVHI).

Ein großes Dankeschön an Dr. Gerald Cohen für sein großes Herz und dafür, dass er auch nach Stunden noch bleibt, um mir von den wahren Ursachen von Autoimmunerkrankungen zu erzählen.

Ich bin meiner ersten Ernährungsberaterin Courtney Jonson sehr dankbar. Ich habe die Ehre, jetzt mit ihr im Dienst vieler autoimmunerkrankter Patienten zusammenarbeiten zu dürfen. Sie ist mir eine liebe Freundin.

Ich habe das große Privileg, mit erstaunlichen Klienten zusammenzuarbeiten, die ihre Autoimmunerkrankung rückgängig gemacht haben und allen Freunden und Familie von ihrem neugefundenen Reichtum erzählen. Auch den Lesern meines Blogs Beatautoimmune.com, meiner Facebookseite – Facebook/palmerkippola – und unserer engagierten privaten Facebook-Gruppe, Transcend Autoimmune, bin ich sehr dankbar. Ich danke allen, die ihre inspirierende Heilreise mit mir geteilt haben.

Viel Liebe und Dankbarkeit empfinde ich für die lieben Freunde, die für mich da waren, als meine MS im Alter von 19 Jahren zuschlug, und die mir auch heute noch nahestehen: John Denny, Carolyn Haldeman Hansen, Liza Kirkbride und Elsa Lambert. Elsa, danke, dass du mir die Frage gestellt hast, die mich auf den Weg schickte, nach Heilung zu suchen!

Im Jahr 2014 fand ich durch einen glücklichen Zufall auf 23andMe meinen leiblichen Vater. Es ist eine magische Geschichte und ich bin immer noch voller Ehrfurcht und Dank für meine neue, große Familie, die mich mit viel Wärme, Liebe und Unterstützung in ihre Arme geschlossen hat. Ich wandelte mich von einem frisch verwaisten Einzelkind zu einer Tochter mit neuen, liebevollen Eltern, zwei wunderbaren Brüdern, vier fantastischen Nichten und Neffen und einer Menge erstaunlicher Tanten und Onkel. Das Ganze übersteigt meine Vorstellungskraft.

Besondern Dank an meine „Komma-Mama“ JeriMom, für die eifrige und sehr hilfreiche frühe Lektüre und an meinen Neffen Taylor für sein aufschlussreiches und punktgenaues Feedback.

Ich bin sehr glücklich, liebevolle und wunderbare Schwiegereltern zu haben, die mich unterstützen. Ein besonderer Dank geht an Mary Ann für die ständige Ermutigung aus Michigan. Wir sind so dankbar, dass es dich und Wayne gibt und können es kaum erwarten, mit euch am See zu sein, gutes Essen zu kochen, zu lachen und endlos Scrabble und Karten zu spielen.

Für mein Ehemann Tom, der mir gnädigerweise und sehr großzügig unseren Küchentisch zum Schreiben dieses Buches überließ. Ich danke dir für deine Geduld und dafür, dass du mein größter Fan bist. Dein Verständnis, deine strategischen Ratschläge, deine Liebe und deine Freundschaft sind der Treibstoff für alles. Ich denke, es ist Zeit für einen Roadtrip mit toller Musik!

Nichts von all dem wäre möglich gewesen ohne die Liebe und Unterstützung meiner Eltern, Edgar und Beverly Beyer Rabey, Pioniere der Reiseliteratur, die mich im Alter von drei Tagen begeistert adoptierten, mich in eine Welt voller Abenteuer entführten und alles opferten, um mir die Möglichkeiten meines Lebens zu geben. Sie lehrten mich die Werte des Reisens, der Bildung, der Gleichheit und des Humors. Ich bin euch ewig dankbar für alles. Ich liebe euch und vermisse euch, aber ich weiß, dass ihr immer bei mir seid. Und Dad, du hattest Recht: *Wir haben dieses Ding besiegt!*

Meinungen zum Buch

„Holen Sie sich Ihre Gesundheit wieder! Autoimmunerkrankungen sind reversibel, aber nur, wenn Sie die Ursachen direkt angehen. Palmer Kippola hatte MS – und nun eine Mission: Sie will allen helfen, die die Autoimmunerkrankungen rückgängig machen oder verhindern wollen. *Autoimmunerkrankungen heilen* ist ein umfassender Ratgeber, mit dem Sie Ihre Gesundheit in einfachen Schritten wieder in die eigenen Hände nehmen können. Sehr empfehlenswert!“

—**Dr. Isabella Wentz**, Autorin des New York Times Bestsellers *Hashimoto im Griff*

„Palmer Kippola sensibilisiert nicht nur für die wichtigen Mechanismen, die dem dramatischen Anstieg an Autoimmunerkrankungen weltweit zugrunde liegen, sondern schildert in *Autoimmunerkrankungen heilen* anschaulich und überzeugend, wie ein einfacher Aktionsplan diese Probleme beheben und sogar verhindern kann.“

—**Dr. David Perlmutter**, Autor des New York Times Bestsellers *Dumm wie Brot*

„Es ist an der Zeit für eine Graswurzelrevolution! *Autoimmunerkrankungen heilen* ist ein fantastisches Handbuch für alle, die nach echten Lösungen für die großen Epidemien unserer Zeit suchen. Palmer Kippola führt Sie auf einfachem Weg zu Gesundheit und Wohlbefinden – ohne Autoimmunität.“

—**Dr. Frank Lippman**, Autor des New York Times Bestsellers *Gesund leben*

„Eine ausgezeichnete Ressource für alle, die sich einen ganzheitlichen und funktionellen Ansatz für ihren Weg zur Heilung wünschen!“

—**Dr. Terry Wahls**, klinische Professorin für Medizin und Autorin von *Multiple Sklerose erfolgreich behandeln mit dem Paläo-Programm*

„*Autoimmunerkrankungen heilen* bietet bewährte Methoden, um die Ursachen von Autoimmunerkrankungen an der Wurzel zu packen. Wenn Sie bereit sind, Ihre Gesundheit wiederherzustellen, empfehle ich Ihnen dringend, dieses Buch zu lesen und den von Palmer empfohlenen Schritten zu folgen. Es könnte Ihr Leben verändern.“

—**Dr. Josh Axe**, Autor von *Dreck macht gesund: Der durchlässige Darm als Ursache Ihrer Beschwerden und was Sie dagegen tun können*

„Palmer gibt uns Schritt für Schritt Einblicke in Ihre persönliche, gelebte Erfahrung und die Wissenschaft der Funktionellen Medizin. Einfach und flüssig zu lesen – ein wichtiges Werkzeug für alle Patienten mit Autoimmunerkrankungen.“

—**Donna Jackson Nakazawa**, preisgekrönte Wissenschaftsjournalistin und Autorin von *Frühe seelische Verletzungen – die wahre Ursache für Übergewicht, Herz-Kreislauf-Erkrankungen und Co.* und *The Autoimmune Epidemic: Bodies Gone Haywire in a World out of Balance – and the Cutting-Edge Science that promises Hope*

„Dieses Buch könnte Ihre erste Einführung zu Informationen über Ihre Gesundheit sein, die im Widerspruch stehen zu dem traditionellen Gedankengut und den Erkenntnissen der westlichen Schulmedizin, nämlich dass Autoimmunerkrankungen „unheilbar“ seien. Das rasante Tempo moderner wissenschaftlicher Entdeckungen hat viele Schulmediziner abgehängt. Als Wissenschaftler, der Chemie, Biochemie und Ernährung studiert und den menschlichen Stoffwechsel untersucht hat, kann ich die erstaunlichen Mengen an Forschungsergebnissen, die Monat für Monat veröffentlicht werden, nur bestätigen. Kein Wunder, dass es lange dauert, bis diese Entdeckungen in die Praxis umgesetzt werden. Aber zum Thema Autoimmunität gibt es gute Nachrichten und Palmer Kippola ist hier, um sie mit Ihnen zu teilen. Dabei gibt sie nicht nur wissenschaftliche Erkenntnisse wieder, sondern schreibt aus der Perspektive einer Betroffenen: Sie hat selbst erlebt, was es heißt, an einer Autoimmunerkrankung und deren lähmender Auswirkung zu leiden. Sie hat etwas dagegen unternommen – und Sie können es auch."

—**Steven Wm. Fowkes**, Biochemiker, Biohacker, Gesundheitsberater und Autor

„Mit dem aufstrebenden Forschungsgebiet über das Mikrobiom und die Bedeutung einer intakten Darmwand werden sich in naher Zukunft zweifellos neue Behandlungswege für Autoimmunerkrankungen eröffnen. In der Zwischenzeit bringt Palmer Kippola mit ihren bodenständigen Vorschlägen einen willkommenen Ansatz, um autoimmune Beschwerden zu lindern. Viele Betroffene werden von den Informationen über Ernährungsumstellung, erholsamen Schlaf und anderen Tipps profitieren."

—**Dr. Alessio Fasano,** Direktor des Forschungszentrums Zöliakie am Massachusetts General Hospital

„Es ist Palmer ganz hervorragend gelungen, die Bedeutung von Ernährung und intakter Darmwand für die Entstehung von Autoimmunerkrankungen hervorzuheben. Sie hat uns praktische Ansätze an die Hand gegeben, wie wir die Gleichung wieder umkehren können!"

—**Dr. Jill. C. Carnahan**

„Dieses Buch bietet genau das richtige Maß an Hoffnung und gezielten Heilungsprotokollen, um jede Autoimmunerkrankung zu überwinden oder abwehren zu können. Aktuell entwickeln sich die Autoimmunerkrankungen zu einer heimtückischen Epidemie und Palmer Kippolas Buch ist prall gefüllt mit Informationen zur täglichen Unterstützung unseres Immunsystems. Die ökologischen und genetischen Herausforderungen, mit denen wir uns alle konfrontiert sehen, haben unter der Führung Palmers keine Chance."

—**Dr. Ann Louise Gittleman**, preisgekrönte New York Times Bestsellerautorin von mehr als 30 Büchern zu den Themen Ernährung und Gesundheit, einschl. *Der Schlüssel zur Traumfigur*, *Radical Metabolism* und *Guess What Came to Dinner*

„Palmer taucht tief in die Ursachen von Krankheit und Funktionsstörungen ein. Sie bietet uns einen evidenzbasierten, integrativen Ansatz zur Wiederherstellung unserer Gesundheit und somit zur Stärkung unserer Widerstandsfähigkeit. Ein Muss!"

—**Dr. Heidi Hanna**, Geschäftsführerin des American Institute of Stress und Autorin der New York Times Bestseller *The SHARP Solution* und *Stressaholic*

„Autoimmunerkrankungen und chronisch entzündliche Beschwerden sind auf dem Vormarsch und dagegen muss etwas unternommen werden! In diesem Buch beschreibt Palmer Kippola, warum wir eine Entzündungsepidemie haben und was wir dagegen tun können. Es ist ein umfassendes Buch, das kein Thema auslässt, um an die Wurzeln der Krankheiten zu kommen: von Labortests über Ernährungs- und Lebensumstellung bis hin zu Nahrungsergänzungsmitteln, die den Darm heilen und das Immunsystem stärken. Ich möchte dieses Buch allen empfehlen, die ihre Gesundheit verbessern möchten, nicht nur Patienten, sondern auch allen Therapeuten, die bessere Heilergebnisse für Ihre Patienten und Klienten erzielen möchten."

—**Dr. David Jockers**

„*Autoimmunerkrankungen heilen* ist eine unverzichtbare Lektüre für jeden, der davon betroffen ist und sich nicht nur besser fühlen, sondern auch die Grundursachen verstehen und heilen will. Palmer ist es auf elegante Weise gelungen, ihre persönliche Erfahrung mit den aktuellen Forschungsergebnissen zu verbinden. Sie hat einen überaus zugänglichen Ratgeber geschaffen, der Ihr Leben verändern wird."

—**Dr. Deborah Anderson**, Ärztin für Funktionelle Medizin und Expertin für Autoimmunerkrankungen

„Ärzte lassen ihre Patienten im Stich, wenn sie sich auf die Symptome einer chronischen Erkrankung und nicht auf deren Ursache konzentrieren. Glücklicherweise wissen wir jetzt, wie man die Ursachen von Autoimmunerkrankungen behandeln und ihnen vorbeugen kann. *Autoimmunerkrankungen heilen* bietet Betroffenen einen klaren Weg in die Gesundheit. Umfassend und doch leicht verständlich geschrieben, wird dieser Ratgeber die Leser inspirieren, alte Gewohnheiten zu ändern und endlich wahres Wohlbefinden zu erreichen. Palmers Begeisterung und Lebensfreude sprechen für sich!"

—**Dr. Sarah Myhill**, Autorin und Autoimmunexpertin

„Autoimmunerkrankungen müssen nicht sein! In diesem großartigen Ratgeber gibt Palmer Kippola alle Informationen wieder, die Sie brauchen, um diese Krankheiten auszumerzen. Sie bringt ihre eigenen Erfahrungen als Betroffene unter einen Hut mit den Erkenntnissen vieler Weltklasse-Experten und fasst alles in einem leicht verständlichen Buch zusammen. Früher kannte man Autoimmunerkrankungen kaum, heutzutage sind sie eine Epidemie. Dieses Buch kann sie wieder im Nichts verschwinden lassen. Es muss ja nicht sein!"

—**Dr. Jacob Teitelbaum**, Autor von *The Fatigue and Fibromyalgia Solution* und *Diabetes Is Optional*

„Millionen von Menschen haben entzündungs- und autoimmunbedingte Symptome. Allein diese Unmengen an Daten zu durchforsten ist eine ungeheure Aufgabe. Ich weiß das, weil ich selbst jahrelang mit einer Autoimmunerkrankung zu kämpfen hatte, bevor ich mich mithilfe einer Entgiftungskur und der modernen Paläodiät heilen konnte. Ich freue mich sehr, *Autoimmunerkrankungen heilen* gefunden zu haben. Palmer Kippola fasst in diesem Buch alles zusammen, was Sie über die Heilung Ihres Darms, Stressabbau, Hormonhaushalt und die Wiederherstellung Ihrer Gesundheit wissen müssen. Mit diesem Schritt-für-Schritt Ratgeber können Sie heute schon damit beginnen!“

—**Wendy Myers**, Gründerin von Myers DetoxTM

„Bevor ich mit Palmer arbeitete, hatte ich Probleme, über den Tag zu kommen. Ich hatte Bauchschmerzen und Reizdarmsymptome, die so schlimm waren, dass ich das Haus kaum verlassen konnte. Ich war so müde, dass ich bei der Arbeit oft einschlief und ich hatte nicht die Energie, Sport zu treiben. Meine Hormone waren so aus dem Gleichgewicht geraten, dass ich schreckliche Regelblutungen und Übergewicht hatte, das ich nicht loswerden konnte. Erst seitdem ich mich nach Palmers entzündungshemmender Diät ernähre, gezielt Nahrungsergänzungsmittel einnehme und mich langsam entgiftete, konnte ich meinen Darm heilen. Die Symptome meiner Zöliakie und meiner Hashimoto-Thyreoiditis verschwanden. Heute kann ich mit meiner Tochter 5-Kilometer-Rennen laufen und genieße mein Leben. Früher habe ich Angst davor gehabt. Wenn ich meine Autoimmunerkrankung besiegen konnte, können Sie es auch!“

—**Wendy McCarter**, Buchhalterin/Büroleiterin, Mutter und Pferdeliebhaberin

„Palmer Kippolas Offensive gegen die Autoimmunität in diesem umfassenden Band ist eine solide Lektüre für jeden, der die Zusammenhänge verstehen will. Gleichzeitig ist es ein nützliches Nachschlagewerk für später, wenn man eine spezifische Information nachlesen möchte.“

—**Dr. Ken Sharlin,** Neurologe und Autor von *The Healthy Brain Toolbox: Neurologist-Proven Strategies to Avoid Memory Loss and Protect Your Aging Brain*

„Die Macht, Entzündungen zu stoppen und Autoimmunität zu heilen, liegt jetzt in Ihren Händen! Dieses Buch fasst alles in einem einfachen, prägnanten und evidenzbasierten Ansatz zusammen, damit Krankheiten von innen heraus geheilt werden können."

—**Dr. Madiha Saeed**, „Ganzheitliche Mama", Ärztin und Autorin von *The Holistic Rx: Your Guide to Healing Chronic Inflammation and Disease*

„Palmers Entschlossenheit, andere nicht so leiden zu lassen, wie sie es musste, ist wirklich inspirierend. Ein gelungenes Buch, das ich meinen Patienten sehr empfehlen kann."

—**Anna M. Cabeca** Autorin von *The Hormone Fix*

„Palmer Kippola erzählt auf wunderbare Art und Weise von ihrer bewegenden, 26-jährigen Reise, eine schwere Multiple Sklerose in den Griff zu bekommen. Eine Krankheit, die nach schulmedizinischen Gesichtspunkten als nicht reversibel gilt. Der ernährungsgestützte Ansatz nach den Prinzipien der Funktionellen Medizin wird nicht nur MS-Patienten, sondern allen, die mit chronischen Krankheiten zu kämpfen haben, helfen."

—**Dr. Kat Toups**, Alzheimer-Forscherin und Autorin von *Dementia Demystified*

„Die Arbeit mit Palmer hat mein Leben verändert. Am 1. November 2016 wurde bei mir MS diagnostiziert und ich hatte das Glück, noch in derselben Woche mit ihr arbeiten zu können. Ich folgte Palmers Ratschlägen und verzichtete auf alle entzündungsfördernden Lebensmittel wie Gluten, Milchprodukte, Mais, Zucker und Soja. Innerhalb weniger Wochen ließen meine MS-Symptome nach und ich fühlte mich stark genug, Stress und Kindheitstraumata anzugehen, die mir seit Jahrzehnten zu schaffen machten. Heute sehen mich meine Familie und Freunde als Vorbild für Gesundheit und Wohlbefinden. Die Ansätze in diesem Buch haben mein Leben und das meiner Familie verändert. Ich habe allen Grund, davon auszugehen, dass es auch Ihr Leben verändern wird."

—**April Saenz**, Assistenz der Geschäftsführung, Ehefrau, zweifache Mutter und ehemalige MS-Kranke

Über die Autorin

Palmer Kippola ist Autorin, Rednerin und zertifizierte Gesundheitstrainerin für Funktionelle Medizin. Mit 19 Jahren wurde bei ihr Multiple Sklerose (MS) diagnostiziert. Damit begann ihre Reise zur Selbstheilung. Im Jahr 2010 hat sie ihre MS-Erkrankung überwunden, indem sie direkt die Ursachen bekämpft hat. Heute ist sie beschwerdefrei und nimmt keine Medikamente. Kippola gründete die Online-Plattform www.beatautoimmune.com, um Menschen zu inspirieren, aufzuklären und zu befähigen, ihre Autoimmunerkrankungen zu heilen.

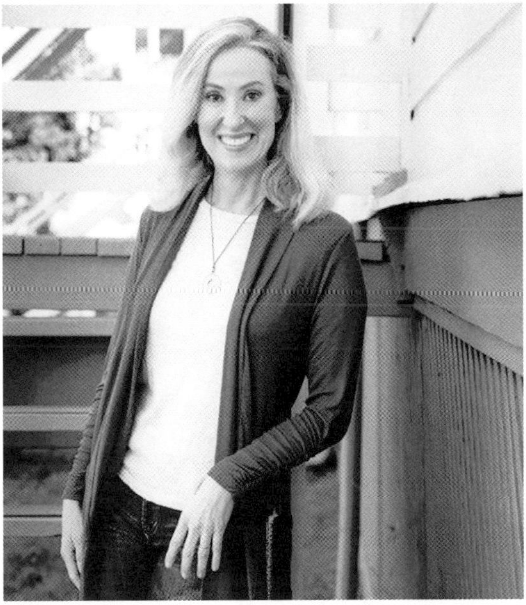

Index

A

B

C

D

E

F

G

H

M

N

R

S

T

W

Y

Z

Weitere Titel im Unimedica Verlag

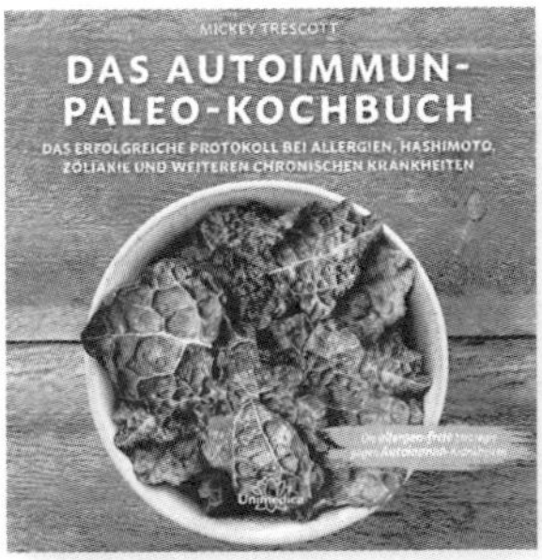

MICKEY TRESCOTT

Das Autoimmun-Paleo-Kochbuch

Das erfolgreiche Protokoll bei Allergien, Hashimoto, Zöliakie und weiteren chronischen Krankheiten

320 SEITEN, GEB., € 29,–

Autoimmunerkrankungen wie Diabetes, Allergien, Multiple Sklerose oder Zöliakie beherrschen den Alltag vieler Menschen, während die heutige Medizin den Betroffenen oft keinen wirksamen Ausweg bietet. Das Autoimmunprotokoll wurde speziell für diese Krankheiten entwickelt. Es entfernt mögliche Auslöser in der Ernährung und schafft einen gesunden Darm – die Voraussetzung für eine Heilung von innen. Mickey Trescotts Buch ist der perfekte Begleiter für den Einstieg. Die Ernährungsberaterin und erfolgreiche Bloggerin hat sich selbst mithilfe dieser speziellen Paleo-Diät von Zöliakie, Hashimoto-Thyreoiditis und chronischer Erschöpfung geheilt.

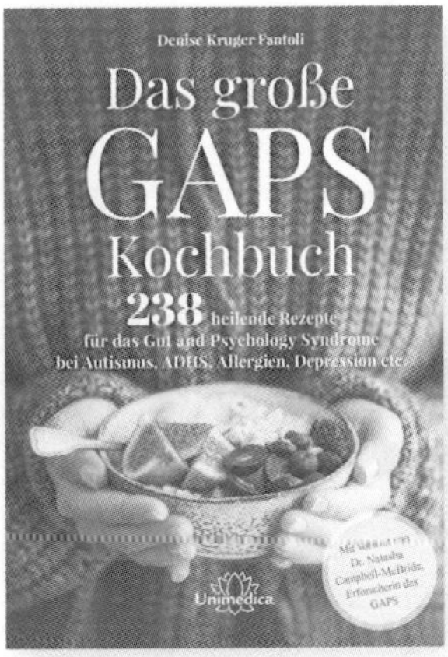

DENISE KRUGER FANTOLI

Das große GAPS-Kochbuch

238 heilende Rezepte für das Gut and Psychology Syndrome – gegen Autismus, ADHS, Allergien, Depressionen etc. Mit Vorwort von Dr. Natasha Campbell-McBride, Erforscherin des GAPS.

313 SEITEN, GEB., € 34,80

Mit der GAPS-Diät chronische Krankheiten heilen – wie dies möglich ist zeigt uns Denise Krüger Fantoli in ihrem großen GAPS Kochbuch. Anhand von 238 Rezepten lässt sich das legendäre Ernährungsprogramm einfach und nachhaltig im Alltag umsetzen. Das Kochbuch baut auf der revolutionären Forschung von Dr. Natasha Campbell-McBride zum Gut and Psychology Syndrome (GAPS) auf. Alle Rezepte – von der Knochenbrühe über die Lamm-Tajine mit Feigen bis hin zum Birnen-Ingwer-Kuchen – sind leicht und schnell umsetzbar.